최신 여드름 치료기법

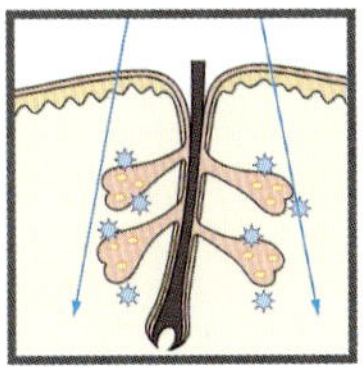
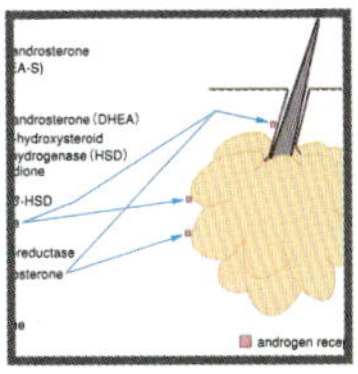
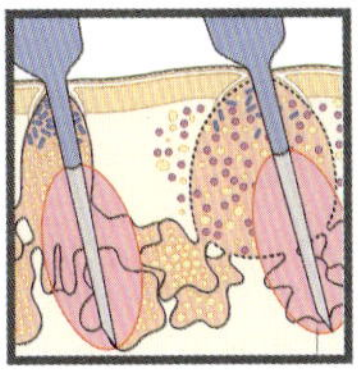

군자출판사

최신 여드름 치료기법

皮膚科診療プラクティス 18
ニキビ治療の技法

첫째판 1쇄 인쇄 | 2009년 5월 21일
첫째판 1쇄 발행 | 2009년 5월 28일

편 집 자 宮地良樹/瀧川雅浩, 古川福実
옮 긴 이 박일홍, 함익병
발 행 인 장주연
편집디자인 박미희
표지디자인 이지선
발 행 처 군자출판사
등 록 제 4-139호(1991. 6. 24)

본 사 (110-717) 서울특별시 종로구 인의동 112-1 동원회관 BD 3층
Tel. (02) 762-9194/5 Fax. (02) 764-0209
대구지점 Tel. (053) 428-2748 Fax. (053) 428-2749
광주지점 Tel. (062) 228-0252 Fax. (062) 228-0251
부산지점 Tel. (051) 893-8989 Fax. (051) 893-8986

www.koonja.co.kr

* 파본은 교환하여 드립니다.
* 검인은 저자와의 합의 하에 생략합니다.

ISBN 978-89-6278-131-1

정가 70,000원

writers

역자약력

박 일 홍

연세대학교 의과대학 졸업

연대의대 세브란스병원 성형외과 전문의

연대의대 성형외과 외래교수

대한 성형외과학회 정회원

일본 성형외과학회 정회원

연세가나 성형외과의원 원장

함 익 병

연세대학교 의과대학 졸업

미국 필라델피아 Thomas Jefferson 의과대학피부과 및 레이저 크리닉 연수

세브란스병원 전공의 수료

피부과 전문의 취득

이지함피부과 이대본원 원장

대한피부과학회 정회원

대한피부병리학회 정회원

대한피부연구학회정회원

미국 피부과학회(AAD) 정회원

introduce 서문

최근 피부과학의 진보는 매우 발전되었고, 임상면에서나 연구면에서도 한결같은 세분화의 길을 걸어왔다. 하지만 아무리 뛰어난 기초연구라 하더라도 임상피부과 분야로 환원되지 않으면 우리 임상의들에게는 가치가 적을 수밖에 없다.

한편 일본에서 시행하고 있는 전문 피부과 진료는 보험진료를 둘러싼 크고 작은 곡절을 겪으면서 그 취약성을 드러내기도 했다. 알레르기과 표방에 의한 알레르기 진료의 분리, collagen disease와 피부외과의 포기, 단골의사와 외용약의 OTC 변환 등은 피부과 의사들의 발목을 더욱 붙잡고 있는 현실이다.

이처럼 어려운 상황 속에서 피부과 진료의 전문성을 견지해 나가기 위해서는 "expanding our speciality", 즉 일반의들은 하지 못하는 고도의 피부과 진료를 전개해 나가는 수 밖에 없다. 그러기 위해 가장 유력한 무기는 최신 피부과학의 진보를 반영시킨 지식과 기술을 끊임없이 흡수하는 것이다.

이와 같은 시점에서 "피부과 진료 Practice" 시리즈는 현재 피부과 진료의 표준 레벨을 일상에서 하고 있는 실질적인 진료에 활용할 수 있도록 practical한 테마를 고르고, 컬러사진을 넉넉히 사용하여 알기 쉽게 편집한 최신, 최고의 시리즈 MOOK이다.

현재 피부과의사들에게 가장 요구되는 테마를 시리즈 상임편집자가 선별해 내고, 그 테마에 가장 적합한 게스트편집자를 영입하여 편집회의를 거듭하면서 내용을 한층 더 발전시켰다. 우선 편집자에 의한 총론을 책머리에 실어 그 테마에 대한 전체 흐름을 리뷰해 보았다. 각 항목에는 단순한 해설뿐만 아니라 컬러사진을 구사하여 이론을 답습한 실천적인 노하우와 구체적인 포인트를 일상진료에 바로 도움이 될 수 있는 스타일로 정리하고자 했다. One Point Advice나 Topics는 MOOK지로서의 특색을 살렸고, 업데이트된 내용을 모두 실어 흥미롭고 읽기 쉽게 구성하도록 배려했다.

이 시리즈는 현 시대에 즉응시킨 피부과 진료를 목표로 중요한 테마를 정선하여 매우 practical하고 compact하게 정리되어 있다. 피부과진료에 관여하는 모든 의사들에게 바로 임상에 적응할 수 있도록 도움을 주는 책이 된다면 편집자로서 더없이 기쁠 것이다.

《피부과진료 프랙티스》시리즈 상임편집자
도쿄대학 미야지 요시키(宮地良樹)
하마마츠의과대학 타키가와 마사히로(瀧川雅浩)

contents

목차

I. 총론

II. 여드름을 이해하기 위한 5가지 요소

III. 여드름의 병태 규정하기

Ⅳ. 여드름 치료를 결정하기

contents

목차

V. 특수한 여드름과 주변 질환

I 총론

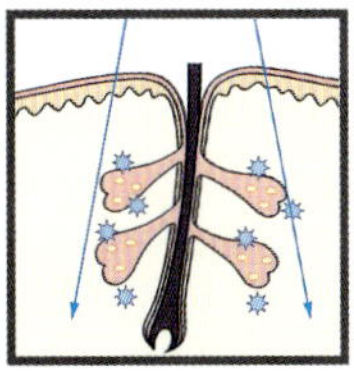
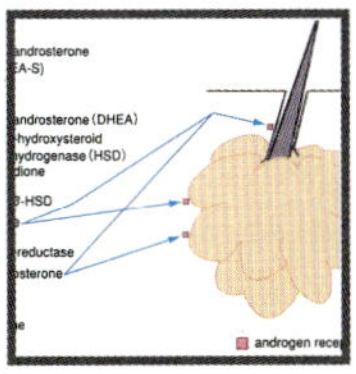
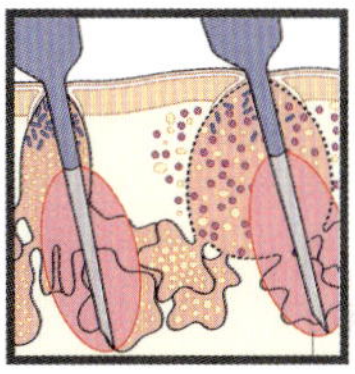

EBM을 활용한 여드름 치료와 전망

EBM을 활용한 여드름 치료와 전망

서론

여드름은 가장 흔한 피부질환 중 하나로, 정도의 차이는 있지만 누구나 한번씩은 경험한다. 우리나라에서 경험되는 여드름은 서양에 비해 가벼우며, 병원에 가서 꼭 진료를 받는 일은 드물고 대부분 시판되고 있는 약으로 자가치료를 하고 있다. 참고로, 와카야마(和歌山)현립의과대학 부속병원 피부과의 경우 지난 15년간 피부과 진료를 받은 환자의 총 병명(病名)수는 66,947건이었으며 그 중 보통여드름(acne vulgaris)은 1,536건이었다(같은 기간에 아토피성 피부염은 3,151건이었음).

치료를 고려할 때에는 크게 나누어 두 가지 단계가 필수적이다. 하나는 교과서적인 과정을 밟아 나가는 것이다. 즉 ① 발생기전의 조사, ② 정확한 진단, ③ 중증도 판정, ④ 적합한 치료방법 선택, ⑤ 생활지도 등이 필요하다. 다른 하나는 그 치료방법 속에 어느 정도의 EBM(evidence based medicine)이 배경에 존재하는지를 아는 것이다. 그 아웃라인을 나타내면 그림 1과 같다.

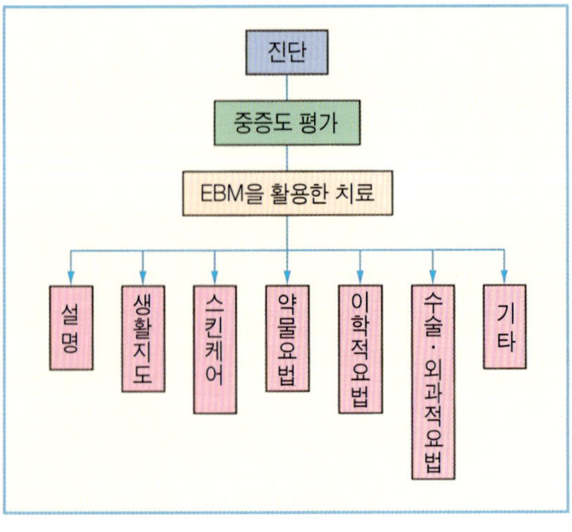

그림 1. 여드름의 치료

I. 임상소견과 진단

여드름이라고 하면 일반적으로 보통여드름(acne vulgaris)을 말하는데, 피부과학적으로는 그림 2와 같이 여러 질환을 포함한다[1]. 여기서는 따로 설명을 더하지 않는 한 보통여드름에 대해서 언급한다. 보통여드름은 성인에게서 볼 수 있는 경우도 있지만 일반적으로 사춘기 이후의 남녀 청소년에게서 자주 발생한다. 모공에 좁쌀만한 크기부터 쌀 반톨 정도에 해당하는 크기의 papule이 다양한 밀도와 분포상태를 보이며 주로 얼굴, 앞가슴, 등쪽에 분포한다.

처음 생기는 발진은 comedo이며 조직학적으로는 과잉생산된 피지와 모공 부위의 각질에 의한 모공 전색(栓塞)을 보인다. comedo에는 3종류가 있는데, 그중 미세comedo는 육안으로는 잘 보이지 않는다. 모낭 내에 묻혀 있는 하얀색 papule을 폐쇄comedo(또는 하얀색comedo), 모낭 내에 검은색 물질을 내포하고 있는 것을 개방comedo(또는 검은색comedo)라고 부른다. 검은색으로 보이는 것은 먼지 등이 부착된 상태를 반영하는 경우가 많다. P.acnes에 의해 염증이 야기되면 발적(發赤)이나 종창(腫脹)이 생기는데, 백혈구에 의한 모낭조직 손상이 원인이며 일반적인 감염증과는 다르다.

진단에 유용한 시점은 미야지(宮地) 선생이 지적했듯이 여드름의 양면성이다[2]. 비(非)염증성 여드름은 모낭누두 아래부위의 막힘과 피지생산 증가에 의해 comedo가 생긴 상태인 것이다. 그 외에는 P.acnes 증식 · 백혈구 emigration · 유리지방산 생산 · 면역반응의 기전을 매개로 한 papule과 pustule로 이루어진 염증성 여드름이다.

또한 임상소견의 이행(移行)을 알아보는 것도 중요하다[3].

- 지루(脂漏)형 : 육안으로는 거의 comedo가 보이지 않으며 여드름이 처음 생겼을 때의 피부발진을 말한다. 미간, 콧날개, 비순구 등의 지루부위에 유성(油性) 광택이 눈에 띠며 모공성인 좁쌀크기의 지전(脂栓, 기름마개)이 눈에 띤다.
- 보통형 : 앞에서 설명한 것처럼 모공에 일치하는 papule이 얼굴, 앞가슴, 등 부위에 분포하며 염증성과 비염증성이 있다.
- 입주위형 : 입주위, 비순구 등에 국한된다.
- 턱부위형 : 비교적 큰 각각의 발진이 양쪽 하악골 부위에서 턱 아래부위를 중심으로 분포한다.
- 생리전 악화형 : 생리 10일 전부터 일과성으로 얼굴의 피부발진이 심해진다.

진단은 비교적 쉬운 편이며, milium, syringoma, 청년성 편평사마귀, 범발(汎發)얼굴좁쌀루푸스 등이 감별질환대상이 된다. 간혹 그림 2에 표시된 여드름의 세분류(細分類)적 진단에 어려움을 느끼는 경우가 있다.

II. 발생기전

이 책에는 항목별로 상세하게 훌륭한 총설(總說)이 실려 있는데, 대략적으로 1) 피지(sebum)분비의 항진, 2) 남성호르몬 등의 분비항진, 3) 모낭누두부의 각화 이상(항진), 4) P.acnes 등의 증식

- 보통여드름
- 신생아 여드름
- 영유아 여드름
- 남성호르몬성 여드름
  - Cushing 증후군
  - Stein-Leventhal 증후군
  - 부신 성기(性器)증후군
- 약제에 의한 여드름
  - 스테로이드 여드름
  - 경구피임약에 의한 여드름
  - 할로겐 여드름
    - 요오드 여드름
    - 브롬 여드름
    - 클로르 여드름
  - 항결핵제에 의한 여드름
  - 항간질제에 의한 여드름
  - 비타민 B_{12}에 의한 여드름
  - 항생물질에 의한 여드름
  - 유성 여드름
  - 타르 여드름
  - 화장품 여드름
- 심인성(心因性) 인자에 의한 여드름
  - 여성의 긁힘에 의한 여드름
- 감염에 의한 여드름
  - 화농구균성 여드름
  - 그람음성간균성 여드름
  - 혐기성 그람양성간균성 여드름
  - 진균성 여드름
    - 칸디다성 여드름
    - 피티로스포름 모낭염
  - 모낭충성 여드름
- 뭉친 여드름
- pyoderma faciale
- 괴사성 여드름
- 딸기코성 여드름
- 노인성 comedo
- 여름철 여드름

그림 2. 여드름의 종류

에 의한 염증 등이 주요 기전이며, 이들을 거쳐 미세comedo, 폐쇄comedo, 개방comedo, 염증성 comedo로 진행된다(그림 3)[4].

III. 중증도(重症度) 분류

진단이 내려지면 염증성이든 비염증성이든 중증도를 판단하는 것이 중요하다. 하지만 유감스럽게도 일본에서는 아직 통일된 기준이란 것이 없다. 미국의 경우를 보면 1960년 Pillsbury가 표 1과 같이 피부발진을 4가지 형태로 분류했다(그림 4~7). 이후 1974년에는 Plewig와 Kligman이 피부발진의 성질과 모양, 수에 따라 중증도를 4가지 형태로 분류했다. 일본의 경우는 아사다(朝田)가 Plewig와 Kligman의 분류를 개량한 시안을 발표했다(표 2). 아사다의 시안은 일본인의 여드름이 서양인에 비해 증상이 가벼운 경우가 많다는 것을 배경으로 한 것이며, 뭉친 여드름을 여드름과는 별개로 여겨 제외하고 nodulocyst형을 추가했다[5].

어느 분류이든 간편성이나 객관성 면에서 장단점이 있다. 현재 일본 전국의 몇몇 대학병원을 중심으로 여드름의 새로운 중증도 분류 작성이 시도되고 있다.

표 1. Pillsbury의 병형(病型) 분류

병형	증상 및 부위
I 도(경도(輕度))	comedo : 산발(散發)~다발(多發) 염증성 피부발진 : 산발
II 도(중등도(中等度))	I 도 + 표재성 pustule 염증성 피부발진의 수는 증가 얼굴부위에 국한
III 도(중도(重度))	II 도 + 심재성 염증성 피부발진 얼굴, 목,가슴,등 부위
IV 도(중도~뭉침)	III 도 + cyst, 흉터를 만들기 쉬움 상반신

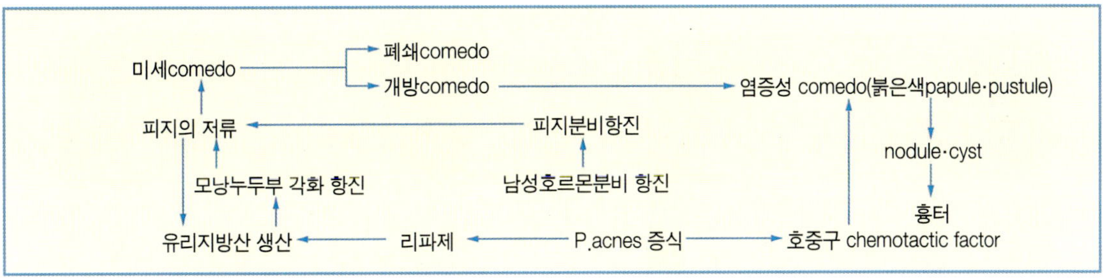

그림 3. 보통여드름의 발생과정

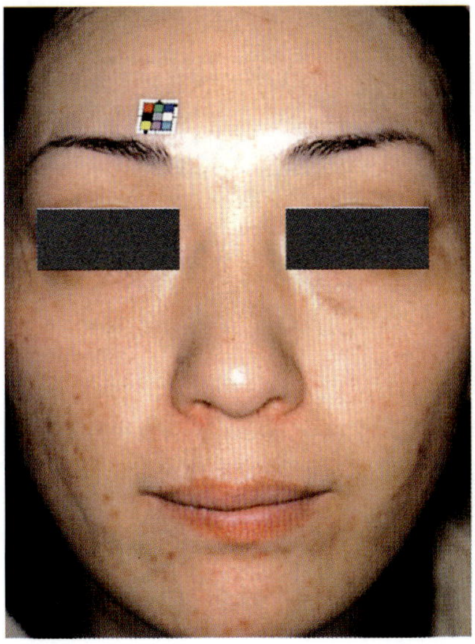

그림 4. I도 여드름

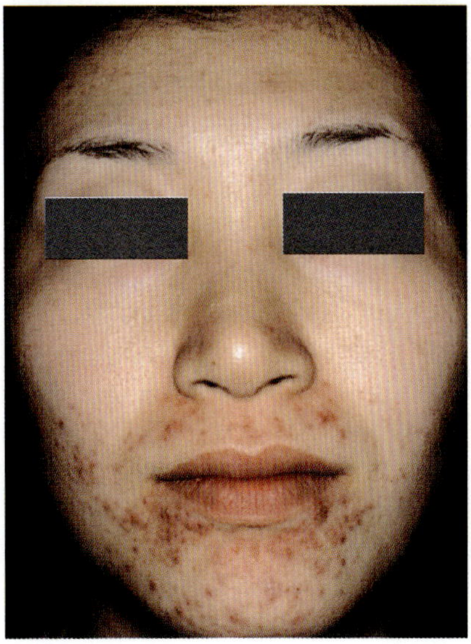

그림 5. II도 여드름

IV. 치료방법

많은 피부과의사들이 여드름의 치료방법을 유추할 때 스승의 처방 등을 참고하고 자신의 경험을 더해 치료를 고려하며, 필요에 따라 문헌을 조사하여 그 치료방법을 보충해 나가는 경우가 가장 많을 것이다. 표준적으로는 표 3과 같은 치료방법이 있다[6].

실제 진료현장에서는 환자에게 진단을 내려주고 여드름의 성립과 중증도에 대해 간략히 설명하여 이해시키는 것이 무엇보다 먼저 필요하다(그림 1). 그리고 병태 즉 염증성인지 비염증성인지, 어느 정도의 중증도인지 등을 종합적으로 감안한다. 이후 치료방법을 고려하여 실시하는데, 이때 필요한 포인트가 EBM을 활용한 치료를 고려하는 것일 것이다.

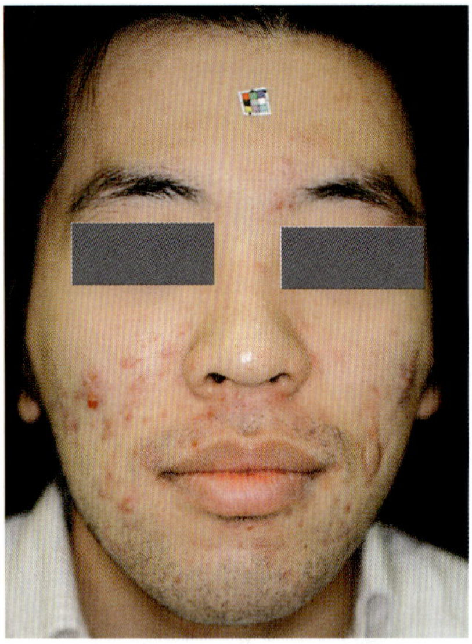

그림 6. III도 여드름

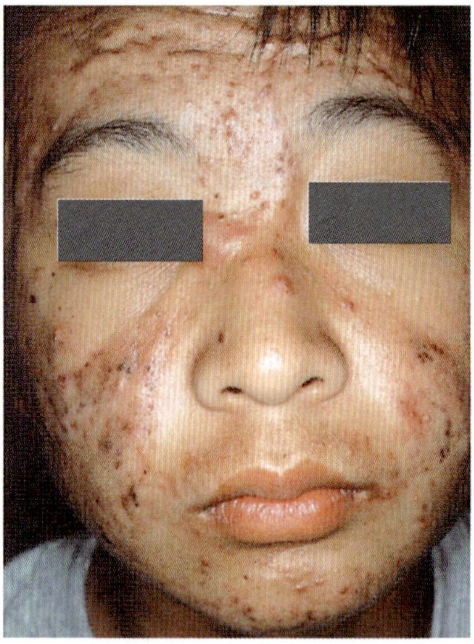

그림 7. IV도 여드름

표 2. 보통여드름(acne vulgaris)의 중증도 판정 -아사다(朝田)의 시안 - (Plewig, Kligman의 중증도 분류를 바탕으로 함)

약호	병형 분류	얼굴부위를 반으로 나누어 한쪽에 있는 피부발진의 수에 따른 중증도			
		I	II	III	IV
C	comedo형	〈10	10~25	26~50	50〈
P	papulopustule형	〈10	10~20	21~30	30〈
N	nodulocyst 형	〈5	5~10	11~15	15〈

C : comedonal type
P : papulopustular type
N : nodulocystic type
주) 1) 뭉친 여드름은 별개의 증세로 여겨 제외
2) 뭉친 여드름 대신 nodulocyst형을 넣음
3) 각 병형을 각각 C, P, N이라는 약호를 붙이고, 각 병형의 중증도를 I, II, III, IV로 분류하여 이 둘을 조합시켜서 기재함
예) C-I, C-II, C-IV… 등

표 3. 보통여드름의 표준적 치료

1. 스킨케어
   a. 세안
   b. 헤어스타일
   c. 화장
   d. 일상생활 주의

2. a. 국소요법
   1) 항균약 : nadifloxacin, 클린다마이신, 린코마이신
   2) 유황제제
   3) 비스테로이드 소염약 : 이부프로펜 피코놀
   4) 스테로이드약의 국소주입 : 트리암시놀론
   5) 합성 레티노이드 : adapalene
   6) 아젤라인산(azelaic acid)
   7) 과산화벤조일

   b. 전신 내복요법
   1) 항균약
      테트라사이클린계 : 미노사이클린, 독시사이클린, 테트라사이클린
      매크로라이드계 : roxithromycin, 클라리슬로마이신
      린코마이신계 : 클린다마이신
   2) 호르몬약 : 메살몬-F®
   3) 메트로니다졸
   4) 비타민제 : B_2, B_6, A, E
   5) 한방제제 : 형개연교탕(荊芥連翹湯), 청상방풍탕(淸上防風湯), 십미패독탕(十味敗毒湯), 가미소요산(加味逍遙散)
   6) 트라닐라스트
   7) 효소제제 : 바리다제 오랄
   8) isotretinoin

3. 물리적 요법
   a. comedo 압출
   b. 케미컬 필링 : 글리콜산, 살리실산

4. a. 수술요법 : cyst, nodule, 흉터, 켈로이드형성시
   b. 외과적 처치 : 절개, 배농(cyst, nodule, 피하농양 형성시)

5. 레이저 치료 : 탄산가스 레이저에 의한 skin resurfacing

6. photodynamic therapy

V. EBM의 순서

기존의 여드름 치료는 의사의 경험을 바탕으로 하는 경우가 많아서 표준화된 기준 같은 것이 없었다. 그렇다고 해서 의사의 경험을 바탕으로 한 치료가 옳지 못하다는 것은 아니다. 하지만 이러한 치료방법으로 100% 치유되는 것은 아니며, 더욱이 많은 의사가 관여하고 많은 국민에게서 발생하는 질환일수록 표준적이고 과학적인 치료가 요구된다. 실제로 여러 진료현장을 보면 치료방법의 선택이나 검사방법 등이 달라서 환자 매니지먼트가 일치하지 않는 경우도 많았다. 또한 환자 입장에서도 최근 급속한 인터넷 발전과 서적 보급에 의해 이전에 비해 많은 의료정보를 구할 수 있게 되긴 했지만, 그 정보의 신뢰도 평가에 대해서는 의사와 환자 모두에게 만족을 주지 못하는 경향이 있어 혼란마저 생기고 있다.

이 같은 상황에서 EBM(evidence based medicine)이라는 개념이 제창되었다. 일반적으로 EBM은 '입수 가능한 범위에서 가장 신뢰할 수 있는 근거를 파악한 후, 각 환자에게 특유의 임상증상과 가치관을 고려한 의료를 시행하기 위한 일련의 행동지침' (후쿠이(福井次矢))이라고 정의된다.

그림 8에 나타낸 바와 같이 환자를 보고 문제점을 집어내는 것에서부터 시작한다.

그 다음은 문헌을 조사해야 한다. 일본에서는 매달 20권이 족히 넘는 피부과관련 잡지들이 나오고 있다. 이것들을 하나하나 모두 읽고 이해한다는 것은 불가능한 일일 뿐만 아니라 그리 의미 있는 일도 아니라고 생각한다. 따라서 막대한 의료정보 중 가장 훌륭한 정보를 탐색하는 서포트시스

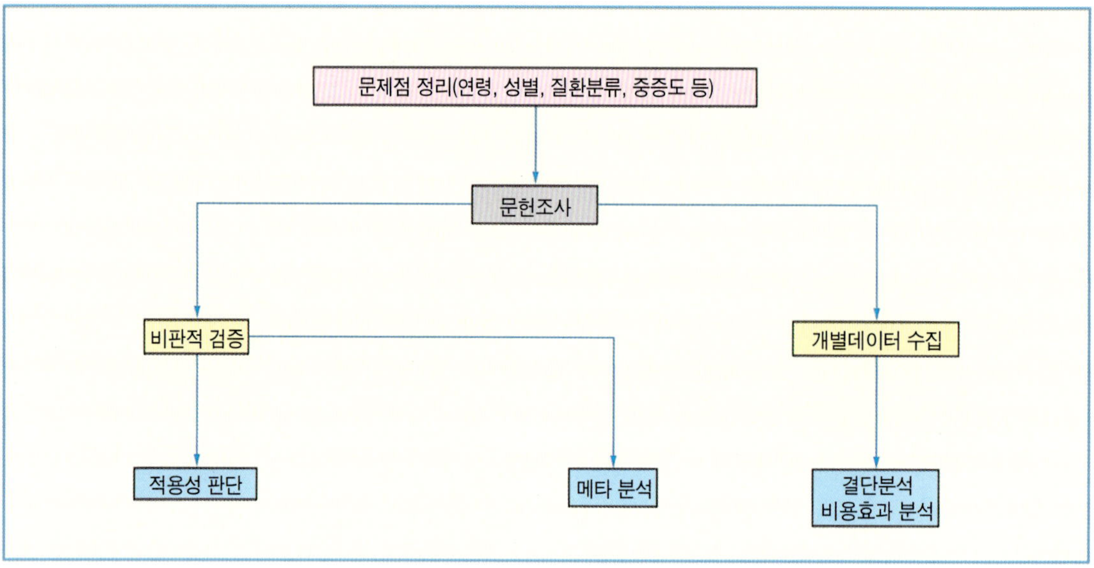

그림 8. EBM의 순서

템이 필요한데, 가장 유명한 것으로 Health Information Research Unit(HIRU)(McMaster 대학)이 있으며, American College of Physician Journal Club을 편집하여 Evidence-based medicine을 발행하고 있다. 그리고 그 다음으로 그림 8과 같이 정확도와 신뢰도 높은 임상연구(논문)를 가려낼 필요가 있다. 이때 자주 이용되는 것이 표 4에 나타낸 옥스퍼드의 evidence quality 분류이다. 4가지의 권고레벨이 있고 각각에 대응하여 quality의 레벨이 상세하게 나타나 있다. 숫자가 적을수록 좋거나 높은 quality를 가진 임상연구가 된다. 일본에서 일컫는 소위 치료경험 논문이나 일부 임상논문이 이에 해당한다. 그리고 quality를 포함하여 비판적(최대한 객관적이라고 여겨지며, 꼭 부정한다는 의미는 아님)으로 검증하여 적용성(適用性)을 판단하게 된다. 검증을 위해서는 논문에 기재된 연구 계획이 적합한지 아닌지, 또는 그 결과를 어느 범위까지 보편화할 수 있는지를 아는 것이 중요하다. 연구계획은 관찰연구(증례보고 등의 기술연구와 분석역학적 연구)와 실험개입연구(비랜덤화 비교시험이나 RCT : randomized controlled trial)가 있다. 표 4에서도 알 수 있듯이 RCT가 중요시되고 있다. 그 밖에 데이터 통합형으로 그림 8의 오른쪽 흐름과 같이 메타분석과 결단분석, 비용효과분석이 이루어진다.

일상 진료에서 위와 같은 과정을 거쳐 진료를 한다는 것은 불가능한 일이다. 중요한 것은 스스로 필요한 정보에 신속히 접근할 수 있는 기법을 가지는 것이다. MEDLINE, PubMed(http://www.ncbi.nlm.nih.gov/PubMed), 의학중앙잡지 등은 비교적 쉽게 이용할 수 있으며, UpToDate (http://www.uptodate.com), 클리니컬에비던스(日經BP사), JANCOC(JApanese informal Network for the COchrane Collaboration http://cochrane.

표 4. 옥스퍼드대학 EBM센터의 evidence quality 분류

권고도	evidence quality 레벨	
A	1a 1b 1c	RCT의 SR 각각의 RCT 치료군 이외 모두 사망할 경우 또는 치료군은 모두 생존할 경우
B	2a 2b 2c 3a 3b	코호트연구의 SR 각각의 코호트 연구(질 낮은 RCT 포함 : 예, 경과관찰예가 80% 이하) 전귀(轉歸)연구(치료와 예후 등의 전귀(轉歸)를 보기 위한 연구) 증례대조연구의 SR 각각의 증례대조연구
C	4	증례집적연구(질 낮은 코호트, 증례대조연구 포함)
D	5	명확한 비판이 이루어지지 않은 전문가의 의견 또는 병태(病態)생리나 기초연구를 바탕으로 한 의견

RCT : randomized controlled trial, SR : systematic review

umin.ac.jp) 등이 앞서 설명한 서포트 시스템과 관련하여 편리하다. 또한 적합한 책이 있으면 그 책도 놓치지 말고 본다. 피부과 의사용으로 나온 文光堂의 'EBM피부과(眞鍋 求, 宮地良樹 편)' 가 잘 되어 있고, 일반용인 '法硏 EBM 正しい治療が分かる本(福井次矢 저)' 도 간단명료하게 기술되어 있다.

VI. 여드름치료의 실제와 EBM

여러 문헌을 비판적으로 검증(그림 8)한 마츠다(松田)에 의하면[7], 경증에 대해서는 각질용해제, 항균약 등의 외용요법, 중등도부터 중증에 대해서는 항균약의 전신적인 요법, 잘 낫지 않는 증례에 대해서는 케미컬 필링, 레티노이드 외용, isotretinoin 내복, 호르몬제 내복 등을 증례에 따라 구분해서 사용하는 것이 중요하다고 말하고 있다. 이러한 견해는 많은 피부과전문의들이 일상진료에서 하고 있는 표준적인 치료와 합치한다.

생활지도 면에서 여드름의 경우 특히 무엇을 주의해야 하는지에 대해서는 별다른 것이 없다. 규칙적인 생활과 편식하지 않는 것 등 지극히 당연한 것들이다.

스킨케어에 대해서도 evidence quality 레벨이 높은 논문은 거의 없으며, 레벨 4, 5(표 4)가 대부분이다. 하지만 세안이나 모공을 청결히 유지하는 것이 경증의 여드름 치료 및 예방에 효과가 있다는 것은 여드름이 생기는 원인을 고려할 때 당연하다고 할 수 있다.

약물요법에 관해서는 일본의 경우 nadifloxacin 외용요법인 소규모 이중맹검이 권고 B(표 4)에 해당되며, 일정한 유효성을 확인할 수 있다[8].

내복약의 경우 염산미노사이클린이 다른 테트라사이클린에 비해 효과가 있는 것으로 보고되어 있다[7]. 이러한 각종 치료방법의 효과 · 평가는 일반 단행본에도 상세히 기술되어 있다[9]. comedo 압출 등의 물리적 방법에 대해서는 확실한 논문이 나와 있지 않은 경우가 많은데, 의사에 따른 기량의 차이나 경험의 차이가 치료효과를 좌우한다는 것은 말할 것도 없다. 케미컬 필링의 유용성이 최근 주목받아[7], 일본에서도 소규모이지만 글리콜산의 좌우(左右)비교검토시험이 행해지고 있다[10]. 다른 치료법에 대해서도 이 책에 상세히 기술되어 있으므로 각 치료항목을 참조하여 검증해나가길 바란다.

앞으로 여드름의 염증성 측면에 주목한 알러지성 염증이론을 바탕으로 한 새로운 치료방법의 출현이 예상된다. toll-like receptor, IL-1α가 최대 타겟이 될 것이다. leukotrien B4가 유용하다는 보고도 있다. 이들은 모두 검증 또는 연구단계에 있긴 하지만 발전을 기대해 볼만하다.

정리

EBM을 활용한 치료란 어려운 통계학을 배우는 것이 아니다. 어느 정도의 quality 또는 어떤 레벨의 EBM이 있는지를 인식하여 의료행위를 하는 것이다. 진료에 있어서 중요한 점은 질환에 대한 이해와 환자의 이해에서 출발해야 하는 NBM(narrative-based medicine)이다. 그리고 EBM을 활용하면서 각 개인에게 맞는 맞춤 의료에 신경을 쓰는 것이다(그림 9).

이렇게까지 하지 않아도 환자의 얘기를 잘 듣고 그 내용을 바탕으로 과학적인 치료를 해나가면 되지 않을까 하고 생각하는 독자도 있을 것이다. 하지만 막대한 정보량을 충분히 소화할 수 없어서 생기는 문제점, 즉 뛰어난 임상시험 성과가 있음에도 의료현장에 활용되지 못하는 것도 사실이다. 바로 이러한 점이 EBM의 무브먼트가 된 큰 이유이다. 이러한 무브먼트에도 각각 장단점이 있다. 장점은 지금까지 소개해온 내용들이 포함되며, 단점이라면 환자를 mass로 파악하기 쉽다는 점이다. 예를 들어 경증의 여드름이지만 환자가 많이 괴로워하는 경우가 있다. 그럴 경우 이 정도 여드름은 다른 환자에 비해 아주 가벼운 편이라고 말을 해도 환자의 기분은 좀처럼 나아지지 않는다. 환자를 대할 때 하나의 mass로 취급하거나 통계학적으로 설득하는 것은 절대로 바람직하지 않다.

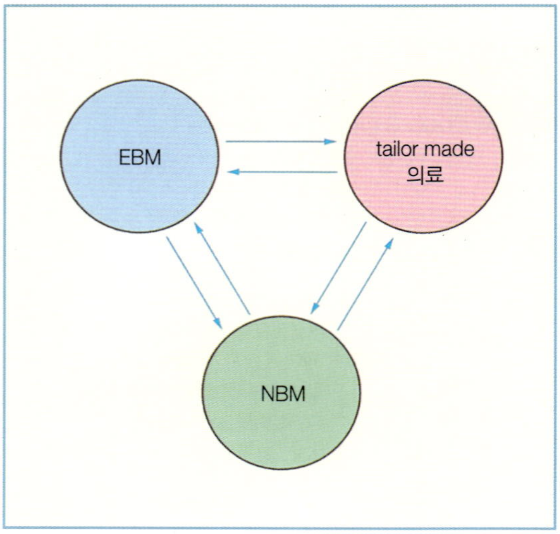

그림 9. EBM의 자리매김
NBM : narrative-based medicine
환자가 말하는 "이야기", 즉 어떤 사실을 어떻게 파악하여 어떻게 느끼고 어떻게 대처했는지를 기반으로 한 의료[11].

의사의 실력이나 인간미는 쉽게 얻어지는 것이 아니다. 하지만 오늘날에는 불충분하나마 EBM이 확실하고 급속하게 진보해 나가고 있다. EBM이라는 용어를 의식하지 않아도 최상의 의료를 하기 위한 근거를 꾸준히 찾아나갈 필요가 있다.

□ 참고문헌

1) 赤松浩彦：ニキビ(尋常性痤瘡)の臨床とその発症機序. Visual Dermatology 2：223-226, 2003
2) 宮地良樹：にきびの二面性を知る. 皮膚科診療プラクティス 18 巻. ニキビ治療の技法, 古川福実ほか編, 48-52, 文光堂, 東京, 2005
3) 五十嵐敦之：ニキビの臨床と診断. MB Derma 49：8-12, 2001
4) 檜垣修一：ニキビの病態. MB Derma 49：1-7, 2001
5) 朝田康夫：尋常性痤瘡—尋常性痤瘡の重症度規定, にきび(尋常性痤瘡), 金原出版, 東京, 60-62, 1983
6) 黒川一郎ほか：尋常性痤瘡. 最新皮膚科学大系 第 17 巻 付属器・口腔粘膜の疾患, 玉置邦彦総編集, 中山書店, 117-126, 2002
7) 松田真弓：尋常性痤瘡. EBM 皮膚科, 真鍋　求ほか編, 文光堂, 東京, 237-244, 2001
8) Kurokawa, I et al：Clinical and bacteriologic evaluation of OPC-7251 in patients with acne：a double-blind group comparison study versus cream base. J Am Acad Dermatol 25：674-681, 1991
9) 福井次矢：にきび(痤瘡). EBM 正しい治療が分かる本, 法研, 東京, 694-697, 2003
10) 岸岡亜紀子ほか：痤瘡に対するケミカルピーリングの臨床効果および有効性検討. 日本美容皮膚科学会雑誌 14：195-202, 2004
11) 上出良一：EBM と NBM. 臨床皮膚科 57(5 増)：184-186, 2003

Topics

서양의 여드름치료 가이드라인(review)

1988년 미국에서 임신가능 연령기의 여성에 대한 isotretinoin 처방의 가이드라인이 발표된 이후[1], 1990년에 미국에서[2], 1999년에 남아프리카[3]와 프랑스[4]에서, 2000년에 캐나다[5]에서, 2002년에는 독일[6]에서 여드름치료의 가이드라인이 발표되었다. 케미컬 필링의 가이드라인은 미국에서 1995년[7]에, isotretinoin의 사용가이드라인은 영국에서 1992년에[8], 남아프리카에서 1997년에[9] 발표되었다. 각 나라에는 여드름치료에 관한 working group이 있어서, 새로운 치료법의 가이드라인 작성과 여러 연구 보고를 바탕으로 가이드라인을 업데이트하고 있다.

여드름 및 여드름 흉터의 증상 · 외견은 미용적인 요소가 강하기 때문에 다른 사람으로부터의 인상을 좌우하며 취직난이나 자살에까지 이어지고 있어서, 정신사회학적인 영향이 문제되고 있으므로 여드름의 평가와 흉터의 진찰이 중요시되고 있다[5].

■ 일반적인 취급 가이드라인

서양에서는 중증도에 따라 치료방침이 다른데, 그 판정기준으로 흉터 형성이 동반되었는지 아닌지가 중요시되고 있는 점과, 매우 심한 여드름에 대해 일본의 후생노동성에서는 인가되지 않은 약제가 적극적으로 사용되고 있는 점이 특징이다. 각 증례에 맞는 치료를 해야겠지만, 환자에게 치료에 따른 부작용에 관한 정보를 전달하고 치료에 의해 급속히 개선되는 것은 아니라는 점을 이해시키는 것도 치료의 성패여부에 영향을 미친다.

세안제에 대해서는 표피의 pH를 올리는 비누보다는 합성세제 계열의 세정제가 여드름에 대해 악화되는 자극을 주지 않는다. 항균효과가 있는 것은 경증의 여드름 치료에서 초기단계 케어로 병용하며, 다른 치료를 한 후의 상태를 유지하는데 하나의 선택안으로 고려되고 있다[10].

화장품에 대해서는 영국의 연구에 따르면 여드름과의 관련성이 보이지 않았지만[10], 남아프리카의 가이드라인에서는 water-base나 oil-free 제품이 좋다고 한다[3]. 화장으로 감추는 것도 좋지만 그 중에는 정발제(整髮劑)에 포함된 광물기름 등 comedogenic한 화장품이 있다는 점도 알아두어야 한다.

그 외, 여드름에 영향을 미치는 인자로는 약제 · 생리전증후군 · 땀 흘림 · 정신적 스트레스 · 직업 등을 들 수 있는데, 식사에 의한 영향은 과학적으로 근거가 없다고 한다[13]. 햇볕노출에 대해서는 개선과 악화라는 두 가지 의견이 다 있으며 통일된 견해가 없다.

여드름의 중증도 분류와 각 중증도의 치료방침 (그림 1)

1) 경(輕)증 mild : comedo로 대표되는 비염증성 병변만 있거나, 또는 염증성 병변이 약간 존재하지만 비염증성 병변이 주체인 것
2) 중등(中等)증 moderate : 비염증성 comedo 모양 피부발진 및 papule · pustule로 대표되는 염증성 병변이 여러 곳에 존재하지만 흉터는 형성되지 않은 것
3) 중(重)증 severe : nodule이나 cyst로 대표되는 염증성 병변이 다수 있는 것. 또는 염증성 병변은 적음에도 불구하고 흉터가 형성된 것

* 비염증성 병변 : comedo모양 피부발진, 검은색comedo(개방comedo), 하얀색comedo(폐쇄comedo)
* 염증성 병변 : 붉은색papule, pustule, nodule, cyst

■ 경증(輕症)의 여드름치료방침

경증인 경우에는 국소적인 외용(外用)요법으로 치료가 가능하다. 외용요법은 증상 개선이 보이려면 보통 약 1개월 정도는 걸린다. 외용제로는 레티노이드, 과산화벤조일, 항생물질, 아젤라인산(azelaic acid) 등이 유용하다. comedo가 주체인 경우는 레티노이드 외용이, 염증성 papule · nodule · cyst가 주체인 경우는 과산화벤조일이나 항생물질 외용이 적합하다. 어떤 외용약이든 가벼운 정도의 피부자극증상은 있다. 외용항생물질은 Propionibacterium acnes(P. acnes) 자체를 감소시키지는 않지만, 유리지방산은 40~50%까지 감소시킨다[3]. 아다팔렌은 다른 레티노이드보다 자극이 적다는 것을 보여주는 근거가 있다[10]. Pityrosporium ovale 유래의 디칼본산인 아젤라인산은 경증 및 중등도의 여드름에 효과적이며 P. acnes 수를 감소시킨다. 레티노이드보다 자극이 적긴 하지만 치료효과가 느리게 나타나는 편이다[10]. 마찬가지로 경증 및 중등증에 유효한 과산화벤조일은 염증성 병변에 대해 항생물질과 유사한 활성을 가지며, 비염증성 병변에 대해서는 좀더 강한 활성을 가진다. 농도에 따라 피부자극성이 있으며, 고농도인 것과 저농도인 것의 효과 차이는 없으며 자극성이 강할 뿐이다. 외용약을 단독적으로 사용하는 것보다 병용하는 것이 효과가 강하다는 근거가 있으며, 서양에서는 과산화벤조일과 항생물질의 혼합외용약이 제품화되어 있다[10]. 유황 · 레조르시놀 · 살리실산 · α-히드록시산도 경증의 여드름 치료에 쓰이고 있다.

한편 임신 희망이 없고 경구피임약의 사용이 가능한 여성인 경우에는 호르몬제의 전신적인 내복(內服)치료도 병용한다.

치료시작 3개월 후에 치료에 대한 평가를 하는데, 염증성 병변의 새로운 발생이 감소하여 치료에 대한 만족도가 있거나 인용성(認容性, tolerability)이 있으면 계속한다. 반대로 3개월이 경과되었는데도 적절한 반응이 보이지 않으면 치료방침을 바꿔서 중등도의 여드름치료로 치료한다 (그림 1).

■ 중등증(中等症)의 여드름치료방침

comedo와 염증성 papule과 pustule로 이루어진 경우, 국소외용요법(경증의 여드름치료방침에

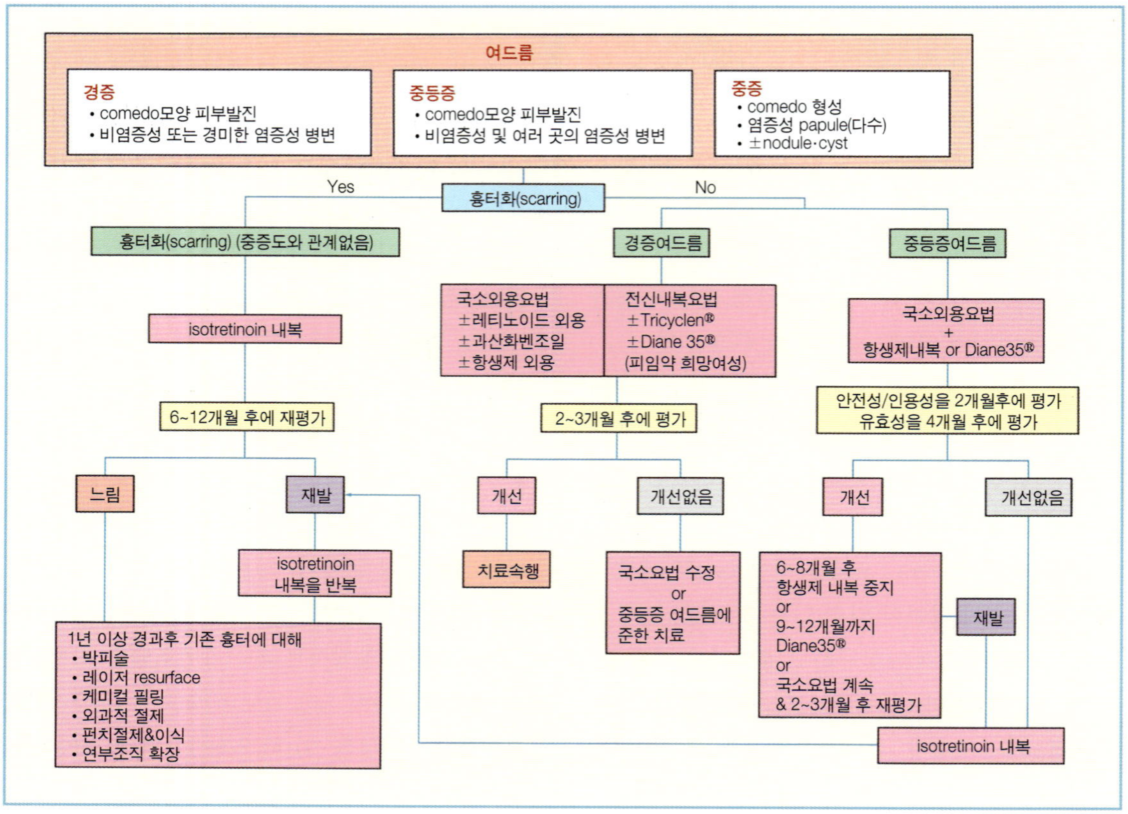

그림 1. 캐나다의 여드름치료 가이드라인(문헌 5)에서 번역)

준함) 및 전신내복요법(항생물질 또는 호르몬제)과의 조합으로 치료한다. 항생물질 내복요법과 호르몬요법의 내복치료는 안전성과 인용성(認容性)을 2개월로 평가하며 효과는 4개월 후에 평가해야 한다. 만일 염증성 병변이 계속되는 등 4개월이 경과되어도 개선이 없으면 이소트레티노인을 고려한다. 개선의 효과를 볼려면 항생물질내복의 경우 6~8개월, 호르몬제의 경우 최저 9~12개월 계속한다. 치료중 또는 치료 종료후에 염증성 병변이 흉터 형성을 동반하든 안하든 또다시 생긴다면 isotretinoin을 고려한다(그림 1).

항생물질을 조기에 중지하면 재발 확률이 높아지는데, 소화기관 증상이나 질(膣)칸디다증 등의 부작용도 주의해야 한다. 서양에서는 P.acnes의 내성균주의 유발 및 증가가 문제시되고 있는데, 과산화벤조일을 병용하여 최소한으로 억제할 수 있다.

특히 성인 이후에 발생한 여성의 경우에 동반되는 증상으로 생리불순이나 난소낭포, 얼굴 아래부위와 아래턱 라인의 여드름, 지루(脂漏)와 가벼운 다모증 등과 같은 남성화 징후를 보이는 증례에 대해서는 호르몬제(Diane-35®등)를 검토한다. 하지만 남성화 징후가 최근에 나타난 경우라면 기초질환이 있는지도 체크한다. 항생물질 내복 또는

isotretinoin 내복과 병용한 경우에는 효과가 빠르지만 치료를 중지하면 피지분비율이 치료전 레벨로 돌아가 일반적으로 여드름이 재발하게 된다. 작용·부작용 모두가 다 다른 경구피임약과 마찬가지 이므로 내복하는 중에는 피임이 필요하다. 동물실험보고에 의하면 항안드로겐작용이 있어서 수컷의 여성화를 보이므로 남성에게는 투여해서는 안된다.

■ 중증(重症) 여드름에 대한 isotretinoin 치료

약 20여년 전부터 사용해온 isotretinoin은 여드름의 주요 발생인자 모두에 대해 작용을 발휘한다는 점에서 유일한 약제이다. 흉터가 생기는 것을 예방하고, 피지분비와 comedo형성능력 및 P.acnes의 정착을 감소시켜 직접적인 항염증작용을 가진다. 약값이 비싸고 우울증 등의 여러 부작용이 문제되고 있긴 하지만, 재발성·난치성 여드름의 치료에 있어서는 다른 약제의 경우 장기간 투여가 필요한 반면, 비교적 조기에 효과가 나타나는 isotretinoin의 사용은 비용대비 효과가 높은 것으로 알려져 있다.

주요 부작용으로는 피부와 점막의 건조·관절의 통증·혈중 콜레스테롤수치와 중성 지방수치의 상승, 간효소의 상승·우울증 등이 있다. 그 외에도 암순응(暗順應) 감소, 두개내압 항진 등의 보고도 있다. 월 1회 임상검사를 하도록 권장되며, 1997년 Willoughby와 Rosenthal은 합리적인 검사 가이드라인을 새로 작성했다[11]. isotretinoin은 기형을 유발하는 성분이 있으므로 치료중이나 종료 후 1개월간은 피임을 확실히 하기 위해 pregnancy prevention program을 바탕으로 카운슬링을 받게 되어 있다. 처방을 하기 전에 부작용이나 올바른 사용법을 환자에게 설명할 필요가 있기 때문에 원(元)제조업자가 의사용으로 S.M.A.R.T.(the System to Manage Accutane Related Teratogenicity) 프로그램을 작성하는 등의 연구가 이루어지고 있다.

치료하지 않은 여드름이나 불완전한 치료에 의해 색소 침착을 포함한 흉터화와 심리사회적 및 정동적(情動的) 쇼크(특히 우울증), 고용 기회를 놓치는 등의 결과를 초래할 수 있으므로, 치료의 유효성과 상기 부작용과의 조화를 고려할 필요가 있다.

적정용량은 각 가이드라인에서 권장하고 있는 용량이 있으며, 초기 치료가 끝나면 비교적 높은 비율(90~95%)로 병변이 소실되면서 개선되어진다.

발생요인의 종류에 따라 다르긴 하지만 1사이클 치료 후 재발하는 경우에는 완해(緩解)기간을 늘리고 흉터 형성을 피하기 위해 항생물질의 전신투여보다는 다시 isotretinoin 치료를 검토한다.

흉터가 생겼지만 isotretinoin을 내복할 수 없는 또는 원하지 않는 증례에는 중등도이며 흉터를 동반하지 않는 여드름과 같은 방법으로 치료한다.

■ 물리요법

병용요법으로서 각종 물리요법이 행해지고 있다. 트리클로로초산 trichloroacetic acid(TCA)이나 α-히드록시산 alpha-hydroxy acid(AHA) 등을 이용한 케미컬 필링에 대한 가이드라인으로는 미국에서 만든 것이 있다[7]. comedo 압출, cyst나 nodule 내로의 스테로이드 주입, cyst의 전기소작 또는 냉동요법 등도 행해진다. 영국에서는 광선역학요법(photodynamic therapy)에 대한 가이드라인이 2002년에 발표되었는데[11], 피지분비량과

P.acnes의 감소 및 피지샘 축소가 인정되고 있다. 경증~중등증 여드름에 대한 치료의 선택안으로 기대되고 있다.

□ 참고문헌

1) Pochi, PE et al : Guidelines for prescribing isotretinoin (Accutane) in the treatment of female acne patients of childbearing potential. Acne Subgroup, Task Force on Standards of Care. J Am Acad Dermatol 19(5 Pt 1) : 920, 1988
2) American Academy of Dermatology : Guidelines of care for acne vulgaris. J Am Acad Dermatol 22(4) : 676-680, 1990
3) Acne management guideline, 1999. South African Medical Association -Dermatological Society of South Africa Working Group. S Afr Med J 89(9 Pt 2) : 1024-1034, 1999
4) Systemic treatment of acne : recommendations. The French Agency of Sanitary Safety of Health Products. Ann Dermatol Venereol 126(3) : 233-234, 1999
5) Maddin, WS et al : Treatment of acne vulgaris and prevention of acne scarring : Canadian consensus guidelines. J Cutan Med Surg 4(suppl 1) : S2-13, 2000
6) "Acne and its subtypes" guideline. Hautarzt 53(5) : 332-337, 2002
7) Guidelines of care for chemical peeling. J Am Acad Dermatol 33 : 497-503, 1995
8) Layton, AM et al : Guidelines for optimal use of isotretinoin in acne. J Am Acad Dermatol 27(6 Pt 2) : S 2-7, 1992
9) Isotretinoin (Roaccutane) usage — a South African consensus guideline. National Dermatology Working Group. S Afr Med J 87(10 Pt 2) : 1410-1413, 1997
10) Williams, H et al : Evidence-based Dermatology, BMJ Books, BMA House, London, 87-114, 2003
11) Willoughby, JS et al : Monitoring isotretinoin therapy in acne : rational use of laboratory tests. J Cutan Med Surg 2 : 72-77, 1997
12) Morton, CA et al : Guidelines for topical photodynamic therapy : report of a workshop of the British Photodermatology Group. Br J Dermatol 146(4) : 552-567, 2002

II 여드름을 이해하기 위한 5가지 요소

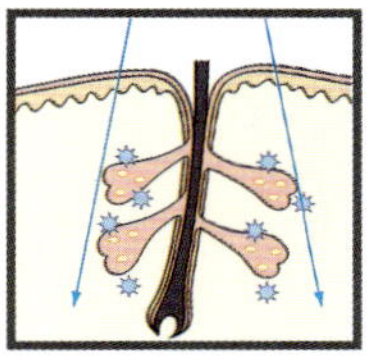

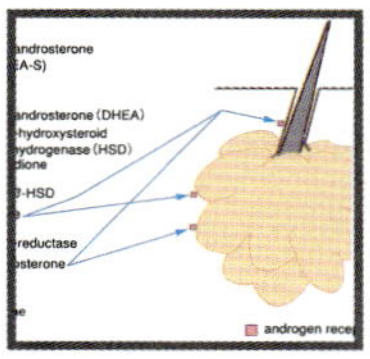

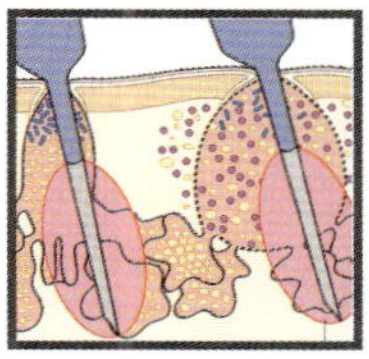

1. 여드름은 피지샘성 모낭 (Sebaceous hair follicle)에 생긴다
2. 남성호르몬과 여드름
3. 모낭은 왜 막히는가?
4. 여드름과 P.acnes
5. 여드름과 리파제(Lipase)

1
여드름은 피지샘성 모낭 (Sebaceous hair follicle)에 생긴다

¤ 이해를 위한 Essence

- 피지샘은 피지를 생산 · 분비한다.
- 피지샘은 피지샘세포로 이루어진 피지샘소엽(小葉)과 피지샘도관(導管)으로 구성된다.
- 피지의 주요 성분은 wax esters, 트리글리세라이드(triglyceride), squalene이다.
- 안드로겐은 피지샘을 발달시켜 많은 피지를 합성 · 분비시킨다.

서론

피지샘과 털(毛)기관은 대부분 일체가 되어 존재하며 모낭피지샘계(pilosebaceous unit)를 구성한다. 모낭피지샘계의 종류에는 피지샘성(sebaceous) 모낭, 종모(終毛,terminal hair)성 모낭, 연모(軟毛,솜털,vellus hair)성 모낭이 있는데[여드름의 양면성을 알자(p.65 그림 2) 참조], 여드름은 피지샘성 모낭에 생긴다(그림 1). 여드름의 병인으로는 피지분비의 항진, 피지저류(貯留), 모낭누두부(漏斗部)의 각화이상, Propionibacterium acnes의 증식과 그것으로 인한 염증 야기를 들 수 있는데, 피지샘성 모낭은 구조적으로 이것들이 매우 잘 생기기 쉽게 되어있다. 여드름의 발생에는 피지샘이 밀접하게 관여하기 때문에 여드름을 알기 위해서는 우선 피지샘의 형태학과 생화학을 바르게 이해할 필요가 있다.

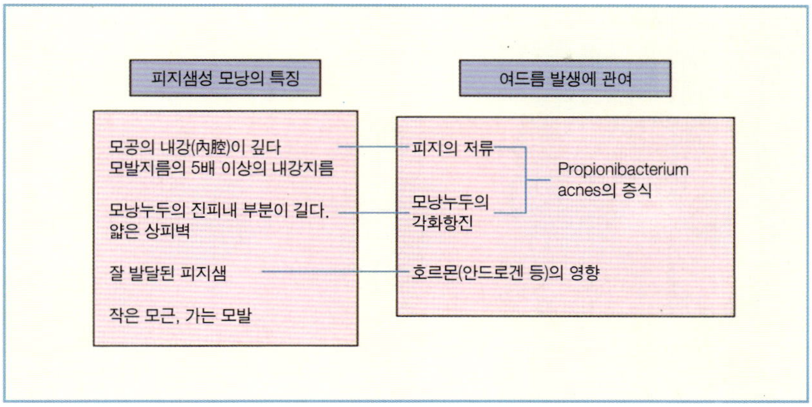

그림 1. 여드름은 지루성 모낭에 생긴다.

I. 피지샘의 형태학을 알자 (그림 2, 3)

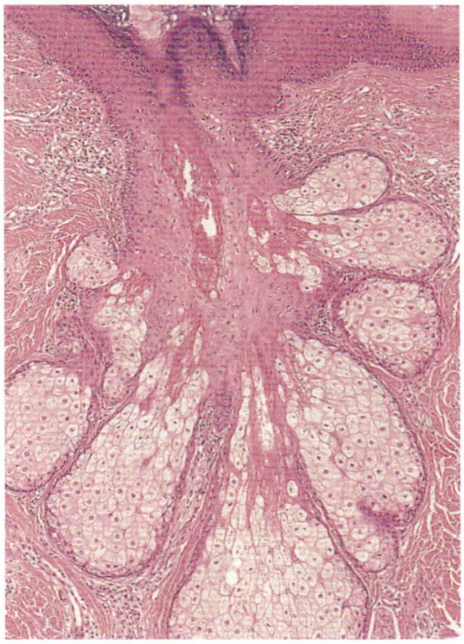

그림 2. 사람 두피(頭皮)의 피지샘
(21세, 여성, HE 염색)

[Essence]

- 피지샘은 피지를 생산하는 외(外)분비샘(holocrine 분비 : 세포 자체가 붕괴되어 세포 전체가 방출되는 현상)이다.
- 털기관에 딸려있는 피지샘, 독립피지샘, 지루부위를 알자.
- 피지샘은 피지샘소엽(小葉)과 피지샘도관(導管)으로 구성된다.
- 피지샘소엽은 피지샘세포(가장자리둘레의 미분화세포, 지질방울을 가진 분화세포, 세포죽음에 이른 종말(終末)분화세포)로 이루어진다.
- 피지샘의 크기가 증가하는 것은 각 피지샘세포의 수와 체적(體積)의 증가에 의한다.

1. 피지샘의 분포와 종류

피지샘은 피지를 생산하는 외분비샘으로, 모낭 상부 바깥모근초(外毛根鞘,outer root sheath) 또는 직접적으로 표피 내지 점막상피에 오픈한다(그림 2). 손바닥이나 발바닥에는 없지만 털기관이 존재하는 부위에는 반드시 그것에 따라 존재한다. 모낭의 피지샘은 모관강(毛管腔)을 통해 모공에서

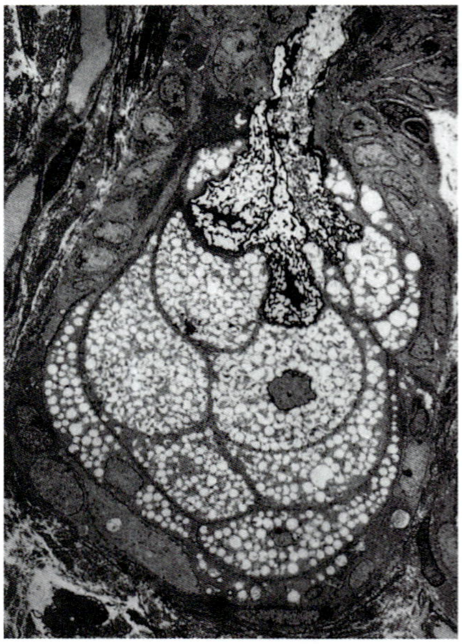

그림 3. 토끼의 귀부위 피지샘의 전자현미경소견, 초산우란 · 구연산연(鉛) 염색(문헌 2)에서 수정)

표 1. 독립피지샘

	털기관에 동반되지 않는 피지샘 표피 또는 점막상피에 오픈
분포부위	안검(마이봄선), 구순, 유륜, 대음순, 소음순, 귀두의 가장자리둘레, 포피내판, 항문

표피로 피지를 분비한다. 이 피지샘은 피부면적에 대해서 머리부위는 약 800개/cm², 이마부위는 약 400개/cm², 등부위는 약 160개/cm², 팔다리에는 약 50개/cm²의 분포밀도를 보인다[1]. 털기관에 동반되지 않는 피지샘은 독립피지샘이라 불린다. 표 1에 나타낸 부위에 분포하는데 입술 안쪽면, 뺨부위 점막, 혀, 식도, 귀밑샘, 턱밑샘, 자궁경부에 이소성(異所性)으로 존재하는 경우가 있다. 사춘기 이후 피지샘이 증대되면서 입술 안쪽면과 뺨부위

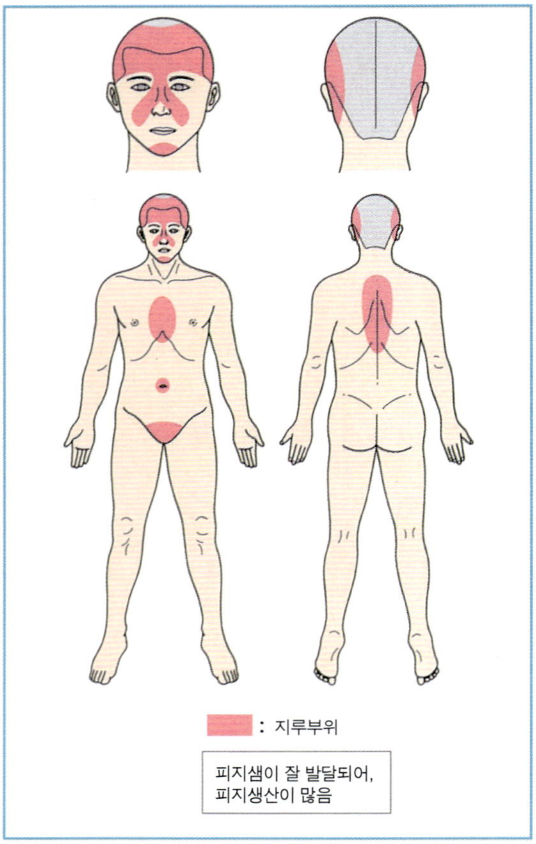

그림 4. 지루부위

점막에 황색 점 모양으로 독립피지샘이 눈에 띄는 경우도 있는데 이 상태를 Fordyce 상태라고 한다. 피지샘이 잘 발달되어 피지 생산이 많은 부위를 지루(seborrhea)부위라고 한다(그림 4).

2. 피지샘의 구조

피지샘은 피지를 생산하는 피지샘세포로 이루어진 피지샘소엽(小葉)과, 피지를 모낭내강(內腔)

으로 유도하는 피지샘도관(導管)으로 구성된다(그림 2, 3). 도관상피는 표피나 모낭누두 바깥모근초(毛根鞘, root sheath)와 마찬가지로 케라토히알린(keratohyaline)과립을 생산하여 각화가 되는 중층(重層, stratified)편평상피인데, 깊은부위를 향할수록 케라토히알린과립이 감소하여 피지샘소엽으로 이행한다. 피지샘세포는 소엽의 가장자리둘레에서 매우 편평한 1층으로 이루어진 세포층을 형성하는데, 이들 세포를 미분화세포 또는 주변세포라고 부른다. 이것이 피지샘세포의 모(母)세포이며, 세포분열에 의해 생긴 딸세포는 세포내로 지질을 생산하면서 소엽 내 위쪽부위로 이동해간다. 지질방울을 형성하고 있는 피지샘세포와 지질방울이 충만한 세포는 분화세포라고 부른다. 지질방울을 생산하는 분화세포의 세포질에서는 활면소포체(SER)와 골지복합체(golgi complex)를 풍부하게 볼 수 있는데, 케라틴섬유는 소량밖에 존재하지 않는다. 분화세포는 최종적으로 모두 붕괴되며, holocrine 분비에 의해 피지가 도관 안으로 분비된다. 호로클린 분비에 도달하기 직전에 표피의 각화와 유사한 현상이 일어난다[2]. 지질방울이 충만한 피지샘세포는 지질방울을 제외하고는 전체가 높은 전자밀도가 되어 즉 세포죽음이 일어나 점차 붕괴되어 간다. 이처럼 세포죽음에 이른 피지샘세포를 종말분화세포라고 부른다. 단, 케라토히알린과립이나 층판(層板)과립은 생산되지 않고 주변띠나 케라틴 패턴도 보이지 않는다.

3. 피지샘의 세포동태와 형태변화

^3H로 표시한 아미노산을 이용한 실험에서는 피지샘소엽 가장자리둘레의 약 3개층인 세포층이 100시간 안에 새롭게 된다고 한다. 중등도 크기의 피지샘은 그 피지샘세포의 턴 오버가 21~25일 이라고 알려져 있다[3]. 나이가 듦에 따른 피지샘의 크기변화는 주로 안드로겐의 영향을 받는다(나중에 설명). 피지샘의 크기가 증가하는 것은 각 피지샘세포의 수와 체적 증가에 의한다[4]. 이들 피지샘에서는 각각 피지샘세포가 생산하는 피지량도 많다. 20대 연령의 피지샘의 체적(體積) 평균치는 남녀 모두 크지만, 그 표준편차도 매우 크다. 같은 개체라도 커지는 피지샘과 별로 커지지 않는 피지샘이 있는데, 전자(前者)가 피지샘성 모낭의 피지샘인 것으로 추측된다.

II. 피지샘의 생화학을 알자 (표 2, 3, 그림 5)

[Essence]

- 피지의 주요 성분은 wax esters, 트리글리세리드(triglyceride), squalene이다.
- 피지 분비량을 보려면 외관상의 총 피지량보다 wax esters이나 squalene의 분비량이 더욱 정확한 지표가 된다.
- 사람의 피지 지방산은 특이한 이중결합부위와 분지(分枝)고리를 가진다.
- 안드로겐은 피지샘을 발달시켜 많은 피지를 합성 · 분비시킨다.
- 피지(피지샘)의 기능은 잘 알려져 있지 않다.

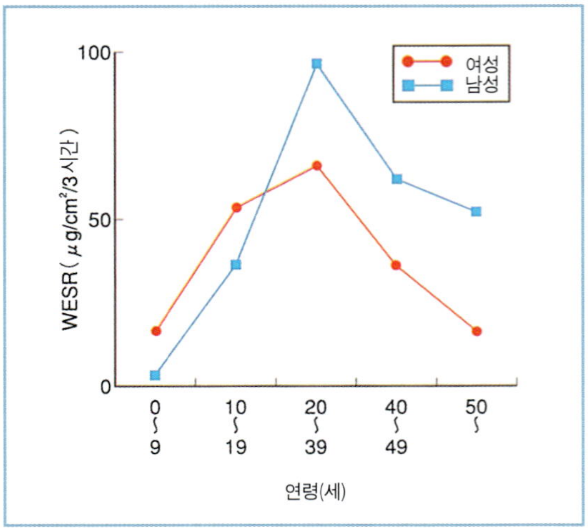

그림 5. 피지의 wax esters 분비량(WESR)의 연령에 따른 변화(문헌 1)에서 수정)

표 2. 피지성분의 연령에 따른 비교

분획	지질중량(%±SD)	
	20~29세	60~69세
• wax esters	45.3±12.5	35.6±8.5
• 트리글리세리드	27.8±4.9	32.0±4.3
• squalene	16.3±3.8	10.2±2.9
• 유리지방산	5.8±3.0	10.5±2.9
• 콜레스테롤 에스테르	3.8±2.2	9.1±1.5
• 콜레스테롤	0.9±0.7	2.1±2.0

(문헌 1)에서 수정)

표 3. 피지샘에 영향을 미치는 인자

호르몬	안드로겐, 에스트로겐, 프로게스테론, 당질코르티코이드, 하수체호르몬, 갑상선호르몬, 인슐린
유리지방산	리놀레산, 팔미틴산
레티노이드	isotretinoin
외래성물질	tetradecane, dimethyl sulfoxide
기타	기온, 계절

1. 피지의 성분과 대사(代謝)

피지의 주요 성분은 wax esters, triglyceride, squalene이다(표 2). 이들은 순수하게 지방세포에서 생산되는 피지성분이다. 한편 콜레스테롤에스테르나 콜레스테롤은 피지샘세포막의 붕괴산물과 표피에서 유래한다. 60대 연령에서는 콜레스테롤에스테르와 콜레스테롤의 중량(重量)비율이 많다. 이것은 이 연령대에서 피지샘세포의 지질합성량이 저하되고 막(膜)성분에서 유래하는 지질의 비율이 상대적으로 증가하기 때문이다 .유리지방산은 모낭누두와 피부표면에서 트리글리세리드가 가수분해되어 생긴다. wax esters과 squalene은 안정되어 있으며 일반적으로 가수분해되지 않는다. 따라서 피지의 분비량을 비교할 때에는 외관상의 총 피지량보다 wax esters이나 squalene의 분비량이 더욱 정확한 지표가 된다. 피지분비량의 연령에 따른 변화를 그림 5에 나타낸다(뒤에서 설명).

사람의 피지 지방산은 유리지방산 외에 wax esters, 트리글리세리드, 콜레스테롤 에스테르도 포함된다. 지방산의 대부분이 피지샘에서 합성된 것이며, 말초순환에서 유래된 것은 매우 적다. 사람에서 피지의 지방산 조성(組成)의 특징은 특이한 이중결합부위와 분지(分枝)고리를 가진 지방산이라는 점이며[5], 대부분 포화지방산과 mono불포화지방산이다.

탄소수는 14~18이 주체이며 특히 탄소수 16인 지방산은 주요성분으로 되어 있다[6]. 성인에서 wax esters의 mono불포화지방산의 이중결합부위는 Δ^{6}위치인데, 혈액속에서는 Δ^{9}위치에 있다. 분지고리 지방산으로서 iso-분지홀수 · 짝수고리, 안

Memo 안드로겐의 대사

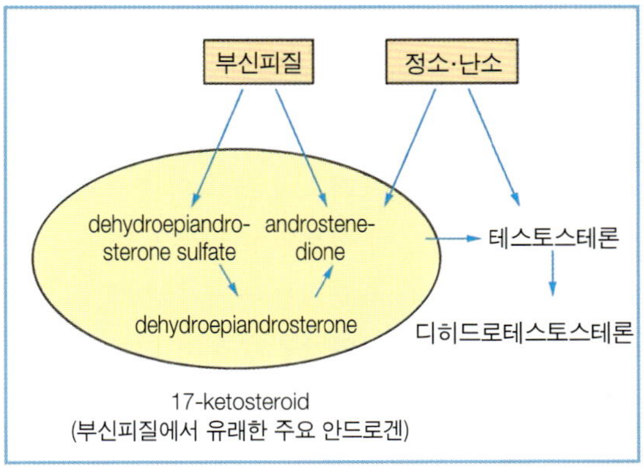

티iso-분지고리가 합성된다[5]. 분지부위의 공급이 피지샘세포 내의 분지고리 아미노산에 한정되므로 iso-와 안티iso-분지고리 지방산의 비율은 피지샘의 활동성과는 반대관계에 있다[6].

2. 피지샘의 발달과 피지의 생산을 조절하는 인자

피지샘에 영향을 주는 인자를 나타낸다(표 3). 특히 중요한 것은 안드로겐이며, 피지샘을 발달시켜 많은 피지를 합성 · 분비시킨다. 안드로겐은 남녀 모두 부신피질에서 합성되는데, 사춘기 이후의 남성은 대부분 정소(精巢)에서 생산된다. 여성과 신생아의 주된 안드로겐은 디히드로에피안드로스테론황산염(dehydroe-piandrosterone sulfate), 디히드로에피안드로스테론, androstene-dione이며, 주로 부신피질에서 유래한다. 테스토스테론(testosterone)은 주로 성선(性腺)에서 유래하며, 피지샘에서 더욱 활성도 높은 디히드로테스토스테론(dihydrotestosterone)으로 대사된다. 피지샘세포의 세포질 내에서 안드로겐과 그 수용체가 복합체가 되어 핵 속으로 이동하여 DNA 호르몬 응답(應答)배열(配列)과 결합하면, 유전자 발현이 항진되어 피지샘세포의 증식과 피지의 생산이 촉진된다. 피지샘세포도 부신안드로겐에서 테스토스테론을 합성하는 능력을 가지며, 안드로겐은 피지샘세포와 표피각화세포 안에서 불활성화된다[7].

나이가 듦에 따른 피지샘의 체적 변화를 보면, 피지샘은 신생아기에는 크고 유아기에 위축되어 아동기까지는 작다가 사춘기에 안드로겐의 영향을 받아 다시 커지게 된다. 여성의 경우는 20대, 남성의 경우는 20~40대에 가장 커지며, 그 이후부터는 나이가 들면서 점차 작아진다[4]. 여성은 부신안드로겐이 조기에 증가되기 때문에 피지샘이 더 빠르게 발달하며 피지분비량도 남성보다 빠르게 증가한다. 사춘기에는 부신안드로겐이 피지의 분비에 크게 관여하기 때문에, 남성의 테스토스테론이 여성보다 높은 수치를 보임에도 불구하고 여성의 피지분비량이 남성보다 약간 많다. 하지만 남성의 경우는 이후 성선테스토스테론이 두드러지게 높은 수치가 되기 때문에 20대 남성의 피지분비량은 여성보다 크게 웃돈다. 그리고 남성은 40대 이후에도 테스토스테론의 감소가 천천히 진행되기 때문에 여성보다 피지분비량 감소가 적다(그림 5). 이와 같이 피지샘의 형태와 기능은 나이가 듦에 따라 크게 변화되며, 이러한 변화는 호르몬 분비 특히 안드로겐 분비와 깊은 관계가 있다.

안드로겐 이외에도 피지샘에 영향을 주는 인자가 있다고 알려져 있다(표 3)[4]. 에스트로겐은 피지샘에 억제적으로 작용한다. progesterone과 glu-cocorticoid도 피지샘에 영향을 미친다고 하는데, 그 효과는 거의 알려져 있지 않다. 하수체호르몬은 피지샘의 활동에 크게 관여하는 것으로 알려졌다. 특히 성선자극호르몬은 피지분비를 촉진시키고, α-멜라노사이트 자극호르몬은 피지샘에서의 지질대사 조절에 관여한다고 알려졌다. 티록신(thyroxine)은 피지샘의 지질합성을 촉진시키지만, 증식은 억제한다. 인슐린은 농도에 따라 세포증식을 촉진한다. 피지에서 유래하는 유리지방산에서는 리놀레산(linoleic acid)이 농도에 따라 피지샘세포의 증식을 촉진하며, 팔미트산(palmitic acid)이 증식을 억제한다. 비타민 A유도체인 isotretinoin은 피지샘을 위축시키고, 피지생산을 억제한다. 외래성 물질인 테트라데칸(tetradecane)과 디메틸설폭시화물(dimethyl sulfoxide)은 국소적인 도포로 피지샘의 증식에 관여한다.

3. 피지(피지샘)의 기능

피지의 기능은 몇 가지로 추측되는데, 이들 모두 증명된 내용은 아니다. 피지가 피부의 barrier 기능에 중요하다는 견해도 있지만, 반드시 그런 것은 아니다. 피지의 분비량이 적은 유소아기에도 barrier 기능의 장해가 없고 피지샘이 풍부하게 존재하는 머리, 얼굴, 앞가슴, 등 윗쪽부위는 세균감염을 일으키기 어려운 부위도 아니기 때문이다. 하지만 무좀의 원인균이 피지샘이 존재하지 않는 부위에서 주로 정착(定着)한다는 점과, 머리부위 백선(白癬, trichophytia superficialis capilliti)은 피지샘의 활동이 활발해지는 사춘기 이후에 드물어진다는 점에서 피지와 그의 가수분해산물의 항진균적인 작용이 시사되고 있다[8].

표피의 수분 상실을 막는 기능은 피지가 아닌 각질세포사이 지질에 의해 유지된다. 각질세포사이 지질은 표피에서 유래하는 ceramide, 콜레스테롤, 유리지방산 등으로 이루어지며 다층구조를 형성한다. 피지는 극성(極性)이 낮아 이런 다층구조에 거의 기여하지 않는다. ceramide의 감소와 조성(組成)의 이상 때문에 아토피성 피부염 환자와 고령자의 피부 수분 barrier 기능이 저하된다[9].

피지샘이 피부의 면역기구 중에서 일부를 담당한다는 견해도 있다. 피지샘(세포)은 종양괴사인자(因子)-α (TNF-α)와 인터루킨(interleukin)-1α (IL-1α)를 발현하고 있으며 신경펩티드와 그 수용체도 모낭피지샘계(系)에 국소적으로 존재하는 것으로 알려져 있다[10].

□ 참고문헌

1) 伊藤雅章ほか：脂腺の構造と機能. 皮膚臨床 38(6)：853-862, 1996
2) Ito, M et al：New findings on the proteins of sebaceous glands. J Invest Dermatol 82：381-385, 1984
3) Plewig, G et al：Renewal rate of human sebaceous glands. Acta Derm Venereol 54：177-182, 1974
4) 渡辺力夫：脂腺の機能と病態への関与. 最新皮膚科学大系 第19巻, 1版, 中山書店, 2004
5) Nicolaides, N：Skin lipids：Their biochemical uniqueness. Science 186：19-26, 1974
6) Yamamoto, A et al：Effect of aging on sebaceous gland activity and on the fatty acid composition of wax esters. J Invest Dermatol 89：507-512, 1987
7) Fritsch, M et al：Sebocytes are the key regulators of androgen homeostasis in human skin. J Invest Dermatol 116：793-800, 2001
8) Cunliffe, WJ et al：Disorders of the sebaceous glands. Textbook of Dermatology, 6th ed, Blackwell Science, Oxford, 1998
9) Imokawa, G et al：Decreased level of ceramides in stratum corneum of atopic dermatitis：An etiologic factor in atopic dry skin ? J Invest Dermatol 96：523-526, 1991
10) Böhm, M et al：The pilosebaceous unit is part of the skin immune system. Dermatology 196：75-79, 1998

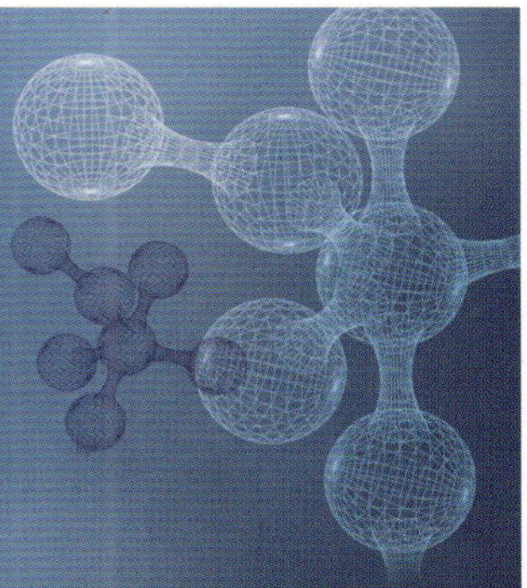

2
남성호르몬과 여드름

¤ 이해를 위한 Essence

- 남성호르몬에 의한 피지샘(皮脂腺,sebaceous gland)의 발육, 피지분비의 증가가 여드름 발생의 제1단계이다.
- 여성은 혈중테스토스테론이 남성의 1/10밖에 안 되지만 피지분비량에서 그다지 차이가 없다.
- 신생아나 여성은 부신(副腎)과 난소에서 유래하는 약한 남성호르몬이 피지샘세포 내에서 테스토스테론으로 대사되어 작용한다.
- 남성호르몬 외에도 사춘기에 증가하는 성장호르몬, 인슐린유사 성장인자 - I 등도 피지분비를 촉진한다.

서론

나이가 들면서 사람의 내분비환경도 변화되는데, 일생동안 크게 변화되는 대표적인 호르몬으로는 성장호르몬과 그 실행인자인 인슐린유사 성장인자 -I(IGF-I), 남성호르몬 및 여성호르몬, 부신에서 유래한 남성호르몬 등을 들 수 있다. 성선(性腺)에서 유래하는 남성호르몬이 피지샘의 발육, 여드름의 발생에 관여한다는 것은 잘 알려져 있지만, 부신에서 유래하는 남성호르몬이 관여한다는 것은 의외로 잘 알려져 있지 않다. '정상인 경우를 제대로 알지 못한 채 병의 상태를 알기는 어렵다'고 말하듯이 여기서는 주로 남성호르몬의 기초적인 지식에 대해 설명하겠다.

Ⅰ. 피지샘(皮脂腺, Sebaceous gland)과 남성호르몬

1. 피지분비의 연령에 따른 변화

신생아의 코끝부위에서는 잘 발달된 피지샘을 볼 수 있으며, 피지분비가 성인 못지않게 활발하다. 피부표면지질에 포함된 피지샘에서 유래한 squalene의 양은 뺨부위의 경우 성인의 1/3이고, 앞이마의 경우 성인에 필적한다(그림 1)[1]. 예전에는 모체(母體)에서 유래한 남성호르몬에 의한 것이라고 여겼지만, 뒤에서 설명하듯이 이러한 견해는 잘못된 것이라고 밝혀졌다. 이후 6개월경까지 급속히 감소하다가 사춘기로 접어들기 1년 정도 앞서서(adrenarche) 증가하기 시작해 사춘기가 되면 눈에 띄게 증가하는데, 혈중의 테스토스테론 차이가 10배라는 것에 비하면 남녀간의 분비량 차이는 적다(그림 2)[2]. 피지분비는 남녀 모두 40세경부터 감소되기 시작한다.

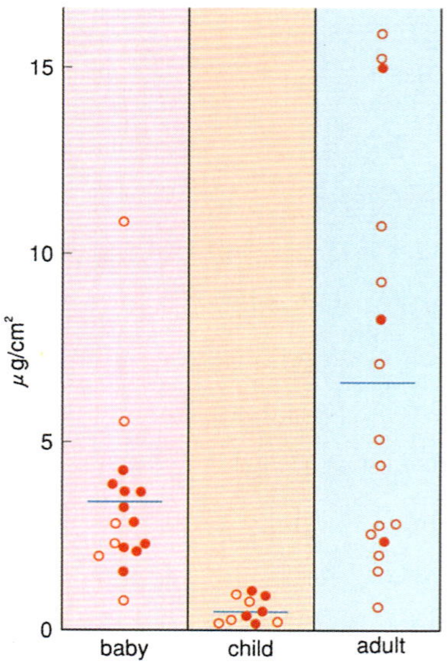

그림 1. 뺨부위 피부표면지질 속의 squalene의 양
유아(대부분 신생아), 소아(4~12세),
성인(20~31세)의 세 그룹 비교
● : 여성, ○ : 남성 (문헌 1)에서 인용)

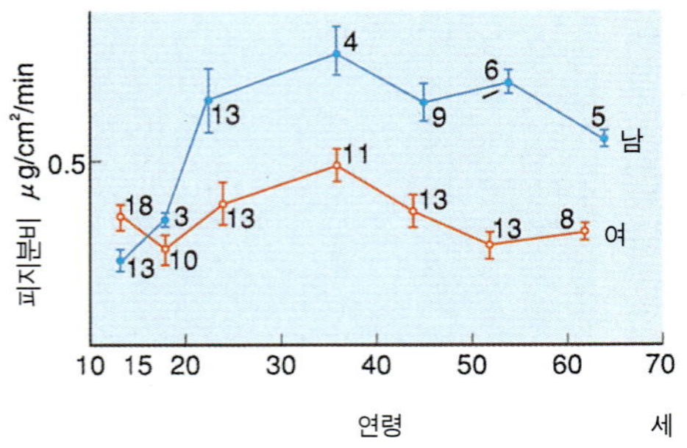

그림 2. 남녀의 연령에 따른 피지분비의 변화
(문헌 2)에서 인용)

2. 혈중 남성호르몬의 연령에 따른 변화

테스토스테론은 남성호르몬 중에서 가장 작용이 강한데, 이것만이 피지샘의 발육에 관여하는 것은 아니다 .부신에서 생산되는 디히드로에피안드로스테론(DHEA) 및 그 유산포합(硫酸抱合)형(DHEA-S)도 신생아기, 사춘기전에 여성의 피지샘 발육에 관여한다. 사람의 경우는 남녀 모두 신생아기와 20대에 혈중 DHEA 농도가 두 번의 피크를 이룬다(그림 3)[3,4]. 또한 여성의 경우는 30대에도

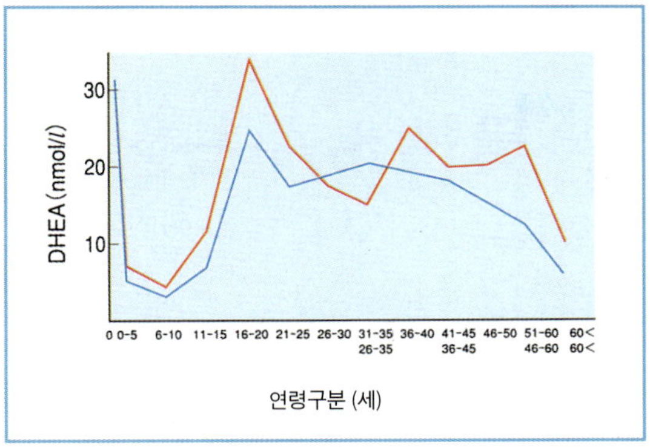

그림 3. 나이가 듦에 따른 혈중 DHEA 농도의 변화
빨간 선 : 여성, 파란 선 : 남성
연령구분 : 상단은 여성, 하단은 남성
(문헌 3,4)에서 인용, 일부 수정)

작게 피크를 보인다. 이처럼 나이가 듦에 따른 DHEA의 혈중농도 변화와 피지분비는 서로 상관관계가 있다. 또한 2차성징에 의한 아포크린선(apocrine gland), 양쪽 성모(性毛)의 발육과 나이가 듦에 따른 퇴축도 DHEA 의존성이다.

3. 표적세포에서의 남성호르몬의 작용 메카니즘

혈중의 주요 남성호르몬인 테스토스테론(T)은 표적세포에 들어가면 5α-reductase에 의해 생리작용이 강한 5α-dihydrotestosterone(DHT)으로 대사된다. DHT가 남성호르몬 리셉터와 결합하면 남성호르몬 리셉터는 호모2량체(量体)를 형성하고 활성화되어 핵으로 이행한다. 그리고 표적유전자인 프로모터의 특정 부위와 결합하여 여러 개의 coactivator와 함께 전사(transcription)를 활성화하여 생물학적 작용을 보인다(그림 4). 즉 5α-reductase 활성이 높고 남성호르몬 리셉터가 풍부하게 존재한다는 점이 일반적으로 남성호르몬 표적조직이라는 것의 지표가 된다.

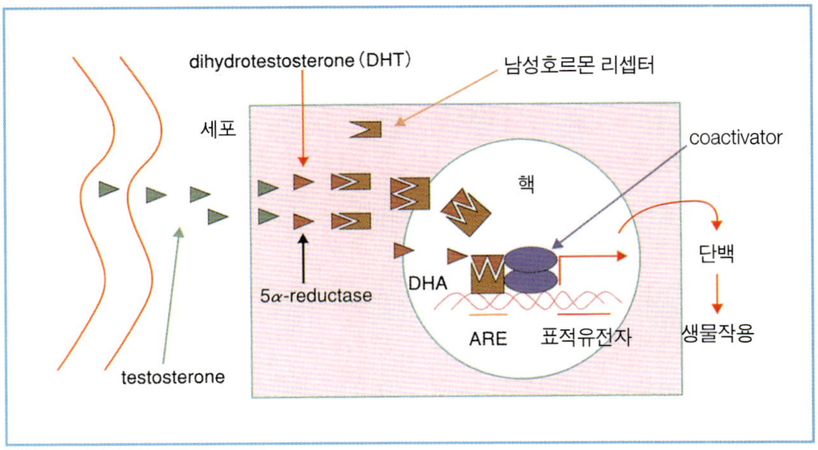

그림 4. 표적세포에서의 남성호르몬 작용기전
ARE : androgen response element

Memo 코액티베이터(coactivator)란? (그림 4)

남성호르몬이 결합하여 활성화된 남성호르몬 리셉터인 호모다이머(homo-dimer)는 표적 유전자의 프로모터 영역에 있는 DNA위의 androgen response element와 결합한다. 여기에 이어서 CREB-binding protein(CBP), steroid receptor coactivator-1(SRC-1) 등의 coactivator가 이곳으로 recruit되어 온다. 이들 coactivator는 히스톤 아세틸트랜스퍼라제(histone acetyltransferase(HAT)) 활성을 가지며, 히스톤단백의 리딘(ridine) 잔기(殘基)를 아세틸화한다. 그 결과 크로마틴(chromatin)구조가 변화되어 DNA 나선구조에 느슨함이 생겨서, RNA폴리머라제 II 등의 기본 transcription장치를 구성하는 단백질이 recruit되어 표적유전자의 transcription이 시작된다.

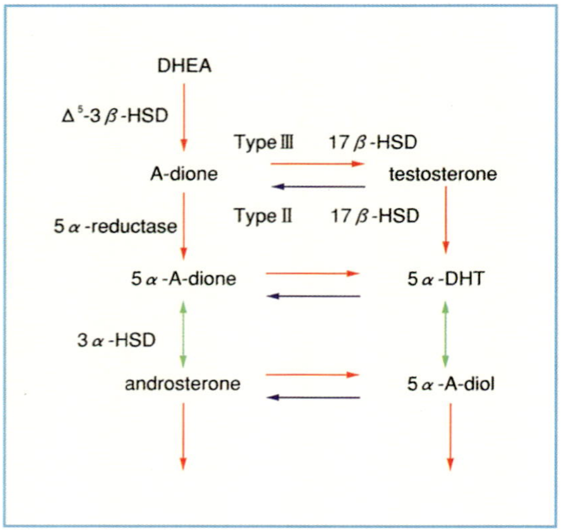

그림 5. 피지샘에서의 남성호르몬 대사(代謝)
DHEA : dehydroepiandrosterone, A-dione : androstenedione, 5α-A-dione : 5α-androstanedione,
5a-DHT : 5α-dihydrotestosterone,
5α-A-diol ; 5α-androstandiol,
HSD : hydroxysteroid dehydrogenase

4. 피지샘에서의 남성호르몬 대사

피지샘에는 생리적 작용이 약한 DHEA와 부신, 난소에서 분비되는 androstenedione을 테스토스테론, dihydrotestosterone(DHT) 등과 같은 좀더 강한 남성호르몬으로 대사하는 효소가 있다(그림 5)[5,6]. 테스토스테론을 DHT로 대사하는 5α-reductase에는 isoenzyme이 알려져 있는데, Type I은 간, 근육, 뇌 등에 존재하며 이들 장기에서는 오히려 남성호르몬의 불활성화에 작용한다. 하지만 피지샘에서는 Type I isoenzyme이 남성호르몬의 활성화에 중요하다(그림 6). Type II 5α-reductase의 활성이 결손된 남성가성(仮性)반음양(半陰陽)인 환자에서도 피지 분비가 정상인 것도 피지샘에서는 Type I isoenzyme이 관련되어 있다는 것을 나타낸다[7]. 최근 인가된 남성형 탈모치료약인 피나스테리드(finasteride)는 Type II 5α-reductase의 특이적 저해제(沮害劑)인데, Type I isoenzyme에는 저해작용을 보이지 않아 여드름에는 효과가 없다.

5. 피지샘에서의 남성호르몬 리셉터

남성호르몬 리셉터에 대한 특이항체를 이용하여 조사한 결과, 가장자리 둘레에 있는 미분화된 피지샘세포의 핵에 남성호르몬 리셉터가 국소적으로 존재한다는 것을 알 수 있었다(그림 7). 또한 모낭누두부 아래부위에도 약하긴 하지만 국소적으로 존재한다(미발표 데이터). 끊어진 피지샘을 생화학적으로 조사한 보고에서도 남성호르몬 리셉터가 있음을 알 수 있었다[8].

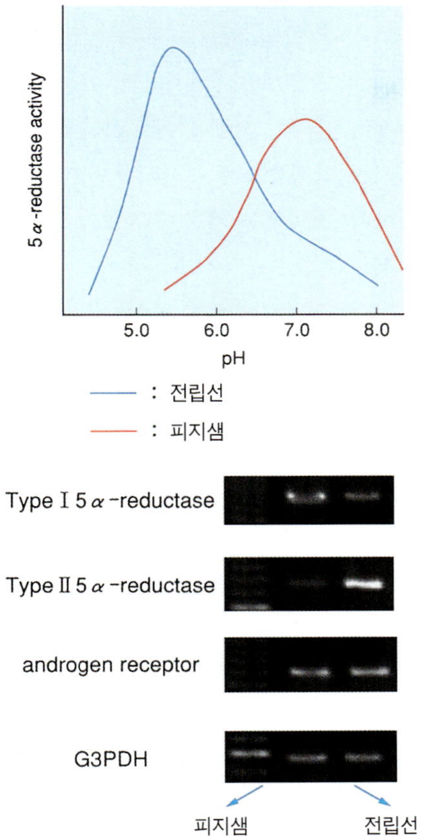

그림 6. 5α-reductase의 isoenzyme
Type I은 중성(中性) 부근에서, Type II는 pH5.5 부근에서 최적 pH를 보인다. 전립선과 피지샘의 isoenzyme 발현을 조사해보니 전립선은 Type II가, 피지샘은 Type I의 mRNA가 우위를 보였다. 남성호르몬 리셉터는 이들 모두에서 볼 수가 있다.

6. 배양 피지샘세포를 이용한 실험

배양된 얼굴부위에서 유래한 피지샘세포는 표피각화세포와 달리 피지샘 특유의 지질(lipid)인 squalene, wax esters을 in vivo에 비하면 적은양

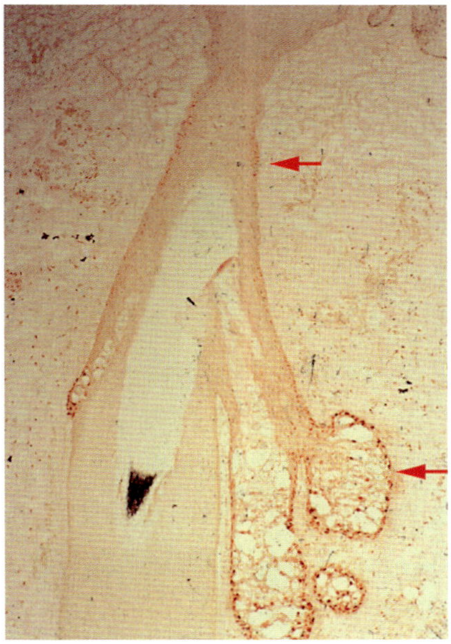

그림 7. 피지샘에서 남성호르몬 리셉터의 국소존재 특이항체를 이용한 면역염색. 피지샘의 기저세포와 모낭누두부 아래부위에서 양성이다. 화살표로 표시한 부분은 남성호르몬 리셉터를 나타낸 것임.

이긴 하지만 생산을 한다. 남성호르몬에서 증식(增殖)촉진효과가 보인다[9]. 불사화(不死化)세포주(株)가 확립되어 있어 여드름 치료약 개발에 이용되고 있다.

II. 남성호르몬과 여드름의 발생

1. 여드름과 혈중 남성호르몬

한편 남성호르몬 혈중농도와 여드름 발생의 관

계에 대해서는, 남성의 경우 여드름 환자와 정상인 사이에 차이가 보이지 않는다는 보고가 많다. 이에 대해 여성의 경우는 가벼운 정도이긴 하지만 부신성 남성호르몬(DHEA, DHEA-S)의 상승, DHT의 대사산물인 3α-안드로스탠디올 글루쿠로니드(glucuronide)의 상승 등과 같은 이상반응을 보인다[10]. 일본 여성의 여드름환자의 혈중 남성호르몬의 동태에 대해서도 DHEA-S가 유의하게 높은 것으로 보고되어 있다[11]. 특히 생리 전에 여드름이 심해지는 것으로 잘 알려져 있는데, 황체기(黃體期)에는 DHEA, DHT가 대조군보다 높은 수치였다는 보고가 있다[12]. 여드름과 함께 다모증이나 생리불순을 보이는 여성은 polycystic ovary에 의한 남성호르몬 과잉분비를 동반하고 있기때문에 산부인과적 정밀조사가 필요하다. 하지만 여드름의 중증도와 기타 남성화 징후가 반드시 관련이 있는 것은 아니어서, 여드름 발생에 혈중 남성호르몬 이외의 요소도 필요하다는 것을 나타내고 있다.

2. 피지샘의 감수성(endorgan sensitivity)

이전부터 피지샘의 남성호르몬에 대한 감수성 이상이 여드름 발생에 관여한다는 개념(endorgan hypersensitivity)이 있었다. 여성의 경우에는 DHT의 대사산물인 3α-안드로스탠디올 글루쿠로니드의 상승을 보이는 것이, 말초에서의 활발한 남성호르몬 대사를 예상케 한다[10]. 얼굴부위 피지샘의 5α-reductase 활성은 다른 부위의 피지샘보다 높은 것으로 밝혀졌다[13]. 여드름에서 처음 발생되는 병변은 comedo이며, 이는 모낭누두부의 과잉각화(過剩角化)에 기인하는데, 모낭누두부 아래부위에서는 Type I 5α-reductase의 활성이 표피보다 높아 DHT가 과잉각화에 무엇인가 관여할 것이라는 가능성이 있다[14]. 모낭누두부 아래부위에도 약하긴 하지만 남성호르몬 리셉터가 국소존재할(미발표 데이터) 것이라는 가능성과 함께 고려해보면 흥미롭다.

3. 여성호르몬과 피지샘

여성호르몬이 피부에 미치는 영향에 대해서는 의외로 기초적인 연구가 적다. 에스트로겐은 남성호르몬에 의해 자극된 지질합성을 억제하는 것으로 알려져 있는데, 약리학적으로 대량인 경우이며 생리적인 작용은 불분명하다. 에스트로겐 리셉터에는 2종류가 있는데 고전적인 α와 최근 클로닝(cloning)된 β가 있다. 피지샘에는 에스트로겐 리셉터-α, β모두에 존재하지만 각각의 기능은 불분명하다(그림 8)[15]. 배양된 피지샘세포에 estradiol을 더하면 분화가 저해된다[16].

4. 피지샘과 IGF-I (인슐린유사 성장인자-I)

사춘기에 증가하는 성장호르몬과 이에 의해 유도되는 IGF-I도 피지샘 발육에 영향을 미친다. 말단비대증의 경우는 피지분비가 매우 높으며 치료에 의해 경감되는 것으로 알려져 있다[17]. Laron 증후군(성장호르몬 리셉터 이상증(症))은 사춘기가 오는 것이 지연되어 IGF-I가 낮은 수치를 보였지만, 여성 환자에게 IGF-I를 투여하면 다모증이나

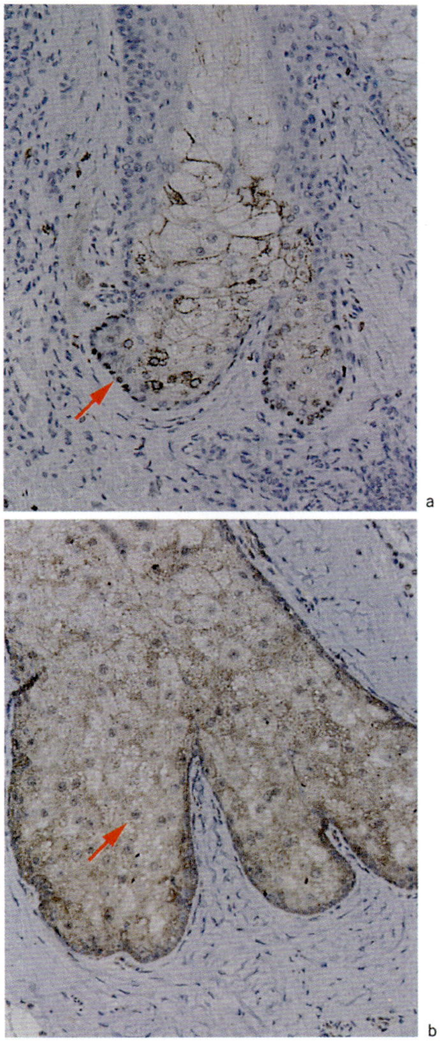

그림 8. 에스트로겐 리셉터 α, β의 국소존재
특이항체를 이용한 면역염색. 에스트로겐 리셉터 α는 피지샘 변연(辺緣)에 있는 기저세포의 핵이 양성으로 염색된다. 에스트로겐 리셉터 β는 분화한 피지샘세포의 핵과 세포질이 양성이다.
화살표로 표시한 부분은 양성세포를 나타낸 것임.

여드름이 나타난다[18]. 배양된 피지샘세포에 성장호르몬과 DHT를 더하면 분화가 촉진된다[19].

5. 피부질환과 항남성호르몬제

유감스럽게도 일본에서는 피부질환치료에 사용이 인가된 약제가 없다. 현재 서양에서 임상적으로 사용되고 있는 것으로는 경구피임약, 사이프로테론 아세테이트(cyproterone acetate), 스피로노락톤(spironolactone)이 있다[20]. 일본의 경우 디올이나 메살몬 F가 여드름 치료에 사용되는데, 혈중 free T를 감소시킴으로써 유효성을 나타내는 것이다[11]. 여드름 치료에는 매크로라이드(macrolide)계 항생제가 자주 사용되는데, 일반적으로 이 약제는 항 남성호르몬 작용을 가지지 않는다. 하지만 일종의 남성호르몬 리셉터 · 코액티베이터를 높게 발현시킨 조건아래에서는 roxithromycin이 남성호르몬에 의한 전사(transcription)활성을 억제한다[21].

결론

여드름의 발생과 중증화에는 호르몬만 고려해도 지금까지 설명한 것처럼 여러 가지 호르몬이 복잡하게 관여하고 있음을 알 수 있다. 일본에서는 서양에서 볼 수 있는 심한 여드름이 적기 때문에 항 남성호르몬 요법이 그다지 일반적이지는 않다. Type I 5α-reductase 저해약(沮害藥)도 유효하지는 않은 것으로 생각된다. 국소에만 작용할 수 있는 리셉터 블로커가 개발되기를 기대한다.

□ 참고문헌

1) 高安　進：乳児の皮脂．第4回小児皮膚科学会講演録，p 109，1980
2) Cunliffe, WJ et al : Sebum excretion rate. The Acnes, Cunliffe WJ et al eds, WB Saunders Co, London, p283, 1975
3) Sulcova, J et al : Age and sex related differences in serum levels of unconjugated dehydroepiandrosterone and its sulphate in normal subjects. J Endocrinol 154 : 57-62, 1997
4) Pochi, PE et al : Skin surface lipid composition, acne, pubertal development, and urinary excretion of testosterone and 17-ketosteroids in children. J Invest Dermatol 69 : 485-489, 1977
5) Takayasu, S et al : Activity of testosterone 5α-reductase in various tissues of human skin. J Invest Dermatol 74 : 187-191, 1980
6) Itami, S et al : Activity of 17β-hydroxysteroid dehydrogenase in various tissues of human skin. Br J Dermatol 105 : 693-695, 1981
7) Imperato-McGinley, J et al : The androgen control of sebum production. Studies of subjects with dihydrotestosterone deficiency and complete androgen insensitivity. J Clin Endocrinol Metab 76 : 524-528, 1993
8) Sawaya, M et al : Increased androgen binding capacity in sebaceous glands in scalp of male-pattern baldness. J Invest Dermatol 92 : 91-95, 1989
9) Akamatsu, H et al : Control of human sebocyte proliferation in vitro by testosterone and 5-alpha-dihydrotestosterone is dependent on the localization of the sebaceous glands. J Invest Dermatol 99 : 509-511, 1992
10) Lookingbill, DP et al : Tissue production of androgens in women with acne. J Am Acad Dermatol 12 : 481-487, 1985
11) 相澤　浩：女性のニキビ．MB Derma 49：19-25，2001
12) 高橋慶子：月経周期から見た女子ざ瘡患者の内分泌学的検討．日皮会誌 94：551-556，1984
13) Thiboutot, D et al : Activity of the type 1 5 alpha-reductase exhibits regional differences in isolated sebaceous glands and whole skin. J Invest Dermatol 105 : 209-214, 1995
14) Thiboutot, DM et al : Activity of type 1 5 alpha-reductase is greater in the follicular infrainfundibulum compared with the epidermis. Br J Dermatol 136 : 166-171, 1997
15) Thornton, MJ et al : Oestrogen receptor beta is the predominant oestrogen receptor in human scalp skin. Exp Dermatol 12 : 181-190, 2003
16) Guy, R et al : The improved organ maintenance of the human sebaceous gland : modeling in vitro the effects of epidermal growth factor, androgens, estrogens, 13-cis retinoic acid, and phenol red. J Invest Dermatol 106 : 454-460, 1996
17) Burton, JL et al : Sebum excretion in acromegaly. Br Med J 1 : 406-408, 1972
18) Klinger, B et al : Development of hyperandrogenism during treatment with insulin-like growth factor-I (IGF-I) in female patients with Laron syndrome. Clin Endocrinol (Oxf) 48 : 81-87, 1998
19) Deplewski, D et al : Growth hormone and insulin-like growth factors have different effects on sebaceous cell growth and differentiation. Endocrinol 140 : 4089-4094, 1999
20) Shaw, JC : Hormonal therapy in dermatology. Dermatol Clin 19(1) : 169-178, 2001
21) Inui, S et al : Potential anti-androgenic activity of roxithromycin in skin. J Dermatol Sci 27 : 147-51, 2001

3 모낭은 왜 막히는가?

¤ 이해를 위한 Essence

- 피지샘성(皮脂腺性) 모낭의 아래부위 누두부(漏斗部)가 막힌다.
- 누두부 각화(角化)세포의 barrier 장해와 여드름균에 의해 IL-1α가 분비된 결과 각화세포의 턴 오버가 항진되어 각화이상이 생기기 때문에 모낭이 막힌다.
- 물리적 · 화학적 자극, 안드로겐, 피지샘분비 항진, 리놀레산(linoleic acid) 결핍 등이 barrier 장해를 일으킨다.

서론

모낭이 막혀 생기는 comedo에는 눈에 보이는 염증 소견은 없다. comedo 내에서 증식한 여드름균(Propionibacterium acnes)에 대한 면역반응이나 과민반응의 결과 모낭벽이 파괴되기 때문에 홍반이나 pustule처럼 염증 소견이 나타나게 되지만, 실제로는 모낭이 막히기 전에 이미 염증 준비상태가 완료된 것이며, 눈에 보이지 않는 염증이 모낭을 막히게 하는 것이라고 보는 견해가 있다.

I. Comedo가 형성되는 과정을 조직학적으로 보면

피지샘성 모낭의 누두부에서 모낭이 막히는데 모낭누두부는 모낭관이 표피 내를 관통하는 부분을 acroinfundibulum, 진피 내에 존재하는 부분을 infrainfundibulum이라 부른다(그림 1). 여드름의

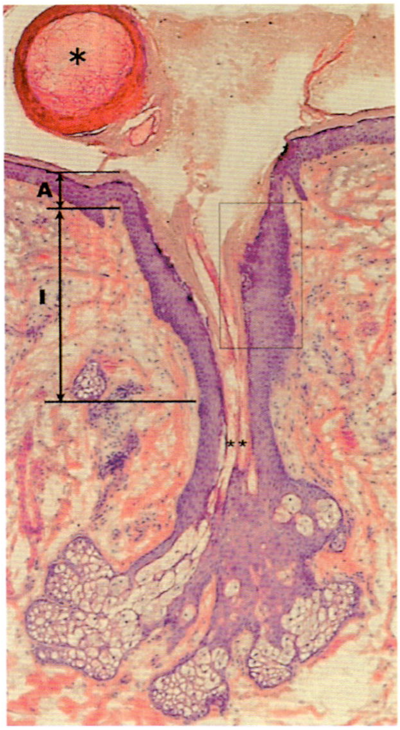

그림 1. 피지샘성 모낭과 각전(角栓)(*). 모낭 주위에는 가벼운정도의 작은 원형세포 침윤을 볼 수 있다. 모낭누두부는 모낭관이 표피에 오픈되는 부분부터 피지샘도관(導管)(**)이 모낭관에 합류하는 부분까지를 가리키며, 모낭관이 표피 내를 관통하는 부분을 acroinfundibulum(A), 진피 내에 존재하는 부분을 infrainfundibulum(I)라고 한다.(동결절편(凍結切片)의 HE 염색)

초기병변인 미세comedo는 infrainfundibulum의 폐색에 의해 생긴다. 이 미세comedo는 통상 육안으로는 볼 수 없으며 조직학적 검사를 통해서만 볼 수 있다. 하지만 이러한 미세comedo도 피부를 잡아당겨 긴장시켜보면 작은 papule로 솟아오르는 경우도 많다[1]. 미세comedo는 여드름환자의 정상피부처럼 보이는 곳에서도 30% 가까운 모낭에 존재한다. 모낭관이 폐색되었음에도 불구하고 피지샘은 피지를 계속해서 분비하기 때문에 모낭관이 확장되고 눈에 보이는 병변이 된다. 바로 이것이 comedo이다.

Memo 여드름의 국소치료는 정상처럼 보이는 피부에도 시행한다.

> 여드름이 자주 발생하는 부위는 육안으로 봤을 때 comedo가 생기지 않았어도 이미 comedo가 생기기 위한 준비가 완료된 상태인 경우가 많으므로, 치료를 할때 여드름이 있는 국소부위에만 할 것이 아니라 여드름이 자주 발생하는 부위 전체에 걸쳐 시행해야 한다.

comedo의 형성과정을 조직학적으로 보면 최초의 이상소견은 피지샘도관과 모낭관의 경계부위에서 시작한다. 초기에는 모낭누두부 상피가 비후되고 두꺼운 각질층으로 덮이며, 모낭관강(毛囊管腔) 내에는 속이빈 각질세포(keratinocyte)의 거칠고 성긴층과 세균 덩어리 등으로 가득해서 각전이 형성된다(그림 1, 2). 전자현미경으로 보면 각질층은 여러 층의 각질세포가 빽빽이 쌓여있고 각질세포의 세포막은 비후되어 있다. 각질세포사이의 접착성은 더욱 강해지고 각질층세포 내에는 풍부한 지방방울을 포함한다. 과립층에는 큰 케라토히알린 과립과 지방방울이 증가하는데, 층판(層板)과립과 토노필라멘트는 적다. 데스모솜(desmosome)은 정상이다[2]. 따라서 comedo는 모낭누두부 상피의 각질층이 비후됨과 동시에 scale이 장해를 받은 결과 각질세포가 모낭관에 가득참으로써 모낭관이 막히기 때문에 생긴다.

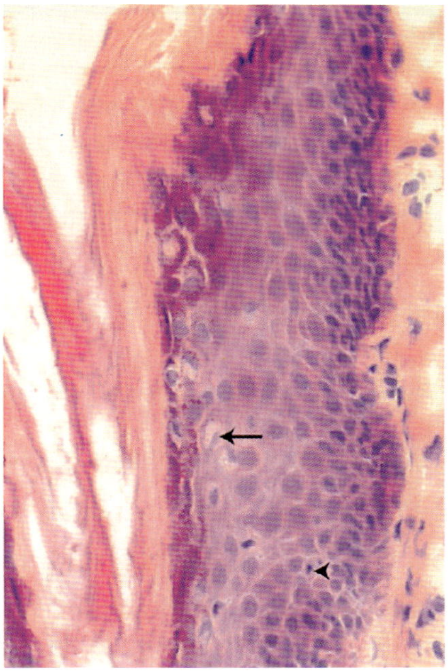

그림 2. 모낭누두부 상피는 비후하며, 두껍고 빽빽하게 채워진 각질층으로 덮여 있다. 과립층에는 커다란 케라토히알린 과립이 밀집되어 있으며, 각화세포의 일부에는 지방방울을 포함한다(arrow). 기저층에는 분열되는 모양도 보인다(arrowhead).(동결절편의 HE 염색. 그림 1의 □부분을 확대한 모습)

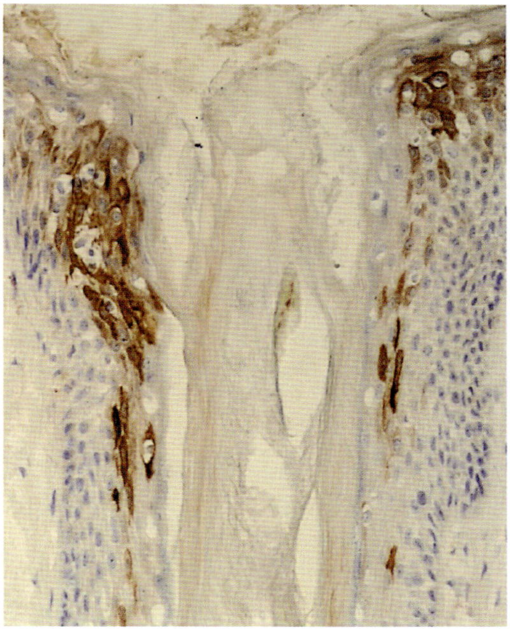

그림 3. 미세comedo에서의 항케라틴 16항체를 이용한 면역조직학적 소견
케라틴 16은 모낭누두부 상피에서 양성소견을 보인다.

II. 모낭누두부 상피에서의 이상각화(異常角化) 메카니즘

1. 각화세포의 턴 오버가 항진된다.

comedo나 미세comedo를 세포분열 마커인 Ki-67[3] 및 창상치유때처럼 활성화된 각화세포나, psoriasis처럼 이상각화를 보이는 각화세포(keratinocyte)에 나타나는 케라틴 16[4]에 대해 면역조직학적으로 정상 모낭과 비교해서 검토해보니, comedo나 미세comedo에서는 모낭누두부의 각화세포에 이들의 단백(蛋白) 발현이 확실히 증강되어 있었다(그림 3). 즉 모낭이 막히는 원인은 모낭누두부 각화세포의 증식항진, 이상각화가 원인인 것으로 생각되었다.

또한 육안으로나 조직학적으로나 comedo를 형성하지 않은 모낭을 검토해보니 이러한 모낭에서는 Ki-67이나 케라틴 16이나 모두 발현 증강이 보이지 않았다. 그럼에도 불구하고 이미 모낭 주위에 약하긴 하지만 염증반응이 생겨 있음을 알았다[5]. 지금까지 여드름의 발생은 "우선 모낭이 막힘으로써 모낭관강이 확장되고 여드름균이 증식하며, 여드름균에 대한 면역반응에 의해 모낭벽에 염증반응이 생겨서 모낭벽이 파괴된 결과 각질이나 피지 속의 염증을 일으키는 물질이 진피 내로 유입되어 염증을 조장한다."는 것이 지금까지 알려져 온 견해이다. 그런데 염증이 없다고 여겨졌던 comedo 시기에도 경미한 염증이 보이는 것은 어떤 기전이 작용하기 때문일까?

Memo IL-1α 란?

> IL-1α는 전(前)염증성 사이토카인으로 여러 세포를 활성화시켜 염증성 사이토카인과 접착분자(接着分子) 발현을 촉진하는 최초의 key mediator이다.

2. IL-1α가 comedo를 만든다.

개방comedo 내에는 고농도의 IL-1α가 존재한다. Guy 등[6]은 모낭누두부를 분리하여 IL-1α를 첨가하고 7일간 배양한 결과 모낭벽이 과잉각화됨과 동시에 모낭관강은 확장되고 이 확장된 관강(管腔) 내에는 고착(固着)된 각질층세포가 가득 차 있었음을 알아냈다. 이 같은 소견은 조직학적으로 comedo에서 볼 수 있는 것과 매우 유사했다. 또한 IL-1α와 함께 IL-1α리셉터 길항제를 함께 첨가하여 배양하자 과잉각화는 억제되었다. 이러한 결과에서 comedo 형성에는 IL-1α가 특이적으로 리셉터를 매개로 작용한다는 것을 알 수 있었다.

이와 같이 IL-1α는 comedo 형성에 관여하고 있음을 알 수 있었는데, 그러면 왜 IL-1α가 comedo 형성에 관여하는 것일까? comedo 주위에는 염증세포의 침윤을 볼 수 있다. 예전에는 이런 염증 반응은 모낭이 막힌 후에 생기는 2차적인 반응이라고 여겼었다. 그런데 여드름환자의 여드름 호발부위의 피부에서 조직학적으로도 미세comedo를 보이지 않는 모낭을 조사해보니 Ki-67과 케라틴 16의 이상한 발현은 보이지 않았다. 즉 각화세포는 정지상태로 활성화되지 않았고, 이상각화를 보이지 않음에도 불구하고, 미소하지만 감시(監視)림프구를 넘는 수의 염증세포 침윤을 볼 수 있었다. 이러한 모낭을 여드름 기왕력이 없는 정상 컨트롤 피부와 면역조직학적으로 비교 검토한 결과, 모낭각화세포에서 IL-1α와 IL-1α리셉터의 면역염색성이 증강되어 있었다. 또한 이들 모낭 주위에서의 진피내 침윤세포를 살펴보면 CD4^{+}T세포와 대식세포가 증가하고 혈관내피세포가 활성화되며 내피세포 접착분자의 발현이 증가된 것을 볼 수 있었다. 그리고 침윤 CD4^{+}T 세포의 대다수는 skin homing phenotype을 가진 memory/effector T세포였다. 이때 모낭의 기저막은 기저막 성분인 라미닌(laminin)과 콜라겐 IV의 면역염색성이 유지되어 있기 때문에 모낭벽은 아직 파괴되어 있지 않다. 이는 모낭 상피의 턴 오버가 항진되기 이전에, 모낭 주위에서는 모낭에 대한 특이적인 염증 준비상태가 이미 완료되었음을 나타낸다[5]. 즉 모낭이 막히는 원인으로 여겼던 모낭누두부 각화세포의 이상각화는 미소한 염증반응에 의해 야기되었다는 점과, 그리고 이런 미소한 염증반응은 각화세포에서 분비된 IL-1α에 의해 생기는 것이라고 생각되었다.

IL-1α에 의해 어떻게 각화세포가 증식되는 것인지는 Freedberg 등[7]에 의해 창상치유와 관련하여 제창된 "keratinocyte activation cycle"을 적응시

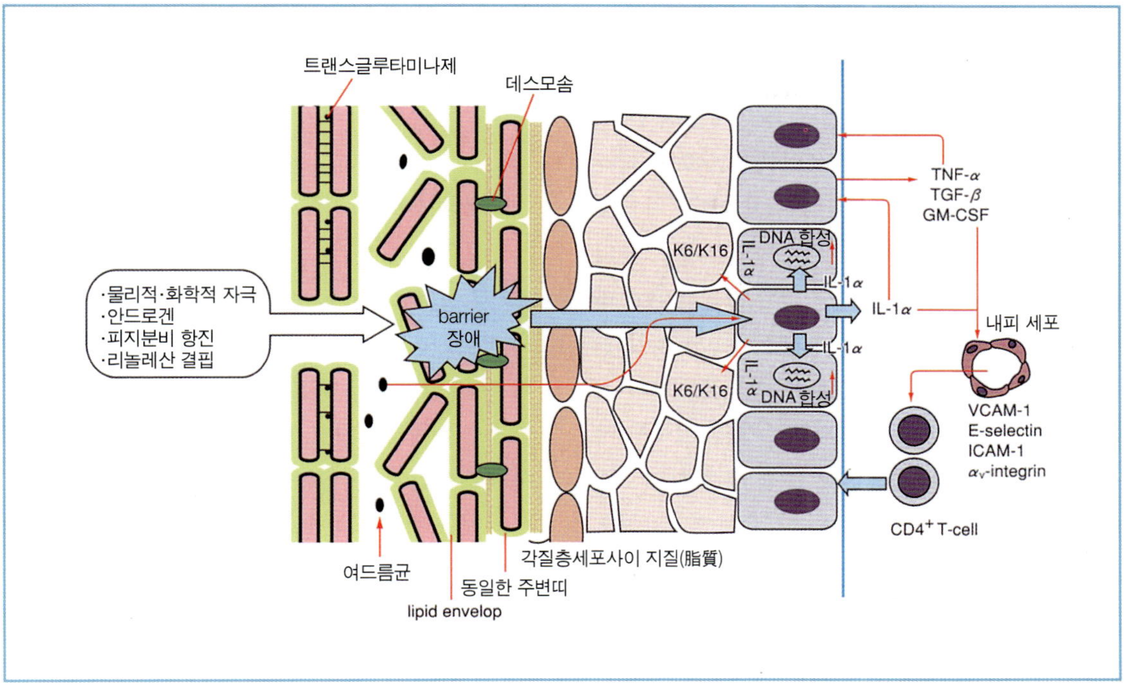

그림 4. 모낭이 막히는 메카니즘

물리적 · 화학적 자극, 안드로겐, 리놀레산 결핍에 의해 각질층의 barrier 장해가 생기면 각화세포에서 IL−1α가 분비된다. IL−1α에 의해 각화세포가 활성화되어 DNA를 합성함과 동시에 TNF−α 등의 다양한 사이토카인을 분비하며, K6/K16 케라틴 합성을 촉진하여 분열증식한다. 각화세포에서 분비된 사이토카인은 내피세포도 활성화하고 각종 접착분자의 발현을 유도하며 CD4⁺T 림프구를 국소로 유도한다. 각화세포의 분열이 항진됨으로써 다량의 각질층세포를 만들 수 있는데, 각질층세포사이의 접착성이 항진되기 때문에 각질층세포는 박리되지 않고 점차 쌓여서 모낭이 막히게 된다.

킬 수 있다. 그들의 견해를 보면 IL-1α는 각화세포의 경보장치이며, 상처를 입은 표피를 재상피화시키는 최초의 열쇠 역할을 IL-1α가 담당하고 있다. 상처를 입은 각화세포는 우선 IL-1α를 분비한다. IL-1α는 각화세포의 세포골격인 케라틴(keratin)을, 세포분열 · 증식 및 상처표면에 이동하기 쉽도록 짧고 가는 케라틴인 케라틴 6/케라틴 16을 합성하라고 명령을 내린다. 케라틴 6/케라틴 16을 가진 각화세포는 TNF-α와 TGF-α 등의 사이토카인을 생산분비하며, 스스로를 자극하여 분열증식을 유지시키고 표피결손부위에 증식된 각화세포를 이동시킨다. IL-1α는 동시에 혈관내피세포의 접착분자를 활성화시켜, 염증세포를 국소로 유도하는데, 여드름의 발생기전에도 이러한 창상치유 개념이 관여하고 있을 가능성이 시사되고 있다.

III. Barrier 장해가 IL-1α의 합성·분비를 촉진한다.

IL-1α가 모낭을 막히게 하는 원인이라고 했는

데, 그러면 IL-1α의 합성 · 분비를 유도하는 것은 무엇일까? 여기에는 여드름균이나 각질층의 barrier 장해가 관여하고 있는 것으로 여겨진다. 각질층은 외부와 체내 사이에서 물, 전해질, 기타 분자의 통과에 대한 barrier로 되어 있다. 각질층 세포사이에 존재하는 ceramide, 콜레스테롤, 유리 지방산(free fatty acid)으로 구성된 각질층사이 라멜라구조가 이러한 barreir 기능을 담당하고 있다. Yamamoto 등[8]은 여드름환자를 중등증, 경증, 여드름 기왕력이 없는 컨트롤의 세 그룹으로 나누어 각질층의 ceramide량, barrier 기능을 비교 검토했다. 그 결과 ceramide수치는 중등증(中等症) 여드름환자가 가장 낮았고, 마찬가지로 barrier 기능도 중등증 환자가 가장 장해를 받고 있었다. 이것으로 ceramide 감소에 의한 barrier 기능의 장해가 comedo 형성에 관여하고 있을 가능성이 나타났다. 이러한 barrier 장해를 일으키는 원인으로는 물리적 · 화학적 장해, 리놀레산 결핍, 안드로겐 관여가 시사되고 있다.

1. 물리적 · 화학적 장해

셀로판테이프로 피부에 붙였다 떼기를 반복하면(테이프 스트리핑) 각질층이 제거되기 때문에, 또는 비누나 아세톤, 에테르를 피부에 바르면 각질층사이지질이 제거되기 때문에 급성 barrier 장해를 일으킨다. 또한 mice에게 필수지방산이 결핍된 음식으로 사육하면 만성 barrier 장해가 일어난다. 이러한 처치를 하면 표피각화세포에서 IL-1α, IL-1β, TNF-α, IL-1 리셉터, GM-CSF의 증가를 보이며, 표피기저층의 각화세포 분열이 항진된다[9].

Memo Barrier 장해가 여드름을 악화시킨다.

> 여드름을 손으로 만지작거리거나 침구 또는 옷에 의해 자극을 주면 여드름이 악화된다는 것은 각질층의 barrier 장해가 원인이기 때문이다. 또한 여드름에 신경이 쓰여 세정제로 자주 세정을 하는 것도 오히려 여드름을 악화시키는 원인이 된다.

이 같은 결과에서 각질층만을 물리적으로 또는 화학적으로 자극하면 IL-1α와 같은 염증을 일으키는 사이토카인이 분비되어 표피각화세포의 분열이 항진된다. 또한 그 작용은 진피에도 영향을 주어 진피의 혈관내피세포와 섬유아세포가 활성화하는 것으로 여겨진다[10]. 이는 표피에서도 충분히 검토되고 있는데, 모낭누두부에서의 barrier 장해에 의해 IL-1α등의 사이토카인이 분비되어 염증반응과 모낭누두부 각화세포의 턴 오버 항진을 유도하는 것으로 생각된다.

2. 리놀레산(linoleic acid) 결핍

리놀레산이 결핍된 음식으로 동물을 사육하는 실험을 했더니 표피의 과잉증식, 낙설(scale), barrier 장해를 일으켰다. 리놀레산은 각질층의 barrier 기능을 담당하는 각질층세포사이 라멜라 구조를 만들기 위해 중요한 지질(lipid)이다. 각화세포의 세포질에서 합성된 포화지방산이 소포체(endoplasmic reticulum)로 들어가 세포막 관련 효소에 의해 탄소고리가 연장되어 32:1 지방산으로부터 ω 자리에 수산화되어 여기에 리놀레산이 에스테르 결합하고 또한 denovo 합성된 스핑고신

(sphingosine)과 amide 결합하며 당(糖)의 고리가 결합하여 아실글루코실세라미드(acylglucosylceramide)가 되며, 과립층에 존재하는 층판과립(層板顆粒, lamellar granule)에 둘러싸인다. lamellar granule은 과립층의 각화세포에서 각질층세포사이로 분비되며, 최종적으로 당의 고리가 떨어져나가서 아실세라미드(acylceramid)가 되고 각질층세포사이의 라멜라구조에 끼어들어 각질층의 접착 barrier 기능에 기여한다.

사람의 피지 성분은 wax esters, 중성지방, squalene과 소량의 유리지방산, 콜레스테롤, 콜레스테롤 에스테르가 포함된다. 여드름환자의 경우 피부표면지질 내의 리놀레산이 낮은 수치를 보이며 또한 피지분비량이 많을수록 피부표면지질 내의 리놀레산량이 저하된다. 항안드로겐제나 레티노인산(retinoic acid) 치료로 피지분비량이 저하되면 피지속의 리놀레산이 증가한다. 또한 가벼운 증상의 여드름환자인 경우 이중맹검시험에 의해 리놀레산이 미세comedo를 개선시킨다는 내용도 보고 되어있다[11].

피지샘세포가 기저막과 접촉하고 있는 미분화된 피지샘세포는 순환혈액속의 리놀레산을 피지샘세포 내로 끌어들인다. 하지만 피지샘세포가 분화되면 거의 모든 피지 성분을 피지샘세포 내에서 합성하기 때문에 리놀레산은 혈액속에서부터 끌어들이지 않는다. 그 결과 리놀레산의 농도는 피지샘세포가 분화함에 따라 점차 희석된다. Wertz 등[12]은 사람의 표피표면지질과 comedo에서 회수된 지질속의 ceramide를 검토하자, 표피ceramide 중의 45%는 리놀레산이었지만 comedo에서는 6%였음을 알아냈다. 또한 정상 mice의 표피 아실세라미드 중의 리놀레산은 38%를 차지하는데, 필수지방산이 결핍된 mice에게서는 2%에 불과했다. 게다가 comedo 내의 아실세라미드에는 피지에서 유래한 지방산(Δ6-hexadecenoic acid)을 다량 포함하고 있다는 점에서 모낭누두부 각화세포는 피지샘에서 분비된 지방산이 리놀레산을 대신해서 아실세라미드로 짜넣어진다는 것을 알았다. 이런 점에서 피지의 분비가 많을 경우 피지 내의 리놀레산은 희석되기 때문에 모낭누두부의 각화세포는 리놀레산이 아닌 피지에서 유래하는 지방산을 ceramide와 조합함으로써 각질층세포사이 라멜라 구조에 영향을 주고, barrier 장해를 일으킨 결과 각화세포에서 IL-1α의 분비를 유도한다는 것을 생각할 수 있다[13].

3. 안드로겐(androgen)

여드름의 가장 초기 병변인 미세comedo는 부신기능이 항진되는 8살쯤에 처음 나타난다. 이 시기에는 부신에서 유래된 안드로겐인 디히드로에피안드로스테론(DHEA)의 생산이 증가하기 시작해, 이것이 피지샘모낭의 과잉각화와 피지샘의 비대를 유발함으로써 미세comedo가 형성된다. 실제로 8~10살 아동의 40%에서 눈에 보이지 않는 미세comedo가 이미 존재하고 있다. 약 2년 후 생식기에서 유래하는 안드로겐이 생산될 무렵이 되면 미세comedo가 확장되어 눈에 보이게 되며 폐쇄comedo 또는 개방comedo로 나타나게 된다[14]. 안드로겐 합성 경로에 관여하는 히드록시스테로이드 탈수소효소와 5α-reductase는 모낭누두부의 각화세포에서도 활성화된다. 그리고 그 활성은 표피각화세포보다 모낭누두부의 각화세포에서 더 강하다. 안드로겐의 리셉터는 피지샘뿐만 아니라 피지샘모낭의 바깥모근초(外毛根鞘,outer root sheath)에도 존재한다[15]. 따라서 안드로겐은 모낭누두부의 각화세포 증식 · 분화를 수식하고 있음을 알 수 있다.

안드로겐은 각질층 barrier 기능의 발달을 저해한다. Kao 등[16]은 mice와 사람의 barrier 기능과 관련하여 테스토스테론의 작용을 검토했다. 거세를 하거나 항안드로겐제를 투여하자 테이프 스트리핑에 의한 barrier 장해 후의 barrier 기능 회복이 촉진되었다. 또한 거세한 mice에게 테스토스테론을 외용하자 barrier 회복을 지연시켰다. 일반 mice에게 항안드로겐제를 외용하자 barrier 기능의 회복을 촉진시켰다는 점에서 테스토스테론이 직접 피부에 영향을 미친다는 것을 알았다. 또한 사람의 하수체기능 저하증에 있어서 호르몬보충요법을 하고 있는 환자의 경우, 혈청 테스토스테론 수치의 변동에 따라 barrier 기능의 회복도 변동된다는 것을 알았다. 전자현미경으로 관찰해보니 테스토스테론을 투여한 mice에게서는 일반 mice와 비교했을 때 피지합성의 차이가 없었으며 각질층의 두께가 감소되어, 과립층에서의 lamellar granule 형성과 분비가 감소되었음을 관찰할 수 있었다. 이와 같은 결과는 표피에서의 관찰이지만, 모낭누두부 상피에서도 안드로겐에 의해 각화세포의 증식 · 분화에 영향을 주며 barrier 장해를 유도한다는 것을 충분히 알 수 있다.

IV. 그 외의 기전

1. 여드름균에 의한 IL-1 α의 유도

여드름균 생균(生菌)이나 여드름균이 합성하는 열(熱)쇼크단백은 배양된 각화세포에서 IL-1 α, TNF- α, GM-CSF의 생산을 유도한다[17]. 여드름균의 세포벽 성분은 안드로겐으로 자극한 각화세포의 면역 활성을 증강시킨다[18]. 여드름균은 TLR을 활성화하고 염증성 사이토카인(cytokine)의 반응을 유발한다[19]. 이런 점에서 사춘기가 되면 모낭누두부에서 여드름균이 증식하고 이것이 각화세포의 TLR과 결합하여 활성화됨으로써 IL-1 α 등의 사이토카인을 유발하여 염증반응뿐만 아니라 comedo 형성을 촉진한다는 것도 알 수 있다.

Memo TLR(toll-like receptor)이란?

병원체를 배제하는 면역계는 획득면역과 자연면역으로 대별된다. 획득면역에서의 병원체 인식은 림프구가 발현하는 항원특이적인 수용체 분자에 의해 이루어지며, 유전자 재구성에 의해 미묘한 항원을 인식한다. 한편 자연면역계는 유전자 재구성을 수반하지 않고 병원체가 가진 특유의 분자구조를 TLR이 인식한다. 자연면역은 감염 방어의 최전선을 맡고 있을 뿐만 아니라, Th 1/Th 2 반응 등의 획득면역 반응을 조절하고 있다. 아토피성 피부염의 증가는 선천성으로 과도한 위생환경 때문에 자연면역계가 성숙하지 못하는 것이 하나의 원인이라는 설이 있다(hygiene hypothesis).

2. 낙설(落屑, scale) 장해

모낭누두부의 각질층(keratin layer)은 비후하며, 서로의 각질층세포가 단단하게 붙어 있다. 또한 모낭관강(毛嚢管腔) 내에는 분리되지 않고 고착된 상태의 각질이 거친 층으로 가득 차있다. 전자현미경으로 봤을 때 comedo 내의 각질세포(keratinized epithelium)사이에 데스모솜(desmosome)이 있음을 알 수 있으며, 각질층세포는 두꺼운 주변띠로 둘러싸여 있다. 따라서 모낭이 막히는 원인은 낙설 과정에서 데스모솜이나 지질의 소화가 장해됨으로써, 각질층이 비후됨과 동시에 모낭관강 내에 굳은 각질층이 가득 차서 모낭이 막히는 것이라고 생각했었다. 하지만 Knaggs 등[20]은 여드름 환자의 정상피부, comedo, 염증성 comedo의 모낭벽에서 desmoplakin, desmoglein과 desmocollin 등의 데스모솜 단백 발현을 면역조직학적으로 검토한 결과, 이들 사이에서 데스모솜 단백의 발현에 뚜렷한 차이가 보이지 않았다고 보고했다. SCCE(stratum corneum chymotrypsin-like enzyme)는 desmoglein-1을 소화함으로써 각질층세포를 낙설시키는 작용을 보인다. 모낭, 피지샘에서의 SCCE의 국소존재를 면역조직학적으로 검토한 결과 comedo의 오픈부위에 생긴 각전(角栓)과 comedo 안쪽면을 덮는 관강상피(管腔上皮)에서 SCCE가 강한 발현을 보였다[21].

이 결과로 볼 때 comedo 형성에 있어서 데스모솜을 소화하는 효소의 생산이 저하된다고 해서 각질층이 박리되기 어려워진다고는 말할 수 없다.

각질층세포는 데스모솜뿐만 아니라 각질층사이 지질과도 접착되어 있다. 이 접착과 소화에는 트랜스글루타미나제(transglutaminase)와 스테로이드 설파타제 등도 관여하고 있다. 트랜스글루타미나제는 각질층세포 주변띠의 involucrin과 각질층세포사이 지질의 ceramide 사이의 결합을 수식(修飾)하고 있다. 토끼의 귀를 사용한 comedo형성 실험에서는, comedo형성 초기부터 모낭 상피에 강한 트랜스글루타미나제의 발현이 보였다는 점에서[22], 각질층세포와 각질층세포사이 지질 사이의 결합이 단단하기 때문에 각질층이 박리되기 어렵다는 것도 생각할 수 있는데, comedo형성에서의 낙설장해(落屑障害) 기전에 관해서는 아직 명확하게 밝혀져 있지 않다.

□ 참고문헌

1) Cunliffe, WJ et al : Comedogenesis : some new aetiological, clinical and therapeutic strategies. Br J Dermatol 142 : 1084-1091, 2000
2) Knutson, DD : Ultrastructural observations in acne vulgaris : the normal sebaceous follicle and acne lesions. J Invest Dermatol 62 : 288-307, 1974
3) Knaggs, HE et al : Quantification of cellular proliferation in acne using the monoclonal antibody Ki-67. J Invest Dermatol 102 : 89-92, 1994
4) Hughes, BR et al : Keratin expression in pilosebaceous epithelia in truncal skin of acne patients. Br J Dermatol 134 : 247-256, 1996
5) Jeremy, AH et al : Inflammatory events are involved in acne lesion initiation. J Invest Dermatol 121 : 20-27, 2003
6) Guy, R et al : Modeling acne in vitro. J Invest Dermatol 106 : 176-182, 1996
7) Freedberg, IM et al : Keratins and the keratinocyte activation cycle. J Invest Dermatol 116 : 633-640, 2001
8) Yamamoto, A et al : Impaired water barrier function in acne vulgaris. Arch Dermatol Res 287 : 214-218, 1995
9) Wood, LC et al : Barrier disruption increases gene expression of cytokines and the 55 kD TNF receptor in murine skin. Exp Dermatol 6 : 98-104, 1997
10) Lubbe, J : Evidence-based corneotherapy. Dermatology 200 : 285-289, 2000
11) Letawe, C et al : Digital image analysis of the effect of topically applied linoleic acid on acne microcomedones. Clin Exp Dermatol 23 : 56-58, 1998

12) Wertz, PW et al : The composition of the ceramides from human stratum corneum and from comedones. J Invest Dermatol 84 : 410-412, 1985
13) Downing, DT et al : Essential fatty acids and acne. J Am Acad Dermatol 14 : 221-225, 1986
14) Bergfeld, WF : The pathophysiology of acne vulgaris in children and adolescents. Part 1. Cutis 74 : 92-97, 2004
15) Deplewski, D et al : Role of hormones in pilosebaceous unit development. Endocr Rev 21 : 363-392, 2000
16) Kao, JS et al : Testosterone perturbs epidermal permeability barrier homeostasis. J Invest Dermatol 116 : 443-451, 2001
17) Graham, GM et al : Proinflammatory cytokine production by human keratinocytes stimulated with Propionibacterium acnes and P. acnes GroEL. Br J Dermatol 150 : 421-428, 2004
18) Koreck, A et al : The role of innate immunity in the pathogenesis of acne. Dermatology 206 : 96-105, 2003
19) Kim, J et al : Activation of toll-like receptor 2 in acne triggers inflammatory cytokine responses. J Immunol 169 : 1535-1541, 2002
20) Knaggs, HE et al : Immunohistochemical study of desmosomes in acne vulgaris. Br J Dermatol 130 : 731-737, 1994
21) Ekholm, E et al : Expression of stratum corneum chymotryptic enzyme in human sebaceous follicles. Acta Derm Venereol 78 : 343-347, 1998
22) De Young, L et al : Transglutaminase activity in human and rabbit ear comedogenesis : a histochemical study. J Invest Dermatol 82 : 275-279, 1984

Topics

모낭은 어떻게 생기는가?

¤ 이해를 위한 Essence

- 태생 65일경부터 표피가 진피 쪽으로 뻗어 나와 털싹(hair germ)을 형성한다.
- 표피로부터의 hair germ형성에는 LEF 1, β-카테닌(catenin), 노긴(noggin) 등의 분자가 매우 중요한 역할을 하고 있다.

서론

사람의 경우 태아의 피부는 맨 처음 외배엽에서 유래된 1층의 표피만으로 이루어지지만, 태생 40일 경부터 최상층인 periderm과 기저세포층의 중층(2층)구조를 취하게 된다[1]. 그러다가 태생 65일경이 되면 이 표피가 진피 쪽으로 뻗어 나와 hair germ을 형성한다. hair germ 아래에는 중간엽(mesenchymal)세포가 응집하고, 중간엽세포와 표피세포사이의 상호관계가 hair germ 형성 및 신장(伸長)에 중요한 역할을 하고 있는 것으로 생각된다[2]. Hair germ은 태생 84일 경까지 진피속을 뻗어나가다가, 태생 85일이 되면 hair peg이라는 단계에 들어간다. Hair peg은 다시 진피아래층으로 뻗는다. 태생 105일부터는 hair peg의 측면에서 특정 분화를 보이는 상피세포집단으로 이루어진 융기가 형성되어 bulbous hair peg이 된다. 이들 융기는 벌지(bulge)와 피지샘 원기(原基, anlage)가 된다. 중간엽세포로 이루어진 모유두(毛乳頭)도 형성된다. 태생 135일이 되면 태아의 모낭은 형태학적으로 거의 완성된다(그림 1).

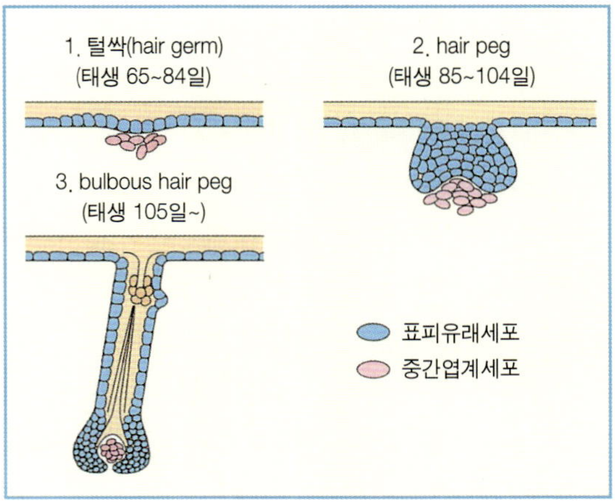

그림 1. 모낭의 발생(사람의 경우)
태생 65일경부터 털싹(hair germ)을 형성하며, 태생 84일경까지 털싹은 진피속을 뻗어나가고, 태생 85일이 되면 hair peg이라는 단계에 들어간다. hair peg은 다시 진피 아랫층으로 뻗어나가다가, 태생 105일부터는 bulbous hair peg이 된다.

■ LEF 1, β-카테닌(β-catenin), 노긴(noggin)

1) LEF 1

LEF 1(lymphoid enhancer factor 1)은 당초 T림프구의 분화를 억제하는 transcription인자로 클로닝되어, T림프구에서 발현하는 유전자의 상류(上流) 유전자 배열인 5'-CTTTGA/TA/ T-3'과 결합한다. 이 배열은 털 케라틴의 상류 영역에서도 공통적으로 보인다. LEF 1은 발생 초기에는 표피에서 발현되는데, 강하게 발현하는 세포 아래에서 중간엽세포가 응집하고 이들 중간엽세포에도 발현된다. LEF 1을 피부에서 고(高)발현시킨 트랜스제닉 mice는 고밀도로 모낭이 생기는 부위가 있으며, 또한 모간(毛幹)의 방향성이 흐트러져 있었다[3]. 한편 LEF 1 유전자를 녹아웃시킨 mice는 모낭의 수가 감소되어 hair cortex와 hair medulla가 결핍되어 있었다[4].

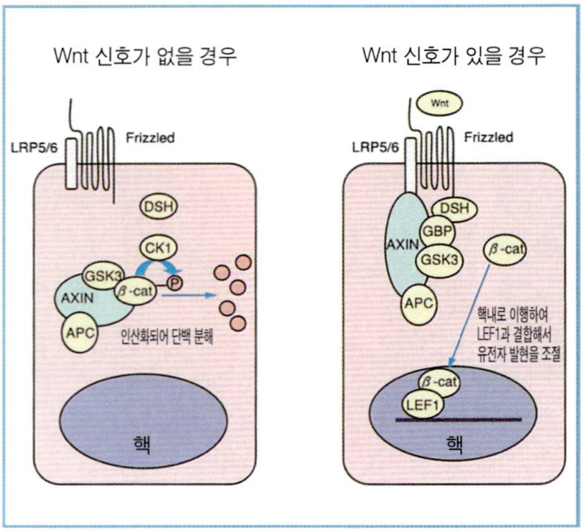

그림 2. Wnt, β-카테닌의 세포에서의 신호전달회로
Wnt 신호가 없을 경우 β-카테닌은 인산화된 후 유비키틴화되어 분해된다. 한편 Wnt 신호가 있을 경우에는 β-카테닌의 인산화, 분해가 억제되고 안정화되어 핵내로 이행하며, LEF 1과 결합해서 표적유전자의 transcription활성을 조절한다.

2) β-카테닌 (β-catenin)

β-카테닌은 그림 2에 나타낸 바와 같이 Wnt 신호전달계에 관여하는 중요한 인자이다. Wnt 신호가 없을 경우 β-카테닌은 Axin, APC, GSK3β와 결합하여 인산화(燐酸化)된 후, 유비키틴화되어 분해된다. 한편 Wnt 신호가 있을 경우에는 β-카테닌의 인산화, 분해가 억제되어 안정화되고 핵내로 이행하여 LEF 1과 결합해서 표적유전자의 transcription활성을 조절한다[5].

안정화된 β-카테닌을 높게 발현시킨 트랜스제닉 mice는 흐트러진 방향성을 가진 모낭이 만들어지고 모낭에서 유래된 여러 종양도 나타난다[6].

3) 노긴(Noggin)

노긴은 BMP 단백의 저해(沮害)단백인데, 모낭 발생시의 털싹(hair germ)이 형성될 때 털싹 아래에 응집하는 세포에서 강하게 발현한다. 노긴 유전자를 녹아웃시킨 mice는 털싹의 수가 감소하며, 털싹에서의 LEF 1 유전자 발현이 억제되어 있었다[7].

■ 털싹(hair germ)형성부위 표피의 E-cadherin 발현 감소

2003년 Fuchs 그룹은 표피에서 털싹이 형성될 때 LEF 1 유전자의 발현을 볼 수 있다는 것과 함께 E-cadherin 발현이 감소하고 P-cadherin 발현이 상승한다는 것을 알아냈다[8]. E-cadherin 유전자 상류(上流)에는 LEF 1과 결합한 유전자 배열이 있고, keratinocyte의 세포접착능력 변화가 표피에서의 털싹 형성에 중요한 역할을 하고 있음이 밝혀졌다(그림 3).

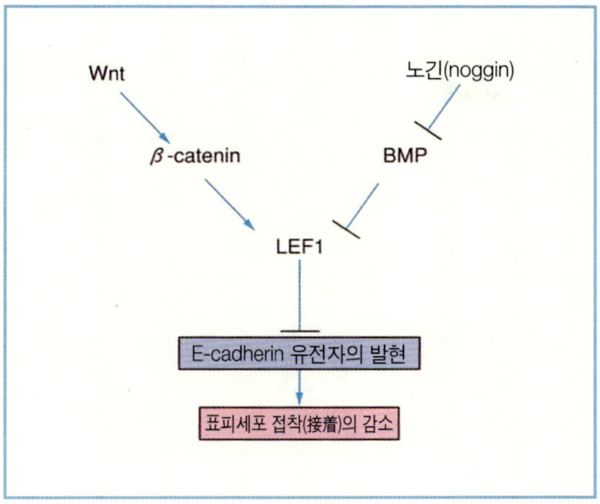

그림 3. Wnt, 노긴에 의한 표피에서의 털싹 형성 조절
Wnt, β −카테닌 신호전달계와 노긴은 모두 LEF1을 매개로 E−cadherin유전자의 발현을 억제하고, 표피에서 털싹의 형성을 촉진한다. (문헌 9)에서 수정)

결론

표피에서 hair germ 형성의 분자생물학적 이해는 앞으로 피부부속기의 재생요법에 활용되어 나갈 것으로 기대된다.

참고문헌

1) 秋山真志：皮膚の発生．最新皮膚科学大系 19 巻，1 版，中山書店，2-11，2004
2) 稲松　睦ほか：毛器官の発生と形態形成分子．毛髪疾患の最新治療，1 版，金原出版，13-24，2004
3) Zhou, P et al : Lymphoid enhancer factor 1 directs hair follicle patterning and epithelial cell fate. Genes Dev 9 : 700-713, 1995
4) van Genderen, C et al : Development of several organs that require inductive epithelial-mesenchymal interactions is impaired in LEF-1-deficient mice. Genes Dev 8 : 2691-2703, 1994
5) Moon, RT et al : WNT and β-catenin signaling : diseases and therapies. Nat Rev Genet 5 : 691-701, 2004
6) Gat, U et al : De Novo hair follicle morphogenesis and hair tumors in mice expressing a truncated β-catenin in skin. Cell 95 : 605-614, 1998
7) Botchkarev, VA et al : Noggin is a mesenchymally derived stimulator of hair follicle induction. Nat Cell Biol 1 : 158-164, 1999
8) Jamora, C et al : Links between signal transduction, transcription and adhesion in epithelial bud development. Nature 422 : 317-322, 2003
9) Barrandon, Y : A hairy situation. Nature 422 : 272-273, 2003

4 여드름과 P.acnes

서론

보통여드름(acne vulgaris, 여드름)은 90% 이상의 남녀 누구나 정도의 차이는 있겠지만 한번쯤은 겪었을 매우 일반적인 피부질환인데, 그 발생과 악화 과정에는 몇몇 요소가 복잡하게 관여되어 있다. 한편 Propionibacterium acnes(P. acnes)는 사람의 피부와 모낭 내에서의 대표적인 상재균(常在菌, skin flora)인데, 여드름의 병태(病態)와도 깊이 관련되어 있어서 '여드름 간균(桿菌)' 이라고도 불린다.

I. P. acnes의 분류학적 경위

1896년 Unna에 의해 comedo조직 내에서 처음 관찰된 "acne bacillus"는 1897년 Sabouroud에 의해 여드름 pustule내에서의 분리에 성공했다. 1900년에는 Gilchrist가 이를 Bacillus acnes라고 명명했다. 1923년 Bergey는 형태학적 유사성에 의해 Corynebacterium속(屬)에 더했는데, 1946년 Douglas와 Gunter는 공기(산소)에 대한 태도와 포도당을 발효하여 프로피온산(propionic acid)을 생산한다는 두 가지 점에서 이 균을 Propionibacterium 속(屬)의 1종(species)으로 하자고 제안했다[1].

1972년 Johnson과 Cummins[2]는 세포벽 성분의 분석, DNA homology, DNA 내의 guanine과 cytosine의 비율(%) 등을 검토한 결과, 이 균을 Propionibacterium acnes라고 동정(同定)했다.

1974년 Bergey's Manual 제8판은 이를 지지하여 오늘날까지 이르고 있다[3].

II. P. acnes의 세균학적 성상(性狀)

혐기성(嫌氣性) 그람양성 간균(桿菌)이고, 사람의 피부와 모낭의 대표적인 skin flora이다. P. acnes는 그람 염색에 의해 갈매기처럼 생긴 특유의 배열형태를 보인다(그림 1). 혐기성균이지만 통성(通性) 혐기성균(facultative anaerobic bacteria)에 속하며, 공기에 대한 관용성을 가진다. 형광물질인 포르피린(coproporphyrin)을 생산하는데, 포르피린(porphyrin)의 형광의 세기와 P. acnes 균의 양은 서로 상관관계에 있다[4]. coproporphyrin은 자외선에 의해 광증감(光增感)반응을 일으켜 활성산소의 일종인 일중항(一重項)산소를 발생하며, 이것이 피부에 자극을 준다는 보고도 있다[5]. 그림 2에는 얼굴부위 특히 코 부위의 포르피린 형광모양을 나타낸 것이다. 모낭과 일치되게 형광을 발하고 있다.

P. acnes는 호지성(好脂性, lipophilic)이라는 것이 생육에 있어서 가장 큰 특성이며, 피지가 많은 부위에 즐겨 생육한다. McGinley 등은 신체 각 부위의 피지의 양과 P.acnes의 균수(菌數)가 서로 관계되어 있음을 보이는데, 피지의 양과 균의 수는 확실히 서로 상관관계에 있다.

피지의 양은 얼굴부위에서 가장 많고, P. acnes의 균수도 가장 높았다(그림 3)[6]. 이러한 결과는 P. acnes가 lipophilic한 세균이며, lipid rich한 부위에서만 분리된다는 것을 보여주는 것이다. 피지량이 많은 부위(얼굴, 앞가슴, 등)는 지루(seborrhea) 부위이며, 임상적으로도 여드름이 생기기 쉬운 부위이다.

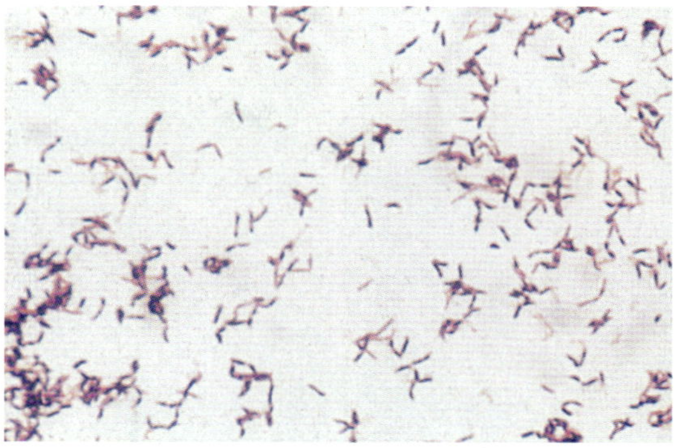

그림 1. P.acnes의 그람염색소견
그람양성인 간균, 갈매기처럼 생긴 특유의 형태배열을 보인다.

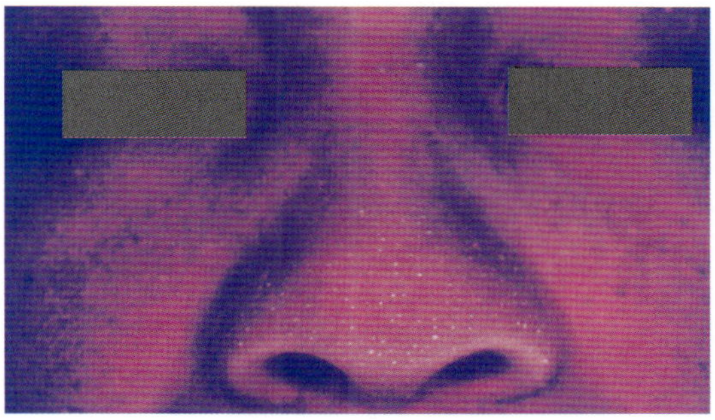

그림 2. 모공과 일치되게 포르피린이 형광을 나타내고 있다.

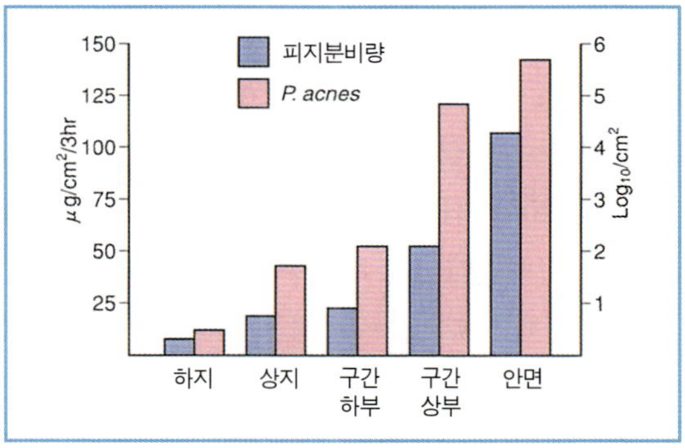

그림 3. 신체 각 부위에서의 P.acnes 균의 양과 피지의 양

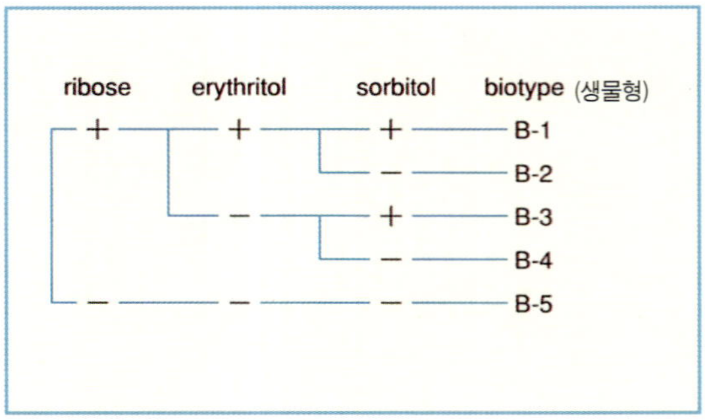

그림 4. 당 발효에 의한 P. acnes의 생물형(biotype)

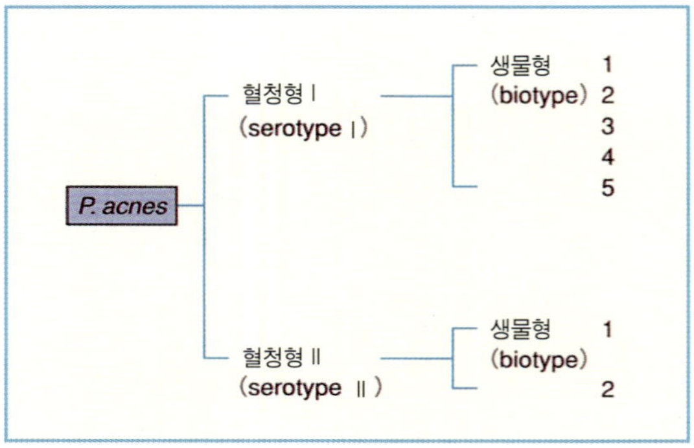

그림 5. P. acnes의 혈청형(serotype)과 생물형

P. acnes는 항원성 차이에 의해 두 가지 혈청형(serotype)과, sorbitol, erythritol, ribose의 3종류의 당 발효 유무에 의해 5가지 생물형(biotype)(그림 4)으로 나뉜다. 혈청형 I에는 1~5의 생물형이 있으며, 혈청형 II에는 생물형 1과 2만 포함한다(그림 5)[7]. 혈청형 I은 혈청형 II에 비해 효소에 대한 관용성이 크다. 필자는 생물형 3이 여드름의 병소(病巢)부위(comedo, pustule)에서 가장 높은 빈도로 분리된다는 것을 확인했다(표 1)[8].

표 1. comedo에서 분리된 P. acnes의 생물형 비율

생물형(biotype)	균주(菌株)수	%
B-1	24주	10.1%
B-2	45주	18.3%
B-3	137주	57.0%
B-4	31주	12.9%
B-5	4주	1.7%
합계	241주	100%

III. 여드름과 P. acnes

제2차 성징기 이후 성호르몬(androgen)의 분비가 활발해지면서 피지샘(sebocyte)을 자극하여 피지분비를 항진시킨다.

피지분비의 항진에 이어지는 모낭의 각화이상은 더욱 혐기(嫌氣)상태를 형성하여 모낭 내 P. acnes의 증식에 매우 쾌적한 상태가 된다. P. acnes가 생산하는 chemotactic factors는 림프구와 호중구, 그 밖의 염증성 세포를 끌어당겨 전(前)염증성 사이토카인(cytokine) 생산을 높여 염증을 야기한다. P. acnes는 CD-4세포를 활성화시켜 모낭의 각화세포에서 interleukin-1α 방출을 유도하는데, 이는 각화세포의 증식과 comedo형성 능력을 촉진하여 임상 전단계인 미세comedo (micro-comedo) 형성으로 이어진다.

또한 피지 내에서의 리놀레산(linoleic acid) 저하도 comedo 형성에 영향을 미친다. 미세comedo는 comedo 또는 papule, pustule, nodule로 진행된다. 그림 6에 여드름 발생과 염증 야기의 과정을 그림으로 간단히 나타냈다[9,10].

새로운 지견 중 하나로, 최근 P. acnes의 세포벽

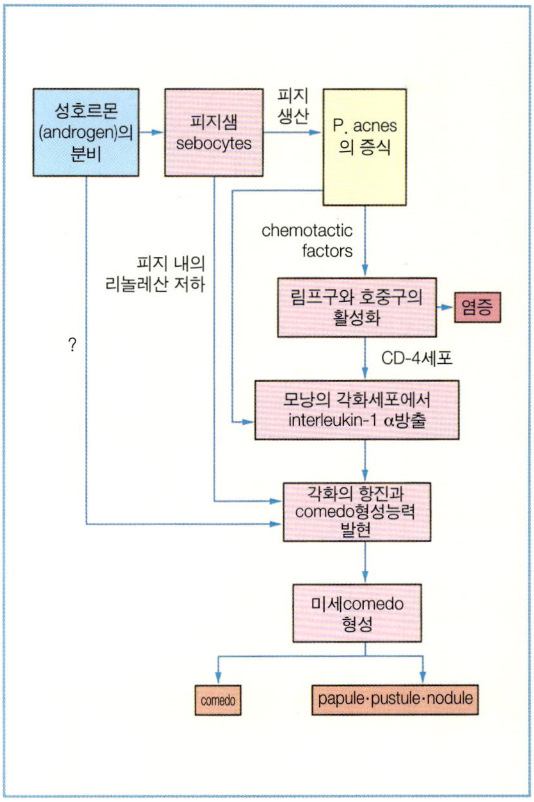

그림 6. 여드름의 발생과정과 P.acnes의 역할

펩티드글리칸에 의한 toll-like receptors(TLR)의 활성화가 여드름에서의 염증 발현에 관여한다는 것이 밝혀졌다. 2002년 Kim 등은 각종 TLR의 사이토카인 생산에 미치는 영향을 검토하고, 단핵구와 호중구에서의 interleukin(IL)-6, IL-8, IL-12 생산이 TLR2 의존성이라는 것을 밝혀냈다. 또한 여드름 환자의 경우에서는 TLR2 양성 대식세포가 모낭피지샘의 주위에 침윤을 보였다고 보고했다.

이 같은 결과에서 Kim 등은 P. acnes가 야기하는 염증성 사이토카인에는 자연적인 면역응답을 발생하는 세포(TLR2)가 관여하고 있다고 고찰하고 있다[11].

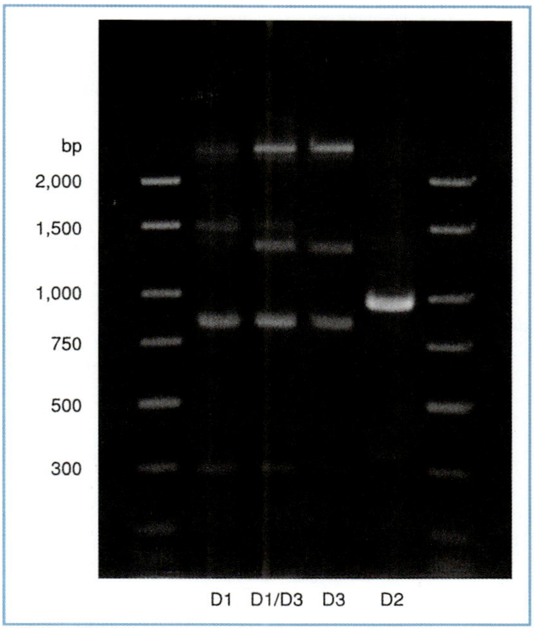

그림 7. RAPD-PCR에 의한 P. acnes의 분류

또한 아카자(赤座)등은 RAPD-PCR(randomly amplified polymorphic DNA-polymerase chain reaction)법에 의한 P. acnes의 DNA 유전자타입을 분류하였다. 그 결과 P.acnes는 4종류(D1, D2, D3, D1/D3)의 DNA타입으로 분류된다고 보고했다(그림 7). 여드름의 병소부위에서 연령과 상관없이 D3이 확실히 높게 검출되었다(그림 8). 정상부위에서는 10대 연령에서만 D3이 높게 분리되었다(그림 9). D3은 P. acnes의 리파제 활성도 다른 타입에 비해 뚜렷하게 높았고(그림 10), coproporphyrin양도 많이 생산되었다(그림 11).

이들 결과에서 D3 유전자를 가진 P. acnes가 여드름과 관계가 있다는 것을 분명하게 알 수 있었다[12].

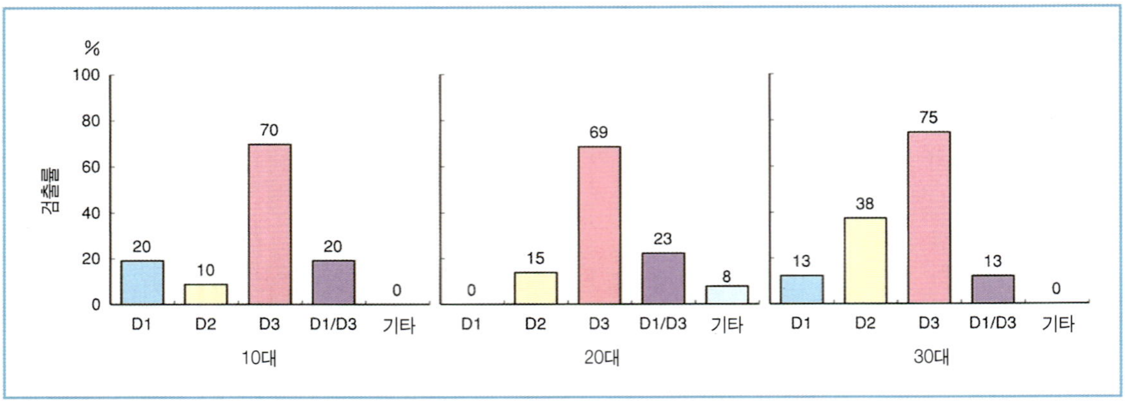

그림 8. 보통여드름 병소부위에서 분리한 P. acnes의 DNA-type별 검출률

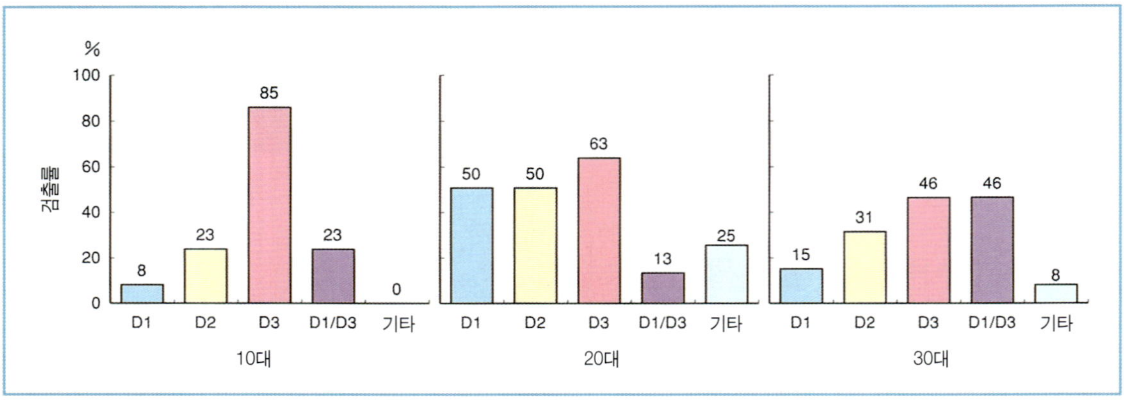

그림 9. 정상피부에서 분리한 P. acnes의 DNA-type별 검출률

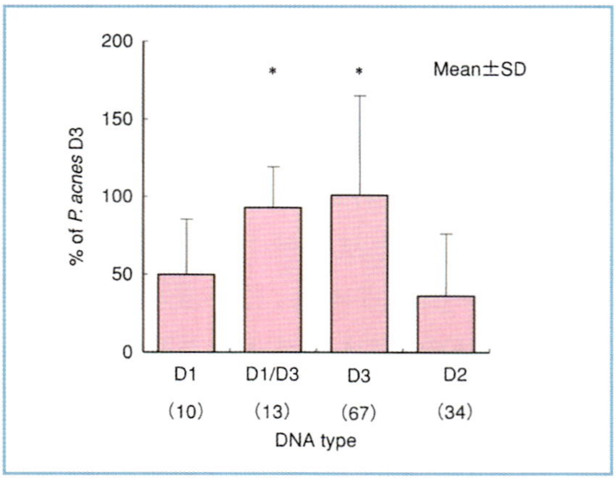

그림 10. P. acnes의 DNA-type에 의한 리파제 활성 비교
( ) 안은 측정에 사용한 P. acnes의 균주수를 나타냄
*D1 및 D2에 대해 유의한 차이를 보임($p<0.05$)

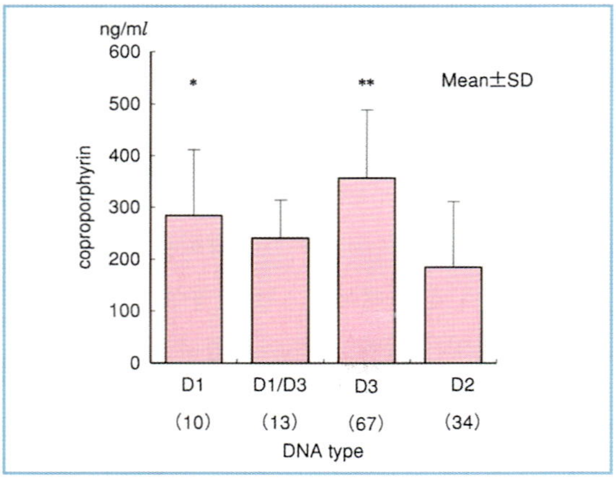

그림 11. P. acnes의 DNA-type에 의한 coproporphyrin 생산량 비교
( ) 안은 측정에 사용한 P. acnes의 균주수를 나타냄
*D2에 대해 유의한 차이를 보임($p<0.05$). **D1/D3 및 D2에 대해 유의한 차이를 보임($p<0.05$).

결론

여드름은 세균(P. acnes)에 의한 일반적인 감염증이 아니라 피부의 상재균(skin flora)이 가진 특유의 작용에 의해 일어나는 피부질환 중 하나이다. 앞에서 설명한 바와 같이 P. acnes는 맨 처음 여드름의 병소부위에서 분리됨으로써 여드름의 발생, 특히 comedo 형성에 관여한다는 것이 강하게 추측되어 많은 검토가 이루어져 왔다. 하지만 최근 P. acnes는 여드름 발생에 있어서 모낭 부위의 이상각화에 관여하기보다는 염증 야기 과정에서 여러 방면으로 관여하고 있다는 것이 밝혀지게 되었다.

또한 유전자 분류에 의해 여드름과 강하게 관련되었을 것으로 여겨지는 P. acnes의 유전자타입도 특정되었다. 따라서 치료에 있어서도 앞으로는 여드름의 염증 야기와 악화인자로서 P. acnes에 대한 치료법, 자연면역응답을 일으키는 세포(TLR2)를 저해하는 방법, 여드름과 크게 관여하는 유전자를 가진 P. acnes만을 타겟으로 한 유전자 제어에 의한 치료 등의 새로운 방법과 약제가 확립되어야 할 것이다.

□ 참고문헌

1) Douglas, HC et al : The taxonomic position of *Corynebacterium acnes*. J Bacteriol 52 : 15-23, 1946

2) Johnson, JL et al : Cell wall composition and deoxyribonucleic acid similarities among the anaerobic coryneforms, classical propionibacteria, and strains of arachinia propinia. J Bacteriol 109 : 1047-1066, 1972

3) Buchanan, RE et al : Bergey's Manual of Determinative Bacteriology, 8th ed, Williams and Wilkins Baltimore, 639-640, 1974

4) McGinley, KJ et al : Facila follicular porphyrin fluorescence : correlation with age and density of *Propionibacterium acnes*. Br J Dermatol 102 : 437-441, 1980

5) Arakane, K et al : Singlet oxygen ($^1\Delta g$) generation from coproporphyrin in *Propionibacterium acnes* on irradiation. Biochem Biophys Res Commun 223 : 578-582, 1996

6) McGinley, KJ et al : Regional variations in cutaneous propionibacteria. Correlations of *P. acnes* populations with sebaceaous secretion. J Clin Microbiol 12 : 672-675, 1980

7) 牛嶋　彊 : 人体常在菌. 共生と病原菌排除能 IV. 皮膚常在菌の性状と病原菌排除能, 医薬ジャーナル社, 大阪, 156-170, 2002

8) 西嶋攝子 : 尋常性痤瘡病巣より分離した*Propionibacterium acnes*に関する研究. 皮膚 24 : 19-26, 1982

9) Leyden, JJ : A review of the use of combination therapies for the treatment of acne vulgaris. J Am Acad Dermatol 49 : S200-210, 2003

10) Gollnick, H : Current concepts of the pathogenesis of acne. Implications for drug treatment. Drugs 63 : 1579-1596, 2003

11) Kim, J et al : Activation of toll-like receptor 2 in acne triggers inflammatory cytokine responses. J Immunol 169 : 1535-1541, 2002

12) 赤座誠文ほか : *Propionibacterium acnes* (*P. acnes*)のDNA遺伝子型に関する検討ー第3報ー. 日皮会誌 114 : 553, 2004

Topics

P. acnes와 사르코이드증(Sarcoidosis)

사르코이드증(sarcoidosis)은 피부, 림프절, 폐, 눈 등 여러 장기를 침해하는 원인 불명의 전신성 육아종성 질환으로, 조직학적으로는 활성화된 T 림프구의 집적을 수반하는 비건락성(非乾酪性) 상피모양육아종(noncaseating epithelioid granuloma)을 보인다. 기본적으로는 여러 장기를 침해하는 질환인데, 한 장기에만 병변이 나타나는 증례도 많으며, 각 장기에 보이는 증상도 다양하다. 임상경과는 자연적으로 치유되는 경우도 있고, 피부나 눈처럼 불가역적 변화에 이르는 경우도 있으며, 심장이나 폐에 심각한 병변을 일으켜 사망에까지 이르는 증례도 있다. 그 중 피부 병변은 epithelioid granuloma를 보이는 사르코이드증의 특이적 피부병변과, granuloma를 보이지 않는 비특이적 병변인 nodule성 홍반으로 구분된다. 특이적 병변은 nodule형(結節型), 국면형(局面型), 미만침윤형(彌漫浸潤型), 피하형(皮下型)과 그 외 드문 병변으로 이루어진 피부sarcoid 및 조직학적으로 이물이 증명되는 흉터침윤으로 대별된다.

지금까지 여러 원인균과의 관련성이 보고되어 왔는데, 그 중에서도 서양에서는 결핵균을 포함한 항산균설(抗酸菌說)이 유력했다. 일본의 경우는 이전부터 Propionibacterium acnes(P. acnes)와 사르코이드증이 관계가 있을 것으로 제기되어 왔다. 이는 1970년대 중반에 일본 문부성 연구반이 사르코이드증 발생에 일종의 병원체가 관여한다고 여겨 환자의 림프절과 대조자의 림프절에서 균의 분리를 시도한 결과, 사르코이드증 환자에게서 P. acnes가 높은 빈도와 고농도로 분리된 점에서 시작되었다[1]. 그리고 1980년에 일본 후생성 연구반이 추가적으로 시도한 결과 같은 결과를 얻었다[2]. 그런데 P. acnes는 skin flora이기 때문에 분리조작할때의 오염에 의한 것이라는 비판과, granuloma 병변을 일으키는 과학적 근거가 없었기 때문에 당시에는 P. acnes가 사르코이드증 발생에 관여하는 균이라는 것을 인정하지 않았다.

그 후 P. acnes에 대한 환자 림프구, 폐포대식세포(macrophage)의 in vitro 실험과 동물을 이용한 실험에서 P. acnes가 육아종성 변화를 일으킬 수 있다는 것이 밝혀졌다. 우선 첫 번째로 환자의 병변부위에 침윤된 세포가 P. acnes에 대해 면역학적 반응이 항진되어 있는 것으로 나타났다. 즉 환자 폐포 림프구는 P. acnes에 대한 유약화(幼若化) 반응이 항진되어 P. acnes 자극에 의해 IL-2의 생산이 항진되고, IL-2 리셉터 발현이 상승했다. 또한 Th1 세포의 염증 병변으로의 집적 및 증식에 관여하며 육아종 형성에 관여하고 있음을 알려주는 IL-1β, IL-6, TNF-α가 환자 폐포 대식세포에서 P. acnes 자극에 의해 생산이 항진되어 있었다[3]. 실험적으로는 P. acnes로 피부감작(感作,sensitization)한 mice에게 P. acnes를 기도를 통해 투여하자 폐에 실험적 육아종이 유도되어 사르코이드증 환자와 마찬가지로 폐내의 림프구는 P. acnes 자극에 대해 면역학적 항진상태를 보였다[4]. 이 같은 점에서 육아종 형성에 P. acnes가 관련성을 가진다는 것이 밝혀졌다.

이어서 병변부위의 P. acnes 존재가 면역병리학적으로 검토되었는데, P. acnes의 배양상청(上淸) 및 ELISA법에 의해 특이적으로 반응하는 항체와 P. acnes 특유의 리포테이코산을 인식하는 항체에 의해 사르코이드증의 림프절 내 육아종 병변에서 양성이 확인되었다[5].

한편 병변부위 균체(菌體)성분의 DNA 해석에서도 P. acnes의 관련성이 나타났다. 사르코이드증의 림프절 병변에서는 15검체 중 12검체로 평균 230만 개의 P. acnes 게놈이 검출된 것에 대해 결핵성 림프절염과 암종의 국소림프절에서는 15검체 중 각각 2검체, 3검체로 검출되어, 함유량도 매우 미량이었다. 또한 사르코이드증에서 P. acnes가 음성인 3검체에서는 P. granulosum이 검출되었다[6]. 이러한 DNA 해석 결과는 일본의 사르코이드증 환자에게서만 볼 수 있는 특유한 것이 아니라 2000년부터 2002년에 걸쳐 구마모토, 도쿄, 이탈리아, 영국, 독일의 사르코이드증 환자와 결핵환자 및 대조질환 환자에 대해 검토되어 같은 결과가 보고되었다[7]. 또한 림프절 병변뿐만 아니라 폐포세정액(洗淨液) 속의 유핵세포인 DNA에 대한 검토도 이루어져 사르코이드증의 30 증례 중 21증례에서 DNA가 검출되어 대조환자(23%)보다 검출률이 매우 높고 그 함유량도 많다는 결과가 얻어졌다[8].

또한 P. acnes DNA의 조직내 분포가 in situ hybridization법으로 해석되어 결핵, 염증성 림프절염, 사르코이드증의 육아종 바깥에 비해 사르코이드증의 육아종 안에서 강한 집적이 보였다[9].

위와 같은 점에서 실험적으로 육아종을 유도할 수 있는 P. acnes가 사르코이드증 환자의 병변부위에서 높은 비율과 높은 농도로 검출되고, 또한 육아종 병변부위에 국소적으로 존재한다는 점에서 P. acnes가 사르코이드증의 육아종 형성에 강하게 관련되어 있다는 것을 알 수 있다.

최근 정상인 mice의 폐 내에는 P. acnes가 존재하며, P. acnes에 sensitization된 $CD4^+T$ 세포를 정맥주사하는 것 만으로도 폐 육아종이 형성되어, 실험적으로 균이 상재하고 있는 조직에 면역학적 자극을 주었을 때 육아종이 유도된다는 것이 증명되었다. 또한 P. acnes를 반복해서 피하에 투여하면 사르코이드증과 같은 병태를 보이는 육아종이 형성된다는 것에서 일상에서 우리가 여드름 등에서 경험하는 피부를 통한 P. acnes의 만성 자극은 사르코이드증의 발생으로 이어질 가능성이 있는 것으로 시사되었다[10]. 또한 이 mice 실험에서는 미노사이클린 투여에 의해 P. acnes의 균수가 감소하자 육아종 형성도 억제되는 것으로 나타나, 같은 약의 임상적 주효성을 실험적으로 지지하는 결과였다.

임상적으로 볼 때 사르코이드증의 피부병변이 자주 발생하는 부위가 얼굴이라는 점과 모낭과 일치되게 나타난다는 점은 사르코이드증과 P. acnes가 관련이 있다는 것을 시사하고 있다[11]. 또한 지금까지 모낭피지샘계(pilosebaceous unit) 분해산물이나 모낭충 등이 그 발생에 관여하고 있을 것이라 여겼던 육아종딸기코(granulomatous rosacea)와 범발얼굴좁쌀루푸스(lupus miliaris desseminatus faciei) 등의 육아종성 질환의 병태에도 P. acnes가 관련되어 있을 가능성이 고려되고 있다[12].

앞으로의 과제는 skin flora인 P. acnes가 일부 사람에게만 사르코이드증을 일으키는 질환감수성 유전자와 면역 이상의 진짜 원인을 밝혀내는 것이다.

□ 참고문헌

1) 本間日臣：サルコイドーシスの発生機構に関する研究ー感染論的立場からの基礎的研究. 難病の発生機構, 豊倉康夫編, 東京大学出版会, 東京, 245-303, 1981
2) Abe, C et al : Frequent isolation of Propionibacterium acnes from sarcoidosis lymph nodes. Zentralbl Bakteriol Mikrobiol Hyg [A] 256 : 541-547, 1984
3) 片岡幹男ほか：サルコイドーシス患者肺胞リンパ球の *Propionibacterium acnes* との反応. 日サ会誌 23 : 23-31, 2003
4) Yi, ES et al : Experimental extrinsic allergic alveolitis and pulmonary angiitis induced by intratracheal or intravenous challenge with Corynebacterium parvum in sensitized rats. Am J Pathol 149 : 1303-1312, 1996
5) 江石義信：サルコイドーシスの病因：歴史的考察と現在の動向. 病理と臨床 13 : 813-821, 1995
6) Ishige, I et al : Quantitative PCR of mycobacterial and propionibacterial DNA in lymph nodes of Japanese patients with sarcoidosis. Lancet 354 : 120-123, 1999
7) Eishi, Y et al : Quantitative analysis of mycobacterial and propionibacterial DNA in lymph nodes of Japanese and European patients with sarcoidosis. J Clin Microbiol 40 : 198-204, 2002
8) Hiramatsu, J et al : Propionibacterium acnes DNA detected in bronchoalveolar lavage cells from patients with sarcoidosis. Sarcoidosis Vasc Diffuse Lung Dis 20 : 197-203, 2003
9) Yamada, T et al : In situ localization of Propionibacterium acnes DNA in lymph nodes from sarcoidosis patients by signal amplification with catalysed reporter deposition. J Pathol 198 : 541-547, 2002
10) Nishiwaki, T et al : Indigenous pulmonary Propionibacterium acnes primes the host in the development of sarcoid-like pulmonary granulomatosis in mice. Am J Pathol 165 : 631-639, 2004
11) 岡本祐之：サルコイドーシス. 最新皮膚科学大系 9, 玉置邦彦ほか編, 中山書店, 東京, 258-270, 2002
12) 川名誠司：Propionibacterium acnes と皮膚. 皮膚病診療 25 : 963-968, 2003

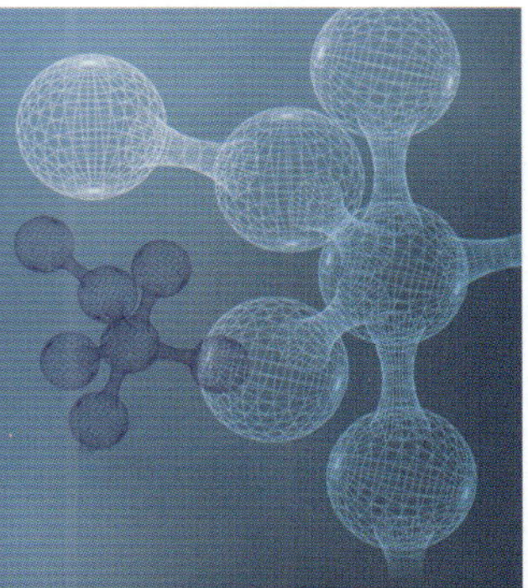

5 여드름과 리파제(Lipase)

¤ 이해를 위한 Essence

- 여드름 리파제(lipase)는 여드름을 생기게 하는데 중요한 요인을 이루고 있다.
- 각종 약물이 여드름 리파제의 작용을 억제한다.
- P. acnes타입별 리파제와 피부발진 또는 약물관련 연구가 기대된다.

서론

여드름은 피지샘성 모낭을 침습하는 만성 염증성 질환으로 일상에서 흔히 볼 수 있다. comedo가 여드름의 기본 병변이며, 미세comedo에서 폐쇄comedo나 개방comedo로 진전되다가 염증성 피부발진(pustule이나 붉은색papule)으로 이행한다. 미생물학적으로 봤을 경우 미세comedo는 세균의 대부분을 Propionibacterium species가 차지하며, 개방comedo에서는 Pityrosporum species나 coagulase-negative staphylococci 등이 증가하고 비율도 높아진다[1]. 여기서는 여드름과 그 발생에 관여하는 리파제에 대해 설명하겠다.

I. 여드름 병소(病巢)에 있는 각종 미생물

[Essence]

- 여드름 병소에 존재하는 각종 미생물은 리파제(lipase)를 생산한다.
- Propionbacterium acnes 리파제가 여드름을 생기게 하는 요인 중 특단의 지위를 유지하고 있다.

Propionibacterium species는 esculin 가수분해로 분류되어진다. Propionibacterium species의 여러 종류 중 사람과 관련된 것은 Propionibact-erium avidum, Propionibacterium acnes와 Propionibacterium granulosum이며 여드름과 관계가 있는 것은 후자인 2종류이다. 여드름 병소에서 분리되어 리파제를 생산하는 균의 종류에는 Staphyloccocus epidermidis(coagulase-negative staphylococci)와 Pityrosporum species 등 여러 가지가 있다. 그 중에서도 P. acnes 리파제가 유리지방산 생산과 chemotactic factor 등에 의해 특단의 지위를 보이고 있다. P. acnes는 그 외에도 각종 효소를 생산하고 있다(표 1). Protease나 leathinase 등은 모낭관상피를 공격하는데 이들 효소는 리파제만큼 검색되지는 않는다. P. granulosum은 P. acnes에 비해 여드름 병소에서의 분리빈도가 좋아서 1/10 이하이며, 그 리파제의 활성은 P. acnes와 대등하거나 미약하다는 견해로 나뉜다. 하지만 P. granulosum 리파제에 대한 연구는 거의 없다. 오히려 comedo 내의 리파제는 대부분 P. acnes에서 유래한다는 견해도 있다. S. epidermidis는 Propionibacterium species 다음으로 여드름 병소에서의 분리빈도가 높다. 하지만 S. epidermidis는 여드름 발생의 메카니즘상 경시되기 쉬운 경향이 있다. 계통발생적으로나 아미노산 연결고리배열 관점에서 보나 S. epidermidis 리파제는 Staphyloccocus aureus 리파제와 유사하다. Pityrosporum species 리파제도 S. epidermis와 비슷한 평가 정도이다. 따라서 여기서는 P. acnes 리파제에 대해서 설명한다.

표 1. Propionibacterium acnes 유래 생산물

(1) lipase(glycerol ester hydrolase)
(2) chemotactic factors
(3) esterase
(4) protease
(5) lecithinase
(6) hyaluronidase
(7) others

II. 여드름의 병인과 P. acnes 리파제나 그 밖의 역할

[Essence]

- 병의 원인 연구는 지금도 P. acnes 리파제가 중요시되고 있다.
- 최근에는 P. acnes에서 유래된 chemotactic factor에도 비중이 높아지고 있다.

여드름의 발생요인에는 모낭누두부의 각화항진, 피지샘기능과 피지분비의 항진 및 P. acnes 증식 등과 같은 세균성 인자가 있다(그림 1). 피지샘성 모낭관에서 피부상재균(skin flora)이 세균총을 형성하며, 깊은부위에는 P. acnes, P. granulosum, S. epidermidis 등이 서식한다. 분리배양에서는 P. acnes의 단독 검출이나 P. acnes와 S. epidermidis의 혼합적으로 검출되는 예가 많다. 모낭의 이상각화에 의한 폐색상황은 산소량 감소를 초래하여 P. acnes가 발육하는 데 매우 좋은 조건이 된다. P. acnes 리파제는 glycerol ester hydrolase라고 불리며, 피지샘 내에서 합성된 피질 속의 중성지방 α, β고리 양쪽 말단부위에서 한꺼번에 작용하

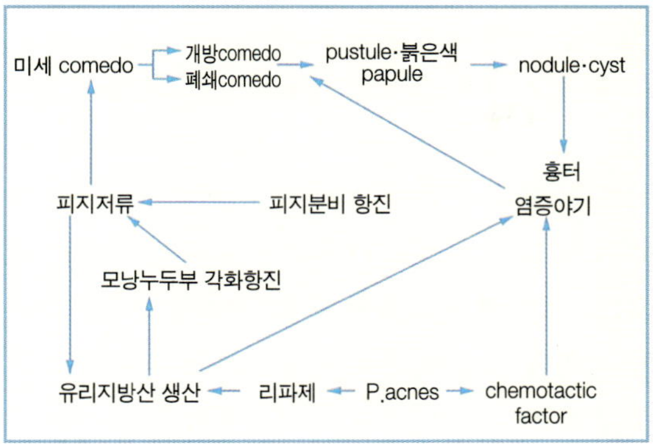

그림 1. 여드름의 발생요약도

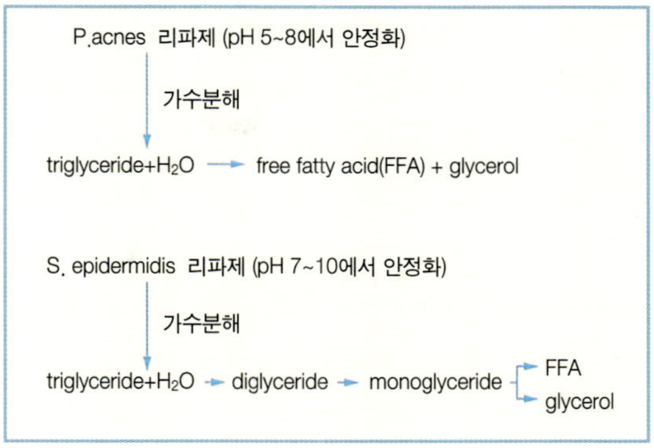

그림 2. P. acnes와 S. epidermidis 리파제의 비교

여 유리지방산(free fatty acid)으로 분해된다. S. epidermidis는 단계적으로 작용한다(α 고리 →β 고리)(그림 2). 유리지방산은 모낭벽에서 comedogenic과 acnegenic으로 작용한다. P. acnes 리파제로 인해 중성지방이 유리지방산을 생산하기 때문에 유리지방산과 P. acnes는 밀접한 관계를 나타낸다.

P. acnes에 의한 chemotactic factor는 호중구(neutrophil)를 피지샘성 모낭에 보내 염증을 야기하며 comedo의 벽 파괴를 유발한다. 이어서 염증성 피부발진으로 진전되어 나간다[1]. 여드름은 하나의 단순한 감염증으로 파악할 것이 아니라 chemotactic factor에 대한 억제도 필요하다. 테트라사이클린(TC)계 약제 등에 의해 chemotactic factor에 대한 저해 효과가 입증되었다. 또한 P. acnes가 생산하는 고분자중량의 chemotactic factor는 리파제 분자 자신이라는 설도 있다.

III. P. acnes 리파제(Lipase)에 대한 각종 약물의 영향

[Essence]

- 각종 약물의 P. acnes 리파제에 대한 연구대상은 리파제에 대한 억제효과가 주요 내용이다.
- 주요 연구대상은 테트라사이클린계 약제를 비롯한 항균제이다.

여드름에 대한 항균제 치료는 P. acnes에 대한 항균작용이 관련되어, P. acnes 리파제를 억제하고 결과적으로 염증성 피부발진을 개선하는 효과가 있다. 그런데 여드름의 발생이나 피부발진의 중증도에는 여러 가지 요인이 복잡하게 얽혀 있어서, 약물 특히 항균제에 의한 P. acnes 리파제 억제와 여드름의 임상효과사이의 상관관계를 상세히 증명한 보고내용은 거의 없다.

P. acnes 리파제가 주목되기 시작한 것은 Strauss의 comedo내의 지방분해설[2]로 거슬러 올

라간다. 이후 테트라사이클린(tetracycline)계 약제는 높은 임상효과와 P. acnes에 대한 뛰어난 항균성 및 P. acnes 리파제에 대한 직접적인 작용 등으로 지금도 주요 치료의 일익을 담당하고 있다.

테트라사이클린계 약제와 유리지방산 생산에 관한 보고는 1970~1980년대에 집중되어 있다. 연구 초기단계에는 췌장리파제에 의한 지방분해에 대항하는 항균제의 저해작용이 증명되었다. 테트라사이클린계 약제의 P. acnes 리파제에 대한 직접적인 저지, 페니실린계 약제의 저지불가능설[3]이 그 대표적인 것이라고 말할 수 있다. 테트라사이클린계 약제-칼슘복합체는 특이적인 리파제 저해인자로 여겨지며, P. acnes 리파제의 저지는 염화칼슘 부하로 증강된다고 보는 견해도 있다. 저자들은 펩톤-이스트-글루코스 배지(培地)배양이나 gas chromatography를 이용한 수기에서, 테트라사이클린계 약제가 P. acnes 리파제의 생산이나 P. acnes의 발육을 저해한다는 것을 재확인하였다[4](표 2). 반면, 테트라사이클린계 약제는 P. granulosum 리파제 저지 가능, P. acnes 리파제는 저지불가능이라는 보고도 있다[5].

에리스로마이신(erythromycin)에 대해서는 임상적으로 유효성이 높아 P. acnes 리파제와의 관계가 논의되어 왔다. 니시지마(西嶋)[6]는 특수한 리파제 검사 배지를 이용하여 테트라사이클린계 약제 1/2 MIC(최소발육량)로 직접적인 항리파제를 확인할 수 있었는데, 에리스로마이신에는 이런 직접적인 작용은 없다고 기술했다. 린코마이신(lincomycin)계는 테트라사이클린계 약제나 매크로라이드계 항균제로 효과가 나타나지 않은 여드름에 대해서도 효과가 있다. 또한 에리스로마이신과 린코마이신계인 클린다마이신(clindamycin)은 고MIC를나타내는 P. acnes에서는 저농도에서 항리파제를 나타내지 않는 성질이 있다[7].

P. acnes 리파제에 대한 다른 약물의 연구도 활발하게 이루어져 왔다. 지금까지 halopyridyl phosphorus 복합체인 P. acnes 리파제 억제, diisopropyl phosphofluoridate의 P. acnes 리파제와 호중구 chemotactic factor의 억제, p-chloromercuricbenzoate나 phenylmethane-sulfonyl fluoride에서의 P. acnes 리파제 억제 불가능 등을 들 수 있다.

지질의 약 1/6을 차지하는 유리지방산의 일부는 P. acnes의 발육을 억제하거나 촉진시킨다. 예를 들면 라우르산(lauric acid)은 P. acnes의 발육을 억제하여 MIC보다 낮은 농도에서 P. acnes 균수의 밀도를 저하시키고 P. acnes의 구조적 변화를 가져온다[8]. 이러한 영향이 P. acnes 리파제의 성쇠에 관여하는 것으로 생각된다.

한방약도 여드름에 사용되어 일정한 임상성과를 거두고 있다. 이와 함께 P. acnes 리파제에 대한 영향도 검토되어 왔다. 그 중 십미패독탕(十味

표 2. P. acnes에 의한 유리지방산 생산량에 대한 미노사이클린(minocycline)의 억제효과

PYG 배지 첨가약제	배양후 48시간	
	프로피온산 생산량(%) (P. acnes 발육량)	butryc acid 생산량(%) (리파제 활성도)
컨트롤	100*	100
MINO 0.5μg/ml	57.0±7.7	48.0±6.7
MINO 1μg/ml	29.0±4.5	26.2±3.8

PYG : 펩톤-이스트-글루코스
* 평균±표준편차 %, MINO : 미노사이클린
대상 P. acnes 임상분리균주 : 4균주
(문헌 3)에서 인용 수정)

敗毒湯)은 P. acnes 발육을 억제함으로써 리파제를 억제하는 작용이 있는 것으로 밝혀졌으며, 세포벽 해리나 세포질 변성 등이 확인되었다[4]. 그 배경으로 배합생약에 포함된 플라보노이드(flavonoid)나 사포닌(saponin) 같은 항미생물·항염증작용을 들 수 있다. 한방외용제도 마찬가지로 P. acnes 리파제를 억제한다[9]. 또한 아카마츠(赤松) 등은 한방약의 여드름에 대한 임상효과가 침윤된 호중구의 항산화작용이나 P. acnes 리파제 저지에 기인한다고 보고하였다[10].

여드름에 대한 아연(oral zinc)의 경구섭취 효과에 대해서도 논의되어 왔다. 아연은 췌장 리파제에 대한 억제작용이 있으며, P. acnes 리파제는 2.0mM/l 아연농도로 대부분 저지되며, 체내 아연농도는 P. acnes 리파제에 영향을 미치고 있다[11].

1980년대부터 비타민 A산의 isotretinoin이 여드름에 사용되어져 왔다. isotretinoin의 항안드로겐작용에 의해 피지샘을 위축시켜 중증형 여드름 등에 효과적이라고 할 수 있다. isotretinoin에 의한 P. acnes 약제내성의 감소와 여드름에 대한 임상효과도 보고되었다[12]. 과산화벤조일(benzoyl)은 각질의 해리작용, 피지분비 억제와 P. acnes 살균작용을 가진다. 이들 약제 모두 P. acnes 균수의 감소에 의한 항리파제가 증폭되어 있을 가능성이 있다. 이들 약제는 염증성 피부발진, 비염증성 피부발진, 약제저항성 P. acnes에 유효하다. 단, 일본에서는 보험진료가 되지 않는 상태이다.

적은양의 roxithromycin으로 P. acnes 리파제 억제와 호중구 chemotactic factor 억제가 임상효과와 관련지어져 논의되었는데[13], 이 제제는 부작용도 비교적 적은 것으로 알려져 있다. 호중구의 활성산소 생산 억제작용도 보인다. 비스테로이드계 이부프로펜 피코놀은 항염증작용이 있으며, 백혈구 유주능(emigration) 저지작용과 P. acnes 리파제 저지능력이 있다. 신 퀴놀론계 항균제인 nadifloxacin 크림은 P. acnes 항균작용과 호중구 활성산소 생산억제작용을 가진다. 합성 레티노이드인 아다팔렌(adapalene)은 피지샘성 모낭에 침투하여 comedo의 크기를 축소시키는 작용과 항염증효과가 있어서, 높은 임상효과와 P. acnes 리파제의 억제에 효과적일 것으로 기대된다. 아다팔렌과 각종 항균제와의 병용요법으로 염증성 피부발진에 대한 상승효과가 기대된다.

Memo 각 약물의 병용효과

(1) 각종 외용항균제는 P. acnes에 대한 항리파제·항염증작용을 가진다.
(2) 에리스로마이신/트레티노인, 클린다마이신/과산화벤조일에서 병용효과를 보인다. 병용요법은 더 높은 임상효과와 약제 내성 P. acnes의 감소로 이어진다[14].

IV. P. acnes 생물형, 혈청형 과 리파제

[Essence]

- P. acnes는 혈청형(serotype)과 생물형(biotype)별로 분류된다.
- 생물형(biotype) 중 생물 III형이 리파제 활성이 가장 강하다.
- 피부발진의 분포 등과 관련한 혈청형 연구는 거의 진행되고 있지 않다.

P. acnes는 리보오스(ribose), 에리스리톨(erithritol), 소르비톨(sorbitol)의 각종 발효성 시험의 음양성 결과를 바탕으로 생물형 I (+,+,+), 생물형 II (+,+,-), 생물형 III (+,-,+), 생물형 IV (+,-,-), 생물형 V (-,-,-)의 총 다섯 가지 형태로 분류되고 있다. 아카마츠(赤松) 등은 미노사이클린 1 MIC 이하의 적은 량으로도 모든 P. acnes 생물형의 호중구 emigration을 억제하고 P. acnes 리파제도 감소한다고 보고했다[15]. 테트라사이클린계 약제는 모낭 내의 P. acnes 발육을 억제하고 모든 생물형 리파제를 억제하는 것으로 추정 관찰된다. 생물형 III은 P. acnes 증식능력과 여드름 악화능력이 높다는 점에 대해서는 여러 의견이 일치되고 있다. 우리는 P. acnes 리파제, 여드름 피부발진의 중증도 및 P. acnes 발육량에 대해 연구했다. 그 결과 피실험 임상균주 중 생물형III이 가장 높은 빈도(50%, 5균주/10균주)를 보였고, 또한 중등증이나 중증인 피부발진에서 많이 보여지고 있고, 리파제 활성 정도는 높으며 피부발진의 중증도와 관련성이 많은 것으로 시사되었다(표 3)[16]. P. acnes 리파제 단위 단백에 대한 활성비율보다는 P. acnes의 충분한 발육량에 의한 것으로 여겨진다. 앞으로 임상균주수를 늘린 후의 검토가 기대된다.

표 3. 여드름중증도, P. acnes 생물형 및 리파제 활성의 관계

임상균주	여드름 중증도	생물형	24hrs 배양후 butryc acid 생산량 (리파제 활성도)
1. P. acnes TM1	경증	III	2.68meq/ml
2. P. acnes TM2	중등증	III	2.50meq/ml
3. P. acnes TM3	경증	II	1.20meq/ml
4. P. acnes TM4	경증	IV	1.96meq/ml
5. P. acnes TM5	경증	I	1.91meq/ml
6. P. acnes TM6	중증	III	4.10meq/ml
7. P. acnes TM7	경증	I	2.02meq/ml
8. P. acnes TM8	경증	III	3.16meq/ml
9. P. acnes TM9	중등증	III	3.33meq/ml
10. P. acnes TM10	경증	II	2.43meq/ml

(문헌 16)에서 인용 수정)

Memo 에리스리톨(erithritol) 음양성(陰陽性)

(1) 에리스리톨 양성인 생물형 I, II형과 에리스리톨 음성인 III, IV, V형 사이에 각 약제에 따른 P. acnes의 MIC에 차이가 있다.
(2) 같은 타입간의 리파제 정도 차이는 아직 연구되지 않은 상태이며, MIC에 차이가 생기는 원인도 밝혀지지 않았다.

P. acnes 혈청형은 응집시험에 따라 혈청형 I과 혈청형 II의 두 가지 형태로 분류된다. 혈청형 I은 세포벽에 갈락토스(galactose)를 함유하며, 혈청형 II는 갈락토스를 함유하지 않는다. P. acnes 생물형 I과 생물형 II는 혈청형 I이나 혈청형 II에 속하는데, 다른 생물형은 모두 혈청형 I에 속한다. 혈청형 I은 뺨부위나 코에, 혈청형 II는 앞이마 부위에 주로 분포한다. P. acnes의 대부분은 혈청형 I에 속하는데, 혈청형 I과 혈청형 II사이의 P. acnes

리파제 비교 검토는 전혀 이루어지지 않고 있다. 혈청형사이의 리파제 활성에 차이가 생긴다면 부위별에 따른 여드름 피부발진의 강약과 약물효과 관련성에 흥미가 더해진다.

결론

여드름에서 보이는 염증성 반응과 P. acnes 리파제는 충분히 연구된 상태이다. 하지만 여드름이 어떻게 자연 치유되어서 없어지는지 등에 대해서는 밝혀지지 않은 부분이 아직도 많다. 더욱이 발생요인 중 하나인 P. acnes 리파제의 비중도(比重度)도 분명하지 않다. 최근 세균학 분야에서의 유전자 연구가 활발해져 P. acnes의 유전자 배열에 대한 해명이 진행되고 있다[18]. 유전자 연구에 의해 인지된 P. acnes 리파제의 정도와 여드름 피부발진의 중증도 관련 등 각종 해명이 앞으로도 계속 기대된다.

□ 참고문헌

1) 諸橋正昭ほか：アクネの発症メカニズム. 日本香粧品科学会誌 27：11-16, 2003
2) Strauss, JS et al：The chemical determination of specific lipases in comedones. J Invest Dermatol 33：191, 1959
3) Shalita, AR et al：Inhibition of pancreatic lipase by tetracyclines. J Invest Dermatol 54：413-415, 1970
4) 檜垣修一ほか：十味敗毒湯ならびにミノサイクリンの *Propionibacterium acnes* に対する抗リパーゼ作用について. 日皮会誌 103：33-37, 1993
5) Unkles, SE et al：Effect of clindamycin, erythromycin, lincomycin, and tetracyclines on growth and extracellular lipase production by *Propionibacteria in vitro*. Antimicrob Ag Chemother 21：39-43, 1982
6) 西嶋攝子：尋常性痤瘡病巣より分離した *Propionibacterium acnes* isolated に関する研究一第 2 報 生物型別抗生物質感受性とテトラサイクリン系薬剤による *Propionibacterium acnes* Lipase 活性阻止作用について. 皮膚 24：27-37, 1982
7) Gloor, M et al：Inhibition of lipase activity in antibiotic-resistant *Propionibacterium acnes* strains. Dermatology 205：260-264, 2002
8) 中川光子ほか：*P. acnes* と *S. epidermidis* に対する遊離脂肪酸の影響. 日皮会誌 96：1007-1011, 1986
9) Higaki, S et al：The anti-lipase activity of *Shiunko* to *Propionibacterium acnes*. Int J Antimicrob Ag 10：251-252, 1998
10) Akamatsu, H et al：Effect of *Keigai-rengyo-to*, a Japanese Kampo medicine, on neutrophils；A possible mechanism of action of *Keigai-rengyo-to* in acne. J Dermatol 27：519-522, 2000
11) Rebello, T et al：The effect of oral zinc administration on sebum free fatty acids in acne vulgaris. Acta Derm Venereol 66：305-310, 1986
12) Coates, P et al：Dose oral isotretinoin prevent *Propionibacterium acnes* resistance? Dermatology 195(suppl 1)4-9, 1997
13) Akamatsu, H et al：Effects of roxithromycin on the production of lipase and neutrophil chemotactic factor by *Propionibacterium acnes*. Dermatology 204：277-280, 2002
14) Tan, HH：Topical antibacterial treatments for acne vulgaris：comparative review and guide to selection. Am J Clin Dermatol 5：79-84, 2004
15) Akamatsu, H et al：Effects of subminimal inhibitory concentrations of erythromycin, tetracycline, clindamycin, and minocycline on the neutrophil chemotactic factor production in *Propionibacterium acnes* biotype 1-5. J Dermatol 18：247-251, 1991
16) Higaki, S et al：Correlation between *Propionibacterium acnes* biotypes, lipase activity and rash degree in acne patients. J Dermatol 27：519-522, 2000
17) Higaki, S et al：*Propionibacterium acnes* biotypes and susceptibility to minocycline and *Keigai-rengyo-to*. Int J Dermatol 43：103-107, 2004
18) Holger, B et al：The complete genome sequence of *Propionibacterium acnes*, a commensal of human skin. Science 305：671-673, 2004

III 여드름의 병태 규정하기

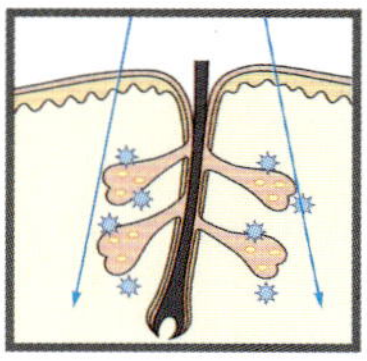
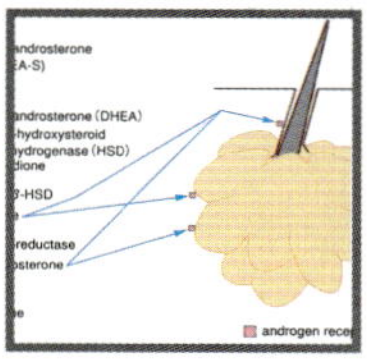
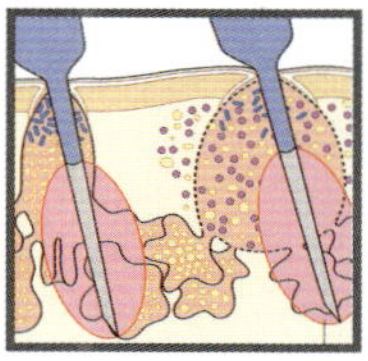

1. 여드름의 양면성을 알자
2. Comedo는 왜 생기는가?
3. 염증성 여드름은 왜 생기는가?

1 여드름의 양면성을 알자

¤ 이해를 위한 Essence

- 여드름은 단순한 감염증이 아니라 백혈구가 관련된 피지샘성 모낭의 염증이다.
- 염증이 일어나기 전에는 comedo라는 비염증기가 존재한다.
- 비염증기와 염증기의 병태는 다르기 때문에 치료도 각기 다르다.
- 따라서 여드름의 양면성을 파악한 치료전략이 필수이다.

서론

여드름은 사춘기 이후 남녀의 80% 이상에게서 볼 수 있는 매우 흔한 피부질환이지만 그대로 방치하면 흉터가 생기면서 치유된다. 일단 여드름 흉터가 형성되면 케미컬 필링이나 성형수술을 하더라도 완벽하게 원래대로 되돌아가기는 어려우므로, 그 병태를 잘 이해하여 의약품을 사용한 치료를 언제 시작할 것인지를 잘 판단해야 한다.

이때 중요한 것이 여드름이 지금 어느 단계에 있으며, 따라서 어떤 치료를 해야 하는지를 파악하는 것이다. 그러기 위해서는 여드름이 왜 생기는지를 먼저 알아야 한다.

I. 여드름은 두 얼굴을 가지고 있다(그림 1)

[Essence]

- 여드름의 시작은 모낭 폐색, 피지의 저류(貯留)라는 comedo이며, 이 시기에는 염증이 없다.
- P. acnes에 의해 염증이 생기는데, 단순한 감염증이 아니라 백혈구에 의한 모낭조직의 장해가 본질적인 병태이다.
- 따라서 여드름의 양면성을 알고 그 병태에 알맞는 적합한 치료를 해야 한다.

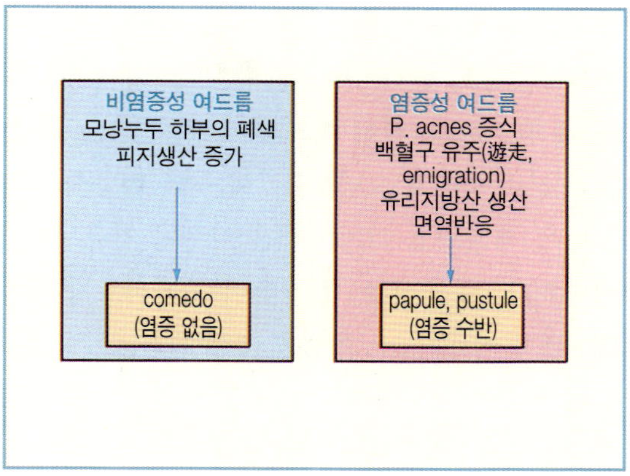

그림 1. 여드름의 양면성

Memo 피지샘성(脂腺性, sebaceous) 모낭이란?(그림 2)

> 피지샘성 모낭은 일반 종모(終毛,terminal hair)성 모낭에 비해 털기관이 흔적만 보이는것에도 불구하고, 연모(軟毛,솜털,vellus hair)성 모낭과는 달리 피지샘이 매우 잘 발달된 모낭피지샘 구조를 말하며, 주로 얼굴이나 앞가슴 등에 분포하여 여드름의 발생지가 된다. 사춘기가 되면 안드로겐의 분비가 증가하면서 피지샘성 모낭이 발달하는데, 이 피지샘성 모낭의 모낭누두(漏斗) 아래부위에서 상피가 과잉각화를 일으켜 폐색되고, 모낭내부가 각질 덩어리와 피지 저류에 의해 cyst처럼 됨으로써 comedo를 형성하는 것으로 생각된다.

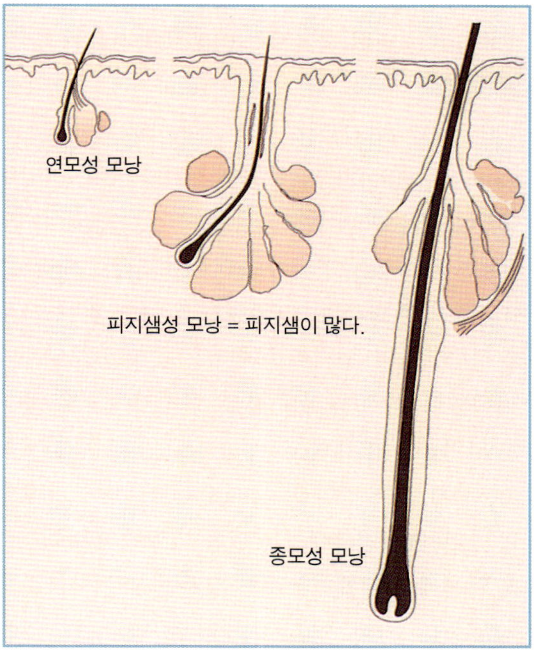

그림 2. 여드름은 피지샘성 모낭에서 발생한다.

여드름은 기본적으로 피지샘성 모낭에서의 염증반응에 의해 야기되는 질환인데, 그 발생 메카니즘에는 여러 단계가 있다.

1. 비염증성 여드름의 메카니즘

사춘기 이후 남성호르몬 작용에 의해 피지 분비가 증가하고 모낭누두부가 폐색되면 comedo가 생긴다. comedo란 모낭 속에서 각질과 피지덩어리가 고인 것으로, 모공이 열려 있어 comedo의 끝부분이 검게 되어 있는 개방comedo (검은 여드름)와, 모공이 닫혀 있어 전체적으로 황백색을 띠는 폐쇄comedo(하얀 여드름)가 있다. comedo는 피지 분비 항진과 모낭누두부의 각화 이상에 의해 모낭이 폐색되고 피지 · 각질 성분이 저류되면서 시작된다. 유성(油性) 화장품이나 올바르지 못한 세안법 등이 comedo 형성을 조장한다.

피지의 생산이 증가되는 것은 남성호르몬 작용에 의한 것이라고 보면 이해하기 쉬운데 모낭누두부 폐색에 의한 각전(角栓)의 형성기전에 대해서는 충분히 밝혀져 있다고 말하기 어렵다. 하지만 치료 측면에서 보면 각전을 뚫어주고 피지분비를 억제하는 전략이 합리적이라는 것을 이해할 수 있을 것이다.

이전에는 이 시기의 여드름에 대한 치료로서 comedo 압출이나 세안 등의 스킨케어 지도, 유황 성분이 함유된 제제를 외용하는 정도였다. 이 시기에는 대부분의 환자가 OTC나 여드름 화장품을 사용해서 치료하는 것을 원하지 않는 것도 이유 중 하나였으며, 의사들 쪽에서도 유력한 치료수단이 없었다. 다른 나라의 경우 이 시기에 적용 가능한 의약품으로 레티노이드(retinoid)나 항남성호르몬제제, 아젤라인산(azelaic acid) 등이 판매되고 있었지만, 일본에서는 전혀 그렇지 않았다. 현재 일본에서도 레티노이드 유사물질인 아다팔렌(adapalene)의 임상시험이 진행되고 있어 comedo에 대해 적합성 있는 외용요법이 가능해질 것으로 기대된다.

이처럼 의약품 사용에 대해 소극적인 일본의 경우 케미컬 필링은 비염증성 여드름 치료에 있어서 매우 획기적이고 새로운 치료수단으로 인식되고 있다. 그 작용기전으로는 사용되는 제제에 따른 차이도 크지만 모낭 폐색부위 개방에 의한 comedo 형성의 저해와 피지 · 각질층 성분에 대한 직접적인 작용기전이 지적되고 있다. 앞으로 새로운 evidence가 축적되면서 여드름 치료에 있어서의 케미컬 필링의 합리성이 더욱 수용될 것으로 보인다.

2. 염증성 여드름의 메카니즘(그림 3, 4)

염증성 여드름의 염증을 일으키는 인자 중에서 가장 중요한 것은 여드름 간균(Propioniba- cterium acnes)의 존재이다. 여기서 유의해야 할 것은 P. acnes는 단순한 감염원이 아니라 세포바깥 염증유발물질, 예를 들면 리파제나 protease, 호중구 chemotactic factor 등을 생산하는 인자로서의 역할을 한다는 것이 중요하다. 한편 저분자의 호중구 chemotactic factor가 intact한 모낭벽에서 확산되어 호중구(neutrophil)를 유인한다는 것이 여드름이 염증화되는 원인의 방아쇠로서 가장 중요시

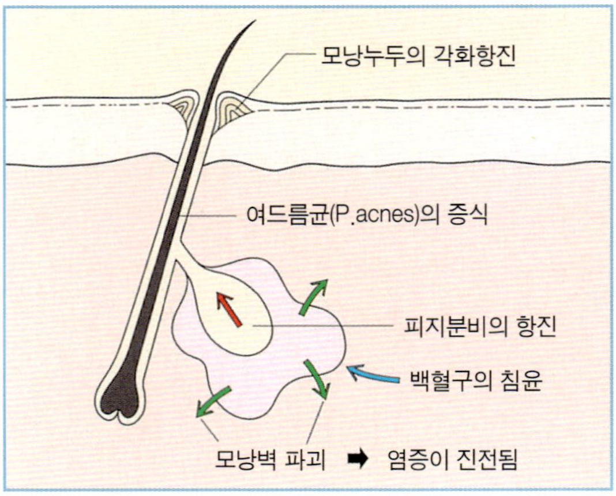

그림 3. 염증성 여드름의 메카니즘

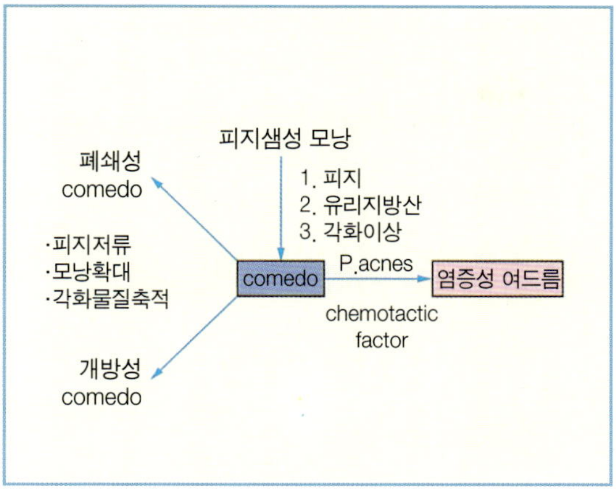

그림 4. 염증성 여드름으로의 진전

되고 있다. 모낭 주위에 emigration 해온 호중구는 이미 활성화되어 있어 리소좀(lysosome)효소나 활성산소를 방출하여 모낭벽을 파괴하는 것으로 여겨진다. 일단 모낭이 파괴되면 그 내용물이 다시 염증을 조장하는 것으로 볼 수 있다. 피지 자체나 P. acnes의 리파제에 의해 분해된 유리지방산도 염증을 일으키는 인자가 되지만, 여드름이 생기는 원인에서 피지의 가장 큰 역할은 P. acnes의 증식을 촉진한다는 것이다. 이처럼 여드름은 P. acnes에 의한 단순한 세균감염증으로만 봐서는 안 된다는 것을 이해할 수 있을 것이다.

치료 측면에서 보면, 염증성 여드름 발생의 원인 역시 P. acnes이므로 항균작용을 가진 약제가 유용하다는 것과 피지샘성 모낭의 염증억제 작용을 가진 약제가 필요하다는 것도 기억해야 할 것이다.

이 시기의 치료법으로는 여드름 간균에 대한 항균작용과 호중구 emigration 저지, 활성산소생산 저지 작용 등을 가진 항균약(테트라사이클린계, 매크로라이드계 항생물질, 뉴 퀴놀론계 항균약)이 투여되는 경우가 많다. 케미컬 필링에 직접적인 항염증작용이 있다고는 볼 수 없지만 이들 항균약을 병용하면서 comedo나 피지를 타겟으로 케미컬 필링을 함께 하면 임상적으로 뛰어난 효과를 볼 수 있다고 보고되어 있다. 따라서 케미컬 필링도 전문의 치료의 선택안 중 하나로 더해져야 할 것이다.

3. 특수한 여드름

특수한 여드름이라고 여겨지는 대부분은 원인이 특수하거나 생체반응이 특수해서 중증화되는 것들이며, 거의 동일한 기전으로 설명할 수 있다. 예를 들면 파운데이션이나 유성 화장품에 의한 화장품 여드름은 모낭이 폐색되는 것을 조장하기 때문이며 얼굴뿐만 아니라 등이나 가슴 부위에도 광범위하게 퍼지는 뭉친 여드름(acne conglobata)과 목 부위에 화농성 cyst를 수반하는 낭포 여드름(cystic acne)이 생체반응에 특수성이 있는 것으로 보고 있다. 한편 스테로이드 투여에 의한 스테로이드 여드름의 대부분은 말라세지아(malassezia) 모낭염으로 여겨지며, 항진균 외용약으로 개선되는 경우도 많다. 25세 이후 여성의 턱 부위에 자주 발생하는 사춘기후 여드름은 남성호르몬 과잉증(난소cyst, 생리불순 등)에 기인할 가능성이 높으며 산부인과적 정밀검사가 요구된다.

4. 여드름 흉터

여드름 흉터는 여드름 환자들을 가장 걱정케 하는 요인이 되기 때문에, 여드름 치료의 주안점은 흉터를 형성하지 않는 정도로 염증성 여드름을 억제하는 것이라고 말해도 과언이 아니다. 하지만 일단 형성된 여드름 흉터는 성형외과수술을 한다 해도 원래대로 수복되기가 어렵다. 그런 의미에서 케미컬 필링은 미개척된 치료분야에 복음을 전해주리라 생각된다. 작용기전은 말 그대로 필링효과에 의한 것인데, 일본인에게 가장 적합한 케미컬 필링의 레시피와 수기(手技)가 표준화되고 있으며, 일본피부과학회가 가이드라인을 공표하고 있다. 그 내용에 관해서는 이 책의 다른 항목에서 상세하게 설명해 놓을 것이므로 참조하기 바란다(p.210).

II. 여드름의 발생기전에서 치료전략을 생각한다 (표 1, 2, 그림 5)

[Essence]

- comedo의 발생기전을 알고 모낭폐색과 피지저류의 해제를 목적으로 한 치료를 선택한다.
- 염증성 여드름의 발생기전을 알고 항염증작용이 있는 항균약 내복, 외용을 고려한다.
- 사춘기후 여드름처럼 특이한 발생기전을 가진 여드름에 대한 대응법을 안다.
- 여드름흉터에 대한 치료법을 안다.
- 아다팔렌(adapalene), 케미컬 필링 등의 새로운 치료 옵션을 안다.

이와 같이 여드름치료전략을 구축하기 위해서는 여드름의 발생 병태를 반드시 알아야 한다. 이전과 같은 획일적인 치료로는 OTC치료와 다를 바가 없다. 피부과전문의의 스킬은 여드름처럼 흔한

표 1. **여드름의 발생기전으로부터 치료를 생각**

comedo형성기전을 안다
모낭누두 하부의 각화이상 남성호르몬
염증성여드름의 발생기전을 안다
P. acnes 증식, 리파제 활성 호중구에 의한 염증성조직의 상해
특수한 여드름을 안다
염증 후 흉터 사춘기 후 여드름

표 2. **염증성 여드름의 병태를 아는 것이 치료선택의 요점**

여드름의 발생인자
피지 저류(貯留) 각화이상에 의한 모공 폐색 P. acnes의 증식 염증 야기
가급적 많은 작용표적(標的)을 가진 약제가 바람직
피지 감소 각화이상의 시정 항균작용 항염증작용

피부질환을 얼마나 올바르게 진단하고 빨리 치유할 수 있는지에 의해 판단된다. 여드름 발생의 각 단계를 비염증기, 염증기, 흉터형성기로 나누어 각각의 단계에 알맞은 치료로 대처해 나가야 한다. 또한 가급적 많은 치료표적을 가진 약제와 물리요법을 선택해야 한다. 외국의 경우 이미 각 단계별로 다양한 약제가 인가되어 실용화되어 있다

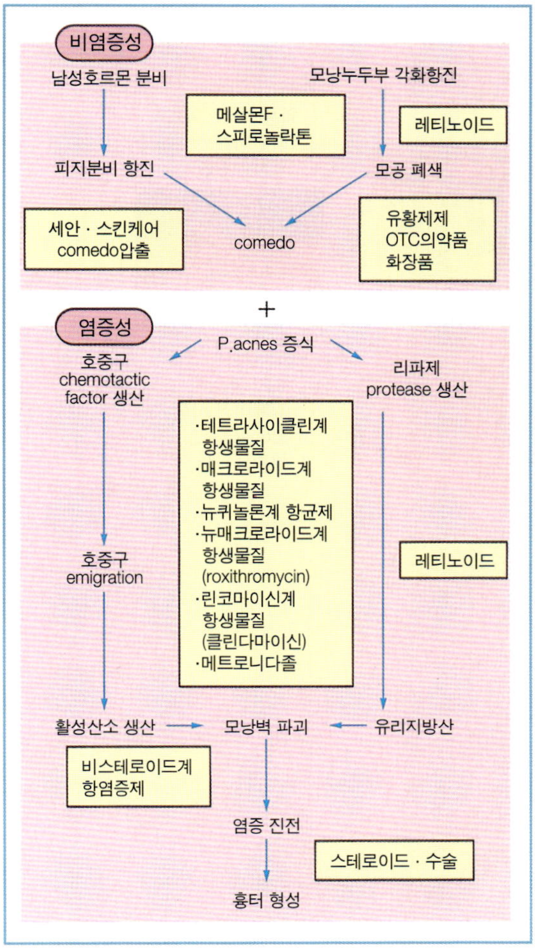

그림 5. 여드름의 발생기전에서 치료전략을 고려한다.

(그림 6). 일본의 경우 항남성호르몬약이나 내복 레티노이드는 인가될 전망이 없지만, 외용레티노이드에 대해서는 머지않아 승인될 예정이다. 또한 항균약을 선택할 때에는 염증을 일으키는 기전을 염두에 두어 항염증작용을 가진 항균약을 처방하는 것이 합리적이며, 에비던스도 잘 갖춰져 있다. 이렇게 여드름치료의 최신 동향을 파악한 상태에서 여드름치료에 임하는 것이 바람직하다(표 3).

표 3. 여드름을 둘러싼 최근의 동향 -염증성 여드름 관점에서-

비염증성 여드름치료에 대한 접근

케미컬 필링
아다팔렌(adapalene)

염증성 여드름치료에 대한 접근

항염증작용을 가진 내복항균약
항염증작용을 가진 외용항균약

여드름 흉터치료에 대한 접근

주사용 콜라겐, 필러
케미컬 필링

결론

일상적으로 여드름진료를 고려할 때 중요하다고 생각되는 발생병태를 바탕으로 치료전략에 대해 정리해 보았다. 무엇보다도 여드름의 양면성을 이해하는 것이 치료의 첫걸음이며, 병태에 맞는 치료 Tool을 갖추도록 한다. 흔하게 볼 수 있는 피부질환이지만 그렇기 때문에 그동안 대수롭지 않게 여겼던 여드름치료를 좀더 심화시켜서 보다 많은 환자가 여드름의 트라우마에서 벗어날 수 있게 되기를 바란다.

▫ 참고문헌

1) 宮地良樹編著：ニキビ Q&A, 医薬ジャーナル社, 1999
2) 宮地良樹：にきび. medicina 38：2000-2002, 2001

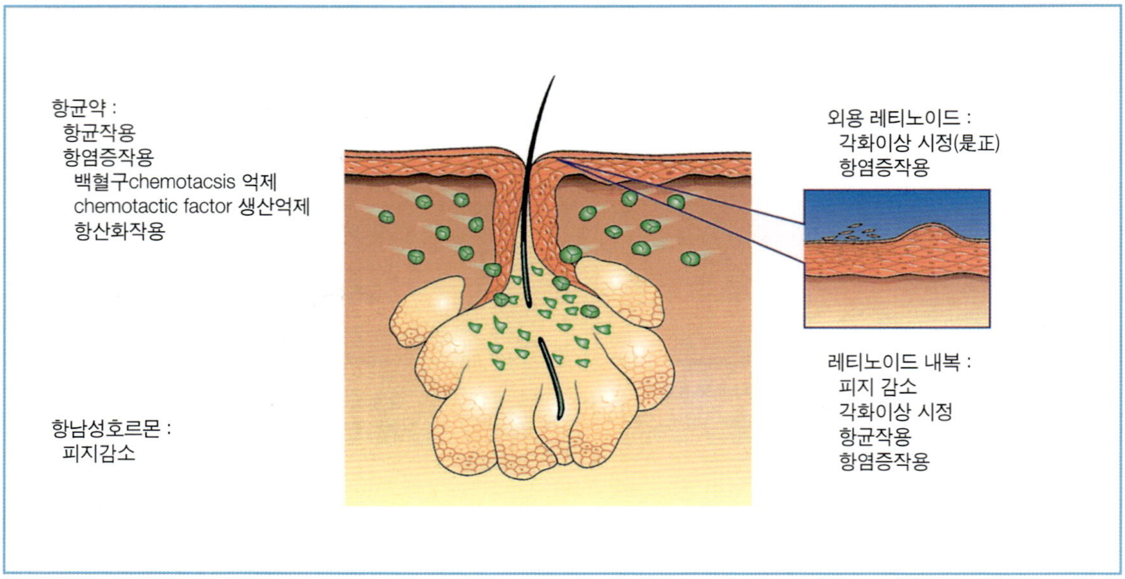

그림 6. 외국에서의 염증성 여드름 치료

2

Comedo는 왜 생기는가?

¤ 이해를 위한 Essence

- comedo는 여드름의 시작이 되는 비염증성 피부발진이다.
- comedo란 피지샘성 모낭 내에 각질, 피지, 세균 등이 차 있는 상태이다.
- comedo에는 1차성 comedo와 2차성 comedo가 있다.
- comedo 형성에는 모낭누두부의 각화이상, 남성호르몬의 관여, 피지조성의 변화, cytokine의 관여 등이 생각되고 있다.

서론

여드름은 comedo라는 비염증성 병변의 기본적 단위에서 시작된다. 전반에는 'comedo란 무엇인가' 에 대해 설명하고, 후반에는 'comedo는 왜 생기는가' 에 대해 설명하겠다.

I. Comedo란 무엇인가?

1. Comedo의 정의

comedo란 면포(面皰)라고 해석되며, 라틴어의 comedere(침투하다)에서 유래되었다고 한다. comedo는 보통여드름(acne vulgaris,이하 : 여드름)의 기본이 되는 초기의 원발진(原發疹)이며, 여드름 병변의 시작인 비염증성 피부발진인 것이다[1]. comedo의 병태를 이해하는 것은 여드름의 병태를 파악하는 데 반드시 필요하다. comedo란 여드름이 발생하는 피지샘성 모낭의 모낭 내에 각질, 피지, 세균 등이 차 있는 상태를 말한다. comedo는 초기 병변인 1차성 comedo와 1차성 comedo에서 생긴 2차성 comedo로 대별된다[2]. 1차성 comedo는 미세comedo, 검은색comedo(개방comedo), 하얀색comedo(폐쇄comedo)의 3종류로 분류된다[2].

2. Comedo의 종류

각각의 comedo에 대해 설명하겠다.

1) 1차성 comedo

모식도를 그림 1에 나타낸다.

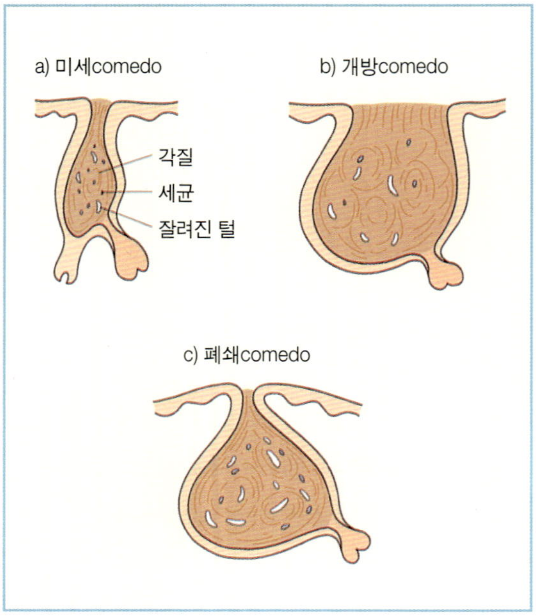

그림 1. 1차성 comedo의 종류

① 미세 comedo(microcomedo)(그림 1a)

육안으로는 정상인 것처럼 보이지만 조직학적으로는 모낭 내에 각질 등이 가득한 상태를 말한다. 직경 1mm 이하로 모낭누두부가 열려 있으며, 층(lamellar) 모양의 고착성 각화가 보인다(그림 2). 육안으로는 정상처럼 보이는 여드름 환자의 등 부위에서도 조직학적으로는 미세comedo가 27% 가까이 존재하는 것으로 알려져 있다[3].

② 개방 comedo(open comedo)(그림 1b)

검은색comedo(black head)라고도 한다. 육안으로 봤을 때 모공이 열려 있고 검게 보인다(그림 3). 이렇게 색소가 침착된 이유는 멜라닌에 의한다. 조직학적으로 모공이 열려 있고, comedo벽 정점에 있는 모낭누두부 오픈 부위와 그 주변에 있는 기저세포의 멜라닌 생산이 증가하여 각질층 세포로 이송되어져 흑갈색을 띠는[2] 것으로 보고 있다.

③ 폐쇄 comedo(closed comedo)(그림 1c)

하얀색comedo(white head)라고도 한다. 모공이 폐쇄되어 있고 하얀색papule이면서, 육안으로 봤을 때 모공은 보이지 않는다(그림 4). 조직학적으로는 모공이 폐쇄되어 있고 모낭은 확장되어 각질층, 피지로 가득차있으며 솜털이 듬성듬성 보인다. 피지샘은 위축되어 있다.

2) 2차성 comedo

모식도를 그림 5에 나타낸다. 1차성 comedo의 모낭벽이 확장, 파열, re-encapsulation을 일으킨 것이다[2].

① 낭종(cyst)(그림 5a)

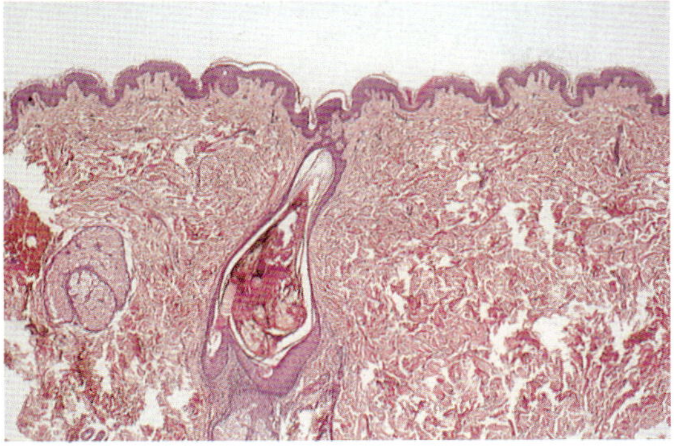

그림 2. 미세 comedo
모낭누두부가 열려 있고 고착성 각화가 보인다.

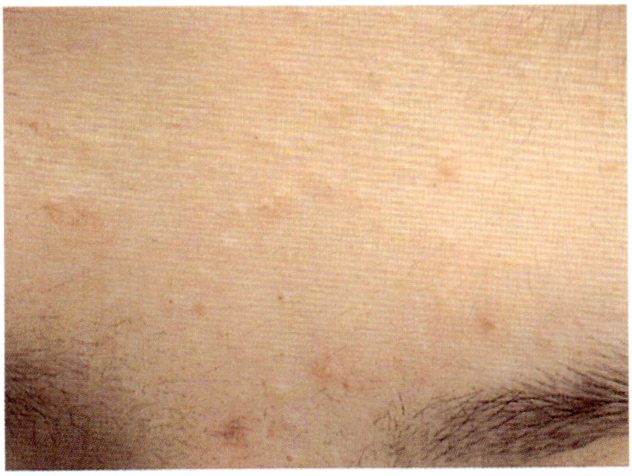

그림 3. 개방 comedo
육안으로 봤을 때 모공이 열려 있고 검게 보인다.

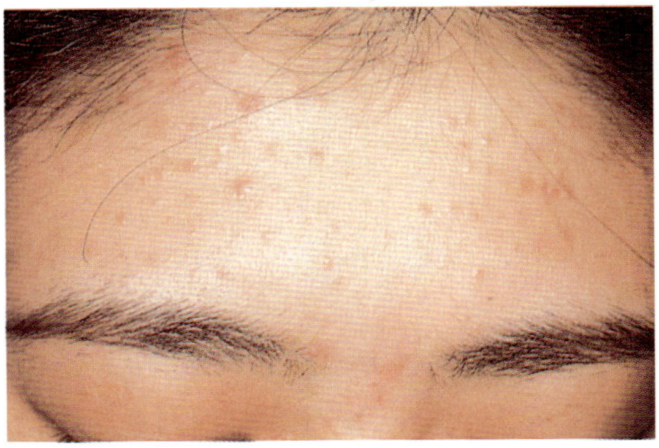

그림 4. 폐쇄 comedo
모공이 폐쇄되어 있고 하얀색papule이 보인다.

직경 5mm 이상이며 정상피부색을 띠고 반구(半球) 모양의 탄력있는 nodule로, 대부분 폐쇄 comedo의 모낭 확장에 의해 생긴다. cyst를 형성하는 것이 주증상인 여드름은 낭포 여드름(cystic acne)이라 부른다. 또한 뭉친 여드름에서도 등, 가슴 부위에 cyst가 생기기 쉽다. 압박을 가하면 치즈처럼 생긴 무른 내용물이 배출된다. 배출물의 내용은 각화세포, 털, 세균, 피지 등으로 이루어진다. cyst벽이 파괴되면 피하농양, 흉터형성을 일으킨다.

조직학적으로 cyst벽은 케라토히알린 과립을 가진 표피성 각화를 나타낸다. 피지샘, 털의 구조는 파괴되어 있다.

② 누공(다공(多孔))성 comedo
(fistulated polyporus comedo)(그림 5b)

중복(重複)comedo라고도 한다. 인접해 있는 검은색comedo가 피하에서 서로 터널처럼 누공(瘻孔)을 만들어 피하에서 서로 통하는 것을 말한다. 주로 뭉친 여드름, 엉덩이부위 만성농피증(膿皮症)에서 볼 수 있다. 등이나 엉덩이부위에서 자주 볼 수 있다. 자연적으로는 치유되지 않아, 최종적으로 외과적 치료를 요한다.

③ 피하누공(draining sinus)

피하에서 인접해 있는 누공이 서로 이어져 마치 미로같은 천굴성(穿掘性) 누공이 생긴다. 누공벽은 간혹 파괴되어 각질, 털, 세균 등이 진피로 유출되고 피하농양을 형성하여 이물(異物)육아종을 만드는 경우도 있다.

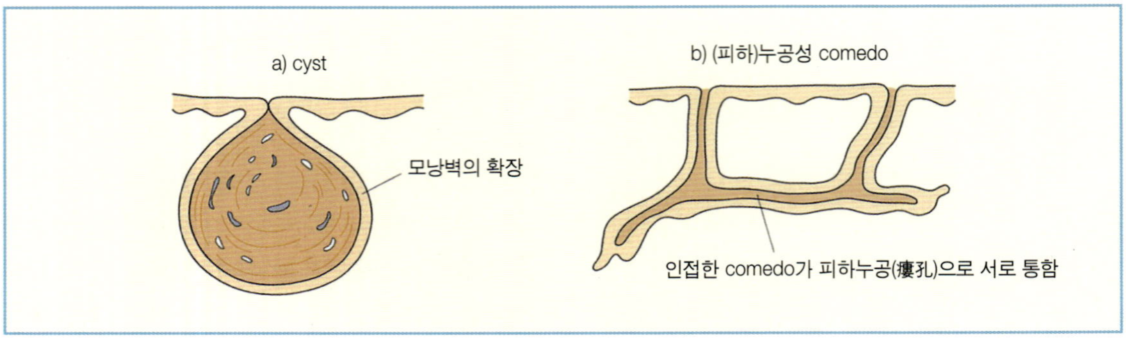

그림 5. 2차성 comedo의 종류

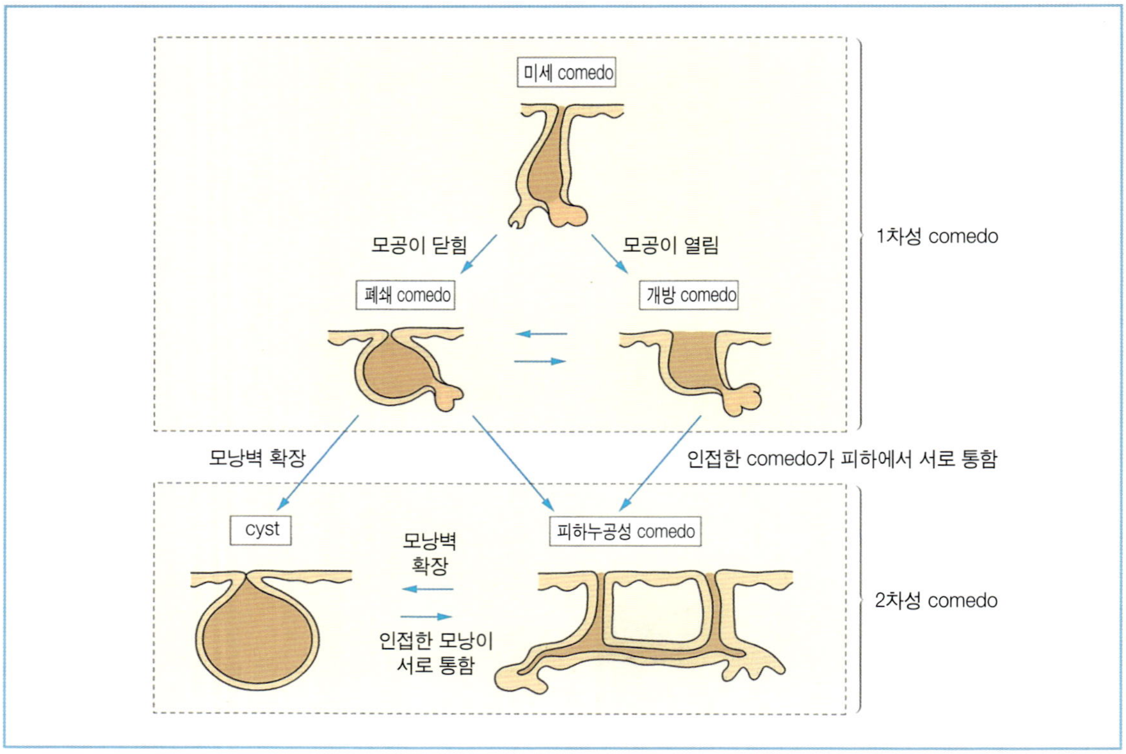

그림 6. 1차성 comedo와 2차성 comedo의 상호 관계

3) 1차성 comedo와 2차성 comedo의 상호관계

모식도(그림 6)에 나타낸다. 미세comedo로 시작된 것은 모공이 닫힌 폐쇄comedo, 또는 모공이 열린 개방comedo를 형성한다. 폐쇄comedo는 모낭벽이 확장되면 cyst를 형성한다. 폐쇄comedo, 개방comedo가 인접해 있는 comedo와 피하에서

서로 통하면 피하누공성 comedo를 만든다. 또한 cyst에서도 피하에서 인접해 있는 모낭과 서로 통하면 피하누공을 만든다. 피하누공성 comedo에서 모낭벽이 확장되면 cyst를 형성한다.

II. Comedo는 왜 생기는가?

comedo의 발생인자에 대해 설명한다. comedo 형성(comedogenesis)은 모낭누두부, 피지샘 도관부(導管部)에서 각질층세포의 축적에 의해 일어난다[4]. 즉 모낭누두부, 피지샘 도관부의 각화이상, 피지샘 도관 각질층의 부적절한 박리에 의해 일어난다고 할 수 있다.

1. 모낭누두부의 각화이상

comedo 형성은 피지샘성 모낭에서 특이적으로 일어난다[2,5]. 원칙적으로 종모성(terminal hair) 모낭, 연모성(vellus hair) 모낭에서는 comedo 형성이 일어나지 않는다[5]. 피지샘성 모낭의 특징은 모낭관이 짧고 모공이 크며, 부속되어 있는 피지샘이 여러 개의 방을 갖고 있다[1,2,5]. 통상 피지샘성 모낭은 연모(軟毛,솜털)와 유사하며 휴지기이다[5]. 또한 모공의 출구부터 피지샘 도관부까지의 거리가 길고, 모낭누두부의 깊이가 매우 깊으며, 또한 이 부위의 모낭상피(모낭벽)가 얇다는 것[6]이 지적되고 있다.

comedo 형성이 일어나는 최초의 부위는 모낭누두 하부 infrainfundibulum이다. 모낭누두 상부 acroinfundibulum은 표피와 유사한데, 모낭누두 하부는 표피와 달리 케라토히알린 과립도 감소하고 tonofilament, 데스모솜의 감소, lamellar granule의 증가를 볼 수 있다[5]. 우리가 연구해온 케라틴의 면역조직화학연구[7]에서도 cytokeratin(CK) 17이 infrainfundibulum에는 존재하지만, acroinfundibulum에는 존재하지 않아 이 부위에서는 immunophenotype이 다른 것으로 생각된다.

여드름은 각질층세포가 점점 커져 미세comedo를 형성한다. 개방comedo와 폐쇄comedo가 어떻게 생기는지에 대해서는 아직 분명하게 밝혀지지 않았다. 모낭누두 하부에서는 맨 처음에 모낭 확장이 일어난다. 이는 고착성 각화가 일어나 각질층세포가 층(lamellar) 모양으로 단단히 겹쳐져 저류 각화를 일으키기 때문이다. 이 부위에서는 과립층이 비후하여 케라토히알린(keratohyaline) 과립의 증대, 수의 증가를 볼 수 있다(그림 7). 전자현미경적 연구[8]에서도 여드름의 모낭누두부 상피에서 케라토히알린 과립의 증대와 수의 증가, 지방방울 증가,

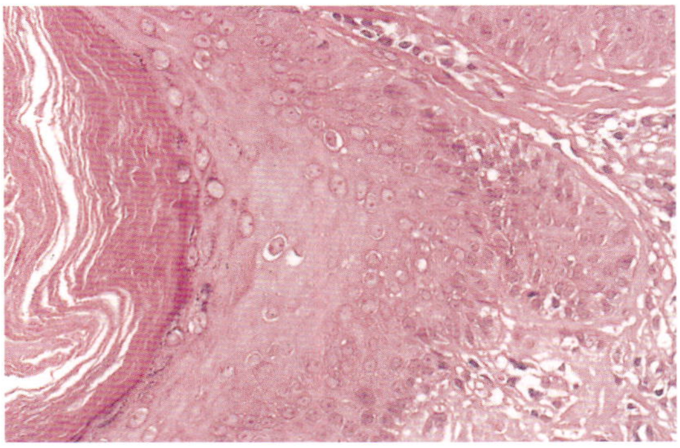

그림 7. 여드름에서 모낭누두부의 각화
각질층세포는 층 모양의 고착성 각화를 일으키고 있다. 과립층은 비후되어 케라토히알린 과립의 증대, 수의 증가를 보인다.

각질층세포의 접착(接着)기능을 조정하는 층판 과립의 감소가 보고되었다.

또한 우리가 연구해온 면역조직화학적 연구[9]에서는 각화의 최종단계 지표에서 케라틴섬유를 응집하는 필라그린(filament aggregating protein : filaggrin)이 정상인 경우와 비교할 때, 여드름 병소에 확실히 존재함으로써 필라그린이 모낭누두부의 이상각화에 관여하는 것으로 생각되고 있다(그림 8).

cytokeratin(CK)은 상피세포의 세포골격인 중간경(中間徑)섬유이며, 상피세포의 분화단계, 종양의 기원과 관계되어 있다. 항케라틴항체를 이용한 면역조직화학적 연구에서는 질적인 면에서 정상인 경우와 여드름인 경우에 차이가 보이지 않았지만[9,10], 여드름병소에서 CK 6, 16, 17의 뚜렷한 증가가 보여 같은 부위에서의 hyperproliferative한 상태를 반영하여 모낭누두부의 각화에 CK가 관여하고 있다는 것을 나타냈다[10].

또한 모낭누두부, 피지샘 도관부에서 active한 cell cycle의 핵심적인 지표가 되는 Ki-67이 comedo, microcomedo에서 정상에 비해 모낭벽의 기저세포에서 확실하고 뚜렷하게 증가되었다는 보고[11]도 있다.

Plewig 등[12]은 여드름의 피지샘세포에서 티미딘(thymidine) 도입이 증가되었음을 보고하였고, mitotic activity의 증가를 증명하여 과잉된 keratinocyte의 축적이 각질층세포사이의 접착, 유착에 관여하고 있을 가능성이 있다고 보고하였다. 현시점에서 정상인 경우와 여드름인 경우의 면역조직화학적 연구에 따르면 데스모솜에 있어서 차이가 없는 것으로[13] 보고되었다. 또한 앞으로 membrane coating granule 등 각질층세포사이의

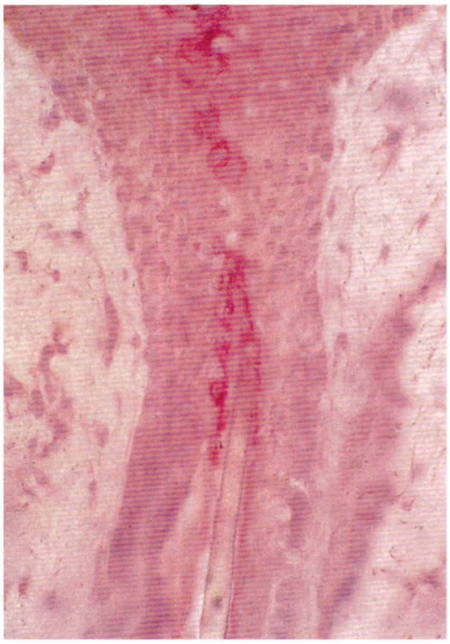

그림 8a. 정상인 모낭누두부에서는 표층(表層)세포에만 필라그린이 양성으로 염색되고 있다.

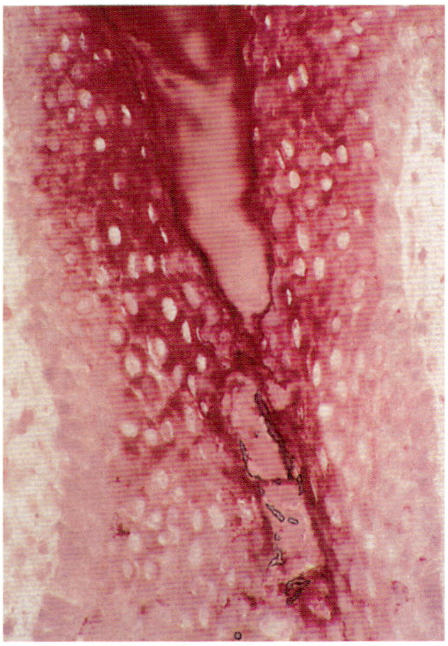

그림 8b. 여드름인 모낭누두부에서는 필라그린이 안쪽층의 세포에도 강한 양성으로 염색되고 있다.

박리에 관여하는 인자에 대해 연구하는 것도 의미 있을 것으로 여겨진다.

Plewig & Kligman[2]는 최근 acne tetrad라는 개념을 제창하여 모낭폐색성 질환으로서 뭉친 여드름 : acne conglobata, 농양성천굴성머리부위모낭주위염 : perifolliculitis capitis abscendens et suffoides[Hoffman], 화농성땀샘염 : hidradenitis suppurativa, 모소동(毛巢洞, 털둥지굴) : pilonidal sinus의 네 질환을 들고 있다. 이들은 천굴성(穿掘性) 피하누공 등의 2차성 comedo를 형성하는 난치성 질환이다. 인접해 있는 comedo에 의해 피하에서 서로 통하게 되는 피하누공(그림 9)의 발생 기전은 확실하게 밝혀져 있지 않지만 항케라틴항체를 이용한 연구에 따르면 comedo의 모낭벽에서 CK 6, 14, 16, 17이 증가된 것으로 보고되어, 피하누공(subcutaneous fistula)의 상피가 더욱 미분화적이고 증식적인 상피의 성질을 가지고 있는 것으로 밝혀졌다[14,15]. 최근 저자들은 pilonidal sinus의 상피에서 3차원적으로 상피세포의 구조를 유지하는 것으로 보이는 CK 17이 결여되어 있음을 나타내고(그림 10), pilonidal sinus에서의 모낭벽

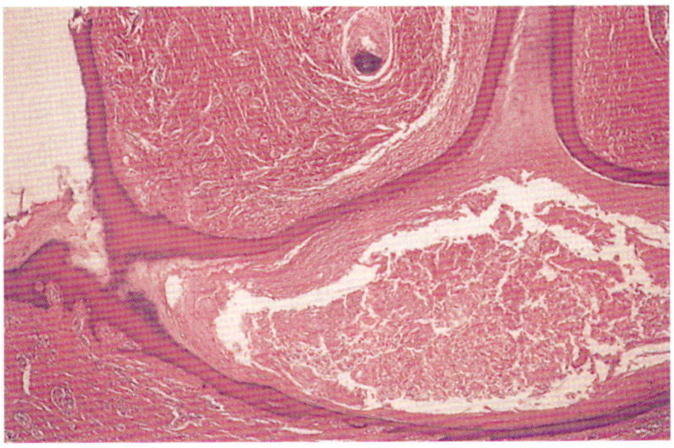

그림 9. 인접해 있는 comedo가 피하에서 서로 통하여 피하누공을 형성하고 있다.

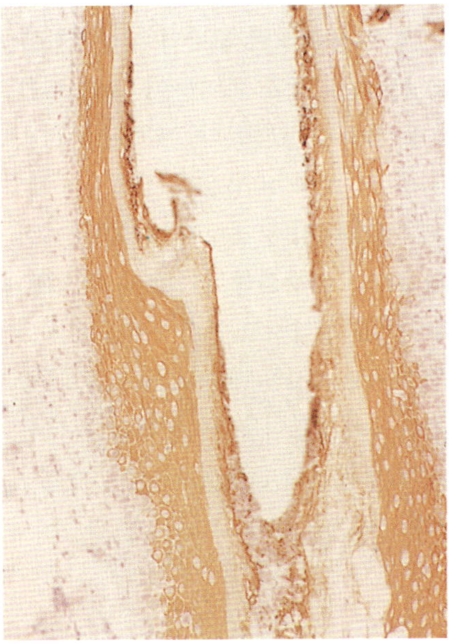

그림 10a. 정상인 모낭누두부 하부에서는 CK17이 양성으로 염색된다.

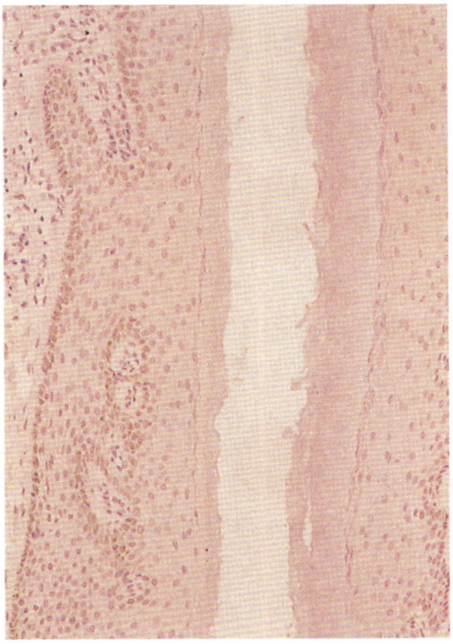

그림 10b. pilonidal sinus의 모낭벽에는 CK17이 염색되지 않으며 음성이다.

의 취약성을 지적했다[16].

이와 같이 모낭누두부의 각화이상에 대해서는 여러 방면에서 연구가 이루어지고 있는데, 아직까지 불분명한 부분도 많아 해명해야 할 점이 남아 있다.

2. 남성호르몬의 관여

남성호르몬 대사에 대해서는 여드름의 경우 테스토스테론이 모낭누두부에서, 피지샘 도관부에서는 5α-reductase가 상승되어, 가장 활성이 높은 5α-DHT(dihydrotestosterone)로 전환되면서 피지분비 항진을 일으키는 것으로 생각되고 있다. Thiboutot 등[17]은 피지샘 도관부에서의 5α-reductase type I을 정상인 경우와 여드름인 경우를 서로 비교하여, 여드름에서 뚜렷한 증가를 보였다고 보고했다. comedo 형성에 있어서 모낭누두부의 각화 이상은 앞에서 설명한 남성호르몬이 관여하고 있는 것[4]으로 생각된다. 또한 항안드로겐 작용이 있는 경구피임약(Dianette)이 comedo 형성을 억제한다[4]는 보고도 있다.

3. 피지조성물질의 변화-리놀레산 (linoleic acid)의 감소

전에는 피지샘의 리파제에 의해 분해된 유리지방산이 comedo 형성에 관여하고 있다는 설이 유력했는데, 최근에는 그 설에 대해 의문이 제기되고 있다.

여드름 환자의 경우 오히려 피지 내에 포함된 리놀레산이 저하되는 것으로 보아, 이것이 comedo 형성에 중요한 역할을 하고 있는 것으로 여겨지고 있다[18]. 리놀레산 저하가 epidermal barrier 기능의 저하를 초래하여, 염증성 물질을 좀 더 투과하기 쉬운 comedo벽으로 사용하고 있는 것으로 여겨진다. 또한 리놀레산에 대해서는 피지샘 도관을 세정하는 작용이 있다고 생각하고 있으며, 리놀레산이 저하되면 피지샘 도관의 각화가 일어나는 것으로 보고 있다.

4. cytokine의 관여

최근 cytokine이 comedo 형성에 관여하고 있는 것으로 보고되고 있다[19]. 모낭의 각화세포에서 IL-1α가 생산되어 comedo 형성을 하는 것으로 생각된다. 또한 조직배양으로 모낭누두부의 keratinocyte가 IL-1α를 유리시켜 모낭의 이상각화를 일으키며, 모낭벽의 구조를 파괴하여 comedo를 형성한다는 것[20]이 증명되었다. 또한 IL-1 receptor antagonist에 의해 이 작용이 억제되는 것[4]으로 나타났다. 피지의 양과 조성이 변화되면 모낭누두부의 keratinocyte에 의한 IL-1의 유리(遊離)를 초래한다는 것[4]을 시사하고 있다.

한편 Propionibacterium acnes 등의 세균에 대해서는, comedogenesis에는 직접 관여하지 않고 염증성 피부발진에 관여하고 있는[5] 것으로 생각되고 있다.

결론

comedo가 무엇인지를 알고, comedo의 종류와 그 상호관계에 대해 입체적으로 이해하여, comedo가 왜 생기는지에 대해 아는 것은 '여드름'의 병태를 아는 데 있어서 매우 중요하다. 그림 11에 comedo 형성의 핵심 내용을 정리하였다.

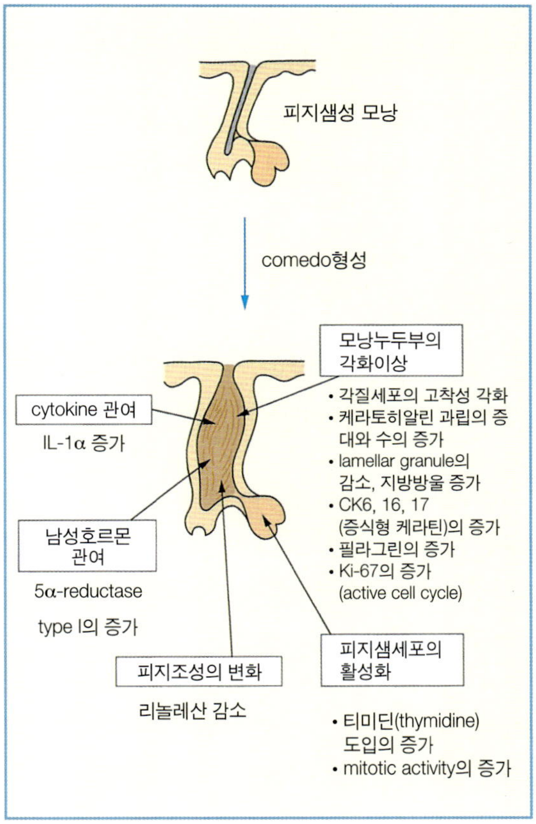

그림 11. comedo 형성의 발생기전

□ 참고문헌

1) 黒川一郎ほか：尋常性痤瘡．最新皮膚科学大系，中山書店，東京，p 117-138，2002
2) Plewig & Kligman Acne & Rosacea, 3rd ed, Springer-Verlag, 2000
3) Gollnick, H et al : Clinical feature of acne. Acne. Diagnosis and Management, Martin Dunitz, p49-67, 2000
4) Cunliffe, WJ et al : Comedogenesis : some new aetiological, clinical and therapeutic strategies. Br J Dermatol 142 : 1084-1091, 2000
5) Leyden, JJ : New understandings of the pathogenesis of acne. J Am Acad Dermatol 32 : s15-25, 1995
6) 伊藤雅章：脂腺性毛嚢の構造とニキビ．ニキビQ&A，医薬ジャーナル社，大阪，p 14-15，1999
7) Kurokawa, I et al : Trichilemmoma : An immunohistochemical study of cytokeratins. Br J Dermatol 149 : 99-104, 2003
8) Knutson, DD : Ultrastructural observation in acne vulgaris : The normal sebaceous gland and acne lesions. J Invest Dermatol 62 : 298-307, 1974
9) Kurokawa, I et al : Monoclonal antibody labeling for cytokeratins and filaggrin in the human pilosebaceous unit of normal, seborrhoeic and acne skin. J Invest Dermatol 91 : 566-571, 1988
10) Hughes, BR et al : Keratin expression in pilosebaceous epithelia in truncal skin of acne patients. Br J Dermatol 134 : 247-256, 1996
11) Knaggs, HE et al : Quantification of cellular proliferation in acne vulgaris using the monoclonal antibody Ki-67. J Invest Dematol 102 : 89-94, 1994
12) Plewig, G : Proliferative cells in sebaceous gland. Br J Dermatol 90 : 623-630, 1974
13) Knaggs, HE et al : Immunohistochemical study of desmosomes in acne vulgaris. Br J Dermatol 130 : 731-737, 1994
14) Kurokawa, I et al : Immunohistochemical study of cytokeratins in hidradenitis suppurativa. J Int Med Res 30 : 131-136, 2002
15) Kurzen, H et al : Forms of epithelial differentiation of draining sinus in acne inverse (hidradenitis suppurativa). Br J Dermatol 141 : 231-239, 1999
16) Kurokawa, I et al : Cytokeratin expression in pilonidal sinus. Br J Dermatol 146 : 409-413, 2002
17) Thiboutot, DM et al : Activity of type 5 α-reductase is greater in the follicular infrainfundibulum compared with the epidermis. Br J Dermatol 136 : 166-171, 1997
18) Downing, DT et al : Essential fatty acid and acne. J Am Acad Dermatol 14 : 221-225, 1986
19) Ingham, E et al : Pro-inflammatory levels of interleukin-1 α-like bioactivity are present in the majority of open comedones in acne vulgaris. J Invest Dermatol 98 : 895-901, 1992
20) Guy, R et al : Modeling acne in vitro. J Invest Dermatol 106 : 176-182, 1996

3 염증성 여드름은 왜 생기는가?

¤ 이해를 위한 Essence

- 염증 야기과정에서는 P. acnes가 중요시되고 있다.
- P. acnes가 생산하는 호중구 chemotactic factor에 의해 호중구(neutrophil)는 모낭에 모이면서 쌓이게 된다.
- P. acnes가 생산하는 세균성 리파제에 의해 피지 내의 중성지방이 가수분해되어 유리지방산이 생산된다.
- 모낭벽이 자극되거나 파괴되는 데에는 주로 호중구에서 유래하는 활성산소와 유리지방산이 관여한다.

서론

여드름은 피지샘성 모낭을 침범하는 만성 염증성 질환으로, 주로 사춘기에 발생하며 얼굴이나 가슴, 등 부위에 모공과 일치되게 피부발진이 보인다.

피부발진은 크게 두 가지로 분류할 수 있는데, 하나는 염증을 수반하지 않는 피부발진인 comedo이며, 다른 하나는 염증을 수반하는 피부발진인 붉은색papule, pustule 등이다.

육안으로 봤을 때 여드름에서 처음 나타나는 증상은 comedo이다. comedo에는 2종류가 있으며, 정상 피부색깔에 작게 솟아 있는 것처럼 보인다. 모공이 막혀 있는 폐쇄comedo(하얀 여드름)와 폐쇄comedo 내의 내용물이 점차 증가되어 모공이 열리고 내용물이 밖으로 삐져나와 검은 응어리처럼 보이는 개방comedo(검은 여드름)가 있다. comedo에 염증반응이 더해진 상태가 붉은색papule이며, 붉은색papule이 좀더 진전된 상태가

pustule이다. 붉은색papule은 모공과 일치된 피부색에서 붉은색의 원추형의 작은papule이며, pustule은 표재성(表在性)의 붉은기를 가진 작은 pustule이다. pustule에서 염증이 좀 더 깊은 부위로 진행되면 nodule, cyst로 변해 치유 후에도 흉터를 남기게 된다.

이와 같은 임상경과에서 이해할 수 있듯이 여드름의 병태는 크게 두 단계로 나눌 수 있다. 제1단계는 comedo 형성 즉 비염증기이며, 제2단계는 염증기이다. 여기서는 그 중 염증기에 대해 그 발생기전을 설명하겠다.

I. 이전(以前)부터의 견해

염증을 일으키는 과정에서는 Propionibacterium acnes(이하, P. acnes)가 중요시되고 있다. 통성혐기성 간균인 P. acnes는 대표적인 모낭 내의 skin flora이며, 호지성(lipophilic)이기 때문에 지질이 많은 부위에 서식하는 것으로 알려져 있다. 모낭관 내에 피지가 저류된 comedo는 P. acnes가 가장 서식하기 좋은 조건을 갖춘 곳으로, P. acnes의 균수가 증가한다. P. acnes가 생산하는 효소, 특히 세균성 리파제는 피지 내의 중성지방을 가수분해하여 유리지방산을 생산한다. 이 유리지방산과 P. acnes가 생산하는 세포바깥 염증유발물질인 protease, hyaluronidase, P. acnes가 생산한 호중구 chemotactic factor에 의해 모낭에 다다른 호중구가 리소좀(lysosome)효소를 방출함으로써 모낭벽이 자극되기도 하고 파괴되기도 하는 것이다[1].

II. 최근의 견해

포식세포(phagocyte)에서 유래한 염증 메디에이터인 활성산소(reactive oxygen species: ROS)가 최근 주목을 받고 있다. ROS는 본래 침입물질의 dissolution 등 자기방어를 목적으로 호중구 등의 포식세포에서 생산되는 것인데, 침입된 이물질이 과도한 자극을 주거나 반복되면서 ROS의 과잉생산을 초래하여 포식세포 바깥으로도 다량의 ROS가 방출되어 생체에 해로운 조직장해(auto-oxidative damage)를 일으키는 경우가 있다. 한편 생체는 이러한 산소 독성에 대한 방어기구, 예를 들면 superoxide radical anion(이하 O_2^-)에 대해서는 효소 superoxide dismutase(SOD)가 ROS에 의한 과잉 반응을 막아준다. 이들의 동적인 밸런스가 깨졌을 때 조직장해가 일어나게 되는 것이다[2,3]. 피부과 분야에서도 호중구(neutrophil) 유래 ROS의 증식이 병태에 관여하는 염증성 피부질환으로서 psoriasis, 베체트병(Behcet's disease) 등이 있는 것으로 보고되었다[4,5]. 그러면 여드름에 대해서도 염증을 일으키는 과정에서 호중구 유래 ROS가 관여하고 있는지 그 점에 대해 설명해 보겠다.

1. 여드름치료 약제가 호중구 (neutrophil) 유래 ROS에 미치는 영향

우선 약제 특히 여드름치료에 사용되는 약제가 호중구 유래 ROS에 미치는 영향에 대해 검토해보았다. 조사한 약제는 항균제인 벤질페니실린칼륨,

세팔렉신, 염산테트라사이클린, 에리스로마이신, 황산스트렙토마이신, 클린다마이신, 클로람페니콜, nadifloxacin, 한방약인 형개연교탕(荊芥連翹湯)의 9종류이다. 또한 ROS에 관해서는 호중구 유래 O_2^-, hydrogen peroxide(이하 H_2O_2), hydroxyl radical(이하 OH•)의 3종류의 ROS에 대해 검토했다.

항균제가 호중구 유래 ROS에 미치는 영향에 관해서는 염산테트라사이클린, 에리스로마이신, 클린다마이신, nadifloxacin이 호중구 유래 O_2^- 및 OH•를 유의하게 억제하였으며, 또한 염산테트라사이클린, 에리스로마이신, 클린다마이신은 호중구 유래 H_2O_2을 유의하게 억제하는 것으로 판명되었다. 한편 다른 항균제는 호중구에서 유래하는 3종류의 ROS 모두에 대해 유의한 영향을 미치지 않았다(그림 1, 2)[6,7].

이어서 여드름 치료에 사용되는 한방약인 형개연교탕(荊芥連翹湯)이 호중구 유래 ROS에 미치는 영향에 대해 검토했다. 그 결과 형개연교탕(荊芥連翹湯)은 호중구 유래 O_2^-, H_2O_2, OH•의 3종류의 ROS에 대해 염산테트라사이클린과 동등하거나 그 이상의 억제작용을 보이는 것으로 판명되었다(그림 3)[8].

이러한 실험결과에서 여드름 치료에 사용되는 약제는 다른 약제와 비교했을 때 호중구 유래 ROS를 유의하게 억제하는 것으로 판명되었다. 이는 여드름의 염증을 일으키는 과정에서 호중구 유래 ROS가 관여되어 있을 가능성을 시사하는 것이라 하겠다.

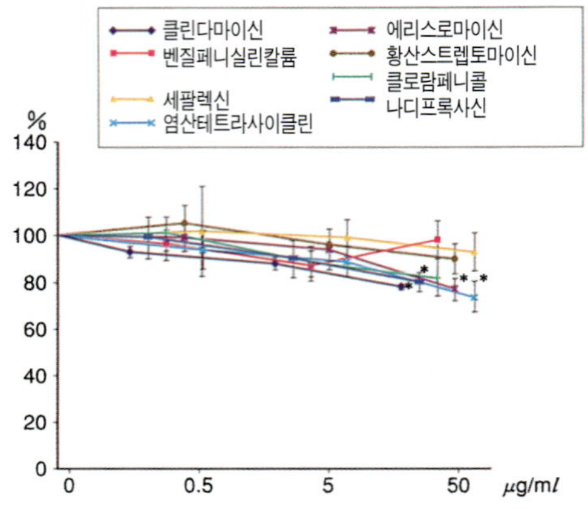

그림 1. 항균제가 호중구 유래 superoxide radical anion (O_2^-)에 미치는 영향
염산테트라사이클린, 에리스로마이신, 클린다마이신, nadifloxacin이 호중구 유래 O_2^-을 유의하게 억제했다.
*$p<0.05$ by student's t-test

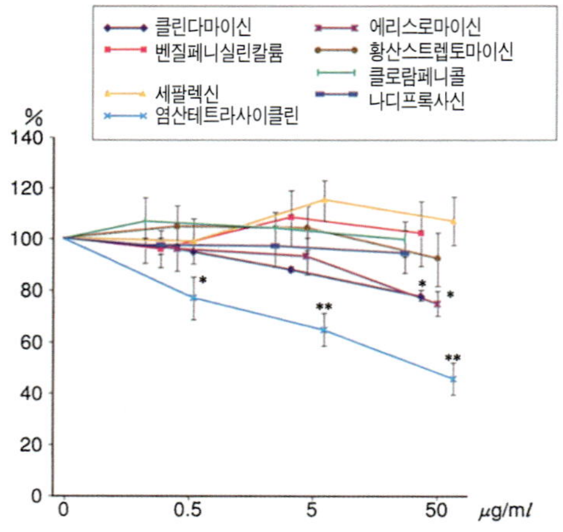

그림 2. 항균제가 호중구 유래 hydrogen peroxide(H_2O_2)에 미치는 영향
염산테트라사이클린, 에리스로마이신, 클린다마이신이 호중구 유래 H_2O_2를 유의하게 억제했다.
*$p<0.05$, **$p<0.01$ by student's t-test

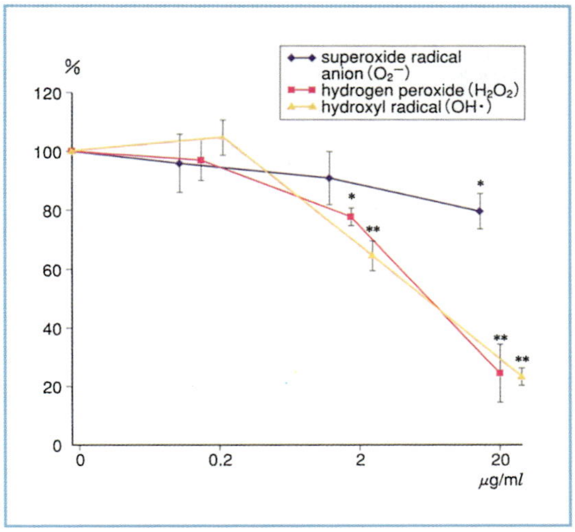

그림 3. 형개연교탕(荊芥連翹湯)이 호중구 유래 활성산소에 미치는 영향
형개연교탕(荊芥連翹湯)은 호중구에서 유래하는 3종류의 ROS 모두를 유의하게 억제했다.
*$p<0.05$, **$p<0.01$ by student's t-test

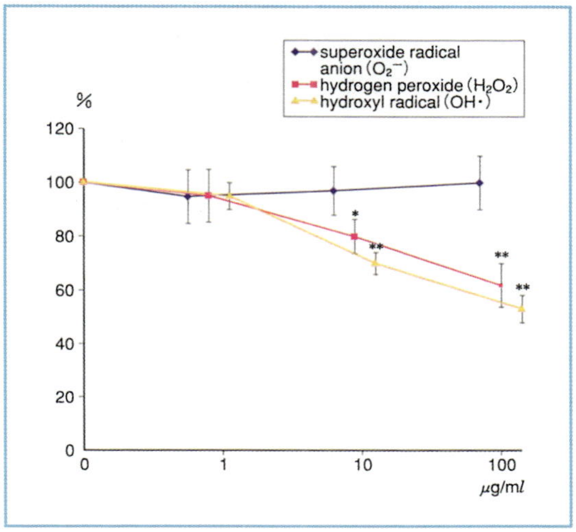

그림 4. 메트로니다졸이 호중구 유래 활성산소에 미치는 영향
메트로니다졸은 호중구에서 유래하는 H_2O_2 및 OH •을 유의하게 억제했다.
*$p<0.05$, **$p<0.01$ by student's t-test

2. 메트로니다졸(metronidazole)에 의한 여드름치료

이어서 주로 산부인과 분야에서 트리코모나스증(trichomoniasis)을 치료하는 데 사용하는 항(抗)원충약(原蟲藥)인 메트로니다졸에 대해 검토했다. 메트로니다졸은 피부과 분야에서는 딸기코를 치료하는 데 사용되어지며 그 유효성이 보고되었다[9]. 작용 기전은 메트로니다졸이 호중구에서 유래하는 H_2O_2 및 OH •에 대해 억제작용이 있다는 것이다(그림 4)[10,11]. 따라서 염증성 피부발진을 가진 여드름환자를 메트로니다졸을 사용해서 치료한 결과, 피부발진이 경감된 것으로 확인되었다(그림 5)[12]. 메트로니다졸은 P. acnes에 대해 항균작용을 가지지 않는 것으로 알려져 있으며[11], 이러한 사실은 메트로니다졸에 의한 여드름 치료의 주효한 기전 중 하나로서, 호중구에서 유래하는 ROS에 대한 억제작용이 관여하고 있을 가능성이 시사되고 있다.

3. 리놀레산(linoleic acid)이 호중구 유래 ROS에 미치는 영향

이어서 정상피부에 비해서 comedo의 경우 유리지방산 중 하나인 리놀레산의 비율이 확실하게 감소되고 있다는 Downing의 보고[13]를 바탕으로 리놀레산이 호중구 유래 ROS에 미치는 영향을 검토했다. 그 결과 리놀레산은 호중구에서 유래하는 O_2^-, H_2O_2, OH •의 3종류의 ROS에 모두 유의하게

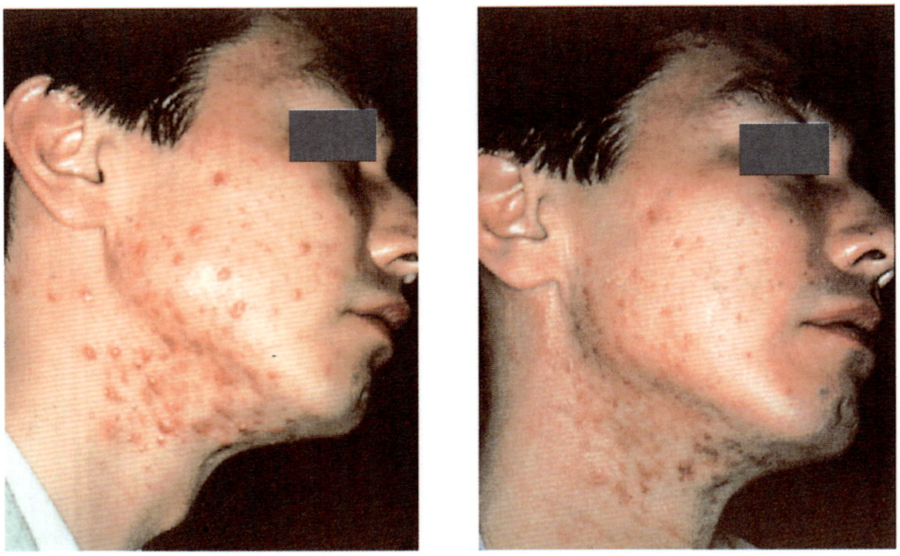

그림 5. 메트로니다졸에 의한 여드름치료, 메트로니다졸을 500mg/일, 5주간 투여
좌 : 치료 전, 우 : 치료 후

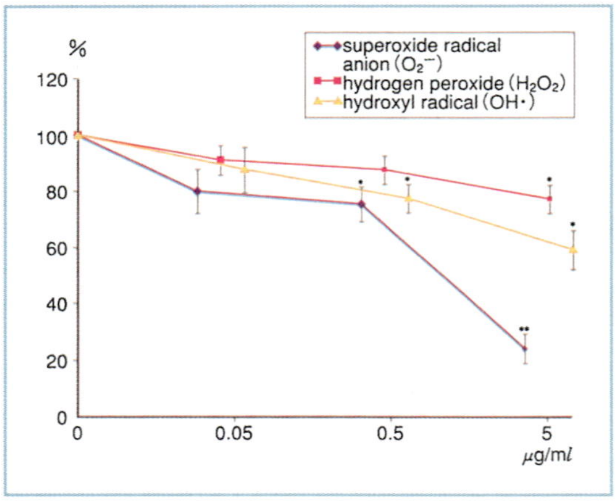

그림 6. 리놀레산이 호중구 유래 활성산소에 미치는 영향
리놀레산은 호중구에서 유래하는 3종류의 ROS 모두를 유의하게 억제했다.
*$p<0.05$, **$p<0.01$ by student's t-test

억제작용이 있는 것으로 판명되었다(그림 6)[14]. 이는 comedo에서는 정상피부에 비해 호중구 유래 ROS를 억제하는 리놀레산의 비율이 뚜렷하게 감소되기 때문에 P. acnes가 생산하는 호중구 chemotactic factor에 의해 모낭에 다다른 호중구가 생산하는 ROS를 억제할 수 있기 때문이며, 모낭벽이 호중구 유래 ROS에 의해 자극되거나 파괴되기 쉬운 상태 즉 염증이 야기되기 쉬운 상태에 있을 가능성을 시사하는 것이다.

4. 여드름 환자의 호중구 유래 ROS 생산능력

마지막으로 여드름 환자를 중증도별 즉 comedo형과 papulopustule형으로 분류하여 호중구에서 유래하는 H_2O_2의 생산능력에 대해 검토했다. 그 결과 papulopustule형 여드름 환자의 경우 정상인

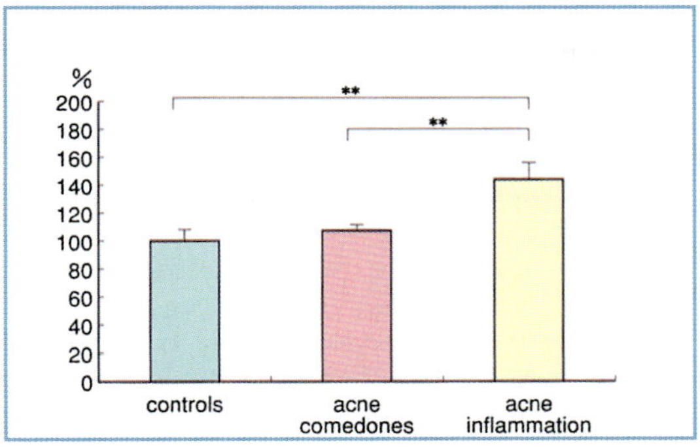

그림 7. 여드름 환자의 호중구 유래 hydrogen peroxide (H_2O_2)의 생산능력
papulopustular 여드름환자의 경우는 정상인에 비해서 호중구 유래 H_2O_2의 생산능력이 유의하게 항진되어 있었다.
**p<0.01 by student's t-test

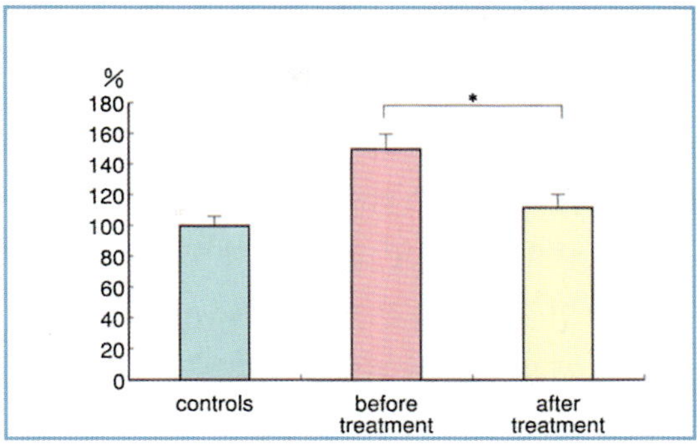

그림 8. 치료 전후의 여드름환자의 호중구 유래 hydrogen peroxide(H_2O_2)의 생산능력 변동
papulopustular 여드름환자를 염산미노사이클린을 이용하여 치료한 결과 호중구 유래 H_2O_2의 생산능력이 유의하게 감소되었다.
**p<0.01 by student's t-test

에 비해 호중구 유래 H_2O_2의 생산능력이 유의하게 항진되어 있음이 판명되었다(그림 7). 한편 comedo형 여드름 환자의 경우는 정상인에 비해 별다른 차이를 보이지 않았다. 또한 papulopustule형 여드름 환자를 염산미노사이클린을 이용하여 치료한 결과, 호중구 유래 H_2O_2의 생산능력이 유의하게 감소되었다(그림 8). 이러한 사실은 염증성 피부발진을 가진 여드름 환자의 경우 호중구 유래 ROS의 생산능력이 유의하게 항진되어 있을 가능성을 시사하는 것이다[15].

이상의 실험결과는 여드름의 염증야기 과정에서 모낭벽에 대한 자극 및 파괴에 호중구 유래 ROS가 관여되어 있을 가능성을 시사하는 것으로 생각된다.

III. 여드름의 병태

여드름의 병태는 다음과 같이 요약된다. 여드름의 대부분은 사춘기에 성호르몬, 특히 남성호르몬 분비가 항진됨에 따라 발생한다. 남성호르몬은 피지샘의 기능을 항진시켜 지질의 생합성을 증가함과 동시에 모낭누두부에서는 각전(角栓)의 형성, 즉 폐색이 일어나고 모낭관 내에서 지질성분, 모낭내의 skin flora인 P. acnes 등의 세균, 각화물질 등이 정체되어 여드름의 제1단계인 comedo가 형성된다. 이때 P. acnes는 lipophilic이기 때문에 모낭관 내에 지질이 저류되어 생긴 comedo는 P. acnes가 서식하기에 가장 좋은 조건이 되어 P. acnes의 균수가 증가한다. 또한 P. acnes가 생산하는 효소, 특히 세균성 리파제는 지질 내의 중성지방을 유리지방산으로 가수분해하여 이 유리지방산이 모낭누두부를 각화시키거나 또는 뒤에서 설명하게 될 염증 야기에 관여하고 있는 것으로 여겨진다.

만들어진 comedo에 있어서 붉은색papule, pustule, nodule 또는 cyst화에 이르는 염증과정에서 가장 중요한 것이 P. acnes이다. P. acnes는 세균바깥 염증유발물질인 호중구 chemotactic factor를 생산하며, 그 결과 모낭에 모여 쌓여진 호중구가 활성산소 등을 방출함으로써 또는 P. acnes가 생산하는 세균성 리파제, protease 등의 각종 효소 작용에 의해 모낭벽이 자극되거나 파괴되는 것으로 생각된다. 모낭이 파괴되면서 모낭속의 내용물이 주위의 결합조직으로 유출되면 염증이 더욱 진전되며, 이 상태를 그대로 방치하면 염증은 흉터를 만들면서 치유되기 때문에 이른바 여드름 흉터를 남기게 되는 것이다.

결론

여드름의 염증기, 즉 염증성 여드름의 발생기전에 대해 그동안 우리가 해온 실험결과를 바탕으로 설명하였다. 호중구 유래 ROS나 유리지방산 외에도 최근에는 사이토카인이나 금속protease, toll like receptors 등이 여드름의 염증야기 과정에 관여하고 있을 가능성이 시사되고 있다[16, 17]. 또한 염증성 여드름 초기에는 CD 4 양성 T세포가 침윤되는 것으로 확인되었다[18]. 여드름의 발생기전은 복잡해서 앞으로도 더욱 더 검토가 요구된다.

□ 참고문헌

1) Pochi, PE : Acne : Androgens and microbiology. Drug Dev Res 13 : 157-168, 1988
2) 丹羽靭負ほか：生体の活性酸素と superoxide dismutase に関連した疾患群およびその治療について. 最新医学 39 : 339-356, 1984
3) 丹羽靭負：炎症と活性酸素. リウマチ 23 : 237-253, 1983
4) Sedgwick, JB et al : Increased superoxide generation by normal granulocytes incubated in sera from patients with psoriasis. J Invest Dermatol 76 : 158-163, 1981
5) Niwa, Y et al : Auto-oxidative damage in Behcet's disease-endothelial cell damage following the elevated oxygen radicals generated by stimulated neutrophils. Clin Exp Immunol 49 : 247-255, 1982
6) 赤松浩彦：尋常性痤瘡における好中球活性酸素の意義. マルホ皮膚科セミナー 123 : 24-27, 1996
7) 赤松浩彦ほか：clindamycin の抗炎症作用機序の検討. 皮膚科紀要 93 : 35-39, 1998
8) 赤松浩彦ほか：痤瘡に対する荆芥連翹湯の奏効機序の検討 —活性酸素に及ぼす影響について—. 漢方医学 18 : 51-54, 1994
9) Pye, RJ et al : Treatment of rosacea by metronidazole. Lancet I : 1211-1215, 1976
10) Miyachi, Y et al : Anti-oxidant action of metronidazole : a possible mechanism of action of rosacea. Br J Dermatol 114 : 231-234, 1986
11) Akamatsu, H et al : The inhibition of free radical generation by human neutrophils through the synergistic effects of metronidazole with palmitoleic acid : a possible mechanism of action of metronidazole in rosacea and acne. Arch Dermatol Res 282 : 449-454, 1990
12) 尾口 基ほか：Metronidazole による痤瘡の治療. 皮膚 29 : 995-1000, 1987
13) Perisho, K et al : Fatty acids of acylceramides from comedones and from the skin surface of acne patients and control subjects. J Invest Dermatol 90 : 350-353, 1988
14) Akamatsu, H et al : Suppressive effects of linoleic acid on neutrophil oxygen metabolism and phagocytosis. J Invest Dermatol 95 : 271-274, 1990
15) Akamatsu, H et al : Increased hydrogen peroxide generation by neutrophils from patients with acne inflammation. Int J Dermatol 42 : 366-369, 2003
16) Cunliffe, WJ et al : Disorders of the sebaceous glands. Textbook of Dermatology, 6th ed, Champion, RN et al eds, Oxford Blackwell Science, 1927-1984, 1998
17) Kim, J et al : Activation of inflammatory cytokine responses in acne occurs through toll-like receptor 2. J Immunology 169 : 1535-1541, 2002
18) Layton, AM et al : Immunohistochemical investigation of evolving inflammation in lesions of acne vulgaris. Exp Dermatol 7 : 191-197, 1998

Topics

로보스킨애널라이저 (ROBO SKIN ANALYZER)로 본 여드름

서론

일반 카메라를 이용한 사진으로 동일한 조건하에서 임상모양을 비교하기란 쉬운 일이 아니다. 특히 앞으로 EBM을 바탕으로 한 임상효과를 검토하기 위해서는 화상(畵像)을 데이터화하여 객관적으로 비교하는 것이 중요하다. 로보스킨애널라이저(그림 1)는 객관적인 데이터를 얻기 위해 기대할 만한 장치이다.

■ 로보스킨애널라이저의 특징

1. 균일한 조명과 동일한 포지션에서 얼굴 화상 촬영이 가능하다.
2. 자동피부화상 해석기능(그림 2, 3)이 있다. 평가항목으로는 현재 다음과 같이 4가지 해석이 가능하다.
   - 색소 침착 : 수량 · 면적 · 분포의 평가
   - 모공 : 수량 · 면적 · 분포의 평가
   - 피부의 색조 : 색상 · 명도 · 채도의 평가
   - 주름 : 하안검 주름의 수를 자동 평가

하지만 모공의 크기나 정량성(定量性) 있는 색

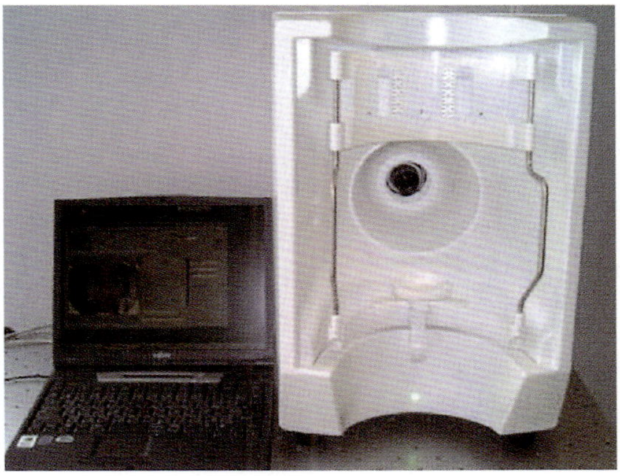

a. 로보스킨애널라이저 RSA-50

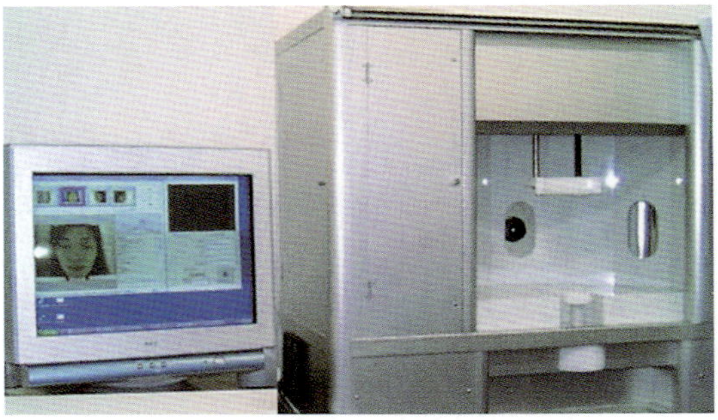

b. 로보스킨애널라이저 RSA-100

하드	균일한 조명/균일한 포지션/자동촬영	
소프트	화상정리	Viewer 기능, 화상라이브러리 기능
	화상해석	일괄자동해석, 색소침착 평가 · 모공 평가, 주름 평가 · 스킨 톤 평가

그림 1. 로보스킨애널라이저

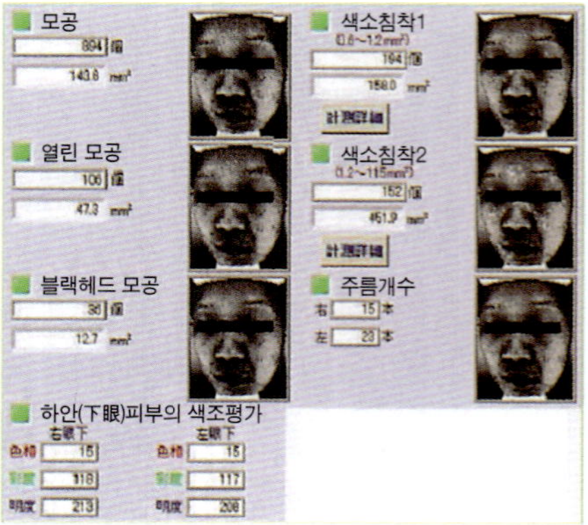

정 의	
모공	0~215단계의 음영 또는 0.1~0.6mm² 크기의 음영
열린 모공	0~215단계의 음영 또는 0.3~0.6mm² 크기의 음영
블랙헤드 모공	상기 모공에 해당되는 것 중 내부에 0~90단계의 어두운 음영을 포함한 것
색소침착1	0~145단계의 음영 또는 0.6~1.2mm² 크기의 음영
색소침착2	0~145단계의 음영 또는 1.2mm² 이상인 음영
주름 개수	눈 아래 12mm 라인상(눈구석에서 눈꼬리까지의 폭)에서 휘도(輝度)값으로 얻어지는 주름단면의 edge 수를 추출하여 개수를 계측
색조평가	좌우 뺨부위(눈아래 20mm, 세로 : 5mm, 가로폭 : 눈 폭이 짧은 형태인 부위)의 색조

모공 · 색소침착 평가방법

얼굴부위 디지털이미지에서 Blue, Red, Green의 3종류의 색기호(色記號)를 조합시켜 얼굴부위의 입체형상에 좌우되지 않는 순수한 색조 정보만 추출하여, 위의 정의에 따라 모공 및 색소침착부위를 추출하여 수와 면적을 계측한다.

주름 평가방법

계측부위가 작거나 평판이며, 색조분포가 거의 균등하다고 가정한 상태에서 얼굴부위 디지털 이미지에서 계측부위의 휘도(Intensity) 정보를 얻은 후, 휘도가 높은(밝은) 극대치 및 휘도가 낮은(어두운) 극소치를 계측 해당부위(잔주름 부위)의 edge로 여기고 edge수를 계측함으로써 주름 수를 계측한다.

색조 평가방법

계측하는 해당부위를 디지털 처리하여 HSV 파라미터로 변환한다.

그림 2. 해석사양(解析仕樣)(회사자료에 의함)

a. 현재 이미지 b. 색소침착부위 추출이미지 c. 색소침착부위 이미지 d. 모공부위 이미지

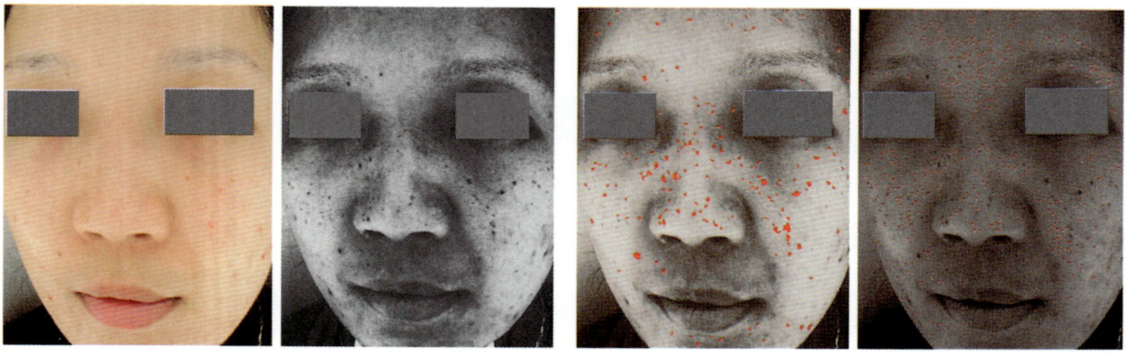

그림 3. 로보스킨애널라이저로 본 화상(회사자료에 의함)

채학적 견지에서 색소 침착에 대해 명확히 정의내리기는 어렵기 때문에 임상적으로 해석한 상태를 가상으로 정의하고 있다. 앞으로 로보스킨애널라이저뿐만 아니라 기기를 이용한 해석이나 연구를 위해서는 용어 정의에 대한 검토가 필요할 것으로 여겨진다.

■ 로보스킨애널라이저의 여드름 평가

현재는 여드름을 정량(定量) 해석하는 소프트웨어가 개발되고 있는 중이다. 하지만 로보스킨애널라이저는 매우 정밀하고 세밀한 화상을 촬영할 수 있기 때문에 임상소견을 얻는 데에는 충분히 활용할 수 있다. 실제로 우리과에서는 2004년 4월부터 케미컬 필링 외래에서 모든 환자의 데이터를 파악하여 각각의 치료계획과 자주(自主)연구에 활용하고 있다(그림 4, 5). 여드름에 대한 케미컬 필링의 효과를 화상으로 해석한 결과, 색소 침착과 모공에 있어서 개수(個數), 면적과 함께 치료 전후에 차이를 보였다. 이 결과는 케미컬 필링효과의 의사 및 환자의 평가와 상관관계에 있었다(2004년 9월 9~10일에 후쿠오카에서 실시된 제22회 일본미용피부과학회에서 보고).

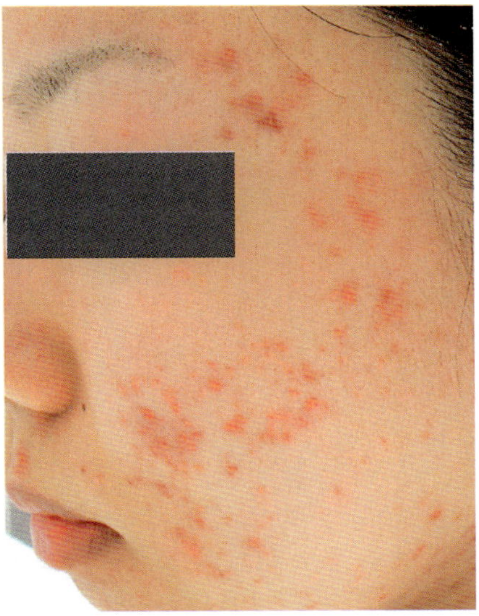

a. 케미컬필링을 하기 전

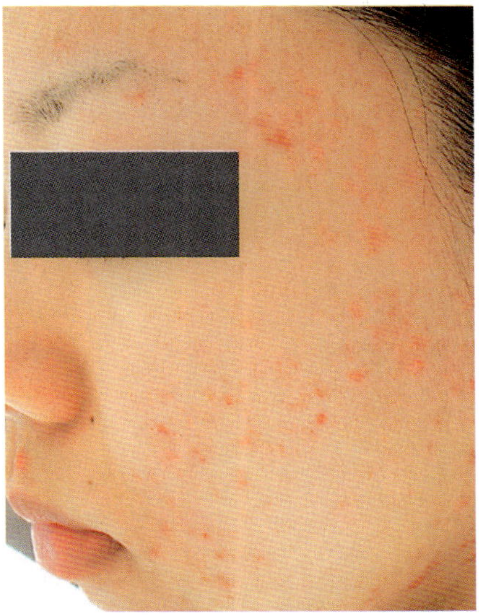

b. 케미컬필링을 하고난 후

그림 4. 로보스킨애널라이저로 본 화상(畵像)(회사자료에 의함)

모공

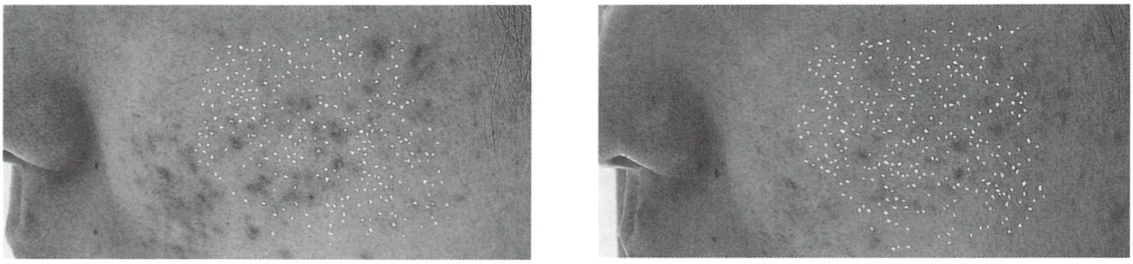

색소침착

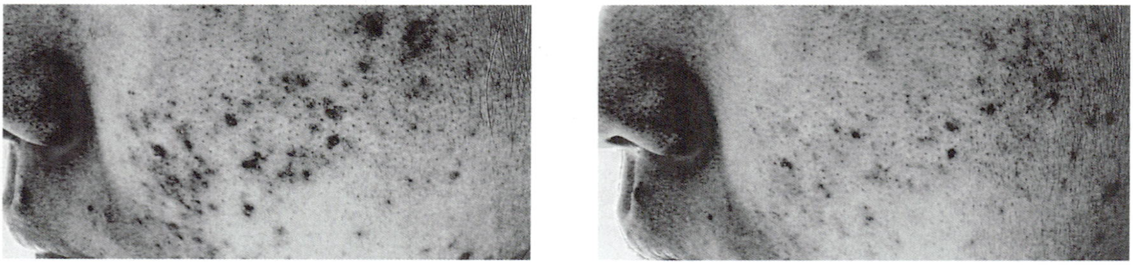

a. 케미컬필링을 하기 전 b. 케미컬필링을 하고난 후

그림 5. 증례의 해석이미지

IV 여드름 치료를 결정하기

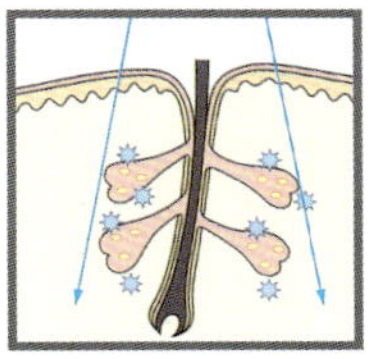

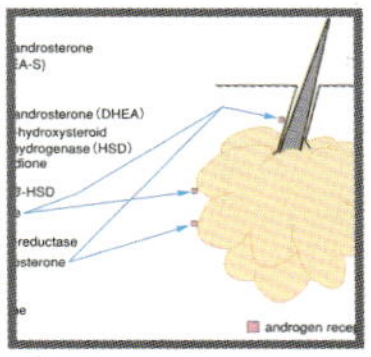

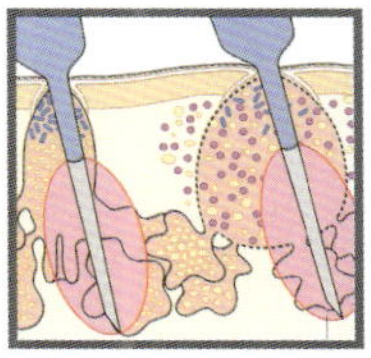

1. 여드름 환자는 피부과에 오지 않는다
2. 환자에게 여드름을 설명한다
3. Comedo 치료
4. 염증성 여드름의 치료
5. 케미컬 필링
6. 한방제제에 의한 내복요법
7. 여드름 흉터 치료

1
여드름 환자는 피부과에 오지 않는다

I. 여드름 환자의 치료에 대한 만족도

여드름은 일본의 경우 90% 이상의 사람이 경험하는 아주 흔한 질환 중 하나이다[1]. 하지만 실제로 의료기관에서 진료를 받는 비율은 매우 낮다. 여드름 환자 793명을 대상으로 여드름에 대해 어떤 대처를 하고 있는지 질문한 앙케이트 조사에 따르면, 36.1%가 약국에서 약을 구입하고, 피부 손질 등의 스킨케어에 신경을 쓴다고 답한 사람은 35.1%였으며, 잠을 자거나 규칙적인 생활을 하거나 식사에 신경을 쓴다고 답한 사람이 그 다음이었다. 의료기관에서 치료를 받는다고 답한 사람은 11.8%에 지나지 않았으며, 아무것도 하지 않는다고 대답한 사람은 22.6%였다(그림 1).

1/3의 환자가 약국에 간다고 대답했지만 약국에서 파는 약에 만족하는 사람은 그 중 56.7%에 불과했다(그림 2). 약국에서 구입하는 약제는 주로 외용제로, 유황제제나 비스테로이드계 소염제, 소독약 등을 배합한 것이다. 보조제로서 비타민제

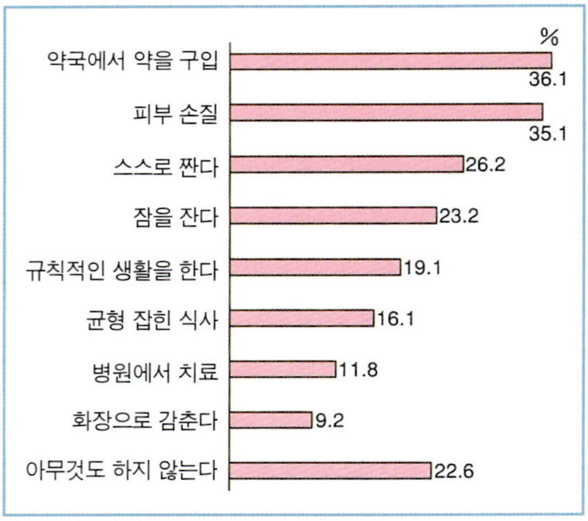

그림 1. 여드름에 대한 대처방법

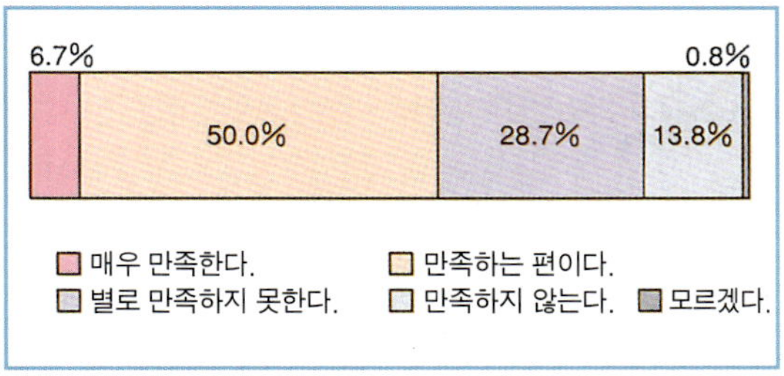

그림 2. 약국에서 구입한 약의 만족도(N=254)

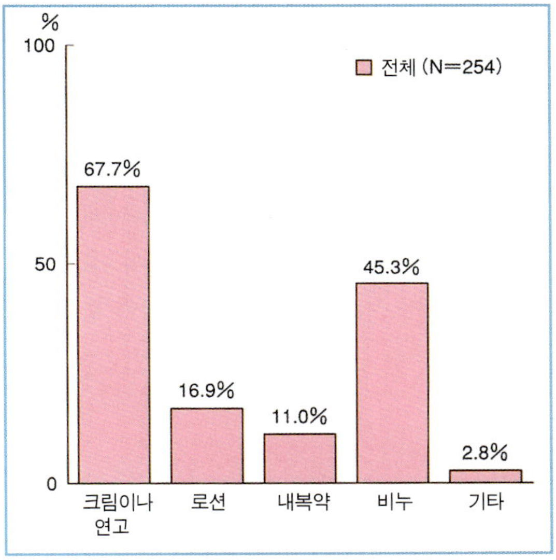

그림 3. 약국에서 구입한 약의 종류(중복 있음)

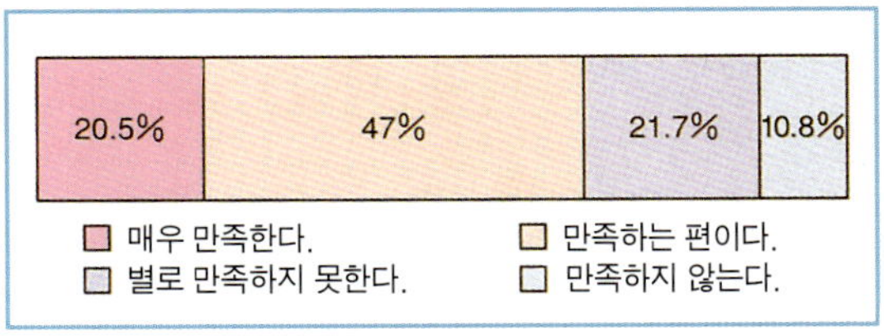

그림 4. 병원에서 받은 치료의 만족도(N=83)

를 내복하거나 세안용 비누 등도 약국에서 구입하는 경우가 많다(그림 3).

한편 의료기관에서 진료를 받는 사람의 만족도는 어떤지 조사해봤더니, 67.5%에 지나지 않았다(그림 4). 증례가 심한 경우에 의료기관을 찾는 것으로 여겨지는데, 그 만큼을 제외 하더라도 70% 정도의 만족도라면 환자의 요구에 충분히 부응하지 못한다고 할 수 있다. 그러면 어떠한 점에서 문제가 있는 것일까?

II. 환자의 만족도가 낮은 이유

실제 진료현장에서는 ① 처방이 획일적이다(어느 병원에 가나 모두 같은 약을 준다), ② 시간이 아무리 지나도 나아지지 않는다, ③ 친절하게 얘기를 들어주지 않는다, ④ 병이나 치료에 관한 설명을 해주지 않는다는 불만을 듣게 된다.

보험진료가 적용되는 틀 안에서 할 수 있는 치료법에는 한계가 있기 때문에 처방이 획일적이라는 말도 어느 정도는 이해가 간다. 그보다는 오히려 시간이 아무리 지나도 나아지지 않는다는 데에 문제가 있을 것이다. 의료기관에서 하고 있는 여드름에 대한 치료법은 항생제 내복/외용, 유황제제, 비스테로이드계 소염 외용약, 비타민제, 성 호르몬제, 한방약 등이 중심이다. 항생제의 내복/외용으로 염증성 피부발진에 효과가 있는 것은 분명하지만, 염증성 피부발진이 개선되고 난 후에 염증성 피부발진의 예방이나 비염증성 피부발진을 치료하는 것이 문제가 된다. 항생제를 장기간 내복하는 것은 환자에게나 의사에게나 저항감이 있다. 유황제제의 외용이나 비타민제의 내복 등은 효과면에서 충분하다고 할 수 없다. 한편 환자의

77.6%는 피부발진을 완전히 깨끗하게 치료하길 원한다[1]. 또한 QOL 조사에서도 비염증성 피부발진이 주증상인 가벼운 환자의 경우도 특히 감정면에서 QOL이 저하되었다는 결과를 얻었다[2].

III. 환자의 만족도를 높이기 위해

환자의 만족도를 높이기 위해서는 비염증성 피부발진을 개선시켜야 한다. 글리콜산 등을 이용한 케미컬 필링은 보험 적용이 되지 않지만, 이전의 보험진료로 치료하기 어려웠던 comedo(비염증성 피부발진)를 치료하는 시술방법으로 그 유용성이 나타나고 있다[3]. 케미컬 필링은 일본 후생노동성의 지침에 의해 의료기관에서 하도록 되어 있다. 피부과의사가 적극적으로 관여함으로써 앞으로 더욱 보급될 유효한 치료수단인 것이다. 또한 현재 치료실험이 진행되고 있는 아다팔렌(adapalene)도 모낭누두부의 각화이상을 개선시켜 각전을 제거하는 작용이 있으므로 앞으로 기대할 만한 약제 중 하나이다.

친절하게 상담해주지 않는다거나 설명이 불충분하다는 것은 시급히 고쳐야 할 문제 중 하나이다. 여드름의 악화요인으로서 생활습관이나 스트레스 등을 들 수 있는데, 생활지도나 스킨케어 방법에 관한 설명을 원하는 환자가 많다. 또한 매스미디어에 의해 상업적인 정보가 범람하고 있어서 환자가 정보를 취사선택 하는데 조언을 바라는 경우도 많다. 이와 같이 의학적으로 정당성 있는 판단을 하여 과학적으로 근거가 있는 치료법의 중요성을 환자에게 잘 설명해야 한다. 스킨케어의 경우 기초화장의 중요성이 잘 알려져 있는데, 카무플라주(camouflage)를 위한 화장의 중요성도 환자의 QOL 개선을 위해 필요하다. 의료기관은 여드름 환자의 기대에 부응할 수 있도록 케미컬 필링 등과 같은 새로운 치료와 스킨케어, 화장 등과 관련된 문제에 적극적으로 관여해 나가야 할 것이다.

□ 참고문헌

1）林　伸和ほか：本邦における尋常性痤瘡のアンケートによる疫学的調査成績．日皮会誌 111：1347-1355，2001

2）Hayashi, N et al：A cross-sectional analysis of quality of life in Japanese acne patients using the Japanese version of Skindex-16. J Dermatol 31：971-976, 2004

3）林　伸和ほか：尋常性痤瘡に対する30%グリコール酸(pH 1.5)を用いたケミカルピーリングの有用性の検討．臨皮 57：1213-1216，2003

Topics

시판되고 있는 여드름 치료약에 대한 입장

개업의들은 여드름 환자를 접할 기회가 많다. 의료기관을 찾아오는 환자의 연령층은 대개 20대 여성이 가장 많을 것이라 생각되지만, 요즘은 초등학생들도 부모와 함께 찾아오는 경우가 늘고 있다. 때로는 30대 후반~40대 초반의 중년들도 소파(搔破, scratch)에 의해 악화되어서 오는데 정신적 요소가 다분히 관여된 것으로 여겨지는 환자도 볼 수 있다. 여드름 환자의 대부분이 한번 정도는 시판되는 여드름치료약을 구입하는데, 효과가 있으면 다행이지만 효과가 없으면 더욱 트러블이 생겨서 결국 피부과를 찾아오는 경우가 많은 것이 사실이다.

여드름치료의 목적은 현재 생긴 여드름 병변을 치료함과 동시에 여드름이 새로 생기는 것을 예방하는 것이 중요하다. 여드름의 원인에는 생리, 음식, 수면부족, 계절의 영향, 화장품이나 피부손질 부족 등을 들 수 있다[1]. 따라서 여드름환자에게는 올바른 생활지도와 스킨케어가 중요하다.

여드름치료의 외용약에는 유황이 함유된 로션, 항균제가 함유된 로션, 항균제가 함유된 크림, 레티노이드산(retinoic acid), 아다팔렌(adapalene), 벤조일퍼옥시드(benzoyl peroxide), 아젤라인산(azelaic acid) 등이 있는데, 이들 중에는 일본에서는 시판 및 사용이 허가되지 않은 제품이 비교적 많다. 일본에서 시판되고 있는 여드름치료약에는 OTC약제나 일부 의약부외품(醫藥部外品)이 포함되며(표 1)[2], 이들은 약국이나 백화점에서 구입할 수 있는데, 유황(sulfur), 레조르신(resorcin), 살리실산(salicylic acid)을 주성분으로 한 것이 대부분이며, 일부 이부프로펜피코나졸(ibuprofenpiconazole)을 함유한 것들이 있지만 실제로는 한정적인 경우가 많다. 어느 것이든 일본에서의 여드름 치료약은 서양에 비해 선택폭이 좁은 것이 사실이다[3].

화장품, 의약부외품 등 소위 넓은 의미의 시판되는 여드름치료약은 여드름에 대한 효능이나 효과 표시가 제한되어 있다. 개인적인 생각이지만 여드름의 임상 분류나 중요도 분류에서 볼 때 비교적 가벼운 증상이고 시판되는 여드름치료약으로 충분히 효과가 있는 경우에는 사용을 해도 좋다고 생각한다. 하지만 자극증상이나 가려움증이 생겨 병원을 찾는 경우도 있으므로 주의해야할 필요가 있다. 즉 아토피성 피부염 환자에게 사춘기 여드름이 병발되었을 경우나, 아토피성 피부염 환자가 아니라도 건조한 피부이어서 여드름을 병발하는 경우 등에는 특히 주의를 요한다. 시판되는 여드름치료약 중 유황이 함유된 로션도 이미 오래 전부터 여드름치료약으로 사용되어 왔고 FDA에서 인정하는 안전성과 유효한 성분으로서 3~10% 농도 정도가 허가되어 있지만[4], 각질박리작용이 있기 때문에 피부가 거칠어지는 경우가 있으므로 앞서 말한 환자가 사용할 경우에는 주의가 필요하다. 살리실산도 0.5~2% 정도가 FDA의 허가를 받았는데[5], 1~5%는 각질박리작용, 살균작용이 있어서 효과가 불충분한 경우도 많다. 또한 이부프로펜피코나졸을 함유한 것은 간혹 접촉성 피부염을 병발하기도 한다. 따라서 여드름 환자들에게 시판되고 있는 여드름치료약은 손쉽게 구할 수 있어서 매력적이긴 하지만 사용시에는 주의가 필요하다.

서양에서는 여드름이 생기면 제일 먼저 약국에 가서 벤조일퍼옥시드를 산다고 말할 정도로 자유롭게 시판 여드름용 치료약을 구입할 수 있다. 일

표 1. 여드름용 치료약 일람(一覽) (일본, OTC약)

상품명	제조업체	성분	
핀플릿 N 연고(의) 핀플릿 약용 클린팩(외) 핀플릿 세안폼(외) 핀플릿 오일 컨트롤러(외) 핀플릿 비누(외)	資生堂	유황 레졸신 산화아연 글리칠리틴산	4.0% 2.0% 2.0% 0.3%
안나잘베S(의) 18g	에스에스제약	유황 레졸신 글리칠리틴산	3.0% 2.0% 0.3%
클리어라실 S2(레귤러) (의) 18g 클리어라실 H2(피부색 타입)(의) 18g 클리어라실 약용 비누(외) 70g	P&G	레졸신 유황 트리클로로아세트산 향료	2.0% 3.0%
에스카멜(의) 15g	사토제약	레졸신 유황	2.0% 8.0%
비프나이트(의) 18g	小林제약	이소프로필메틸페놀 유황 글리칠리틴산	1.5% 3.0% 0.3%
프레싱크림(의) 15g	久光제약	이부프로펜피코놀	3.0%
페어아크네(의) 12g	中外제약	이부프로펜피코놀	3.0%
다이와쿰멜씨액(의) 80ml	大和제약	유황 dl-캠퍼 호모설파민	5.0% 0.3% 0.3%
아크네펠(의)	佐藤제약	살리실산 에탄올	0.5% 22.84%

(의):의약품, (외):의약부외품.

(문헌 2)에서 인용

본에 비해 서양이 더 여드름환자수나 심한 증상을 가진 환자가 많다는 의미일 수도 있으며 규칙도 그다지 엄격하지 않기 때문일 것이다. 일본에서는 여드름을 사춘기에 일시적으로 생기는 것으로 여기고, 병이라고 생각하지 않는 환자도 많은데다가, 손쉽게 구입할 수 있는 시판 여드름치료약으로 해결되는 경우가 많긴 하다. 하지만 난치성인 경우도 적지 않고 앞서 말한 것처럼 피부염이 함께 발생되는 경우도 있으므로 피부과의사를 찾아가는 것이 좋을 것으로 생각한다. 이에 대해 피부과의사는 세안제나 화장품을 포함한 시판 여드름치료약에 의한 스킨케어 제품 선택과 적절한 사용법을 지도하고, 좀더 나아가서 여드름치료약을 사용한 효과적인 치료를 하는 것이 바람직하다. 그런 의미에서 여드름 치료는 스킨케어 제품에 대해서도 잘 숙지하고 증상에 따라서도 자세한 지도를 해야 하기 때문에 결코 쉽지 않은 피부질환 중 하나라 할 수 있다.

□ 참고문헌

1) 森　福義：Fragrance J 22：17，1985
2) 檜垣修一ほか：にきび．皮膚科診療プラクティス 5．スキンケアの実際，宮地良樹ほか編，文光堂，p 100-109，1999
3) 西嶋攝子：新しい治療薬への期待，にきび up date．Derma 49：59，2001
4) 中山靖久：Fragrance J 74：25，1994
5) Mills, OH et al：Am Acad Dermatol Meeting, 1979

Topics

에스테틱에서의 치료 현황

서론

현재 일본에서의 에스테틱 업종은 1985년경부터 급속히 증가되어 왔다. 또한 시술자의 신분이나 기능에 관한 규정이 없기 때문에 숙련도에 차이가 있어서 위해(危害) 트러블이 늘어나고 있는 것으로 알려져 있다. 실제로 국민생활센터에 보고된 바에 따르면 2002년 에스테틱에 관한 부작용상담은 총 601건 중 반 이상이 피부장해였다고 한다. 이러한 상황에서 여드름에 대한 에스테틱에서의 스킨케어 현실을 살펴보기로 한다.

■ 에스테틱에서의 시술 종류

최근 에스테틱에서의 시술 종류는 마사지뿐만 아니라 각종 기기를 도입하여 다양화되고 있는 추세이다. 2003년 일본후생노동성 건강과학종합연구사업에서 시행한 '에스테션 지식에 대한 앙케이트' 조사에 따르면, 시행하고 있는 시술의 종류는 표 1에 나타낸 바와 같은 결과를 얻었다(유효 응답수 924명). 표 1을 보면 핸드마사지에 의한 얼굴부위 스킨케어가 주류이긴 하지만, 케미컬 필링, 레이저 등을 이용한 제모치료, 포토페이셜(photofacial) 등의 새로운 시술도 많이 짜여져 있는 것이 특징이다. 또한 주름이나 점을 제거하는 등 의료행위라고 볼 수 있는 것까지 포함되어 있었다.

표 1. 현재 피부관리실에서 제공하고 있는 영업종목(복수응답)

항목	응답 수
• 페이셜 케어	857명
• 바디 케어(문신 포함)	613명
• 왁스제모	488명
• 속눈썹 파마	353명
• 전기제모	193명
• 케미컬필링	150명
• 문신 제거	120명
• 아트 메이크업	88명
• 포토 페이셜	49명
• 사마귀 제거	23명

■ 여드름에 대한 시술에는 어떤 것이 있는가?

현재 여드름에 대한 케어로 하고 있는 주된 시술을 표 2에 나타냈다. 우선 기본적인 것은 얼굴부위 마사지인데, 지금도 주류를 이루고 있는 것이라 생각된다. 기본적 순서는 탈지(脫脂), 흡인, 마사지이며, 여기에 비타민 C 이온 도입을 조합시킨 것이 많다. 하지만 최근 경향을 보면 화장품과 핸드마사지 조합에 의한 작용이 완화된 각질제거(필

표 2. 에스테틱에서의 여드름시술예

(1) 기본적인 핸드 마사지
① 탈지팩
② 스팀+흡인
③ 림프액 배출
④ 비타민 C 이온 도입
⑤ 진정팩
⑥ 마무리

(2) 기타 치료
① 레이저치료
② 광선치료
IPL, 클리어터치
NTK(트리플광선)
③ 케미컬 필링
ODT 레티놀
④ 석고 · 온감(溫感)마스크
⑤ 모공 전기세정(洗淨)

링)에서 사용약제의 약리효과만을 이용한 핸드마사지를 제외한 케미컬 필링으로 내용이 변화되고 있다. 또한 주름케어뿐만 아니라 여드름 케어로 레이저, 포토페이셜 등도 많이 시행되고 있었다.

■ 에스테틱에서의 케미컬 필링 현황

2001년 일본후생노동성의 건강과학종합연구사업 중 '소비자 피해가 늘고 있는 케미컬 필링의 사용용재(用材)에 대해서' 라는 주제로 안정성에 대한 확인을 시행하였다. 우선 에스테틱에서 사용하고 있는 필링약제 31품목의 성분 분석과 함께 성인 여성 60명을 대상으로 임상시험을 하여 약제의 안정성과 자극성을 검토했다. 약제 중에는 높은농도, 낮은pH인 것도 함유되어 있었는데, 임상시험에서는 2001년 3월에 재단법인 일본에스테틱연구재단이 발표한 가이드라인(pH3.0 이상, 글리콜산 10% 이하)의 범위인 경우에는 특수한 예를 제외하고 안정성이 확보된 것으로 판단되었다. 하지만 현실적으로 보면 가이드라인을 바탕으로 한 약제만 사용되고 있는 것은 아니며, 시술자의 숙련도가 떨어지는 점도 있어서 전혀 부작용이 없어진 것은 아니다.

Memo 미국의 경우 소비자용 제품의 자주적인 규제값

- AHA(알파히드록시산)에 속하는 산(글리콜산(glycolic acid), 젖산(lactic acid), 사과산(malic acid)) 용액을 피부에 도포하는 경우, 미국의 케미컬필링 약제의 사용기준은, AHA 농도를 화장품의 경우 [10.0% 미만, pH3.5 이상], 숙련된 기술자(에스테틱)의 경우 [30.0% 미만, pH3.0 이상], 의사의 경우 [30.0% 이상, pH3.0 이하]이다. (미국화장품업계단체, 화장품성분조사위원회 CIR 보고)
- TCA(트리클로로아세트산) 필링, 페놀(phenol)필링 등은 의료기관에서만 실시된다.

■ 그 밖의 여드름 케어

최근 레이저, 포토페이셜 등이 여드름 케어로 사용되면서 의료기관에서와 같은 것이 사용되고 있는 경우가 있다. 케미컬필링 약제처럼 가이드라인이 명확하게 되어 있지 않기 때문에 암암리에 여러 기계가 일반에 유통되고 있는 것으로 보인다. 이들 기기를 사용한 케어에 의한 트러블도 최근 보고되고 있어서 시급한 검토가 필요한 상태이다.

정리

에스테틱이 여드름 케어 중 하나로 주목되고 있는 점에서도 이해할 수 있듯이, 피부표면을 아름답게 하거나 릴렉세이션을 목적으로 사용되던 것이 새로운 화장품의 기교와 잦은 기기도입에 의해

화장품이나 기기에 대한 지식도 불충분한 상태에서 시술을 제공하고 있는 것이 현실이다. 앞으로 에스테틱 종사자의 양성교육이나 제도에 수정이 필요한 만큼 이러한 사항에 대해 충분히 검토되어야 할 것이다. 또한 의료행위자 측에서도 에스테틱의 최신 현황을 이해하여 그에 따른 트러블에 대응해나갈 필요가 있다. 또한 경쟁이 될 만한 시술에 관해서는 의료기관만의 차별화가 중요하며, 치료의 유효성과 환자에 대한 이해가 반드시 필요할 것으로 고려된다.

□ 참고문헌

エステティックサロンにおける身体危害の防止に関する調査研究(厚生労働科学研究費補助金)平成 15 年度
主任研究員　大原国章
分担研究員　戸佐眞弓，山下理絵

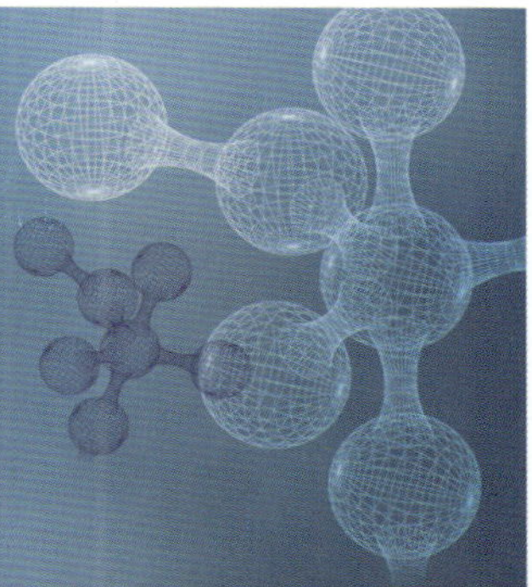

2 환자에게 여드름을 설명한다

¤ 이해를 위한 Essence

- 여드름은 얼굴, 등, 가슴 등의 모낭이나 피지샘(sebaceous gland)이 염증을 일으킨 상태
- 주된 원인은 피지의 과잉분비, 모공 폐색, 여드름균의 증식 등이다.
- 여드름이 악화되면 흉터를 남긴다.
- 치료는 증상 정도에 따라 균의 증식을 억제하거나 염증을 완화하는 내복약 및 외용제를 사용한다.
- 흉터에 대해서는 레이저 치료 등을 한다.

I. 성호르몬이 늘어나면 지성피부가 된다

여드름은 지성피부를 가진 사람에게 생기기 쉽다. 피부의 기름기는 모공에 붙어 있는 피지샘에서 만들어진다. 피지샘에서 생긴 기름은 모공을 통해 피부 표면으로 분비되는데, 이를 피지(皮脂, sebum)라고 한다. 얼굴, 가슴, 등의 피지샘은 크고 수도 많다. 팔이나 다리 등의 부위에는 그 수가 적다. 따라서 얼굴, 가슴, 등에 기름기가 많은 것은 피지의 양이 많기 때문이다.

피지의 양은 신체 부위에 따른 차이 외에 성, 연령, 계절, 피부의 습도에 따라서도 다르다. 피지샘은 일반적으로 남성이 여성보다 크고 피지의 양도 많다. 연령에 따라서는 신생아기와 사춘기에 분비가 왕성하다. 그 이유는 성호르몬, 특히 남성호르몬이 관계되어 있기 때문이다. 이들 호르몬은 피지샘을 커지게 하여 피지의 분비를 늘린다. 남성호르몬은 남녀 모두 가지고 있다.

신생아의 경우는 엄마에게서 유래된 남성호르몬의 영향과 태생후기에 시작되는 일과성 호르몬

(테스토스테론)이 과잉분비 되면서 신생아 피지샘의 과잉발육 · 피지샘분비 항진이 배경이 된다고 여겨진다. 사춘기에는 성호르몬의 분비가 왕성해지기 때문에 피지샘의 활동이 활발해지며 피지의 분비량도 늘어난다. 지성피부일수록 여드름이 생기기 쉬워진다.

II. 여드름은 모공의 병

지성피부라도 세안을 잘하면 특별히 나빠지지는 않지만, 사춘기에는 모공, 피지샘에 큰 변화가 일어난다. 아래 것들이 여드름의 원인이 된다.

① 피지샘이 커진다. ② 모공의 각화가 눈에 띤다. ③ 여드름 균이 활약하게 된다. 사춘기에는 남성호르몬의 분비가 왕성해지기 때문에 피지샘이 크게 발달하고 피지를 많이 만들게 된다. 따라서 모공에서 피지의 배출이 어려워지면서 모공에 피지가 고인다. 특히 얼굴, 가슴, 등과 같은 피지샘이 많은 부위에는 이러한 현상이 두드러진다. 이와 함께 모공 출구(出口)의 각화가 진행되어 모공이 막히게 된다. 여드름 표면에 흰색이나 검은색의 심과 같은 것을 볼 수 있는데, 이것이 모공을 막고 있는 것으로 comedo라고 한다. 따라서 피지의 배출이 원활하지 못해 모공에 점점 피지가 쌓이게 된다.

모공에는 여드름 균을 중심으로 여러 가지 세균이 항상 살고 있는데, 이를 상재균이라 부른다. 상재균은 특별한 경우 외에는 병을 일으킬 힘이 없으며, 균 자체가 가지고 있는 효소의 작용으로 피지를 분비하여 유리지방산을 만든다. 하지만 피지가 고인 상태에서는 이러한 상재균이 필요 이상으로 증가하여 만들어 내는 유리지방산도 많아진다. 다량으로 고인 피지와 유리지방산 때문에 모공이 파괴되고, 안에 있던 내용물이 주위의 진피 내로 흘러나온다. 상재균이나 유리지방산은 강한 염증을 일으키고 점차 화농되어 간다. 그 결과 여드름이 붉어지거나 pus가 되기도 한다. 염증이 심해지면 작게 패이는 흔적을 남기게 된다.

여성의 경우 황체호르몬의 증가가 피지샘을 자극하여 피지의 분비가 항진되기 때문에 생리 전에 여드름이 악화되는 사람이 있다.

III. 사춘기가 아닌데도 생기는 여드름

여드름은 피지분비의 증가, 모공의 각화항진, 여드름 균의 활약이 원인이 되어 생긴다. 신생아의 경우는 엄마에게서 받은 성호르몬의 영향으로 일시적으로 여드름이 되는 경우도 있다. 유성(油性) 화장품을 자주 사용하면 모공이 막히게 되고 comedo가 생긴 상태가 되어 여드름이 생긴다. 부신피질 스테로이드는 피지샘의 활동을 활발하게 하기 때문에 치료 목적을 위해 오랫동안 내복하는 경우나, 간혹 이 호르몬을 생산하는 종양이 있을 때 여드름이 눈에 띄는 경우가 있다.

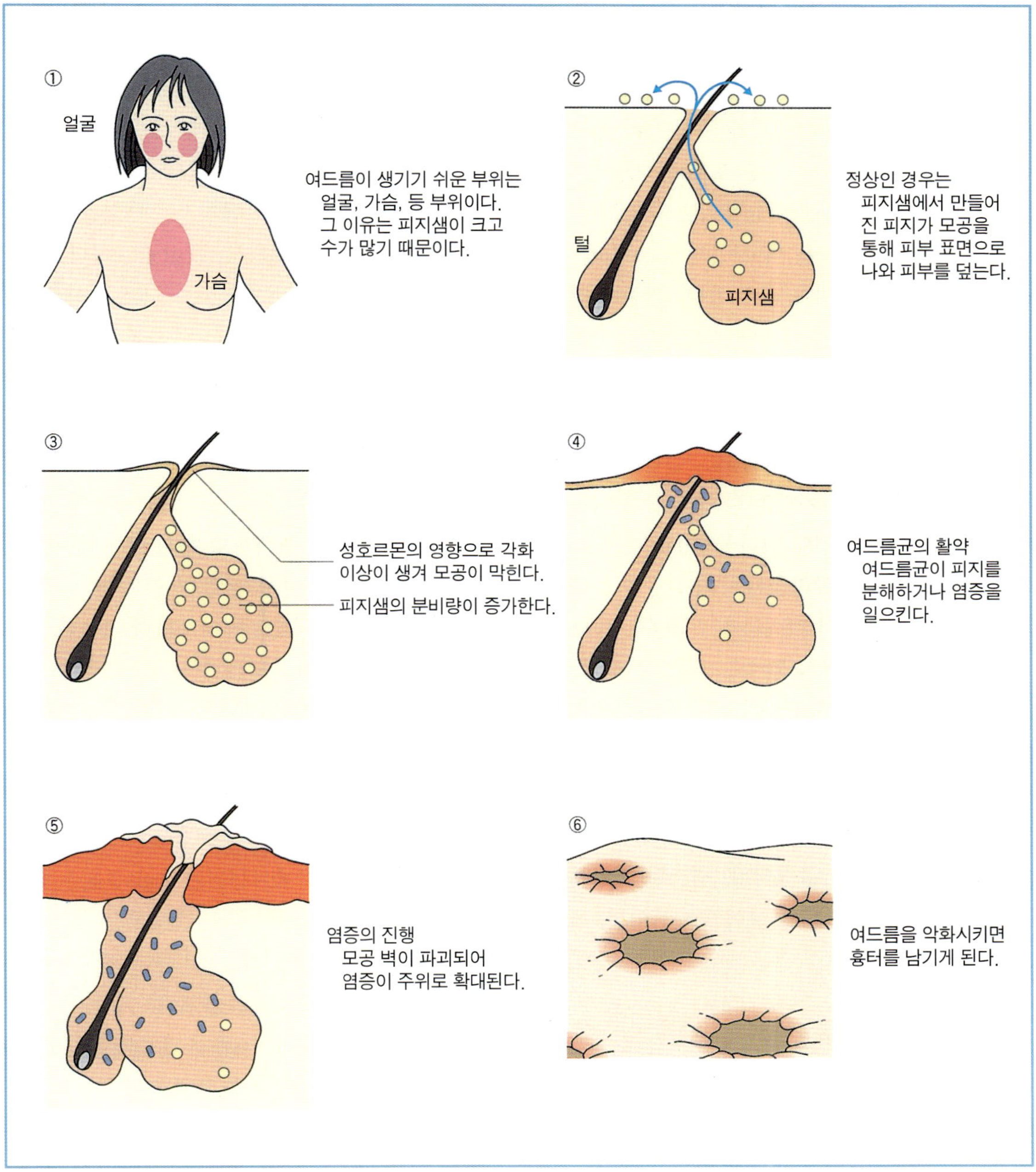

그림 1. 여드름이 생기기 쉬운 부위

IV. 여드름 치료

가벼운 여드름은 스킨케어를 중심으로 한 국소치료를, 중등증(中等症)~중증(重症)인 경우는 국소요법과 함께 약물내복 치료법으로 치료한다.

국소 치료로는 모공을 막고 있는 comedo를 압출하여 피지를 내보내기 쉽게 한다. 염증이 심한 경우에는 테트라사이클린계나 매크로라이드계 항생제를 내복하는 방법과 nadifloxacin, 클린다마이신과 같은 항생제를 외용하는 방법이 있다. 증상이 가벼울 경우에는 비타민제(B_2, B_6)를 내복하거나 유황제제를 외용하기도 한다. 호르몬제제나 한방약을 병용하는 경우도 있다. 케미컬 필링도 효과적인 치료법으로, 글리콜산 등의 산을 이용하여 피부의 가장 바깥층인 각질층을 박리하는 방법이며, 시술에 의해 모공의 막힘을 제거할 수 있다. 사용하는 약제의 종류와 농도, pH, 시술시간 등의 설정은 피부성질에 따라 그 효과가 다르게 나타난다.

일상생활에서는 잠을 충분히 자고, 스트레스를 받지 않도록 하며, 폭식이나 폭음을 피하고 규칙적인 생활을 하는 것이 중요하다. 평소의 스킨케어는 세안, 화장, 헤어스타일 등이 포인트이며, 세안은 화장을 깨끗이 닦아낸 후에 한다. 여드름에 신경이 쓰여 손으로 만지거나 짜거나 하는 것은 오히려 염증을 악화시키게 되므로 직접 손으로 만지지 않도록 하는 것이 중요하다. 예방으로는 여드름이 생긴 부분을 잘 씻고 잘 닦아내는 것이다. 항상 피부를 청결하게 유지하고 규칙적인 생활을 하도록 노력하며 끈기있게 치료하는 것이 중요하다.

V. 여드름과 유사한 딸기코

여드름과 유사한 것으로 중고년층에서 볼 수 있는 질환이다. 얼굴 중에서도 특히 볼이 붉어지거나 모세혈관이 비쳐서 떠있는 것처럼 보인다. comedo는 보이지 않는다. 아토피성 피부염 등과 같은 질환에서 치료 목적으로 부신피질호르몬제를 계속 바르면 원래의 질환은 좋아질지 몰라도 딸기코같은 상태가 되는 경우가 있다. 이러한 경우는 외용제를 중지해야 한다.

〈One Point Advice〉

음식이 여드름과 관련이 있는가?

■ 서론

'초콜릿이나 땅콩 같은 것을 많이 먹으면 여드름이 악화된다'는 말을 자주 듣게 되는데, 이는 환자 자신이 경험적으로 느끼는 것이라 생각한다. 대부분의 피부과의사들도 여드름 환자의 생활지도를 할 때 '단것이나 기름진 것은 피하십시요'라고 말하는 경우가 많을 것이다. 그런데 단것이나 기름진 음식이 여드름을 악화시키는 원인이 된다고 막연히 생각하고는 있지만, 정말로 이런 음식들이 악화 원인이 되는 것일까?

여드름은 다인자(多因子) 질환으로, 그 원인에는 ① 피지분비항진, ② 남성호르몬 등의 내분비적 인자, ③ 모낭누두부의 각화이상, ④ Propionibacterium acnes 등에 의한 세균성 인자 등이 관여하고 있다. 피지는 피지샘에서 유래하는 지질이 95%이며, 표피에서 유래하는 지질(피부표면지질)이 5%이다. 사람의 피지는 triglyceride, squalene, wax esters가 주요 성분이다(표 1)[1]. 트리글리세라이드는 혈중의 당질인 글루코스(glucose)를 이용하여 합성되고 디글리세라이드, 모노글리세라이드를 거쳐 글리세롤(glycerol)로까지 분해된다. 이 분해과정에서 유리지방산이 방출되며, 유리지방산은 모낭누두부 상피를 자극하여 과잉각화를 야기하며 comedo 형성에 관여하고 있는 것이다. Cunliffe 등은 정상인과 여드름 환자의 단위면적 · 단위 시간당 피지분비량에 뚜렷한 차이가 있으며 여드름의 중증도나 피지분비량과 상관관계가 있다고 보고하였다[2]. 또한 야마모토(山本) 등은 여드름 환자 중에서도 comedo만 있는 경증 환자와 papule이나 pustule이 혼재하는 중등도 환자의 이마 부위의 피지분비량을 같은 연령대의 대조자와 비교한 결과 경증 환자에게서는 차이를 보이지 않고 중등도 환자에서는 피지분

표 1. 20대의 이마 부위의 피지 조성(組成) (문헌 1)에서 인용)

분획	지질중량(%±SD)	
	남성	여성
왁스에스테르	45.3±12.5	35.9±9.1
트리글리세라이드	27.8±4.9	42.4±7.0
squalene	16.3±3.8	11.8±1.2
유리지방산	5.8±3.0	5.1±2.4
콜레스테롤에스테르	3.8±2.2	3.3±0.3
콜레스테롤	0.9±0.7	0.7±0.2

비량이 높다는 것을 나타내어 과잉분비된 피지는 Propionibacterium acnes와 연관되어 염증을 야기하는데 작용할 가능성이 있는 것으로 시사되었다[3].

피지의 주요성분 중 하나인 트리글리세라이드는 혈중 글루코스에서 합성되기 때문에 당분이 많고 칼로리가 높은 음식들은 피지분비를 증가시키는 것으로 생각된다. 다이어트 중이거나 채식주의자의 경우 여드름이 개선되는 것으로 보고 되어있다[4]. 당분이 많은 음식이 여드름을 악화시키는 것으로 알려져 있는데, 이를 명확하게 밝혀낸 문헌은 아직까지 없다. 또한 피지의 성분에 대해서는 Downing 등이 여드름 환자의 경우 피지의 필수지방산인 리놀레산이 뚜렷하게 감소되어 있다는 것을 보고하여, 피지의 리놀레산 감소가 여드름의 comedo 형성에 관여하고 있음을 시사했다[5].

■ 여드름에 좋지 않다고 여겨지는 음식들

일반적으로 초콜릿은 여드름을 악화시키는 대표적인 음식으로 알려져 있다. 초콜릿의 주성분은 카카오매스(cacao mass, 잘게 부순 카카오), 설탕, 분유, 카카오버터이다. 칼로리는 50g일 경우 약 270 kcal로 높다. 칼륨, 구리, 칼슘, 아연, 마그네슘 등의 미네랄과 비타민 B_1, 폴리페놀 등이 풍부하게 함유되어 있어 영양가는 높다. 해외의 문헌에서는 초콜릿과 여드름의 관련에 대해 보고한 내용을 많이 볼 수 있다. 1965년 Grant는 초콜릿을 너무 많이 먹으면 여드름이 악화된다고 생각하는 환자에게 며칠동안 초콜릿을 먹게 했지만 특별히 악화를 보이지는 않았다고 보고했다[6]. 또한 1969년 Fulton 등은 사춘기

표 2. 각종 비타민을 많이 포함한 식품

	작용	식품
비타민 A	피부, 점막 세포의 정상적인 분화를 촉진	장어, 소 · 돼지의 간, 불똥꼴뚜기, 난황(卵黃), 갯장어, 버터, 녹황색채소, 김
비타민 B_1	당질대사에 관여. 섭취한 당질을 에너지로 효율적으로 바꿈	배아, 탈지대두, 피마자씨, 참깨, 낙화생(落花生), 김, 돼지고기
비타민 B_2	보조효소로 작용하여, 섭취한 지질을 에너지로 효율적으로 바꿈	소 · 돼지의 간, 우유, 계란, 배아, 아몬드, 김, 말린 버섯
비타민 B_6	보조효소로 작용하여, 아미노산, 단백질 대사에 관여	피스타치오, 피마자씨, 참치, 닭고기, 김, 소 · 돼지의 간
비타민 C	콜라겐 생성에 관여, 멜라닌 생성을 억제. 활성산소의 작용을 억제하는 항산화작용이 있음	과일, 녹황색채소, 김, 새싹, 풋콩, 녹차
비타민 E	항산화작용이 있음	아몬드, 낙화생, 고구마, 완두, 파슬리, 아스파라거스, 시금치, 브로콜리, 계란

남녀들에게 시판되고 있는 밀크초콜릿보다 10배 이상의 초콜릿을 포함한 초코바와, 초콜릿을 전혀 포함하지 않은 가짜 초콜릿을 무작위로 섭취하게 했는데, 여드름의 상태에 변화가 없었다고 보고했다[7]. 초콜릿이 직접 여드름을 악화시킨다는 근거는 없으며, 초콜릿뿐만 아니라 단것이나 칼로리 높은 음식을 너무 많이 먹었을 때 당분이나 지방분의 섭취가 과다해져서 여드름이 악화되는 환자는 있을 것이다.

그 외 알코올음료는 일반적으로 염증을 악화시키기 때문에 염증성 여드름이 악화될 가능성이 있는 것으로 생각된다. 또한 해조류나 조개, 갑각류에 많이 포함된 할로겐(요오드(iodine), 브롬(bromine)은 여드름모양 피부발진을 일으킨다. 요오드를 경구투여해도 피지분비량이나 그 성분에 변화를 보이지 않았다. Hitch는 식탁소금에 포함되는 정도의 소량의 요오드는 여드름을 악화시키지 않는다고 한다[8].

결론적으로 음식이 여드름을 악화시킨다는 확실한 의학적인 근거는 없다.

■ 여드름 환자에 대한 식사지도

기본적으로는 비타민이 풍부한 녹황색 채소나 콩류 등을 먹고, 변비를 예방하기 위해 식물섬유를 섭취하는 등 영양 잡힌 식사를 하도록 노력한다. 과자나 단 것은 금지할 필요는 없지만 너무 많이 먹지는 않도록 한다. 비타민은 아주 적은 양으로도 물질대사를 정상화하여 생명 유지에 없어서는 안 될 요소이다. 단, 체내에서 합성할 수 없으므로 외부에서 섭취해야 한다. 비타민은 피부와도 큰 관련이 있다(표 2). 그 외 미네랄 중에도 아연이 여드름과 관련이 있다고 한다. 아연(zinc)은 핵산및 단백질 합성, 미각기능, 면역기능, 당질 · 지질 · 단백질, 뼈의 대사촉진기능이 있으며, 굴, 육류, 소맥배아, 땅콩 등에 많이 포함되어 있다. Baer 등은 저아연식(亞鉛食)에 의해 여드름이 악화된다는 내용을 보고했다[9]. 또한 Michaelsson 등은 심한 pustule을 형성한 여드름이 아연 투여에 의해 좋아졌으며, 또한 매우 심한 여드름을 보이는 소년이 정상인 소년에 비해 혈중아연농도가 낮았다고 보고했다[4].

▫ 참고문헌

1) 渡辺力夫：脂腺の機能と病態への関与. 最新皮膚科学大系 19. 皮膚の発生・機能と病態, 玉置邦彦編, 中山書店, 東京, 259-265, 2004
2) Cunliffe, WJ et al : Pathogenesis of acne. Lancet vol. 1, 685-687, 1969
3) 伊藤雅章ほか：脂腺の構造と機能. 皮膚臨床 38 : 853-862, 1996
4) Gerd, M : Diet and acne. Nutrition Reviews 39 : 104-106, 1981
5) Downing, DT et al : Essential fatty acids and acne. J Am Acad Dermatol 14 : 221-225, 1986
6) Grant, JD et al : Chocolate as a cause of acne : A dissenting view. Missouri Medicine 62 : 459-460, 1965
7) Fulton, JE et al : Effect of chocolate on acne vulgaris. JAMA 210 : 2071-2074, 1969
8) Hitch, JM et al : Adolescent acne-dietary iodine. Arch Derm 84 : 898-911, 1961
9) Baer, MT et al : Acne in zinc deficiency. Arch Derm 114 : 1093, 1978

〈One Point Advice〉

수면부족이 여드름을 악화시키는가?

¤ 이해를 위한 Essence

- 수면부족과 여드름 악화에 관한 조사는 적은 편이며, 수면부족이 여드름 악화의 원인이라는 근거는 없다.

■ 서론

수면부족이 여드름을 악화시킨다는 간단해 보이는 듯 하면서도 어려운 제목을 받고 솔직히 이 물음에 어떻게 답할 것인지 난감해 했다. 다만 이번 기회에 여드름 환자를 대할 때 어떻게 치료해 나가면 좋을지에 대한 내용을 포함하여 개인적인 의견을 말하고 싶다.

■ 여드름과 수면시간에 관한 조사

우선 여드름과 수면시간에 관한 조사결과를 소개하겠다. 나카무라(中村), 스즈가모(鈴鴨)는 약 200명의 여드름환자를 대상으로 경증, 중등증, 중증으로 나누어 수면시간과 증상의 중증도 사이에 어떤 상관관계가 있는지 조사했다(나카무라, 스즈가모, 미발표 데이터). 그 결과 모든 그룹의 평균수면시간이 6.4시간이었으며 그룹 간에 차이를 보이지 않았다. 단, 이 조사는 '여드름이 중증인 사람은 경증인 사람보다 수면시간이 적은지 아닌지' 에 관한 질문에 Yes나 No라고 답하는 것이며, '악화시 수면시간이 짧았는가?' 라는 질문에 답하는 것은 아니었다. 만일 수면시간과 여드름 악화의 관련을 조사하거나, 또는 증상이 심해졌을 때 여드름이 악화되기 쉽다는 결과를 얻었더라도 그것이 수면부족 때문이라고는 결론짓지 않았다. 애당초 수면시간이 부족하다는 것은 정신적으로 스트레스가 있거나 일이 바쁘거나 충분한 식사를 취하지 못했거나 하는 등의 여러 가지 인자가 겹쳐 있으며, 그 중 어느 것이 악화인자가 되었는지는 알 수 없기 때문이다.

또한 대학생을 대상으로 한 앙케이트 조사에서 시험기간과 시험기간이 아닌 경우를 비교하여 시험기간중에 여드름이 심해졌다는 데이터가 나와 있었다[1]. 이 보고에서는 시험기간중에 수면시간이 짧아진 것이 악화와 관련이 있을 수도 있다고 생각하여 조사했지만, 그보다는 정신적 스트레스 등의 다른 요인도 많았던 것으로 판단되었다.

■ 여드름의 종류에 따라 생활지도(指導)를 바꾼다

매우 사적인 분류이긴 하지만, 필자가 일상 진료에서 접하는 증례의 대부분은 다음과 같은 세 종류이다. 필자는 이들 세가지 타입 중 어느 것에 해당되는지에 따라 그에 적절한 대응과 생활지도를 해나간다.

■ 사춘기의 여드름

사춘기가 되면 안드로겐 분비가 항진되기 때문에 안드로겐에 의한 피지샘 증대, 피지 분비의 항진을 초래한다. 모낭 내에 피지가 가득하기 때문에 하얀색comedo(폐쇄 comedo), 검은색comedo(개방comedo)를 형성하며, 여기에 P. acnes가 관여하여 염증성 변화(papule, pustule)가 더해진다. 즉 이 시기에는 수면시간의 길이보다는 개체에 따른 안드로겐 분비량의 차이가 여드름 형성에 더 관여하는 것으로 여겨지며, 충분한 수면을 취했더라도 여드름이 갑자기 발생하는 경우가 있다. 수면시간을 지도하기 보다는 세안이나 적절한 약제사용을 지도하는 것이 더 나을 것으로 생각한다.

■ 화장품에 의한 여드름

다소 부끄럽긴 하지만 오래전 필자의 경험을 잠깐 소개하겠다. 대학시절 때 아는 분의 권유로 얼굴에 사용하는 마사지크림 하나를 산 적이 있다. 갑자기 너무 많이 쓴 것이 원인이기도 하겠지만, 하룻밤 사이에 얼굴 가득히 여드름이 생긴 것이다. 지금 생각하면 크림의 기름 성분에 의해 모낭이 폐색된 데다가, 아무렇게나 마사지를 해서 염증성 병변을 일으킨 것으로 생각된다. 무슨 일이든 지나침이 부족함보다 못하다는 것을 절실히 느꼈다.

사춘기를 지난 여성 여드름환자를 보고 있으면 화장품이 여드름의 악화인자가 된 것이 아닐까 하고 생각되는 경우가 있다. 이런 경우는 턱밑, 소위 말하는 페이스라인을 따라 여드름이 생긴 것을 많이 볼 수 있다. 그리고 귀 앞부분이나 이마의 머리카락이 나는 부위 등에 세안을 할 때 충분히 닦아내지 못하는 부위에서 자주 볼 수 있다. 이런 경우의 환자들을 보면 대다수가 중학생 시절에는 여드름 같은 게 하나도 없었다고 말하는 경우가 많다. 아마도 원래는 여드름이 되기 쉬운 체질이 아니었을 것으로 여겨진다. 이런 여성 환자들에게는 '얼굴을 자주 씻으세요. 특히 턱 부분과 머리카락이 자라나는 이마 부위를 닦을 때 비눗기가 남지 않도록 하세요. 클렌징으로 화장을 닦아내고 다시 한번 비누로 닦아내는 것이 좋습니다' 라고 말한다.

그런데 요즘 나오는 클렌징크림들을 보면 '촉촉하게 닦아준다는 것을 광고문구로 쓰는 경우가 많은데, 이는 거꾸로 생각하면 더러움을 깨끗하게 닦아내지 못한다는 말이 된다. 지나친 건조는 피부에 좋지 않으며, 따라서 탈지력(脫脂力)이 강한 비누는 피부의 적이 된다는 이미지를 노린 것으로 생각된다. 더러움은 확실히 제거하면서 적절한 보습을 가해준다는 의미일 것이다. 화장품을 충분히 닦아내지 않은 상태에서 다음날 아침에 또 화장을 하게 되는 일을 반복하면 결과적으로 모낭이 막혀서 여드름이 생기게 된다.

잠깐 다른 이야기를 하자면 '콜라겐이 배합된 세안크림' 이라는 것이 있다. 콜라겐을 진피에 주입하는 것은 가능할지 몰라도 피부에 콜라겐을 도포하여 진피에 넣는다는 것은 불가능하다. 게다가 바로 씻어낼 세안크림에 콜라겐이 들어있다 한들 무슨 의미가 있다는 것일까. 이것도 콜라겐=피부에 좋다는 발상에서 나온 선전용 문구라는 생각밖에 들지 않는다.

그런데 이 타입의 여드름에는 수면시간이 간접적으로 작용하고 있는 것 같다. 수면부족이 계속되면 여드름이 증가한다고 호소하는 사람이 많았다. 바빠서 제대로 세안을 하지 못할 수도 있으며, 수면부족에 의해 피부가 거칠어지고 그 결과 화장을 두껍게 했는지도 모른다. 그렇다면 이 타입의 경우는 적절히 수면을 취하고 피부를 쉬게 하라고 하며 세안시 화장을 잘 닦아내라고 지도하는 것도 하나의 방법이다.

■ cyst(낭종), 흉터를 만드는 여드름

이 타입의 여드름은 뭉친 여드름이라고 말할 수 있는데, 얼굴뿐만 아니라 등이나 가슴부위에 생기는 경우도 많으며, 만성농피증(pyoderma)을 합병하는 경우도 많아 일련의 관련 질환으로 보는 견해가 있다. 필자 역시 이러한 견해에 찬성하며 모낭피지샘계(pilosebaceous unit)의 각화이상이 이 타입의 여드름 발생에 크게 관여하는 것으로 생각한다. 수면부족은 이 타입의 여드름 중증도와 관련되어 있을 가능성이 낮다고 여겨지기 때문에 수면시간에 대해서 언급하는 것은 치료효과를 높이는데 도움이 되지 않는다. 아마도 환자 자신이 생활습관으로 인해 여드름이 되기 쉬운 체질이라는 것을 부인할 수 없는 경우가 많을 것이다. 생활상의 주의를 강조하면 환자의 스트레스만 더 늘어날 뿐이다.

■ 결론

필자는 '수면량이 부족하면 여드름이 늘어나므로 충분한 수면을 취하라' 는 획일적인 지도는 하지 않는다. 환자가 수면부족 때문에 여드름이 늘어날 수 있냐고 물었을 경우에는 그럴 수도 있을 것이라고 대답하는 정도이다. 바쁜 사람에게 수면시간을 충분히 취하라는 가능하지도 않은 말을 하면 스트레스를 주는 것밖에 되지 않기 때문이다. 만약 잠을 충분히 자면 좋아질 것이라고 말하는 의사가 있다면 대수롭지 않은 것이라고 여기는 환자도 있을 것이며, 같은 말을 걱정하지 않아도 된다고 받아들이는 사람도 있을 것이다. 상대가 필자의 말을 어떻게 받아들일지, 그리고 그것이 치료효과로 이어질지를 고려하여 환자의 치료에 맞도록 하는 것이다.

□ 참고문헌

1) Chiu, A et al : The response of skin disease to stress : changes in the severity of acne vulgaris as affected by examination stress. Arch Dermatol 139 : 897-900, 2003

〈One Point Advice〉

생리가 여드름을 악화시키는가?

■ 서론

성(性) 성숙기의 여성, 즉 사춘기가 끝나는 17~18세경부터 갱년기가 시작되는 43세경까지의 환자에게 여드름이 악화되는 계기에 대해 물었더니, 대부분 생리가 시작하기 전에 여드름이 심해진다고 답했다.

환자에게 질문표를 이용한 조사에서 이런 경향은 더욱 분명해졌으며, 일본에서도 하야시(林)등[1]의 조사에서 알 수 있듯이 의대생, 간호대생의 절반 이상이 생리와 여드름이 관련이 있으며 그 중 약 75%는 생리 전에 악화

Memo 생리주기와 성호르몬

뇌 하수체에서 분비되는 난포자극호르몬(FSH)의 작용에 의해 난소 내에서 난자를 품고 있는 난포(卵胞)가 발육한다. 발육된 난포는 난포호르몬(에스트로겐)을 분비한다. 난포가 성숙하여 에스트로겐 농도가 상승하면 자궁내막의 증식과 함께 하수체에서 황체화(黃體化)호르몬(LH)이 분비된다. LH는 단시간에 급격히 혈중농도를 높이며, 그 작용에 의해 배란이 일어난다.
배란 후 난소에 남은 난포는 황체가 되고 황체호르몬(progesterone)을 분비한다. progesterone은 증식한 자궁내막을 수정란이 착상하기 쉽도록 변화시킨다. 임신이 성립되지 않은 경우, 황체는 약 14일이면 퇴축되며 혈중 progesterone 농도도 그와 함께 저하된다. progesterone에 의해 유지되고 있던 자궁내막은 자궁벽에서 떨어지며 생리가 된다. 생리가 시작되어 난포호르몬과 황체호르몬이 적어지면 하수체에서 성선자극호르몬(특히 FSH)이 분비되어 새로이 다른 난포가 발육되기 시작해 다음 생리주기가 시작된다.
생리 시작부터 배란까지가 난포기(卵胞期, follicular phase), 배란부터 생리까지가 황체기(黃體期, luteal phase)이다. 여드름이 악화되는 생리가 시작되기 전은 황체기에 해당한다.

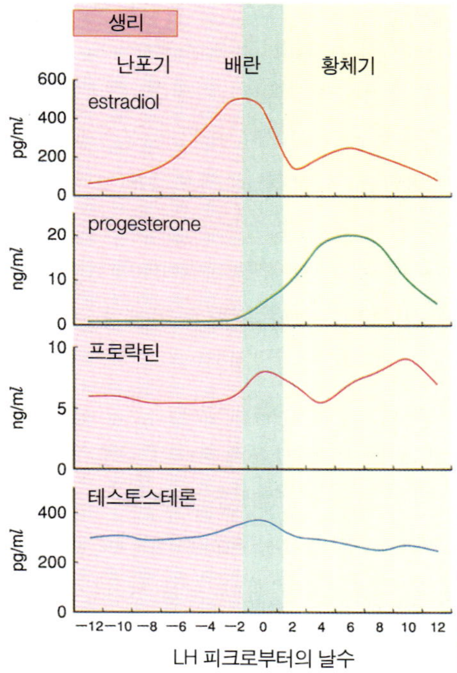

그림 1. 생리주기에서 혈중 성선계(性腺系) 호르몬 수치의 추이
(신여성의학대계 제5권, 산부인과검사진단법, 나카야마서점, 2001에서 인용, 수정)

된다고 대답했다. 여러 책들도 생리가 시작되기 약 1주일 전에 악화된다고 기재하고 있어, 생리주기와 여드름이 관계가 있는 것으로 생각된다.

■ 생리 전에 일어나는 신체적·정신적 변화

생리 전 여드름이 악화되면서 그와 동시에 많은 여성들이 몸 컨디션이 좋지 않음을 느끼게 되는데, 이를 생리전 증후군(PMS : premenstrual syndrome)이라 한다.

일본산부인과학회에서는 PMS를 생리 전 및 3~10일 전부터 시작되는 정신적 · 신체적 증상으로 생리시작과 함께 감퇴되거나 없어진다고 정의하고 있다. 가벼운 정도의 것을 포함하면 90% 이상의 여성이 생리가 시작되기 전에 몸 컨디션의 변화, 정신적 또는 기분의 변화를 느낀다는 조사보고도 있다.

이러한 증상의 주체가 정신적인 긴장이기 때문에 여드름에 악영향을 미친다는 것을 쉽게 짐작할 수 있다. 실제로 PMS의 증상 중 하나로 피부가 거칠어지거나, 여드름, 두드러기 등의 피부증상도 들 수 있다.

그런데 PMS는 자각증상이 주요 증상이기 때문에 객관적인 판단을 하기 어려운 것이 문제가 되고 있다. 여드름에 관해서도 생리 전에는 정신적인 변화가 있는데다가 여드름 때문에 안절부절 못하며 신경을 쓰는 시기일 수 있다. 앞서 언급한 질문표를 이용한 조사도 어디까지나 자각증상이기 때문에 객관적인 평가는 포함되어 있지 않다.

어쨌든 생리 전에 정말로 여드름이 악화되는지를 확인하기 위해서는 객관적인 판단이 필요하다.

■ 생리 전에 피부발진의 수가 증가한다.

여드름의 생리 전 악화에 관한 보고는, 지금까지는 질문표에 의한 조사결과가 주된 것이었지만, Lucky 등[2)]에 의해 난포기와 황체기의 피부발진 수를 비교 검토한 결과가 보고되었다. 건강하고 생리주기가 규칙적인 성 성숙기의 여성 25명을 대상으로 피부발진 수의 평균변화율을 측정한 것이다.

그 결과 염증성 피부발진, comedo의 평균 개수는 난포기보다 황체기에 더 뚜렷하게 증가된 것으로 나타났다. 이 보고에 의해 여드름의 생리 전 악화가 객관적으로 확인되었다.

■ 생리 전의 성호르몬 밸런스와 여드름

생리 이상과 여드름의 관계에서 잘 알려져 있는 것이 다낭포성난소증후군(PCO)이다. PCO는 배란 장해에 의해 난소 또는 부신(副腎)에서 안드로겐이 과잉생산됨으로써 여드름이나 다모증을 일으킨다. 이런 점에서 생리 전에 여드름이 악화되는 것도 혈중 안드로겐 농도의 상승이 관여하고 있을 것으로 생각된다.

그런데 생리 불순이 없는 성 성숙기 여성의 혈중 안드로겐양은 생리주기 내내 거의 일정하여 생리 전에 안드로겐이 증가하는 일은 없었다. 즉 생리 전의 여드름 악화는 혈중 안드로겐의 영향만으로는 설명할 수 없었다.

생리주기에서 보면 여드름이 악화되는 생리전 시기는 황체기 후반에 해당한다. 황체기는 배란 후부터 생리까지의 약 2주간이며, 이 시기에는 혈중 progesterone이 증가한다. 배란 전의 난포기에 비해 혈중농도가 10배 이상이 된다. progesterone의 주요 작용은 자궁내막의 발달을 촉진하며 기초체온을 상승시켜 임신을 유지시키는 것인데, 그 외에도 평활근의 감수성 저하와 중추에 대한 영향이 있다.

과거에는 일부 경구피임약에서 피지분비가 항진되고 여드름이 나타났기 때문에 progesterone이 여드름을 일으키는 것이라고 여기기도 했다. 하지만 지금은 이 제제에 안드로겐 활성이 강한 progesterone이 포함되어 있다는 것을 알았다.

최근 progesterone 수용체가 피지샘세포나 표피세포에 나타나는 것으로 보고 되었는데[3], 여드름을 악화시키는 작용은 아직까지 보고되어있지 않다.

한편, 황체기에는 에스트로겐이 저하된다. 에스트로겐은 간접적으로 남성호르몬을 억제하기 때문에 에스트로겐 저하에 의해 여드름이 악화되는 것으로 생각되고 있다.

■ 프로락틴(prolactin)과 여드름

한편 생리주기에 의해 크게 변동되지 않으며, 여드름에 관여할 가능성이 있는 것으로 알려진 것이 프로락틴이다. 프로락틴은 뇌하수체에서 분비되며, 젖 분비를 자극하여 성선기능을 억제하는 펩티드호르몬이다.

여드름과의 관련을 보여주는 것으로는 프로락틴 수용체가 피지샘이나 모낭에 존재한다는 것[4]과, 프로락틴 분비 억제작용을 가지는 bromocriptine을 투여함으로써 여드름이 좋아진다[5]라는 2가지 점을 들 수 있다.

아이자와(相澤) 등의 보고[6]에 따르면 프로락틴뿐만 아니라 하수체 전엽호르몬이 여드름의 병태에 관여할 가능성이 있는 것으로 지적되고 있다. 이 프로락틴의 혈중농도는 1일 변동이 심하고 생리 주기에 의한 변동은 작기 때문에 생리 전 여드름의 악화와 직접적으로 연관시키는 것은 어렵다.

■ 프로스타글란딘(prostaglandin)과 여드름

프로스타글란딘(PG)은 자궁내막에 많이 포함되어 있으며 생리 전부터 생리중까지 계속 증가한다. 생리주기와 관련된 PGs로는 배란, 황체의 퇴행과 관련된 PGE_2, 황체의 퇴축(退縮), 자궁 수축을 촉진하는 PGF_2가 대표적이다.

앞에서 설명한 PMS는 혈중 $PGF_{2\alpha}$가 높은 수치를 보이는 예가 있다는 점에서 PGs 과잉이 그 원인이라는 설이 있다. PMS 환자의 경우는 정상인에 비해 혈중 PGE가 황체기 중기에, thromboxane B2가 황체기 후기에 각각 증가한다는 보고도 있다[7]. 이러한 점에서 PMS 치료에 PG 합성저해약인 NSAIDs가 널리 이용되고 있다.

한편 여드름의 경우 PGE가 간접적으로 피지샘 세포를 자극하여 분화시킨다[8]는 점에서 PGs가 여드름 악화에 관련한다는 것도 생각할 수 있다.

■ 왜 생리 전에 여드름이 악화되는 것인가?

무슨 이유로 생리 전에 여드름이 악화되는 것인지는 아직까지 확실하게 밝혀지지 않았다. 앞서 설명한 PMS도 그 병의 원인에 대해서 다양한 설이 있다. '호르몬의 밸런스가 깨진 것인가?' 라고 의심해보기도 하지만, 실제로 환자의 혈중호르몬 농도는 정상인 경우가 많으며 단일호르몬의 이상으로는 설명이 불가능하다.

하지만 난포기(follicular phase)에는 볼 수 없으며 황체기(luteal phase)에 증상이 악화된다는 점에서 내분비환경 및 정신적 변화를 포함한 복합적인 병의 원인이 관여하는 것으로 생각할 수밖에 없다.

□ 참고문헌

1) 林　伸和ほか：本邦における尋常性痤瘡の患者アンケートによる疫学的調査成績. 日皮会誌 111：1347-1355, 2001
2) Lucky, AW：Quantitative documentation of a premenstrual flare of facial acne in adult women. Arch Dermatol 140：423-424, 2004
3) Pelletier, G et al：Localization of sex steroid receptor in human skin. Histol Histopathol 19：629-636, 2004
4) Choy, VJ et al：Distribution of prolactin receptor immunoreactivity in ovine skin and changes during the wool follicule growth cycle. J Endocrinol 155：265-275, 1997
5) Peserico, A et al：Bromocriptine treatment in patients with late onset acne and idiopathic hyperprolactinemia. Acta Derma Venereol 68：83-84, 1988
6) 相澤　浩ほか：痤瘡患者における LH-RH, TRH 負荷試験による視床下部ー下垂体機能の検討. 皮膚 41：5-8, 1999
7) Koshikawa, N et al：Prostaglandins and premenstrual syndrome. Prostaglandins Leukot. Essent Fatty Acids 45：33-36, 1992
8) Zouboulis, ChC et al：Sexual hormones utilize complex mechanisms to modulate sebocyte differentiation. Exp Dermatol 14：156, 2005

Topics

생활지도는 어떻게 하는가?

■ 여드름이 악화되는 원인은?

여드름은 사춘기~청년기에 있는 대부분의 남녀가 일상적으로 경험하는 피부병인데, 그 연령대를 대상으로 앙케이트 조사를 실시한 결과에 따르면, 여드름을 악화시키는 원인으로 수면부족, 스트레스, 불규칙한 식사가 많았다. 또한 피부를 자꾸 만지는 것도 여드름을 악화시킨다는 것을 알았다[1](그림 1). 이처럼 생활습관에 여드름을 악화시키는 원인이 있는 경우가 많으니 그 점을 환자 스스로 깨닫게 하여 개선시키도록 해야 한다.

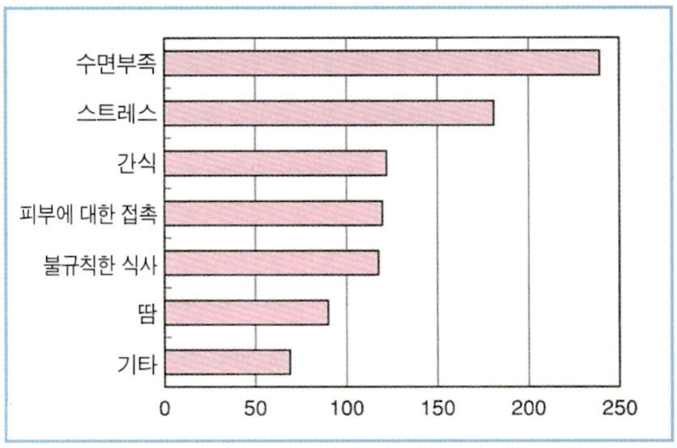

그림 1. 여드름의 악화요인(총 465명, 복수응답 가능)
(문헌 1)에서 수정인용)

■ 쾌식(快食), 쾌면(快眠), 쾌변(快便)

규칙적인 식사와 충분한 수면을 취하도록 지도한다. 변비와 여드름의 연관성에 대해 과학적으로 증명된 바는 없지만, 장속에 오랫동안 정체된 음식 분해물에서 생긴 유해물에 의해 여드름이 악화되는 것으로 생각된다. 또한 불규칙한 식습관은 변비를 일으키기 쉬우므로[2], 식사와 배변 조절을 잘 하는 것이 바람직하다.

■ 스트레스를 피한다

여기서는 심리적인 스트레스를 말한다. 스트레스와 여드름의 정도를 조사한 결과를 보면 시험기간중인 경우와 아닌 경우의 학생의 비교에서 시험기간중인 경우 스트레스가 많아지면 여드름도 더욱 악화된다는 보고가 있다[3](그림 2).

스트레스에 의한 여드름의 악화기전은 알려져 있지 않다. 스트레스에 의해 내분비기관이 자극을 받는데, 여성 여드름환자의 경우 시상하부-하수체-부신피질계의 기능조절 이상이 고안드로겐혈증을 일으키는 경우가 있으며[4], 스트레스에 의해 여드름이 악화되는 기전에 호르몬이 관여하고 있을 가능성이 시사되었다. 또한 피지샘소엽(小葉)

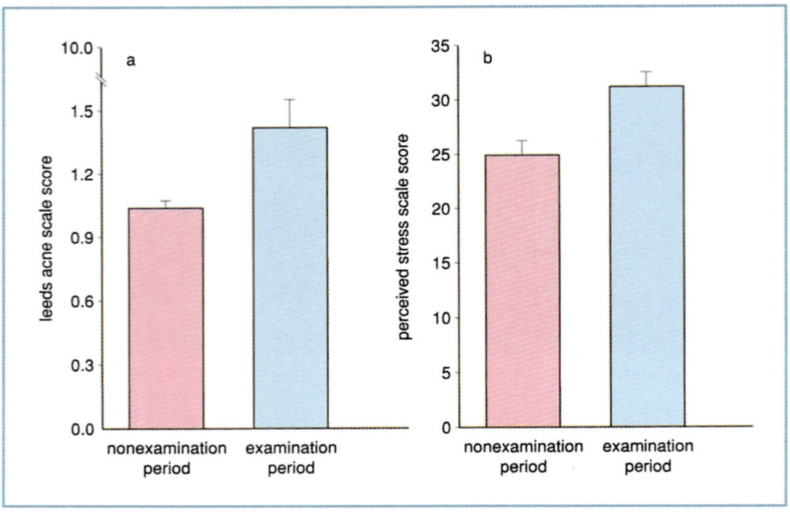

그림 2. 시험으로 인한 스트레스와 여드름의 변화
시험기간중에 스트레스가 늘어나면 여드름도 악화된다(문헌3)에서 인용).

에 근접하여 Substance P(SP) 포지티브 세포가 존재하며, SP가 피지샘세포의 증식과 분화를 촉진시킨다는 것과 SP의 자극에 의해 피지샘세포가 그 불활성화인자를 생산한다는 것이 보고 되었다[5]. 이와 같이 스트레스와 신경계인자가 개입된 여드름의 악화기전도 생각되어지고 있다.

■ 환경을 정리정돈한다.

고온다습한 환경이나 먼지 또는 기름이 많은 곳에서 일하는 경우 피부의 신진대사에 이상이 생기거나 모공이 막히기 쉬운 트러블이 일어나 여드름이 생기기 쉬우므로 주의한다.

■ 감추거나 만지작거리지 않는다.

여드름의 분포를 관찰해봐서 두발(앞머리를 내리거나 머리카락이 얼굴에 닿는)이나 옷으로 가려져 있는 곳에 집중된 경우는 그 자극이 여드름을 생기기 쉽게 만들기 때문에 환자에게 이를 지도하는 것이 중요하다. 실제로는 잘 알고 있으면서도 여드름을 감추기 위해 그렇게 하는 경우가 많다. 다른 사람들 눈에 띄는 것을 싫어하는 나이라는 것을 고려하여, 낮에는 어렵더라도 저녁에 집에 있는 동안은 머리를 올리는 등 환자의 입장에 서서 지도한다.

여드름을 만지거나 짜거나 하는 등의 행동도 대부분의 여드름환자에게서 습관적으로 볼 수 있으며[6], 또한 기벽적 scratch행동이 관계된 피부병을 보면 여드름환자가 아토피성 피부염 다음으로 많다는 보고가 있다[7]. 여드름이 신경쓰여서 자꾸 만지작거리긴 하지만 그런 행동은 좋지 못하다는 것도 이미 알고 있다. 그런 행동을 자주 하지 않는지 체크하고, 좋아지길 원한다면 손대지 말아야 한다는 것을 확실히 인식시킨다.

■ 결론

생활지도의 포인트를 표 1에 정리했다. 스트레스가 많은 현대사회이기도 하지만, 사춘기~청년기는 공부, 운동, 놀이를 하기 바쁜 세대이다. 몸의 성장에 따른 변화가 크며, 하루의 행동을 스스로 정하게 하면 생활의 리듬이 깨지기 쉽다. 어릴 때부터 계속해서 강조해야 하는 것이 '규칙적인 생활' 이며, 여드름을 낫게 하는 지름길이라는 것을 인식시키는 것이 중요하다.

표 1. 여드름의 생활지도

스킨케어	일상생활
• 세안 지도 • 유성화장품, 파운데이션 삼가 • 두발, 의복이 피부에 닿지 않도록 주의 • 피부를 자꾸 만지지 않는다.	• 수면을 충분히 취한다. • 균형 잡힌 식사를 한다. • 대변보기를 규칙적으로 한다. • 스트레스를 피한다. • 일상생활에서 땀, 먼지 등에 주의한다.

□ 참고문헌

1) 林　伸和ほか：本邦における尋常性痤瘡のアンケートによる疫学的調査成績．日皮会誌 111：1347-1355，2001
2) 西　基ほか：女子高校生の便秘に関与する因子．小児保健研究 61：520-524，2002
3) Annie, C et al : The response of skin disease to stress. Arch Dermatol 139 : 897-900, 2003
4) 佐藤優子ほか：思春期後発症の女性痤瘡患者における corticotropin-releasing hormone(CRH)試験による視床下部一下垂体系の機能異常．日皮会誌 112：377-383，2002
5) Toyoda, M et al : Sebaceous glands in acne patients express high levels of neutral endopeptidase. Exp Dermatol 11 : 241-247, 2002
6) 林　伸和ほか：痤瘡患者における掻破行動の実態調査．臨皮 56：387-391，2002
7) 小林美咲：嗜癖的掻破行動が関連する皮膚疾患．臨皮 55(5増)：25-29，2001

Topics

정신적인 면에서의 지도

■ 여드름과 스트레스

여드름의 발생과 악화에 스트레스가 관여한다는 것은 예전부터 지적되어 왔었다. 환자의 약 30%가 시험이나 취직 등의 생활상의 변화(life event)를 계기로 발생, 악화되며[1], 78%의 환자가 일상적 스트레스(daily hassles)가 증대되면서 여드름이 발생, 악화된다는 것을 자각하고 있다. 연령이 높을수록 스트레스의 영향을 강하게 의식하는 경우가 많다. 20세 미만인 경우는 학업과 관련된 스트레스가 많고, 성인인 경우는 업무로 인한 스트레스(과다한 업무, 장시간의 노동, 과중한 노동)가 많다. 이전에는 여드름을 사춘기 질환으로 여겨왔으나 대부분 외래에 오는 여드름환자의 평균연령은 24세이다. 약 70%가 성인이며 그 중 반은 성인 이후에 발생하고 있다.

■ 스트레스가 소파(搔爬,scratch)행동을 유발한다

불안이나 초조함, 졸음 등의 스트레스가 scratch 행동을 유발하는 경우가 있다. 이러한 scratch행동은 습관화되어 있어(기벽적 scratch행동[2]) 여러 가지 피부질환 발생과 악화에 관여하고 있다[3]. 기벽적 scratch행동은 양식을 따르기 때문에 특징적인 피부소견이 생기는 경우가 많아 진단할때에 유용하다. scratch 도구인 양손의 II~V손가락의 손톱이 닳아서 pearly nail이 되고, 손톱부분과 손가락관절 등쪽부위에 색소가 침착되거나 비후되어 있는 경우가 많다. 손에서 볼 수 있는 소견의 포인트는 제 I 손가락에는 거의 변화가 없다는 것이다. 또한 scratch의 호발부위인 얼굴과 목 부위에는 눈꺼풀의 색소침착, 내안각 아래의 비스듬한 주름, 눈썹바깥 1/3의 탈모, 목 위쪽부위의 긴 가로주름 등이 생기며, 귀 뒷부분에도 발적(發赤)이나 색소 침착을 보이는 경우가 많다.

■ 여드름과 기벽적(嗜癖的) scratch행동

기벽적 scratch행동이 관여하는 피부질환 중 가장 많은 것이 아토피성 피부염인데, 여드름은 그 다음으로 빈도가 높다. 이 두 가지가 합병된 경우도 약 18%나 보인다. 기벽적 scratch행동에 의한 피부소견의 특징은 원래 아토피성 피부염 특유의 증상이라 알려져 있는 것인데, 여드름환자에게서도 높은 비율로 보인다(그림 1). 여드름환자의 97%가 기벽적 scratch행동을 보인다. 여덟 곳의

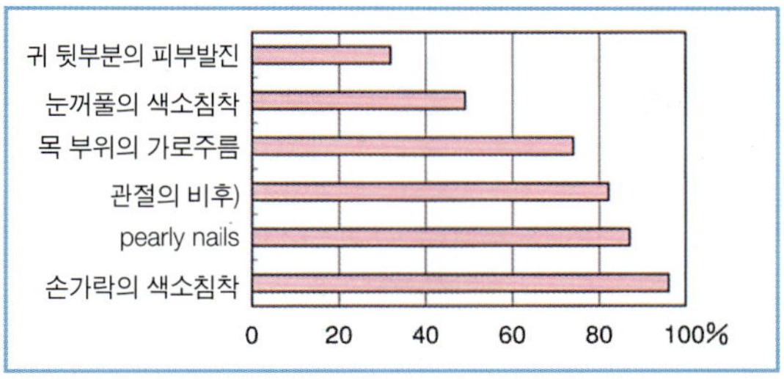

그림 1. 진단적 소견과 빈도

시설에서 여드름 환자의 scratch행동 실태조사[4]를 한 결과에서도 89.2%가 scratch행동을 보였다. 여드름 환자의 경우는 scratch행동에 대한 정신적 의존이 비교적 강하지 않은 경우가 많다.

■ scratch행동에 의한 임상소견의 특징

기벽적 scratch행동과 같은 피부에 대한 직접적인 기계적 자극은 comedo 형성의 원인이 되어 scratch행동의 호발부위에 여드름을 유발한다. 얼굴부위의 지루부위, 즉 T존이라 불리는 얼굴부위의 정중앙선 위에는 적으며 얼굴과 목 부위의 측면이나 특히 힘을 받기 쉬운 광대뼈 가장자리와 턱뼈 가장자리 등에 염증이 심한 여드름 papule이 배열되는 경우가 많다. 이마나 목처럼 특히 손이 자주 가는 부위에만 국한되는 경우도 있다. 같은 부위에 발적이나 색소 침착을 수반하는 경우도 적지 않다.

■ 정신적인 면을 지도할 때의 요점

피부과적인 치료와 함께 기벽적 scratch행동에 대한 지도를 같이 하면 치료효과를 더욱 높이고 재발을 방지할 수 있다.

1) scratch행동을 자각하도록 한다.

양손이나 얼굴과 목 부위의 특징적인 소견을 지적하고, 불안이나 초조함과 관련된 습관적인 scratch행동이 여드름을 유발한다는 것을 설명한다. scratch행동과 여드름 분포의 상관관계를 구체적으로 비교하여 나타내면 이해시키기 쉬울 것이다.

2) scratch행동의 변환

'긁지 말라' 는 식의 명령조로 말하지 않는 것이 중요하다. scratch행동을 하려고 할 때 두 손을 모으고 숨을 길게 천천히 뱉도록 하는 등으로 바꿔보라고 제안한다. 또한 일상생활에서의 습관을 검토하는데, 예를 들면 컴퓨터로 작업할 때 다른 손으로 긁는 행동을 한다면 대체행동(예 : 다른 한손에 펜을 잡고 있는 등)으로 바꾸게 해본다.

scratch행동을 의식하면 오히려 더 가려움을 호소하는 환자도 있다. 하지만 그런 호소내용을 잘 들어보면 피부의 어느 곳이 가려운지 구체적으로 정확히 말하는 게 아니라, 자신도 모르게 손이 가서 긁지 않으면 못견디는 기분 즉 충동적인 경우가 많다. '가려움' 에는 '피부의 가려움' 과 '긁고 싶은 기분' 의 두 가지가 있다. 이를 구별해서 인식하고 대처할 수 있도록 하는 것이 중요하다.

3) 스트레스 해결능력을 높인다.

scratch행동은 일종의 도피행동으로, 스트레스를 억압하거나 해결하지 못하는 것이 배경에 있다. 스트레스에 맞서 해결해 나갈 수 있도록 돕는다. scratch행동을 하려고 할 때 뭐가 문제인지를 스스로 질문해보도록 권유한다. 자신의 감정을 말로 표현하고 당면한 문제가 무엇인지 밝힌다. 그에 대해 구체적이고 현실적인 목표를 설정하여 실행 가능한 행동을 생각하여 해결하도록 지도한다. 이와 함께 고민의 원인이 무엇인지를 찾아서 고치도록 한다. 절대로 실패하지 않는다, 모두의 기대에 부응해야 한다는 등의 완벽주의적이고 경쟁적인 가치관으로 자신을 다그치는 경우가 적지 않다.

■ 정신지도(mental care)의 치료효과

스트레스가 막연히 여드름을 악화시키는 것이 아니라 scratch행동이 개입된다는 것을 알고 나면 환자가 이를 납득하고 안심한다. 구체적인 대책이 세워지기 때문에 치료에 더욱 의욕적으로 임하게 된다. 정신적인 의존은 약한 경우가 많아 행동을 고치는 것이 비교적 쉬운 편이다. scratch행동이 줄어들면 염증 증상도 빠르게 좋아지고 여드름의 새로운 발생도 현저히 감소한다. 여드름 139 증례를 대상으로 클린다마이신 단독 복용, 케미컬 필링 병용, scratch행동에 대한 정신지도 병용의 3개 그룹으로 나누어 치료효과를 비교 검토한 결과[5], 정신지도 병용군에서 특히 염증성 피부발진 개선이 빨리 나타났다(그림 2). 치료에 대한 환자의 만족도도 매우 높았다. 여드름은 피부 소인(素因)이나 호르몬 관여를 무시할 수 없지만 특히 여드름의 발생 분포에는 scratch행동이 크게 관여하는 것으로 여겨진다. scratch행동에 대한 지도는 근본적 치료이며, 재발을 막을 수 있고, 무엇보다도 부작용이 없다는 점에서 권할 만하다.

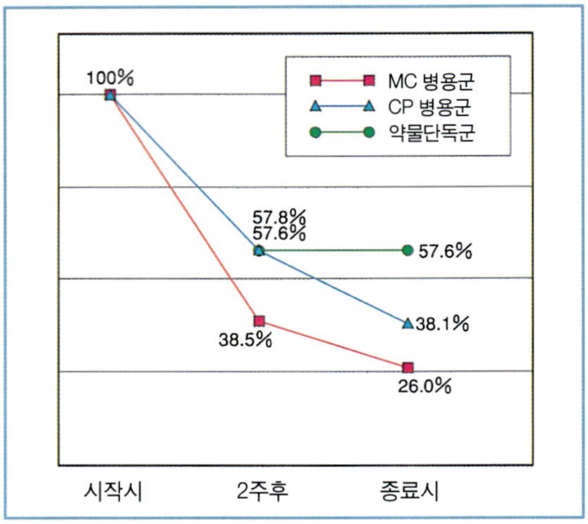

그림 2. 염증성 피부발진의 변화 (문헌 5)에서 인용)

□ 참고문헌

1) 小林美咲：痤瘡とストレス，嗜癖的掻破行動と痤瘡．Fragrance J 27：55-60，1999
2) 小林美咲：アトピー性皮膚炎患者の掻破行動の検討．日皮会誌 110：275-282，2000
3) 小林美咲：嗜癖的掻破行動が関連する皮膚疾患．臨皮 55(5増)：25-29，2001
4) 林　伸和ほか：痤瘡患者における掻破行動の実態調査．臨皮 56：387-391，2002
5) 林　伸和ほか：痤瘡の薬物療法とメンタルケア及びケミカルピーリングの併用効果の検討．西日皮膚 64：227-231，2002

Topics

여드름과 QOL

¤ 이해를 위한 Essence

- 피부질환의 특이적 QOL 척도인 Skindex 29와 DLQI의 일본어판 개발 및 여드름 환자에 대한 검증을 마쳤다.
- Skindex 29 일본어판과 DLQI 일본어판 다함께 여드름 환자의 QOL을 측정하는 데 있어서 충분한 계량(計量) 심리학적 특성을 가진 척도였다.

서론

아토피성 피부염, 여드름과 만성 두드러기 등 각종 피부질환은 경우에 따라 외관상의 트라우마로 이어져 환자의 일상생활이나 심리면에서 마이너스 영향을 주는 경우가 있다. 의사는 피부병변을 개선하기 위해 노력하는 것도 물론 중요하지만, 환자의 생활이나 정신적인 면을 포함한 포괄적인 관점에서 치료하는 것이 필요한 시대가 되었다. 단, 이를 위해서는 환자의 QOL을 객관적이고 정량적으로 측정하는 척도가 되어야 한다.

건강관련 QOL 척도는 크게 나누어 대상을 측정하지 않는 '포괄적 QOL 척도'와 어떤 질환이나 증상에 특이적인 '질환(증상)특이적 QOL 척도'를 들 수 있다[1]. 우리 연구진들은 국제적으로 널리 사용되고 있는 Skindex 29와 DLQI(Dermatology Life Quality Index)의 일본어판 개발 및 여드름 환자에 대한 검증을 실시했다.

■ Skindex 29

1) Skindex 29란?

Skindex 29는 1997년 Chren, MM 등이 작성한 것으로 감정(感情), 증상, 기능의 세가지 하위척도로 구성된다[2](그림 1). 각 척도는 0점에서 100점까지 나뉘며 득점이 높을수록 일상생활에 장해를 받는 정도가 높은 것으로 나타난다.

2) 여드름환자에 대한 Skindex 29의 결과

일본 간사이 지역에 있는 9개 시설의 피부과 외래에서, 본 연구에 관한 설명을 듣고 참가에 동의한 여드름 환자 211예를 분석했다. 남성 45명, 여성 166명이었다.

감정(10항목)	증상(7항목)	기능(12항목)
심각한 것인지 걱정했다.	통증을 느꼈다.	제대로 잠을 잘 수가 없었다.
우울해졌다.	심하게 아팠다.	업무나 취미생활에 지장이 있다.
흔적이 남을까 걱정했다.	가려움을 느꼈다.	대인관계를 꺼린다.
자책하는 기분이 되었다.	물 때문에 악화되었다.	집에 틀어박혀 있다.
나빠질까봐 걱정했다.	따끔거렸다.	중요한 사람과 거리감이 생겼다.
화가 났다.	민감한 피부이다.	혼자서 처리하는 경우가 많아졌다.
창피하다고 생각했다.	출혈이 있었다.	애정 표현이 어려워졌다.
초조했다.		대인관계가 원활하지 못했다.
부끄러웠다.		중요한 사람들과도 문제가 있다.
울적하다고 느꼈다.		다른 사람과 함께 있고 싶지 않다.
		성생활에 지장이 있었다.
		피곤해졌다.

그림 1. Skindex 29 항목의 내용

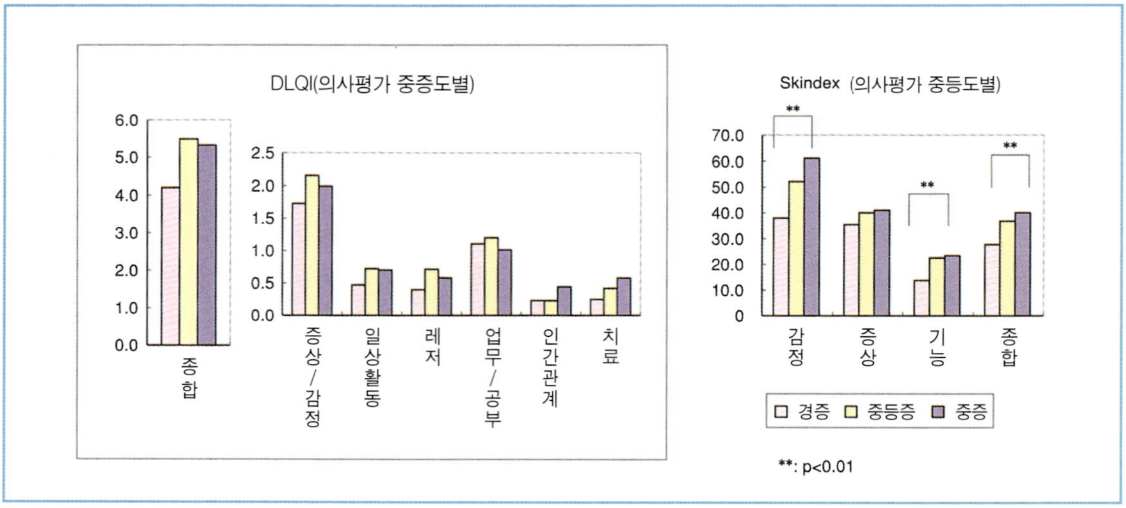

그림 2. 의사평가 중증도(重症度)별 DLQI, Skindex 득점
Skindex 29에서는 감정 · 기능과 종합득점에서 증상이 심할수록 득점이 높았다.

의사의 종합평가(경증, 중등증, 중증)에 의해 세 그룹으로 분류하고, Skindex29의 각각의 척도 득점 평균치를 비교했다[1]. 그림 2에 나타낸 것처럼 '감정', '기능' 득점은 중증일수록 높은 득점을 보였다. 또한 종합득점도 중증일수록 높은 득점을 보였다.

이어서 여드름 증상의 자가신고를 종합득점화하여 세 그룹으로 나누고, Skindex 29의 각각의 척도 득점 평균치를 비교했다. 그림 3과 같이 '감정', '증상', '기능' 의 모든 척도에서 자가신고 여드름증상의 정도가 심할수록 높은 득점을 보였다.

■ DLQI(Dermatology Life Quality Index)

1) DLQI란?

DLQI는 1994년에 Finlay, AY 등에 의해 개발된 피부질환 특이적 QOL이다[3](그림 4). 전체 10항목이 '증상, 감정', '일상활동', '레저', '업무 · 학교', '인간관계', '치료' 의 6개 하위척도로 구성된다. 높은득점일수록 QOL이 좋지 않음을 의미한다.

2) 여드름환자에 대한 DLQI 결과

외래를 방문한 여드름환자 203명을 분석한 결과, 의사의 종합평가별 DLQI 득점에서 뚜렷한 차이를 보이지는 않았다(그림 2).

하지만 '증상, 감정', '일상활동', '레저', '인간관계' 의 하위척도와 종합득점에서 자기신고 여드름증상의 정도가 심할수록 높은 득점을 보였다(그림 3).

결론

Skindex 29나 DLQI나 여드름환자 QOL을 측정하는 데 충분한 계량심리학적 특성을 가진 척도이며, 치료효과 판정 등에 앞으로 더욱 보급될 것으로 기대된다.

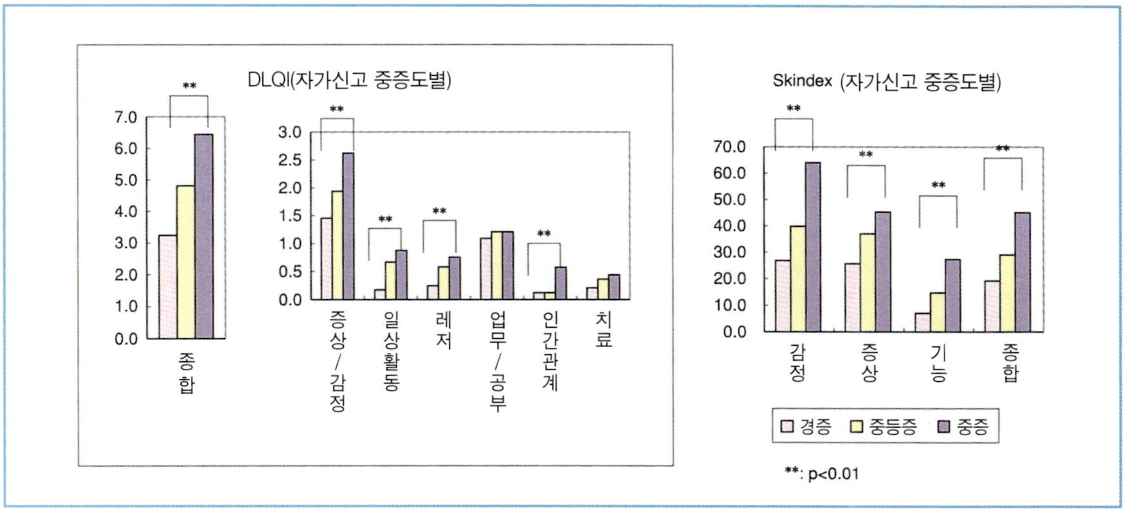

그림 3. 자가신고(自家申告) 중증도별 DLQI, Skindex 득점
DLQI에서는 업무 · 공부, 치료를 제외한 모든 하위척도와 종합득점에서, Skindex 29에서는 모든 하위척도와 종합득점에서 증상이 심할수록 득점이 높았다.

증상, 감정(2항목)

최근 1주간 피부에 가려움이나 통증(따끔따끔, 뜨끔뜨끔, 욱신욱신거리는)을 느꼈는가?
최근 1주간 여드름 때문에 창피하거나 주변 사람들의 눈길을 꺼려한 적이 있는가?

업무, 학교(1항목)

최근 1주간 여드름 때문에 업무나 공부를 전혀 하지 못한 적이 있는가?
최근 1주간 여드름 때문에 업무나 공부의 효율이 떨어진 적이 있는가?

일상활동(2항목)

최근 1주간 여드름 때문에 쇼핑, 가사일, 집안일을 하는데 지장이 있었는가?
최근 1주간 여드름 때문에 옷 입는데 영향이 있었는가?

인간관계(2항목)

최근 1주간 여드름 때문에 남편(또는 아내), 애인, 친한 친구, 친척들과의 관계가 좋지 못한 적이 있었는가?
최근 1주간 여드름 때문에 성생활에 지장이 있었는가?

레저(2항목)

최근 1주간 여드름 때문에 대인관계나 자유시간을 보내는 방법에 영향이 있었는가?
최근 1주간 여드름 때문에 스포츠를 하는데 지장이 있었는가?

치료(1항목)

최근 1주간 피부치료나 손질 때문에, 예를 들어 집이 엉망이 되거나 많은 시간을 할애하는 등의 문제가 있었는가?

그림 4. DLQI 10항목의 내용

□ 참고문헌

1) 福原俊一ほか：皮膚疾患の QOL 評価, 照林社, 2004
2) Chren, MM et al : Improved discriminative and evaluative capability of a refined version of Skindex, a quality-of-life instrument for patients with skin diseases. Arch Dermatol 133 : 1433-1440, 1997
3) Finlay, AY et al : Dermatology Life Quality Index (DLQI)—a simple practical measure for routine clinical use. Clin Exp Dermatol 19 : 210-216, 1994

3. Comedo 치료

1 스킨케어

¤ 이해를 위한 Essence

- 과잉분비된 피부표면 지질(脂質)을 제거하는 것이 comedo 치료의 기본이다.
- 따라서 기름성분이 많은 메이크업은 최대한 피해야 하는데, 극단적으로 화장을 제한하는것은 환자의 정신적 스트레스를 증가시켜 치료효과가 오르지 않는다.

서론

보통 여드름(acne vulgaris)은 정도의 차이는 있지만 대부분의 사람들이 청춘기에 한번쯤은 걸리는 질환이다[1]. 다른 사람이 볼 때는 대수롭지 않은 정도의 증상이라도 본인은 무척 신경을 쓰게 되어 정신적으로 스트레스를 받게 된다[2].

여드름 환자의 피부표면 지질의 양은 정상인에 비해 증가되어 있다(그림 1). 과잉분비된 피부표면 지질의 양과 모공 폐색(閉塞)이 여드름의 발생

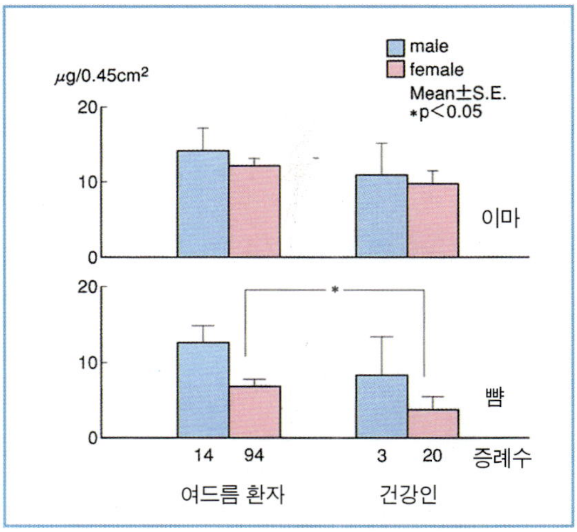

그림 1. 피부표면 지질의 양

원인이 된다. comedo는 모공이 막힌 후 papule이 발생되는 과정에서 생기는 좁쌀 크기의 작은 papule이며, 표면이 열려 있어 검게 보이는 속칭 검은 여드름(그림 2, 3)과 모공이 표면에 열려 있지 않은 하얀 여드름(그림 4, 5)이 있다. 이들 모두 과잉분비된 피부표면 지질을 제거하는 것이 comedo 치료의 기본이다.

comedo는 다른 여드름병변의 전구증상(前驅, prodrome)이다. 여드름 발생은 피지분비 증가와 모공 폐색에 의해 comedo가 형성되며, 여기에 여

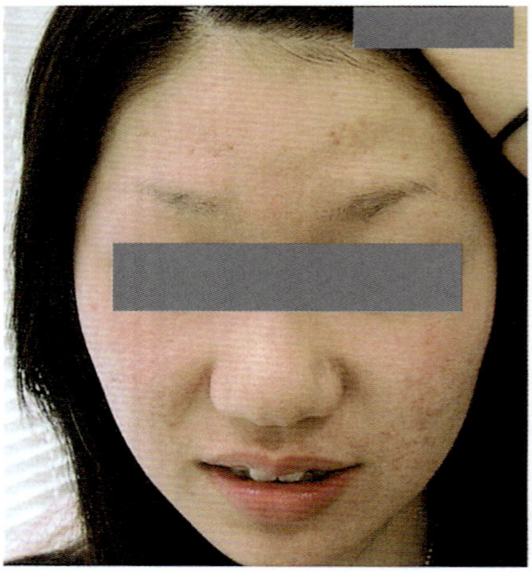

그림 2. 18세 여성, 이마에 난 검은comedo

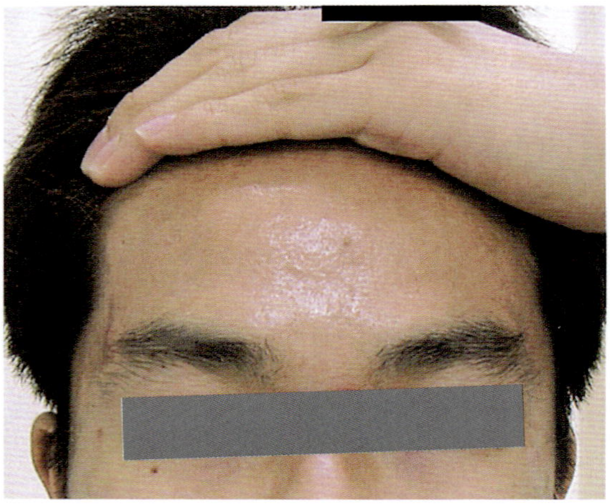

그림 3. 24세 남성, 이마에 난 검은comedo

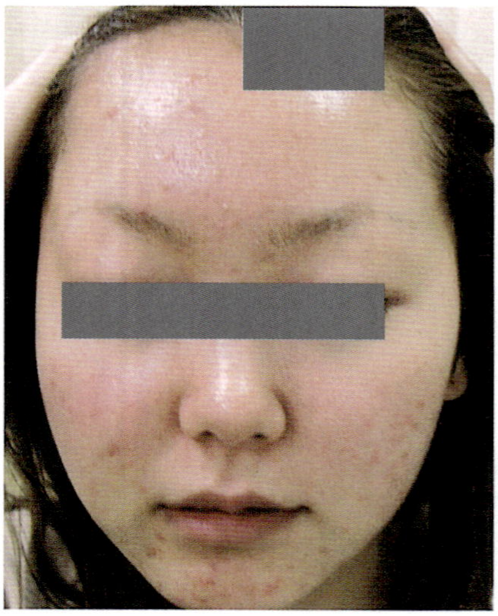

그림 4. 19세 여성, 하얀comedo

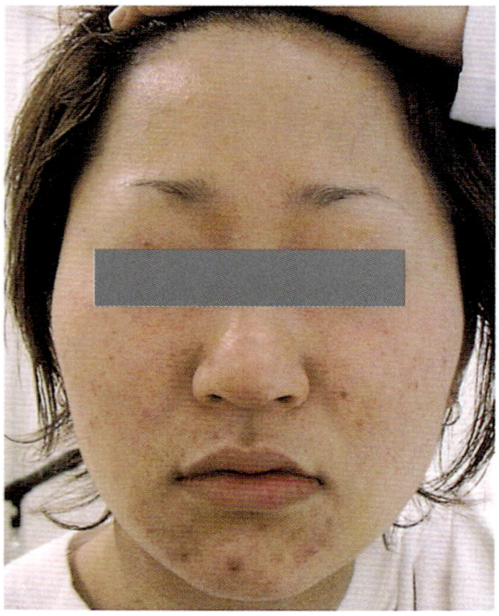

그림 5. 20세 여성, 하얀comedo

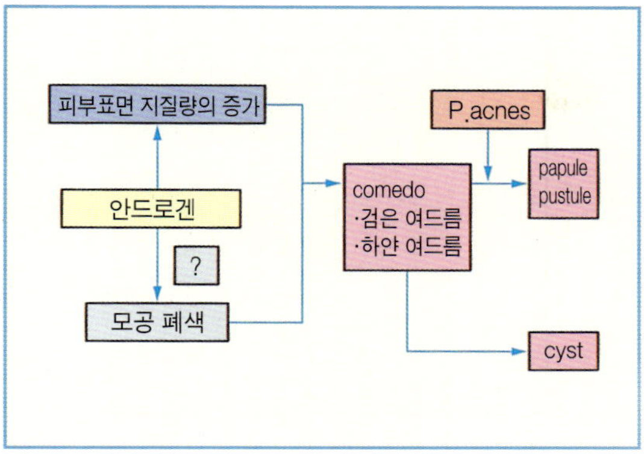

그림 6. comedo 형성

드름 간균의 증식이 원인인 것으로 알려졌다(그림 6).

I. 연령과 질환에 따른 피부표면 지질량의 변화

피부표면 지질의 양은 피지샘유래 지질과 표피유래 지질에 의해 결정되는데, 피지샘유래 지질량의 비중이 더 크다. 피지샘의 기능은 혈청 내의 남성호르몬량과 여성호르몬량의 비율에 의해 영향을 받는 것으로 알려졌다. 하지만 실제로 여드름 환자의 혈청내 호르몬을 측정하면 각각의 호르몬량은 정상범위 내에 있으며(그림 7, 8), 이들 양쪽의 비율을 보면 여드름 환자의 경우 남성호르몬의 비율이 유의(有意)한 차이는 없지만 약간 많은 결과를 보였다. 피부표면의 지질은 피지샘유래 지질과 표피유래 지질로 구성되는데, 대부분 피지샘유래 지질이다. 피지샘유래 지질은 피지샘의 기능에 의해 지배되며, 혈중 성호르몬량에 의해 분비량이

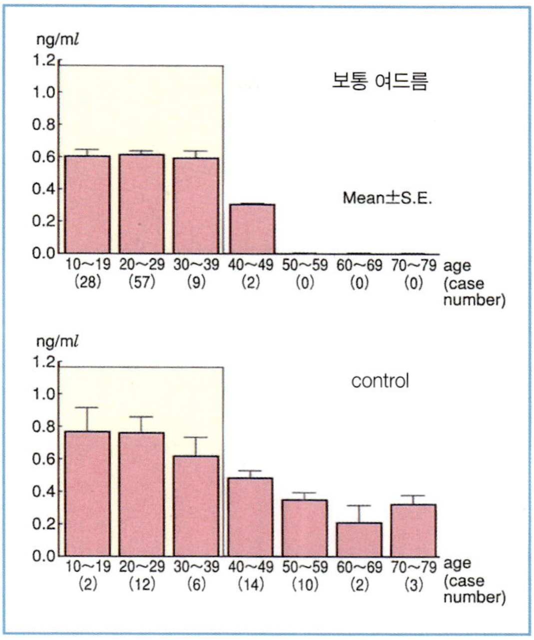

그림 7. 혈중 테스토스테론 수치

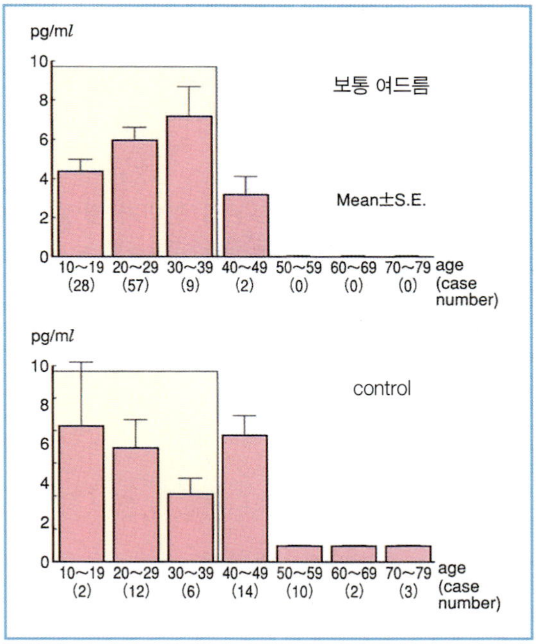

그림 8. 혈중 estradiol 수치

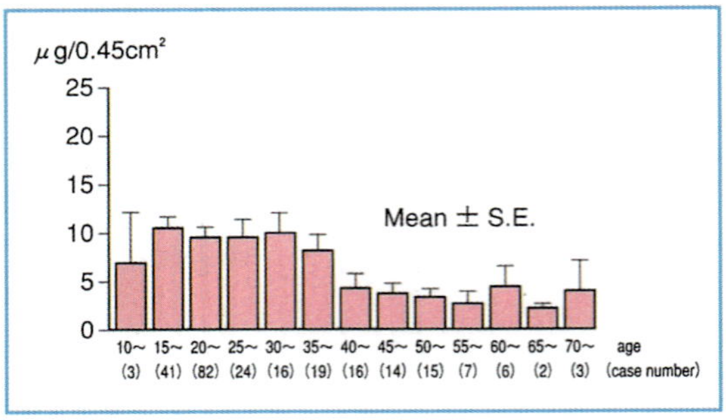

그림 9. 연령별 피부표면 지질량(이마)(여성)

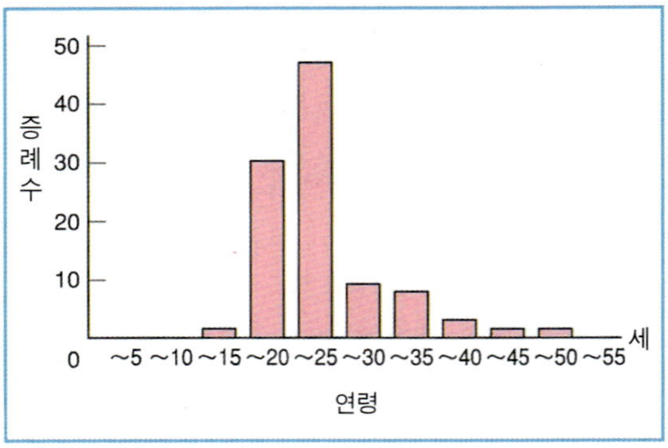

그림 10. 여드름의 연령분포(여성)(나고야대학 大幸의료센터 피부과 외래수진자)

좌우된다. 따라서 성호르몬의 분비가 왕성한 10대 후반부터 30대 초반에 걸쳐 피부표면 지질량이 많다(그림 9)[3]. 여드름환자의 대부분이 이 연령대에 집중되어 있다(그림 10).

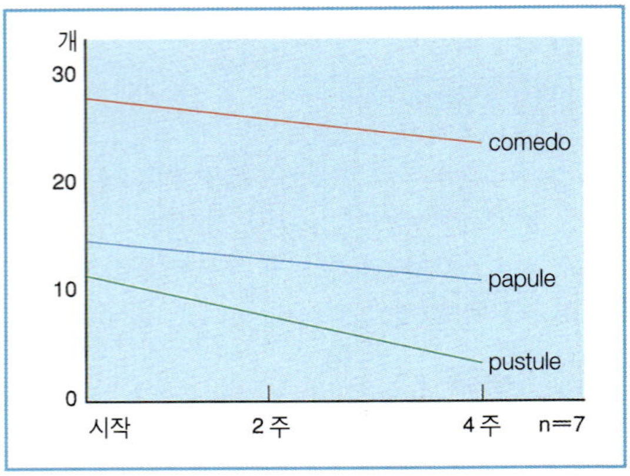

그림 11. 비누세안에 의한 여드름 피부발진의 경과

II. 과잉분비된 피부표면 지질의 제거

과잉분비된 피부표면 지질을 제거하는 것이 comedo 치료의 첫걸음이다. 비누세안도 중요하지만, comedo는 비누세안만으로는 확실한 개선을 보이지 않는다(그림 11).

가벼운 증상인 경우에는 여드름용 화장수나 의약부외품을 사용한 스킨케어가 효과적이지만, comedo가 많이 난 경우에는 약제를 사용한 치료가 필요하다. 단단하고 두꺼운 각질이 모공을 막아버리고 있는 경우에는 케미컬 필링이 효과적이다. 케미컬 필링을 시술할 경우에는 약제농도가 너무 높으면 표피가 심하게 박리되어 "Erosion"이 생기기 쉬우므로 사용농도에 주의해야 한다.

III. 치료

1. 국소요법

유황제제(피지의 분비를 억제)를 도포한다. 여드름이 섞여있는 경우에는 항생제 · 항균제(클린다마이신, 겐타마이신, nadifloxacin 등 : P. acnes의 증식억제, 화농균의 증식억제)를 도포한다.

비타민 A산(酸) 유도체[4-6]나 아젤라인산[7]은 아직까지 일본에서는 사용이 허가되어 있지 않다.

2. 전신요법

비타민 B_2, 비타민 C(염증 억제, 색소침착 예방), 정장제(整腸劑) 등을 투여한다. 여드름이 섞여있는 경우에는 증상의 정도에 따라 항생제(미노마이신, 클린다마이신, roxithromycin 등 : P. acnes의 증식 억제, 리파제활성 억제, 백혈구 emigration 억제)를 투여한다.

IV. 증례

〈증례 1〉 18세 여성, 이마와 뺨의 모공이 확대되어 있고, 모공이 좁쌀크기로 퍼지며 중심부에 검은 점 모양의 물질이 보인다. 특히 이마에서 많이 보인다(그림 2) 비누세안, 기름성분이 적은 화장수로 보습을 하고, 유성 파운데이션을 사용하지 않도록 하며, 파우더로 메이크업을 하도록 지시한 결과 8주 후 comedo가 감소되었다(그림 12).

〈증례 2〉 24세 남성, 이마에 검은색의 개방 comedo가 많이 나있으며(그림 3), 뺨과 코 주위에

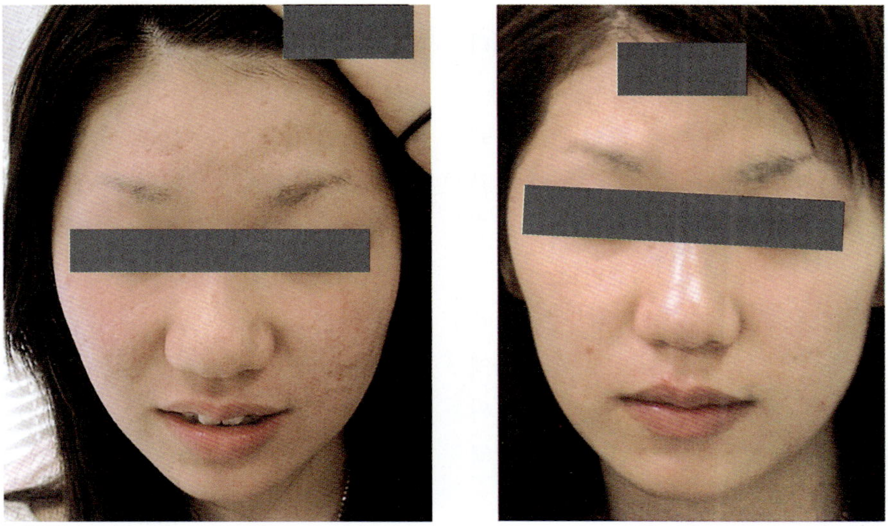

그림 12. 18세 여성, 이마의 검은comedo
스킨케어를 지도하여 8주 후에는 comedo가 거의 없어졌다.

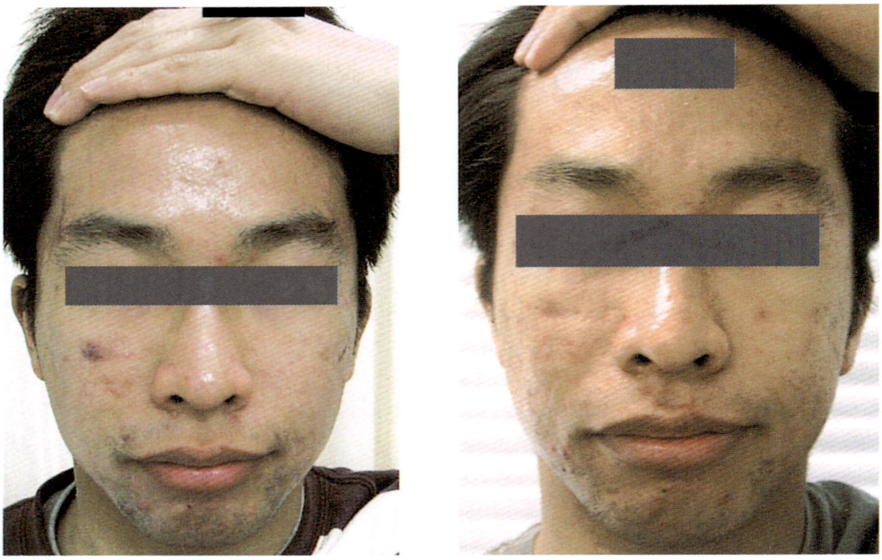

그림 13. 24세 남성, 이마의 검은comedo
비누세안 권장과 10% 글리콜산을 사용한 케미컬 필링을 2주에 1번 시술한 결과 개선되었다. 오른쪽 사진은 8주 후의 소견이다.

는 papule과 pustule이 많이 보인다. 클린다마이신 150mg/day 내복, nadifloxacin 로션 외용, 비누세안과 10% 글리콜산으로 2주에 1번 케미컬필링을 한 결과 comedo, papule, pustule 모두 개선되었다(그림 13). 오른쪽 사진은 8주 후의 임상소견이다.

〈증례 3〉 19세 여성, 이마에 하얀색의 폐쇄 comedo가 많이 나 있다(그림 14). 비누세안 권장과 유성 메이크업 중지로 comedo가 개선되었다(그림 14). 오른쪽 사진은 8주 후의 임상소견이다.

〈증례 4〉 20세 여성, 이마에 다수의 검은 comedo가 산재되어 있으며(그림 15), 뺨과 턱에는 papule이 산재되어 있다. nadifloxacin 로션 외용, 비누세안 권장과 유성 메이크업 중지에 의해 comedo, papule 모두 개선되었다(그림 15). 오른쪽 사진은 8주 후의 임상소견이다.

생활지도 : 비누세안은 하루에 두 번 하도록 하고, 기름성분 배합량이 많은 화장품(파운데이션, 영양크림 등)의 사용을 금지시킨다. 화장수나 파우더 등과 같은 기름성분 배합량이 적은 화장품의 사용을 제한할 필요는 없다.

얼굴을 가리는 헤어스타일도 바꾸게 한다. 옷이나 장식품 등이 얼굴이나 목 등의 피부를 자극하지 않도록 바꾸게 한다.

V. 고안(考案)

comedo와 여드름 치료의 기본은 피부표면 지질량을 감소시켜 모공의 막힘을 개선하는 것이다.

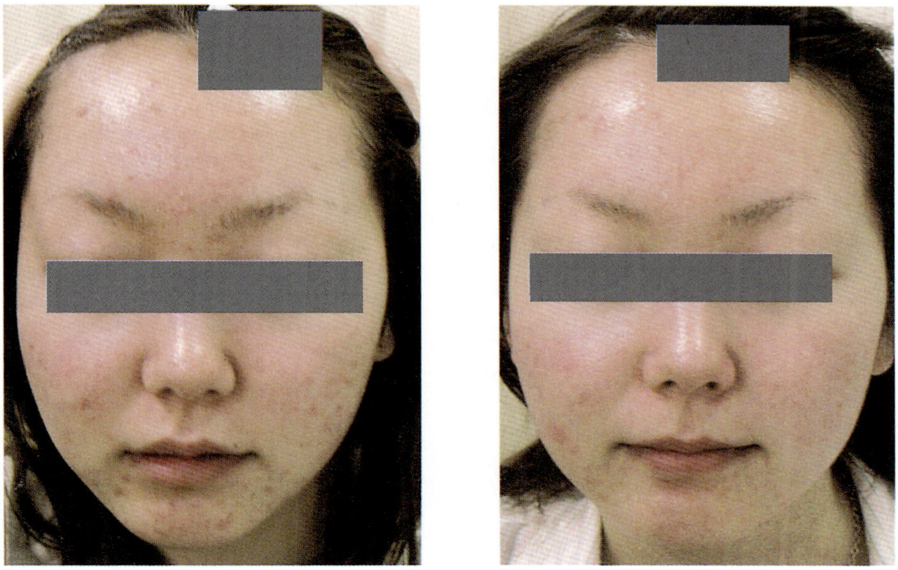

그림 14. 19세 여성, 하얀comedo
비누세안 권장과 유성 메이크업 중지로 개선되었다. 오른쪽 사진은 8주 후의 소견

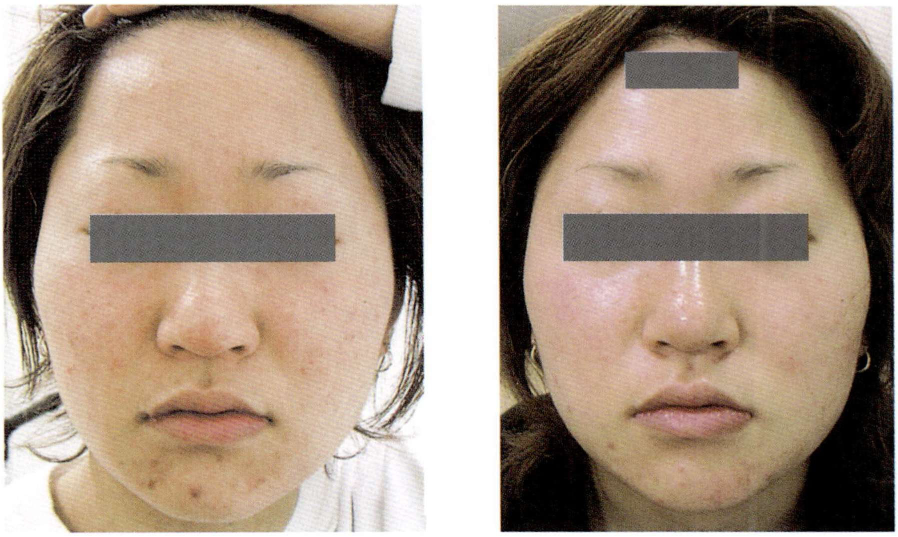

그림 15. 20세 여성, 하얀comedo
비누세안 권장과 유성 메이크업 중지로 개선되었다. 오른쪽 사진은 8주 후의 소견

즉 비누세안을 권장하고 기름성분 배합량이 많은 화장품(파운데이션, 영양크림 등)의 사용을 금지시킨다. 화장수나 파우더 등과 같은 기름성분 배합량이 적은 화장품의 사용은 제한할 필요가 없다. 엄격하게 화장을 제한하는것은 오히려 환자를 불안케 하여 정신적으로 스트레스를 주게 되므로 치료효과가 나빠진다. 어떤 제품을 사용할 수 있고, 어떤 제품을 사용할 수 없는지를 환자에게 잘 이해시키는 것이 중요하다. comedo나 papule이 신경쓰여 자꾸 만지작거리거나 머리카락으로 가리면 물리적 자극이 더해져서 증상이 악화된다. 복장의 경우 옷깃이나 모자의 끈이 닿는 부위에도 생기기 쉬우므로 바꾸도록 지시한다.

□ 참고문헌

1) Buchner, SA : Acne and its drug treatment. Therapeutishe Umschaiu 47 : 670-674, 1990
2) Layton, AM : Optimal management of acne to prevent scarring and psychological sequelae. American J Clinic Dermatol 2 : 135-141, 2001
3) Arima, Y et al : Acne. Environ Dermatol 3(suppl 1) : 63-72, 1996
4) Golmick, HP et al : Topical treatment in acne : current status and future aspect. Dermatology 206 : 29-36, 2003
5) Dardana, K et al : Retinoids : fascinating up-and-coming scenario. J Dermatol 30 : 355-380, 2003
6) Shalita, AR et al : Compared efficacy and safety of tretinoin 0.1% microsphere gel alone and in combination with benzoyl peroxide 6% cleanser for the treatment of acne vulgaris. Cutis 72 : 167-172, 2003
7) Mayer-de-Silva, A et al : Effect of azelaic acid on sebaceous gland, sebum excretion rate and keratinization pattern in human skin. An in vivo and in vitro study. Acta Dermato-Venereologica 143(suppl) : 20-30, 1989

Topics

여드름에 대한 화장의 효용성

■ 여드름환자의 화장

화장은 피부증상을 가릴 수 있는 가장 쉬운 방법이다. 오타모반이나 vitiligo 등의 색소성 질환뿐만 아니라 아토피성 피부염[1]이나 collagen disease(아교질병)[2] 등에서도 화장의 유용성이 이미 잘 알려져 있다. 여드름환자에 대한 메이크업에 관해서는 comedogenic에 작용하는 화장품성분이 있다는 점에서 소극적인 의사가 많다. 한편 대부분의 여성 여드름환자들이, 여드름에 좋지 않을 것이라고 생각하면서도 화장을 하고 있다. 우리가 실시한 시험결과에 따르면 여드름을 배려한 화장이라면 메이크업이 치료를 방해하지 않으며, 여드름환자의 생활의 질 quality of life(QOL)를 향상시키는 효과가 매우 높다[3]는 것을 알았다. 최근에는 comedogenic한 성분을 포함한 화장품이 드물며 오히려 화장품을 잘못 사용함으로써 여드름을 악화시키는 증례를 많이 보게 된다. 앞으로는 여성 여드름환자에 대해 적절한 화장을 적극적으로 지도하는 것이 중요하다.

■ 기초화장

기초화장품에는 세안제, 화장수, 유액(乳液)이나 미용액, 자외선차단제 등이 있다. 여드름환자의 경우는 기본적으로 자극이 적고 오일성분이 없는 화장품이 바람직하다. 여드름도 민감피부의 일종이긴 하지만, 민감피부용 화장품은 대부분 건조피부용으로 된 것이 많아 반드시 여드름환자에게 좋다고는 할 수 없다. 여드름용으로 유지를 포함하지 않은 처방으로 된 것을 선택하도록 지도한다.

세안제는 단순히 세안만을 목적으로 하는 것이 아니며 화장을 지우기 위한 세안제의 지도도 중요하다. 최근 오일클렌징이 악화인자 중 하나로 문제시되고 있는데, 클렌징에 사용되는 오일은, 지용성 화장품이나 더러움을 제거하는 데 가장 좋은 수단이기 때문에, 이후의 충분한 세안을 더 강조해야 한다. 세안방법은 피부발진을 자극하지 않도록 하기 위해 거품을 잘 나게 하여 거품으로 씻어내도록 한다. 또한 메이크업이나 더러움을 완전히 제거하기 위해서는 이중세안을 하는 것이 좋다. 거품이 잘 나지 않는 경우에는 작은 볼이나 네트 등을 이용하여 거품을 낸다. 거품형 세안제가 용기에 들어 있는 제품도 시판되고 있다. 세안을 할 때에는 강하게 문지르면 crust가 벗겨지거나 여드름을 손상시키는 경우가 많으므로 특히 세안방법에 대한 지도가 중요하다.

화장수 사용에는 특별한 제한이 없다. 최근 낮은 농도의 글리콜산 등을 포함한 필링효과를 가진 화장수가 생산되어 여드름 치료 및 예방을 위해 도입하고 있는 의료시설도 있다.

보습용 유액이나 미용액은 지성피부인 환자의 경우에는 필요하지 않으며, 복합성 피부나 건조한 피부의 환자에게서 건조함이 있을 때 사용한다. 이 경우에도 눈 주위등과 같은 건조한 부위에만 사용하며, 수용성 보습성분(아미노산이나 히알루론산)을 주성분으로 하는 것이 바람직하다.

자외선 차단제는 케미컬필링 등의 시술을 할 때 필요해진다. 자외선 차단효과가 높은 제품은 빛의 산란에 의해 희게 보이므로 하얗게 보이는 것이 싫으면 SPF30 정도의 수용성인 것을 아침 점심으로 사용하며, 운동을 하거나 야외활동을 오래 하는 경우에는 1시간 간격으로 바르도록 지도한다. 메이크업을 할 경우에는 화장 바탕에 자외선 차단제를 바르고 난 후에 파운데이션을 바른다. 파운데이션에도 자외선 차단작용이 있으므로 자외선 예방효과를 얻을 수 있다. 자외선 차단제를 다시 바르기 위해 화장을 지워낼 필요는 없다.

■ 메이크업

피부발진을 직접 가리는 것이 아니라 최대한 눈에 띄지 않게 하도록 치료를 지도한다. 구체적인 방법으로는 ① 보색을 사용하여 눈에 띄지 않게 하는 방법과, ② 포인트 메이크업을 함으로써 시선을 여드름에서 다른 부위로 옮기는 방법이 있다.

보색을 사용해 눈에 띄지 않게 하는 방법을 그림 1에 모식적으로 나타냈다. 피부발진 때문에 붉어진 부분을 가리려는 요구가 강할 경우, 붉은기에 대한 보색으로 황색이나 녹색이 권장된다. 붉은 색에 황색이 더해짐으로써 주위의 피부색과 조화를 이루어 붉은기가 눈에 띄지 않는다. 반점을 가리는 화장으로도 권해지고 있는데, 이미 서양에서는 여드름의 화장법으로 권장되고 있다[4].

포인트 메이크업은 입술라인이나 아이라인의 메이크업이 중심이며, 둘 다 피부발진이 있는 부위가 아니어서 여드름의 치료를 방해하지 않아 환자도 잘 받아들인다. 포인트 메이크업에 사용하는 립스틱이나 아이섀도우는 환자의 취향에 따라 좋아하는 것을 사용할 수 있다. 여드름환자의 경우 화장할때의 관심사가 여드름을 가리는 것이기 때문에 화장을 할 때에 여드름을 짜거나 만지는 행위를 볼 수 있다[5]. 이런 행동은 여드름의 악화 인자가 된다. 포인트 메이크업을 권장하는 것은 화장을 할때 환자의 관심을 포인트 메이크업으로 바꿈으로써 악화 인자를 없애는 작용도 있다. 또한 얼굴 전체의 인상을 바꾸거나 여드름보다 포인트 메이크업이 눈에 들어오기 때문에 여드름이 눈에

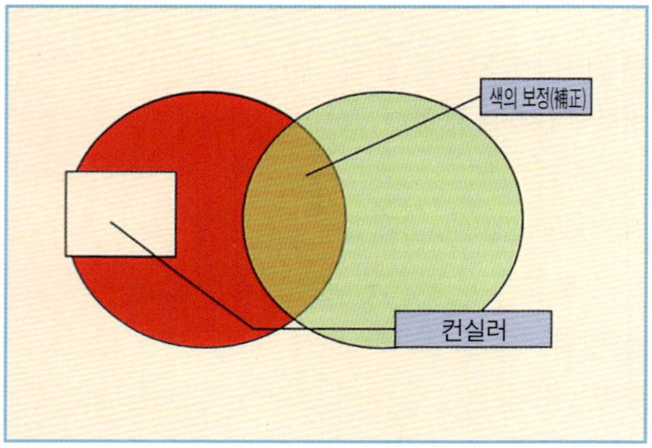

그림 1. 컨실러와 색을 보정해주는 피부색에 가까운 파운데이션
왼쪽은 피부색을 위에서부터 바르는 화장으로, 아래의 붉은색이 완전히 감춰진다. 한편 오른쪽은 붉은색 위에 옅은 녹색을 보완하여 눈에 띄지 않게 하는 화장이다.

띄지 않게 된다(그림 2).

■ 결론

화장이 여드름 치료에 방해가 된다고 느끼는 증례는 잘못된 화장품을 선택하고 있는 경우가 많다. 그런 증례에는 화장품을 바꿈으로써 피부증상이 개선된다. 여성 여드름환자에게 있어서의 화장은 생활의 질을 높여주는 수단이기도 하다. 피부과의사들은 화장에 좀더 적극적으로 관여하여 여드름환자에게 올바른 화장을 권유해야 할 것이다.

□ 참고문헌

1）有川順子ほか：メイクアップがアトピー性皮膚炎女性患者のQOLに与える影響について．臨皮 57：224-230, 2003
2）田辺恵美子：膠原病患者のQOLは化粧によって向上する．日皮会雑 113：895, 2003
3）Hayashi, N et al (in preparation)
4）Draelos, ZD：Cosmetics in acne and rosacea. Semin Cutan Med Surg 20：209-214, 2001
5）林　伸和ほか：痤瘡における掻破行動の実態調査．臨皮 56：387-391, 2002

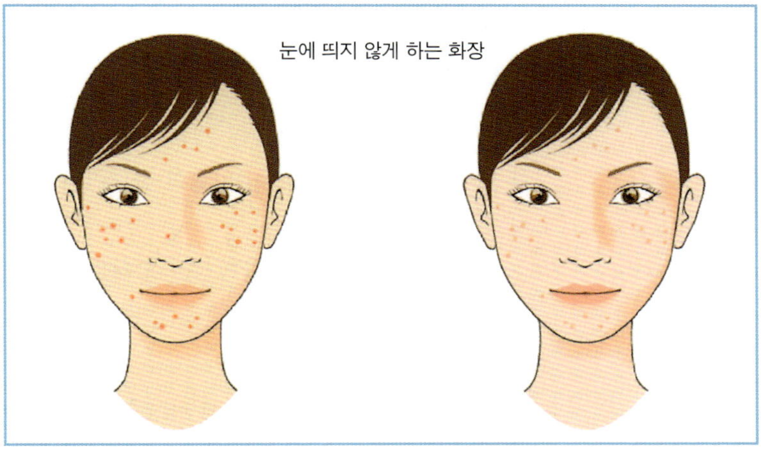

그림 2a. 보색(補色)이라는 발상(發想)에 의한 파운데이션을 사용한 그림
파운데이션 사용으로 피부발진이 눈에 띄지는 않지만 완전히 감춰지지는 않는다.

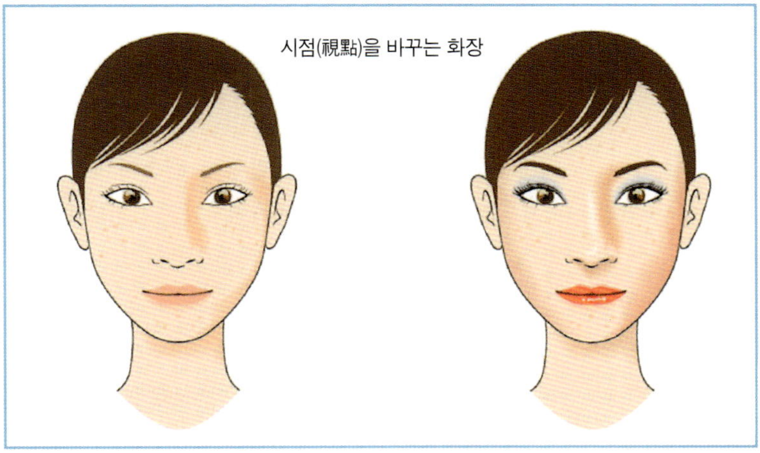

그림 2b. a에 포인트 메이크업을 가한 그림
아이메이크업이나 입술메이크업을 하면 피부발진에 거의 눈길이 가지 않아 여드름이 더욱 눈에 안띄게 된다.

2 아다팔렌(Adapalene)

¤ 이해를 위한 Essence

- Naphthoic acid 유도체이며, tretinoin의 입체구조와 유사성이 있다.
- 레티노이드(retinoid)와 유사한 작용이 있다.
- 외용제로서 comedo 치료에 사용한다.
- 여드름 치료의 새로운 도구가 될 수 있다.

서론

여드름은 피지샘성 모낭을 기반으로 하는 질환이며, 크게 비염증성과 염증성 단계로 나뉜다. 비염증성 단계는 피지분비의 항진과 comedo 형성이 특징이며, 후자는 전자를 기반으로 생기는 염증반응으로 그 치료법에 대해서는 여러 가지 기기와 도구들이 준비되어 있어 치료의 선택안이 넓어지고 있다.

그런데 여드름 치료의 합리성을 고려한다면 염증성 단계를 치료하는 데 역점을 두는 것도 좋지만, 그 앞의 단계인 비염증성 단계를 조기에 개선시키는 것을 목표로 한 치료법을 검토해 나가는 것 역시 중요하다. 그런 점에서 볼 때 일본의 경우는 약제 개발이 늦다고밖에 말할 수 없다. 아마 피부과의사들도 유황 제제에 만족하는 것은 아니지만 어쩔 수 없이 사용하고 있는 것이 솔직한 심정일 것이다. 최근 케미컬 필링이 급속히 보급된 것도 이런 비염증성 단계에 있는 피부발진인 comedo에 대해 그 효과가 충분하다고 느꼈기 때문일 것이다.

서양에서는 comedo에 대한 외용요법제가 이미 사용되고 있다. tretinoin과 아다팔렌(adapalene)

이다. 여기서는 현재 일본에서 임상시험이 진행되고 있는 아다팔렌에 대해 설명한다.

I. Comedo란?

comedo란 사춘기 이후 남성호르몬 작용에 의해 피지분비가 증가되고 과잉각화에 의해 모낭누두부가 막혀서 생기는 가볍게 융기된 papule이다. comedo는 기본적으로 모낭 내에 각질과 피지 덩어리가 고인 것인데, 여기에는 2종류가 존재한다. 하나는 모공이 막혀 있고 약간 황백색을 띠는 폐쇄comedo(하얀 여드름)이며, 다른 하나는 모공이 개방되어 있고 거기에 검은색 물질이 들어차있는 개방comedo(검은 여드름)이다.

피지 분비가 남성호르몬의 지배를 받아 호르몬 작용에 의해 분비항진이 초래되는 메카니즘에 관한 연구가 진행되고 있는데, 모낭누두부의 각화항진(亢進) 메카니즘에 대해서는 아직까지 충분한 설명이 나와 있지 않다. 하지만 comedo 치료에 있어서 각화 항진을 개선하고 피지의 배설을 용이하게 하는 것이 중요하다는 것은 분명하다.

II. 여드름에 대한 외용(外用)요법의 전략

여드름의 외용요법에 대해 고려할 경우, 지금까지는 여드름이 생긴다는 것은 청춘의 한 시기에 있다는 상징이며, 생명 예후와 관련된 질환이 아니라 어느 정도 증상이 존재하더라도 심한 흉터를 남기는 정도만 아니면 된다고 여기는 사람이 많았을 것이다. 즉 '겨우 여드름을 가지고' 라고 생각하는 경우가 많았을 것이다. 따라서 여드름의 발생을 예방한다는 것보다는 염증성 피부발진에 역점을 두어 어떻게 치료해야 흉터가 남지 않도록 할 것인지가 주된 것이었다.

하지만 환자의 입장이 되어서 생각하면 흔적이 남지 않더라도 일단 다른 사람 눈에 띠고 싶지 않은 붉은 피부발진이 있다는 것 자체가 스트레스이기 때문에 없었으면 좋겠고, 더 이상의 증상이 생기지 않았으면 하는 것이 당연하다. 따라서 환자 입장에 서서 외용요법을 고려해야 할 필요성이 있다고 할 수 있다.

그러기 위해서는 여드름의 초기 병변인 comedo에 대한 치료법 및 예방법을 고려한 치료 전략의 구축이 요구된다. 이전까지의 comedo에 대한 치료법은 comedo 짜내기, 세안, 유황성분이 함유된 외용제를 사용하는 것이 고작이었다. 외국의 경우는 comedo에 적용할 수 있는 의약품으로서 레티노이드나 항남성호르몬제제, 아젤라인산 등이 시판되고 있어 일본과는 사정이 많이 다르다. 일본에서도 예전에 몇몇 제제의 개발이 검토되었지만 자극성이 높고 기형을 유발하는 성분이 있다는 점이 문제되어 흐지부지되었다. 그래서 등장한 것이 아다팔렌인데, 일본에서의 개발이 가능하다는 판단 하에 현재 임상시험이 진행중에 있다. 이제 아다팔렌이라는 약제의 프로필을 소개하겠다.

III. 아다팔렌의 약리

아다팔렌(Adapalene : 6-[3-(1-adamantyl)-4-methoxyphenyl]-2-naphthoic acid)은 프랑스의 갈더마(GALDERMA)사에서 새롭게 합성된 naphthoic acid 유도체(그림 1)로, 레티노이드와 유사한 작용이 있으며 여드름 및 기타 레티노이드 감수성의 각화 · 증식 및 분화 이상에 의한 피부질환을 치료하는 데 유효성이 기대된다. 아다팔렌은 레티노이드의 일종인 tretinoin의 생물활성과 공통되는 활성도 있는데, 물리화학적인 성질은 전혀 다르다. 아다팔렌의 세포핵 내 리셉터 및 세포내 레티노인산 결합단백과의 친화성은 tretinoin이나 isotretinoin과는 분명한 차이를 볼 수 있다. 즉 아다팔렌은 tretinoin과는 대조적으로 세포내 레티노인산결합단백(CRABP)과 결합하지 않는다. 또한 tretinoin이 3종류의 레티노인산 리셉터(RAR α, β 및 γ)에 같은 정도의 높은 친화성을 보이는 것에 반해서, 아다팔렌은 RAR β 및 γ에 대해 선택적인 친화성을 보인다. 각종 생화학적 및 약리학적 연구 결과,

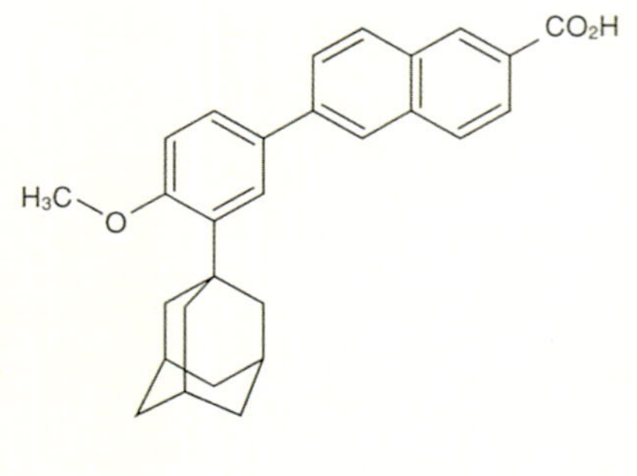

그림 1. 아다팔렌의 구조식

아다팔렌은 이러한 RAR과의 결합을 매개로 세포의 분화 및 각화 프로세스를 제어하는 것으로 나타났다.

comedo형성 억제효과는 comedo 동물모델로 리노마우스를 주로 검토해 왔다. 리노마우스는 태어난 지 4주만에 불가역적으로 털이 없어져, 모낭부위 상부에서 표피모양의 분화를 동반하는 편평상피로 이루어진 가짜 comedo를 만들고, 그 comedo의 작은방은 각질과 피지로 가득 차 있어서, 여드름의 comedo와 유사하다. 리노마우스의 등쪽 피부에 0.01~0.3%의 아다팔렌 겔과 겔 기제(基劑)를 주 5일, 1일 1회, 3주 동안 도포한 결과 0.1% 농도로 플래토(plateau)에 다다르는 농도의 존성 comedo형성 억제효과가 보였다(그림 2). 또한 아다팔렌은 mice의 TPA(phorbol-12-myristate-13-acetate) 유발 귀 부종(浮腫) 모델에서도 농도의 존성으로 항염증작용을 가지는 것으로 나타났다.

IV. 아다팔렌의 안전성

아다팔렌의 안전성 평가는 동물을 대상으로 경구투여 및 국소투여에 의한 실험으로 행해졌다. 경구투여 실험에서 보인 주된 독성 소견은 생쥐, 집쥐, 개의 경우 비타민 A과잉증을 보이며 뼈와 신장에 병변이 나타났으며, 또한 집쥐와 토끼는 구개열, 작은 안구증, 수막뇌류 등의 기형이 나타났다. 그런데 이들은 모두 매우 높은용량을 전신투여한 경우였으며, 생물학적 이용률이 가장 높은 비율인 것으로 나타나는 수성 겔제제의 피부를 통한 투여에 의해 독성 소견을 보였던 것은 국소자

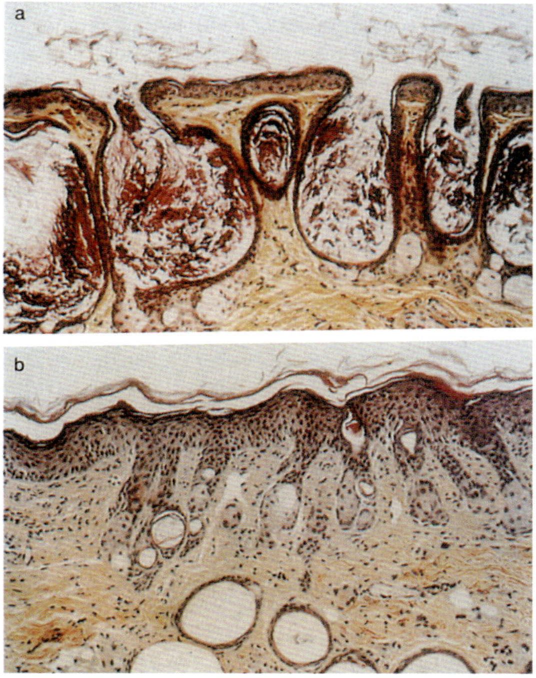

그림 2. 리노마우스에서 아다팔렌 도포에 의한 comedo 억제
a. 처치를 안한 부위, b 아다팔렌 도포부위
(문헌 1)에서 인용, 갈더마회사 제공)

극성 뿐이어서, 앞서 기술한 전신적인 영향은 임상적으로 사용되는 투여량의 50배 이상에서도 전혀 보이지 않았다. 그 외 아다팔렌의 독성으로는 사람에게 피부를 통한 투여와 관련된 변이(變異)원성(原性), 빛 독성, 빛 알레르기, 생식능력, 출생전 및 출생후의 독성 또는 발암성은 보이지 않은 것으로 나타났다.

V. 아다팔렌의 임상시험

일본에서는 아다팔렌 수성 겔제(CD 271G)의 임상시험으로 우선 건강한 성인을 대상으로 한 3개의 제 I 상(相) 시험이 실시되었다. 가장 먼저 'CD 271G 피부안정성 시험' 이 실시되었는데 CD 271G(0.03%, 0.1%, 0.3%)는 피부자극성이 낮고 빛 과민성이 없는 것으로 나타났다. 또한 아다팔렌의 혈액속으로의 이행(移行)도 보이지 않았다. 이어서 'CD 271G의 건강한 성인에 대한 반복적인 첩포(貼布, patch)테스트' 에서는 CD 271G는 누적되는 자극성이 없는 것으로 나타났다. 또한 'CD 271G의 건강한 성인에 대한 약물동태 및 안정성 검토' 에서는 CD 271의 혈액속 으로의 이행이 보이지 않았다. 이러한 임상시험 성적에서 본 약제가 건강한 일본성인남자에 대해 안정성이 있는 것으로 확인되었다.

보통 여드름환자에 대한 시험은 외국의 경우 이미 그 성적이 공표되었는데, 그 내용에 따르면 tretinoin 겔(0.025%)을 대조로 한 용량설정시험에서 아다팔렌 겔이 0.03%인 경우는 다른 2가지 제제에 비해 비염증성 피부발진의 감소율이 떨어졌고, 0.1%에서는 tretinoin과 동등하였으며, 아다팔렌의 최적인 농도는 0.1%로 결정되었다(그림 3).

또한 일본에서는 보통 여드름환자를 대상으로 하는 제II상시험 'CD 271G의 보통 여드름에 대한 유효성 및 안정성 시험' 이 두 농도의 CD 271G (0.1% 및 0.03%)에 대해 gel 기제를 대조로 하여 실시되었는데, CD 271G의 유효성 및 안정성을 보인 최적인 농도는 일본에서도 0.1%로 설정되었다. 또한 보통 여드름환자의 경우에서도 CD 271

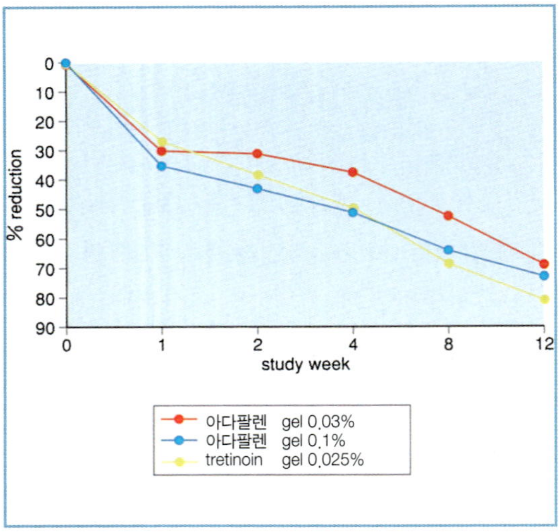

그림 3. 용량설정 시험성적
(문헌 2)에서 수정)

의 혈액속으로의 이행은 보이지 않았다. 한편 CD 271G 0.1% 투여군(79례)에서, 접촉피부염 1례(1.3%)와 입 주위의 피부발진악화 1례(1.3%)가 부작용으로서 나타났다.

이후 제Ⅲ상 시험으로서 0.1% 아다팔렌 겔과 placebo의 비교시험이 실시되어 현재 장기투여시험으로 안정성을 확인하고 있으며, 이것이 종료되면 당국에 제조허가를 신청할 예정으로 되어 있다.

VI. 일본의 여드름치료의 전망

현재 아다팔렌은 프랑스와 미국을 비롯한 70여 개국에서 발매되고 있다. 일본에서도 본 약제의 충분한 유효성과 안정성이 지금까지의 시험에서 나타나고 있으므로, 앞으로 임상시험이 순조롭게 끝나면 신청, 승인될 것으로 예상된다. 본 약제의 등장에 의해 다른 여러 나라에 비해 뒤처진 일본의 여드름에 대한 외용치료는 크게 진보될 것이다. 즉 그동안에는 여드름의 염증성 피부발진을 여드름 간균에 대한 항균제 외용요법으로 치료하는 데 주안점을 두어 왔지만, 본 약제를 사용하게 되면 여드름의 비염증성 피부발진 치료가 가능해져서 기존의 염증성 피부발진 치료뿐만 아니라 예방으로까지 이어지는 치료가 되는 것이다. 물론 comedo에서 염증성 피부발진으로 이행되는 것을 100% 제어할 수 있는 것은 아니어서 항균 외용제와의 병용이 고려되어야 하겠지만, 어찌됐든 새로운 발상의 여드름치료가 될 것이다(그림 4). 향후 여드름으로 고민하는 모든 환자에게 좋은 소식이 전해지기를 기대한다.

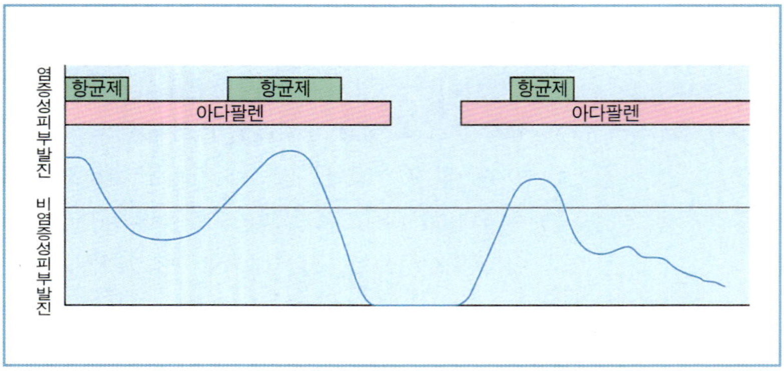

그림 4. 여드름의 외용요법
: 가까운 미래 전망

□ 참고문헌

1) Michel, S et al : Pharmacology of adaparene. Br J Dermatol 139 : s3-7, 1998
2) Cunliffe, WJ et al : Clinical efficacy and safety comparison of adaparene gel and tretinoin gel in the treatment of acne vulgaris : Europe and U. S. multicenter trials. J Am Acad Dermatol 36 : s126-134, 1997

3 쿰멜펠드액

¤ 이해를 위한 Essence

- 여드름에는 비염증성 여드름이라 불리는 comedo가 주체가 되는 시기가 있다.
- 이 시기의 치료로는 각질층제거, 탈지작용을 가진 쿰멜펠드액이 효과적이다.
- 너무 많이 바르면 건조해지기 때문에 사용할때 주의를 요한다.
- 최근 증가하고 있는 털집진드기에 의한 모낭충성 여드름에 특히 유효하다.

서론

여드름은 비염증성 여드름이라 불리는 comedo를 주체로 하는 시기를 계기로 해서, 염증성 여드름이라 불리는 붉은색 papule과 pustule을 주체로 하는 시기를 거쳐 흉터형성 시기로 진행된다.

따라서 comedo 시기에 치료를 잘 해둔다는 것은 이후 여드름의 진행을 예방한다는 의미에서 중요하다.

I. Comedo란?(치료전략)

comedo란 남성호르몬의 작용에 의해 피지분비의 증가, 모낭누두부의 각화이상이 일어나 이들이 모공을 막아버린 것을 말한다. 일반적으로 염증반응은 없다. 따라서 치료전략은 피지 분비를 저하시켜 모낭누두부의 각화이상을 해소시키는 것이다.

레티노인산이나 케미컬 필링이 인가되지 않은

일본에서는 가장 첫 번째로 선택되는 쿰멜펠드액을 오랫동안 사용해 왔다.

II. 쿰멜펠드액

쿰멜펠드액이란 성분이나 비율에 차이가 있긴 하지만 기본적으로는 유황과 캠플을 함유하는 로션이다(표 1).

유황이 침전되어 있기 때문에 잘 섞어서 사용해야 하는데, 바른 후에는 유황 성분이 가루가 되어 피부에 붙게 되므로 아침에 외출하기 전에는 위쪽에 생긴 맑은액(그림 1)을 바르고 저녁에는 침전된 액과 혼합하여 생긴 현탁(懸濁)액(그림 2)을 바른다. 여드름이 점점이 존재하는 경우에는 면봉을 사용해서 집중적으로 바른다.

너무 많이 바르면 건조해져서 푸석거림이 생기는 경우가 있으므로 처방할때 잘 설명하는 것이

표 1. 쿰멜펠드액

처방	
캠플	5g
유황	60g
아라비아고무 분말	30g
장미수	500ml
석회수	500ml
디히드로 초산나트륨	
전량(全量)	1,000ml

비고(備考) : 보존을 목적으로 첨가되던 디히드로 초산나트륨은 최근에는 대량으로 제작되지 않기 때문에 소량만 넣는다.

조제방법 : 건조시킨 막자사발에 캠플을 덜어넣고 아주 적은 양의 에테르를 넣어 가볍게 연화(硏化)시켜서 미세한 분말로 만든다. 여기에 미리 #50메쉬체로 거른 아라비아고무 분말과 유황을 넣고 잘 연화시킨다. 이어서 미리 장미수로 소량의 디히드로 초산나트륨을 녹인 징미액을 소량씩 넣고 충분히 섞어 유화(乳化)시킨다(유화시간이 길수록 좋은 제품을 만들 수 있다). 마지막으로 석회수를 넣고 섞는다. 용기에 넣어 보존한다.

용기 및 보관법 : 기밀용기에 넣고 실온보관[1].

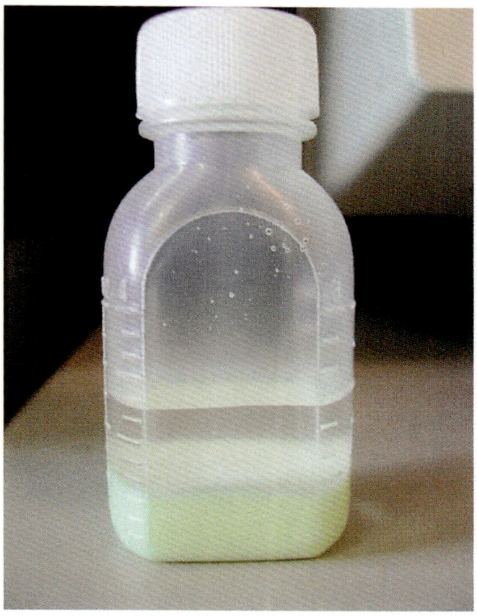

그림 1. 쿰멜펠드액
위쪽 맑은액과 침전액으로 분리된 상태. 위쪽 맑은액은 아침에 바른다.

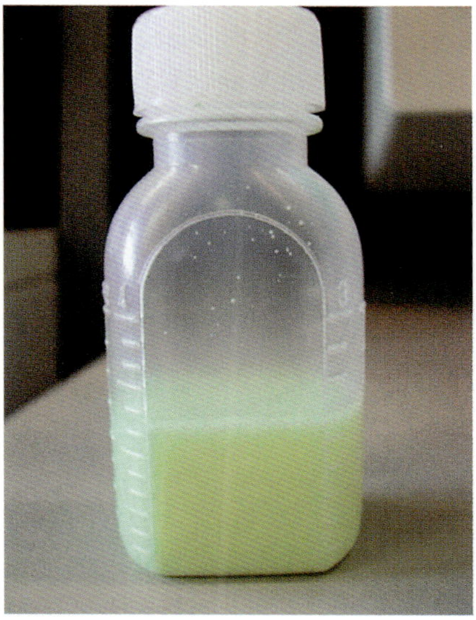

그림 2. 쿰멜펠드액
위쪽 맑은액과 침전액이 섞인 상태. 이 상태로 하여 저녁에 바른다.

중요하다. 아토피성 피부염 환자에게 여드름이 합병된 경우에는 특히 주의해야 한다.

III. 모낭충성 여드름

최근 중년여성들에게서 항균제의 효과가 듣지 않는 증례를 볼 수 있다. 이는 털집진드기에 의한 모낭충성 여드름인 경우가 많다. 쿰멜펠드액의 유황성분에는 살균 및 살충작용도 있어서 효과적이다.

Memo 쿰멜펠드액의 역사

> 쿰멜펠드액은 18세기말 또는 19세기 초 독일의 바이마르가 있는 작은 약국에서 처음 조제되었다. 쿰멜펠드라는 이름은 당시 명성을 떨쳤던 여배우 Franziska Karoline Schlze에서 유래된 것이다. 그녀는 '로미오와 줄리엣' 의 줄리엣 역으로 한 시대를 풍미했는데, 그 후 디트리히 빌헬름 쿰멜펠드와 결혼하면서 무대에서 은퇴했다. 그리고 바이마르로 옮겨 살며 궁정약국에서 기거하며 재봉학교를 열었다. 이때 궁정약국의 약제사인 호프만과 함께 만들어낸 것이 쿰멜펠드액이다. 당시에는 각질을 제거하여 피부를 부드럽게 하는 미용액으로 사용되었다[2].

□ 참고문헌

1） 日本病院薬剤師会編：病院薬局製剤，第 4 版，薬事日報社，142G-144G，1997
2） 上野賢一：Visual Dermatology 3：104-106，2004

〈One Point Advice〉

화장을 해도 괜찮을까?

■ 서론

여드름은 증상의 정도에 따라 다양하지만 사춘기~청년기 남녀에게서 일반적으로 볼 수 있는 비교적 진단이 용이한 질환이다. 피지의 과잉분비와 피지샘성 모낭의 막힘에 의해 발생한다. 특별한 치료 가이드라인은 발표되어 있지 않다. 여드름은 피지의 과잉 분비와 모공 폐색에 의해 형성되는 comedo, papule, pustule로 구성되는 질환이다.

사춘기에는 혈액 속의 안드로겐 자극에 의해 피지샘이 비대해지며 그 결과 피지가 과잉분비된다. 과잉분비된 피지는 혐기(嫌氣)성 여드름 간균에 의해 가수분해되어 유리지방산을 만들고, 이 유리지방산이 모낭벽의 각화세포를 자극하여 비후시키며 모공 폐색을 일으키는 것으로 알려졌다. 또한 모공 폐색에는 안드로겐이 관여하고 있다는 보고도 있다. 피지의 과잉분비와 모공 폐색에 의해 모낭 내에 피지가 저류되면 comedo가 형성된다. comedo 형성에는 유성화장품 사용도 관여한다. comedo 형성에 의해 모낭 내의 혐기성 여드름 간균이 증식하여 호중구 chemotactic factor를 생산하며 염증성 여드름이 형성된다.

■ 여드름의 심리 · 사회적 영향

Krowchuk[1)]은 다음과 같이 말했다. "여드름은 10대 환자 대부분에게 심리적으로 적지 않은 영향을 미치며, 또 그러한 심리적 장해는 외관상의 병변보다 더 심각한 경우가 많다". 19세부터 31세 사이의 여드름환자를 대상으로 BDS(body dissatisfaction subscale)를 조사한 결과, BDS 스코어는 병의 상태가 좋아짐에 따라 감소된다는 것을 알았다. BDS는 자기의식(self consciousness)의 변화를 반영하는 것으로 알려져 있으며, 여드름 증상은 환자의 심리나 자기평가에 적지 않은 영향을 주는 것으로 생각된다. 외모나 용모를 중요시여기고 심리적 · 사회적 영향을 받는 것은 성인보다 10대들이 더 큰 것으로 추측되는데, 성인 중에서도 특히 여성의 경우는 심리적 · 사회적 영향을 받는 환자가 많았던 것으로 보고되었다.

담당의사가 경증 28%, 중등증 41%, 중증 28%, 심각 3%로 진단한 여드름환자의 58%는 용모를 비관하며, 75%는 적어도 '가끔', 28%는 '자주' 또는 '항상' 당혹해하고, 53%는 '가끔' 내지는 '항상' 사교성이 떨어지는 것으로 생각하고 있었다. 용모에 관한 불만인자로 가장 중요한 것은 의사에 의한 중증도 평가가 아니라 환자 자신이 생각하는 중증도이다. 여드름환자에게 있어서 화장은 의학적인 면에서 볼 때 되도록 피하고 스킨케어만 하는 것이 치료효과를 높일 것이라고 생각되지만, 환자의 심리적 스트레스를 고려할 때 너무 엄격한 화장제한은 심리적 스트레스[2]를 증가시켜 치료를 실패로 만드는 원인이 된다.

■ 여드름 치료의 실패 원인

성공적인 여드름 치료를 위한 키포인트는 적절한 약제를 선택하여 환자에게 치료방침을 설명하고 이해시키는 양호한 컴플라이언스(compliance)를 확보하는 것이다[3]. 또한 치료효과가 어떻게 나타날 것으로 예측되는지를 설명할 필요가 있다. 담당의사는 치료를 시작하기 전에 환자에게 이해하기 쉬운 말로 간략하게 설명하여 환자를 이해시키는 것이 중요하다(표 1). 또한 여드름은 몇 년 동안 계속적으로 경과를 보이는 질환이라는 것을 설명하여, 초조해하지 말고 침착하게 꾸준히 치료에 임하도록 설득한다. 요구되는 치료기간이 각 개인에 따라 다르고 치료방법도 각각 다르다는 것을 강조해둘 필요가 있다(표 2). 10대 연령인 여드름환자의 대부분이 여드름을 극복하며 성장하는데, 여드름 흉터가나 염증 후의 색소침착을 고민하는 경우도 있다. 이런 결과가 되지 않도록 하기 위해서라도 comedo 시기에 올바른 스킨케어와 적절한 메이크업을 할 필요가 있다.

외용제에 의한 피부 건조를 해소시키기 위해 스킨케어 제품을 사용한다. 또한 여드름의 심리적-사회적 스트레스를 해소하기 위해 메이크업 화장품을 선택한다.

표 1. 카운슬링을 할 때의 유의사항

1) 환자의 이해정도에 따라 이야기하되 일방적으로 설명하지 않는다.
2) 치료방법, 치료기간, 개선되지 않을 경우의 대책 등을 알기 쉽게 이야기한다.
3) 환자가 걱정하는 부분에 대해 잘 들어주며 환자의 말을 끊지 않는다.
4) 화장품의 조성(組成, composition))을 설명하며 여드름치료에 방해되지 않는 화장품 선택법을 지도한다.
5) 의사의 지시를 환자가 바르게 이해하고 있는지 확인하기 위해 환자에게 되묻는다.
6) 컴플라이언스를 확보하는 데 노력한다.

표 2. 여드름의 치료방침

1) 치료를 시작하기 전에 여드름의 성립과정을 설명하고, 환자의 요구사항을 확인한 후 치료방침 등을 이야기하는 시간을 갖는다.
2) 지시는 이해하기 쉬운 말로 하며, 전문용어를 남발하지 않는다.
3) 예측되는 치료경과에 대해 이야기한다.
4) 화장품의 역할에 대해 설명한다.
5) 예측되는 부작용에 대해 설명한다.

■ 여드름 환자인데 화장을 해도 괜찮을까?

화장품을 선택할 때에는 comedo 발생 가능성을 설명하여 의사의 지시에 따르게 한다. 여드름 흔적을 가리기 위해 너무 두꺼운 화장을 하거나 피복력(被覆力)이 있는 유성 파운데이션을 선택하지 않도록 잘 설명한다.

피부표면에 기름기가 많은 경우는 유성 파

운데이션 사용을 중지하고, 파우더와 포인트 화장으로 해결하도록 지도한다. 메이크업을 완전히 금지시키면 오히려 환자가 무분별하게 화장을 해버려 여드름을 악화시키게 된다. 취침할 때에는 메이크업을 충분히 제거하고 건조방지를 위한 보습로션이나 기름성분이 적은 크림을 바르게 한다(표 3). 적절한 화장방법의 지도와 함께 일상생활에 있어서도 여드름을 악화시키지 않도록 지도할 필요가 있다(표 4).

1) 여드름을 가리는 헤어스타일, 빳빳한 옷깃이 달린 의류, 모자 등 피부발진을 자극하는 것들을 피하도록 지도한다.
2) 식사, 수면 등 생활의 리듬을 깨뜨리지 않도록 주의시킨다.
3) 장기 치료를 요하므로 초조해하지 말고 자가요법이나 민간요법을 하지 말고 의사의 지시를 잘 따르도록 설득한다.

■ 화장예(例)

1) 20세 여성

치료에 의해 papule, pustule이 없어지고 이마와 코 주위에 comedo만 남았다. 아이라이너와 립스틱 사용은 허락했지만 메이크업을 원했기 때문에 세안 후 화장수를 바른 다음 기름성분이 적은 파운데이션을 얇게 바르고 파우더로 마무리했다(그림 1, 2).

표 3. 여드름환자의 메이크업 화장품 선택법 및 사용법

1) 기름성분이 적은 제품을 고른다.
2) 두껍게 바르지 말고 색깔로 커버한다.
3) 흉터 부위나 색소가 침착된 부위는 컨실러를 사용하며, 다른 부위는 가급적 파우더만 사용한다.
4) 포인트 메이크업을 하여 다른 사람의 시선을 흉터부위나 색소침착 부위로 향하지 않도록 한다.
5) 취침전에는 메이크업 제거를 충분히 하고 비누 세안을 권한다.
6) 세안후에는 보습제품을 발라둔다.

표 4. 여드름환자에 대한 생활지도

1) 여드름을 가리는 헤어스타일, 빳빳한 옷깃이 달린 의류, 모자 등 피부발진을 자극하는 것들을 피하도록 지도한다.
2) 식사, 수면 등 생활의 리듬을 깨뜨리지 않도록 주의시킨다.
3) 장기 치료를 요하므로 초조해하지 말고 자가요법이나 민간요법을 하지 말고 의사의 지시를 잘 따르도록 설득한다.

2) 24세 여성

치료 후 papule 흉터가 붉게 남았고 뺨과 이마에 comedo가 남았다. 아이라이너와 립스틱 사용은 허락했지만 메이크업을 원했기 때문에 세안 후 화장수를 바른 다음 기름성분이 적은 파운데이션을 얇게 바르고 파우더로 마무리했다(그림 3, 4).

3) 18세 여성

치료 후 papule 흉터가 붉게 남고 일부에는 색소침착을 남겼다. 메이크업을 원했기 때문에 세안 후 화장수를 바른 다음 기름성

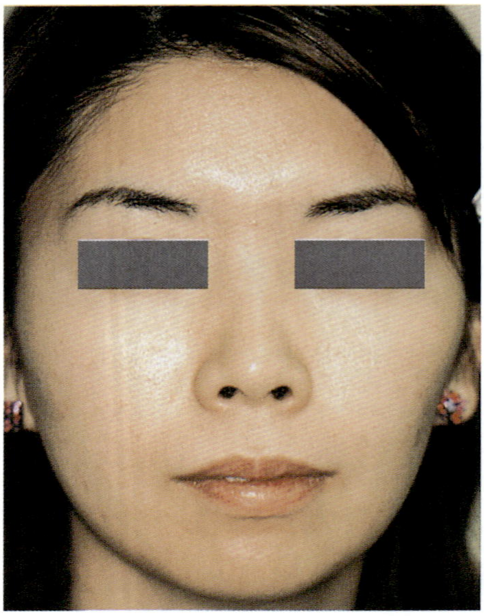

그림 1. 20세 여성, 치료에 의해 papule과 pustule이 없어지고 이마와 코 주위의 comedo만 남게 되었다.

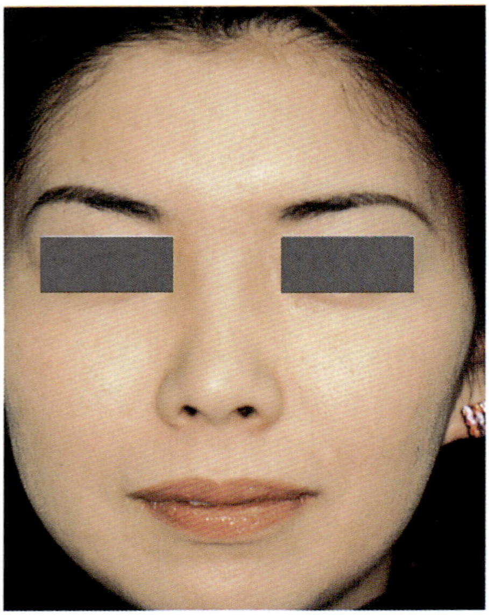

그림 2. 화장수를 바른 후 기름성분이 적은 파운데이션을 얇게 바르고 파우더로 마무리했다.

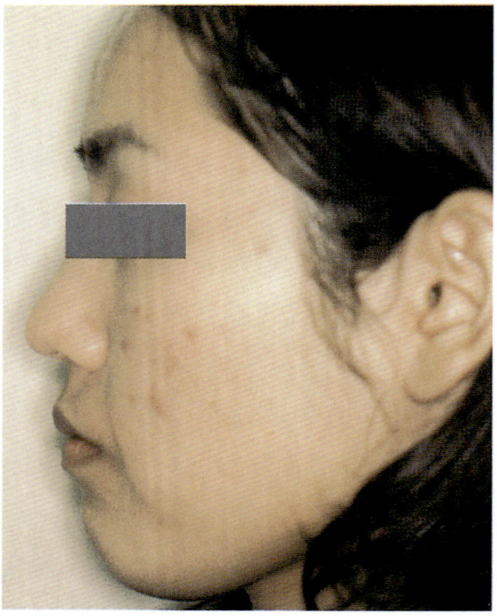

그림 3. 24세 여성, 치료후 papule 흉터가 붉게 남았고 뺨과 이마에 comedo가 남았다.

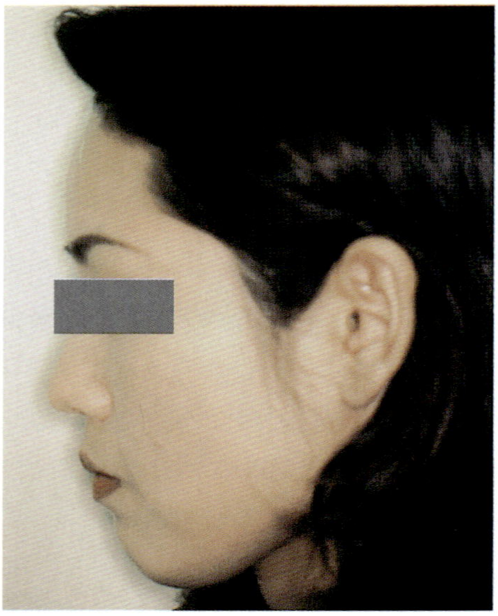

그림 4. 화장수를 바른 후 기름성분이 적은 파운데이션을 얇게 바르고 파우더로 마무리했다.

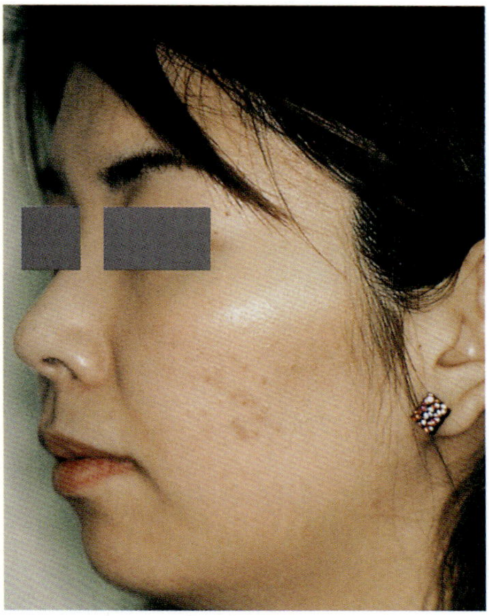

그림 5. 18세 여성, 치료 후 papule 흉터가 붉게 남고 일부에는 색소침착을 남겼다.

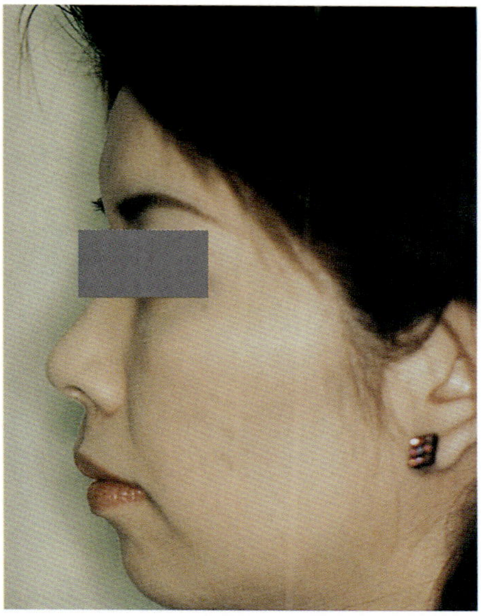

그림 6. 세안 후 화장수를 바른 다음 기름성분이 적은 컨실러로 붉은 부위와 색소침착부위를 커버하고 파우더로 전체의 색조를 통일했다.

분이 적은 컨실러로 붉은 부위와 색소가 침착된 부위를 커버하고 파우더로 전체의 색조를 통일했다(그림 5, 6).

4) 20세 여성

치료 후 papule 흉터가 붉게 남고 이마에는 색소침착을 남겼다. 아이라이너와 립스틱 사용은 허락했지만 홍반(紅斑)을 감추기 위한 메이크업을 원했기 때문에 세안 후 화장수를 바른 다음 기름성분이 적은 컨실러로 붉은 부위와 색소침착부위를 커버하였고, 기름성분이 적은 파운데이션으로 전체의 색조를 통일한 후 파우더로 마무리했다(그림 7, 8).

■ 결론

여드름은 과잉분비된 피부표면의 지질을 제거하고, 일상생활에서 주의해야 할 몇 가지 점만 잘 지키면 상당한 개선을 보이는 질환이라는 것을 설명한다. 피부발진을 자극하게 되면 악화되므로 손으로 만지거나 머리카락으로 가리려고 하지 않도록 설명한다. 스트레스를 받거나 생활의 리듬이 깨지면 피부발진이 더욱 악화되므로 너무 걱정하지 말고 안심하도록 지도한다. 화장은 가급적 간단히 하고 기름성분이 적은 제품을 선택하도록 지도한다. 적절한 치료와 화장할때의 주의점만 잘 지키면 충분히 회복된다고 말해주며, 환자

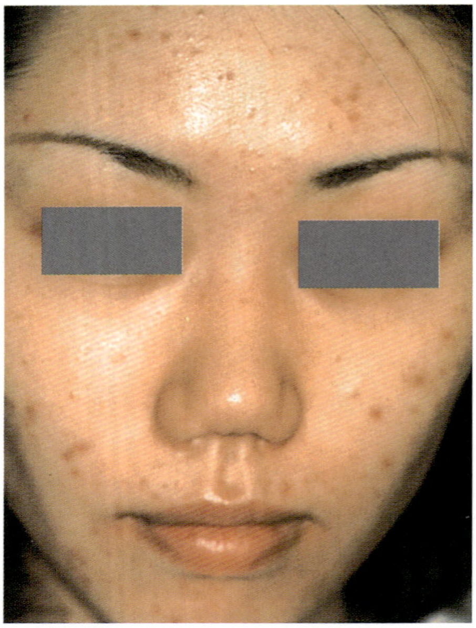

그림 7. 20세 여성. 치료 후 papule 흉터가 붉게 남고 이마에는 comedo가 남았다.

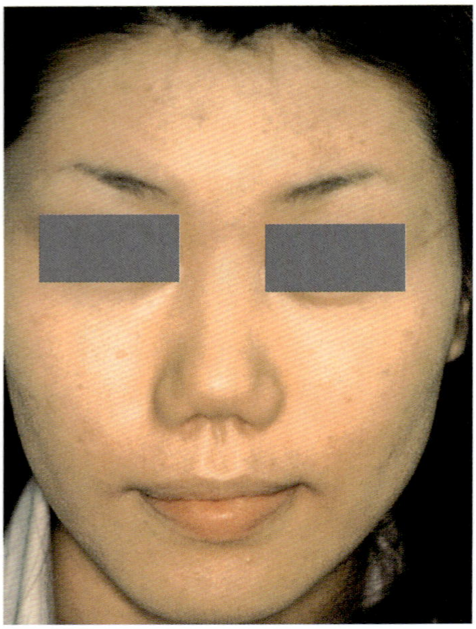

그림 8. 세안 후 화장수를 바른 다음 기름성분이 적은 컨실러로 붉은 부위와 색소침착부위를 커버하였고, 기름성분이 적은 파운데이션으로 전체의 색조를 통일한 후 파우더로 마무리했다.

에게 기대감을 갖게 하여 치료에 전념하도록 지도한다.

□ 참고문헌

1) Krowchuk, DP : The psychosocial effects of acne on adolescent. Pediatric Dermatol 8 : 332-338, 1994
2) 松永佳世子ほか：尋常性痤瘡と脂質. 日本香粧会誌 9 : 81, 1985
3) Dreelos, ZK : Patient compliance : Enhancing clinician abilities and strategies. JAAD 32 : s 42-s 48, 1995

①-1 나디플록사신(Nadifloxacin)

¤ 이해를 위한 Essence

- 중등증 이하의 염증성 여드름에는 항균약에 의한 국소외용제를 첫번째로 선택한다.
- Nadifloxacin은 EBM이 갖춰진 세계 최초의 뉴 퀴놀론계 피부외용제이다.
- 세 종류의 기제(로션, 크림, 연고)가 갖춰져 있으므로 상태에 따라 구분해서 사용하는 것이 중요하다.

서론

여드름에 염증성인 것과 비염증성인 것이 있다는 것은 이미 잘 알려져 있으며, 항균약에 의한 외용제는 당연히 염증성 여드름에 사용한다. 여기서는 일본에서 사용할 수 있는 nadifloxacin 외용제의 임상적 작용 및 작용기전, 사용법에 대해 설명하겠다.

I. Nadifloxacin이란?

nadifloxacin(상품명은 '아쿠아팀')은 오츠카(大塚)제약 주식회사에 의해 합성된 3환성(環性) 벤조퀴놀리신 골격을 가진 퀴놀론계 합성항균제이다(그림 1). 본 약제는 호기성 그람양성균, 음성균 및 혐기성균에 대한 항균력과 광범위한 항균스펙트럼을 가진 세계 최초의 뉴 퀴놀론계 피부외용제이다.

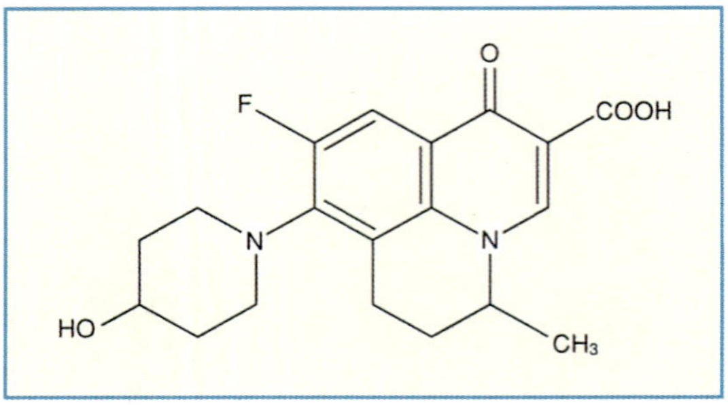

그림 1. nadifloxacin의 구조식
분자식 : $C_{19}H_{21}FN_2O_4$
분자량 : 360.38
화학명 : (±)-9-fluoro-6,7-dihydro-8-(4-hydroxy-1-piperidyl)-5-methyl-1-oxo-1H, 5H-benzo [ij] quinolizine-2-carboxylic acid

II. 여드름의 국소요법으로서 Nadifloxacin의 위상

염증성 여드름이 중등증 이상인 경우에는 테트라사이클린계, 매크로라이드계 등의 항생제 내복이 가장 먼저 선택된다. 하지만 내복약으로 인해 remission이 얻어진 후나 중등증 이하의 증례인 경우는 국소외용제 요법이 주류가 된다. 표 1에 여드름의 국소외용제를 들었는데, 이 중에는 일본에서 사용할 수 없는 것들이 많다. 그 중 nadifloxacin은 기제(로션, 크림, 연고)가 다양하게 갖춰져 있다는 점에서 여드름외용요법의 주류를 이루게 되었다.

표 1. 주요 여드름용 국소외용제

1. 각질박리제 : 유황 캠플 로션
2. 비 스테로이드계 항염증제(이부프로펜피코놀)
3. 항생제 및 항균제
   (1) 클린다마이신(CLDM)
   (2) 에리스로마이신(EM)
   (3) 린코마이신(LCM)
   (4) nadifloxacin(NDFX)
   (5) 기타
4. retinoic acid(vitamin A acid)*
   tretinoin(Retin-A)
   isotretinoin 0.05% gel
5. 합성레티노이드
   adapalene
6. azelaic acid*
7. benzoyl peroxide*
8. 스테로이드제의 국소주입(흉터부위에)
9. OTC, 의약부외품, 기타

*현재 일본에서는 사용불가능

III. 여드름에 대한 Nadifloxacin의 유효성

보통 여드름환자 519례를 대상으로 1일 2회 아침저녁 세안 후 환부에 바르는 크림의 유효율(有效率)은 67.1%[1](348/519)였다. 또한 다발성 염증성 피부발진이 있는 보통 여드름에 대한 이중맹검 시험에서의 유효율은 81.3%(39/48)[2]로, 염증성 피부발진이 확실하게 감소되었다. nadifloxacin 로션이 염증성 피부발진이 있는 보통 여드름 160예를 대상으로 한 임상시험에서는 유효율이 84.4%(135/160)[3]로, 염증성 피부발진이 개선되었다. nadifloxacin 연고에 관해서는 임상치료 시험이 없어서 여드름에 대한 정확한 유효율을 알 수 없다. 다만, 모낭염이나 보통 여드름에는 유효율 87.3%(55/63)[4]를 얻어 크림제제와 동등한 효과를 가진다는 점에서, 여드름에 있어선 크림제와 동등하거나 그 이하의 유효성이 있는 것으로 추정된다.

IV. 여드름에 대한 Nadifloxacin의 작용기전

그림 2에 나타낸 것처럼 여드름의 메카니즘에는 염증성 여드름의 병태에 따라 몇몇 단계로 나뉘는데, ① P. acnes에 대한 항균작용, ② P. acnes에서 유래하는 백혈구 chemotactic factor 생산의 억제작용, ③ 백혈구 emigration의 억제작용, ④ 백혈구 유래의 염증을 일으키는 인자(활성산소, 라이소좀 효소 등을 포함)의 억제작용 등이 있다. 그림 3은 nadifloxacin이 임상분리 균주(P. acnes 및 황색포도상구균)에 대해 in vitro에서 강한 항균작용이 있는 것으로 나타났다. 또한 그림 4는 nadifloxacin이 P. acnes에서 유래하는 호중구 chemotactic factor 생산억제 작용을 보이고 있다(제50회 일본피부과학회 중부지부 총회 기념집에서). 백혈구의 emigration 억제효과는 다카모리(高森, 순천당대학)에 의해 이미 발표되었다. 또한 nadifloxacin은 백혈구에서 유래하는 활성산소의 억제작용[5]도 함께 있다는 것을 그림 5에 나타냈다. 이들 데이터(그림 3~5)에서 nadifloxacin은

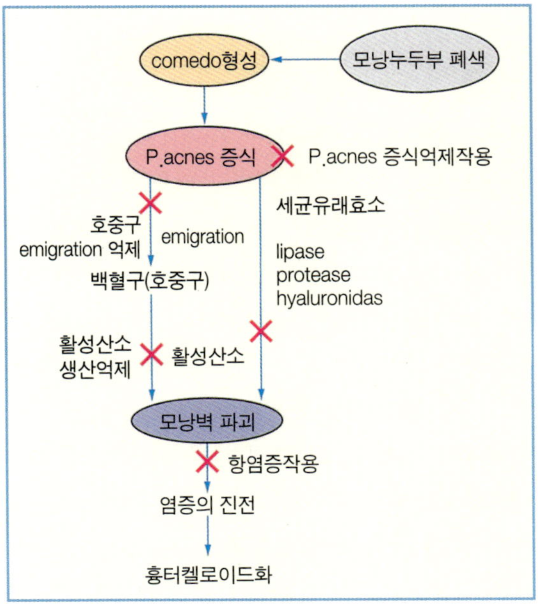

그림 2. 염증성 여드름 병태의 메카니즘과 치료약의 작용점(X)

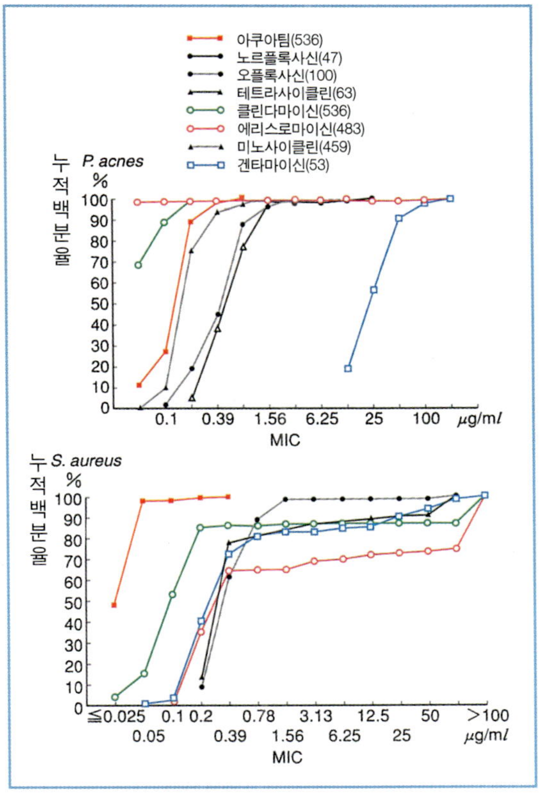

그림 3. nadifloxacin의 임상분리 균주에 대한 효과
(P. acnes와 황색포도상구균)
( )내의 숫자는 분리 균주수

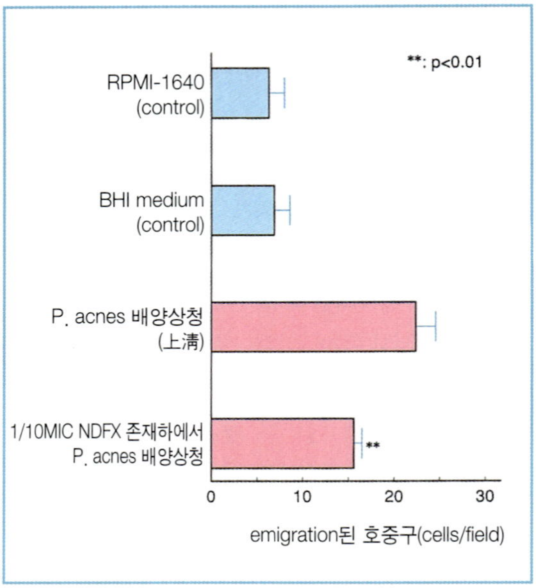

그림 4. P. acnes로부터의 호중구 chemotactic factor 방출에 미치는 nadifloxacin의 영향
(제50회 일본피부과학회 중부지부 총회기념집에서)

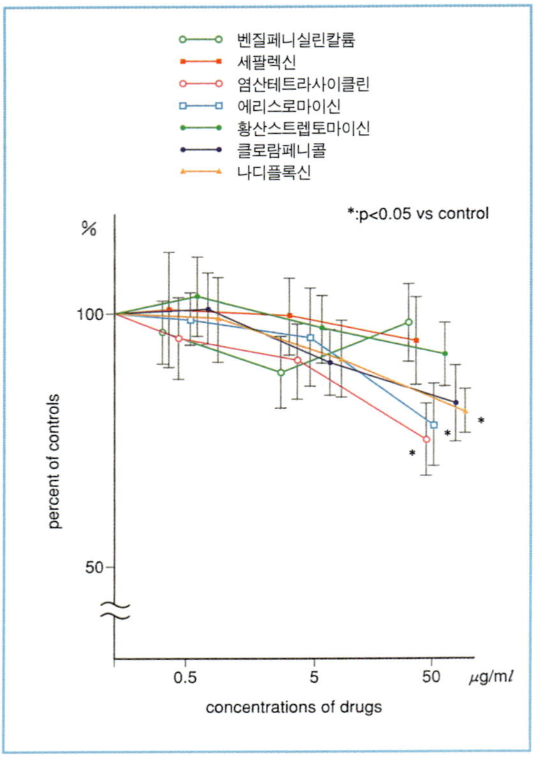

그림 5. 각종 항균제의 호중구 유래 O_2^-에 미치는 영향
(문헌5) 에서)

(1)~(4)의 어느 단계에서나 유효성을 보이는 약제라고 할 수 있다.

V. 국소요법으로서의 안전성

여드름이란 건 아무리 길어봐야 청춘기인 10년 동안에만 볼 수 있는 질환이므로 특별히 흉터를 남기지 않는 한 부작용이 적은 외용요법을 가장 먼저 선택하게 된다. 하지만 외용제라 하더라도 내성균이 생길 수 있다는 것을 늘 염두에 두어야 하며, 원칙적으로 감수성을 중시하여 필요최소한의 양과 기간으로 적절히 치료해야 한다. 승인할 때까지 알려진 본 약제의 부작용으로는 크림제의 경우 2.9%를 보였는데, 특히 가려움증이 1.66%로 나타났다. 로션제는 10.6%의 높은 빈도로 자극감을 나타내 주의를 요한다. 또한 연고는 유중수형(油中水型)유제(乳劑)(W/O형)로, 계면활성제와 방부제가 배합되어 있기 때문에 접촉피부염 경력이 있는 사람에게는 주의해야 한다. 또한 연고에 대해서는 발현빈도가 확실한 임상시험이 없었기 때문에 데이터가 없지만 적어도 크림제보다는 자극성이 낮다는 것이 동물실험으로 확인되어 있다. 또한 임상분리균주(P. acnes 및 황색포도상구균)의 경우 nadifloxacin에 대한 내성균의 출현은 보이지 않았고[6], 계대(繼代)배양에 의한 내성획득시험[7]에서도 기존의 뉴 퀴놀론계 항균약에 비해 내성을 얻기 어렵다는 것도 확인되었다. 또한 퀴놀론계 항균약은 경구투여에서 광선 과민증을 일으키는 것으로 알려졌는데, 본 약제는 동물실험에서 피부 광감작성(光感作性) 및 피부 광독성(光毒性) 중 아무 것도 나타나지 않은 것으로 보고[8]되었다.

VI. 사용법은 3가지 종류 제제의 특성을 살린다

염증성 여드름에 대하여 모낭폐색이라는 관점에서 볼 때 가장 유효성이 높은 nadifloxacin 제제는 로션제라고 추정되며 이는 과거에도 보고된 바 있다. 하지만 자극감을 보이는 빈도가 높아, 미리 환자에게 자극감이 생길 수 있다는 것을 충분히 설명한다. 하지만 외용하는 동안 임상증상이 개선되면 자극감도 감소되는 경우가 많다. 또한 등이나 가슴 부위 등에 생긴 여드름의 경우 범위가 넓거나 도포하기 어려운 부위에는 로션제가 사용하기 쉬우며, 컴플라이언스도 양호하다. 크림제는 물로 간단히 씻어낼 수 있고 펴짐이 좋아서 사용감이 우수하다. 또한 크림제는 지루성이 되기 쉬운 피부에 적합한 것으로 알려졌다. 아토피성 피부염 등을 합병하며 피부의 상태가 건조해질 경향이 있는 여드름에는 연고제를 선택하는 것이 좋다. 얼굴 등에 염증성 papule의 수가 별로 없고 핀포인트로 외용하는 경우에는 크림이나 연고가 사용하기 좋다. 이처럼 여드름의 증상과 부위에 따라 각 제형(劑型)들을 선택할 수 있다는 것이 nadifloxacin의 큰 장점이라 할 수 있다. 3가지 제제의 특징과 개요[9]를 표 2에 나타낸다.

VII. 실제 증례경과

〈증례 1〉 25세 여성. 5년 전부터 여드름이 생기기 시작했으며 특히 생리 전후가 되면 심해졌다. 그런데 최근에는 생리가 아닌 때에도 pustule이나 염증성 papule이 증가하여 진료를 받게 되었다. 중등증 이상이라고 진단했으며 초진시(그림 6)부터 아크로마이신 V를 1일 500mg 내복하게 하고, 아쿠아팀 크림을 바르기 시작했다. 2개월 후(그림 7) 염증성 papule이 많이 감소되어 아쿠아팀 크림만 단독 사용하는 것으로 했다. 피부발진이 더욱 감소되어 6개월 후에는 양호한 상태를 유지하고 있다(그림 8).

〈증례 2〉 17세, 남성. 중학생 때부터 얼굴에 여드름이 생기기 시작했으며 최근 1~2개월 사이에 이마를 중심으로 더욱 심해져 진료를 받게 되었다(그림 9). 염증성 여드름이며 comedo가 많아 세안법 지도와 함께 되도록이면 앞머리를 내리지 않도록 지도했다. 아쿠아팀 로션을 사용하여 5주 후(그림 10) 상당히 개선되었다.

결론

일본에서의 염증성 여드름은 서양에 비해 가벼운 증상인 경우가 많아서 가장 먼저 국소요법을

표 2. nadifloxacin 3종류 기제(基劑)의 개요

	크림	로션	연고
일반명 농도	nadifloxacin 1%		
첨가물	스테아릴알코올, 세타놀, 디에탄올아민, 에데트산나트륨, 백색바셀린, 연질유동파라핀, 폴리옥시에틸렌세틸에테르, 수산화나트륨, 농(濃)글리세린, 정제수	유산나트륨액, 히드록시프로필 메틸셀룰로스, 글리신(pH조정제), 수산화나트륨, 이소프로파놀, 정제수	백색바셀린, 올레인알코올, 스테아린산, 수산화나트륨, 정제수
유효균종	프로피오니박테리움속(屬) 및 포도상구균		
적응증	보통여드름(다발성 염증성 피부발진이 있는 것), 모낭염, 보통 모창(毛瘡)	보통여드름(다발성 염증성 피부발진이 있는 것)	모낭염, 보통 모창
용법 · 용량	1일 2회, 적정량을 환부에 도포. 보통여드름에 대해서는 세안 후 환부에 도포	적정량을 1일 2회, 세안 후 환부에 도포	적정량을 1일 2회, 환부에 도포
기본적인 주의사항	본 약제를 사용할 때 보통 여드름은 4주, 모낭염 및 보통 모창은 1주 내에 효과가 나타나지 않는 경우에는 사용을 중지할 것. 또한 보통 여드름에 대해서는 염증성 피부발진이 없어졌을 경우에는 계속 사용하지 말 것	본 약제를 사용할 때 4주 내에 효과가 나타나지 않을 경우에는 사용을 중지할 것. 또한 염증성 피부발진이 없어진 경우에는 계속 사용하지 말 것	본 약제를 사용할 때 1주 내에 효과가 나타나지 않는 경우에는 사용을 중지할 것
승인 년월일	1993년 4월 2일	1999년 3월 4일	2003년 3월 11일
사용법의 핵심	염증이 심해서 로션으로 자극이 있을 것으로 예상되는 경우 제일 먼저 선택. 지루 경향이 있는 피부에 유효	자극감이 10% 정도 나타나지만 임상적으로는 세가지 제제 중 가장 유효하다. 등이나 가슴 부위 등에 사용하기 쉽다.	건조성 여드름에 사용하기 쉽다. 수가 적은 얼굴부위의 염증성여드름에 좋다. 음부 등 민감부위의 모낭염에도 사용하기 쉽다.

(문헌 9)에서 수정)

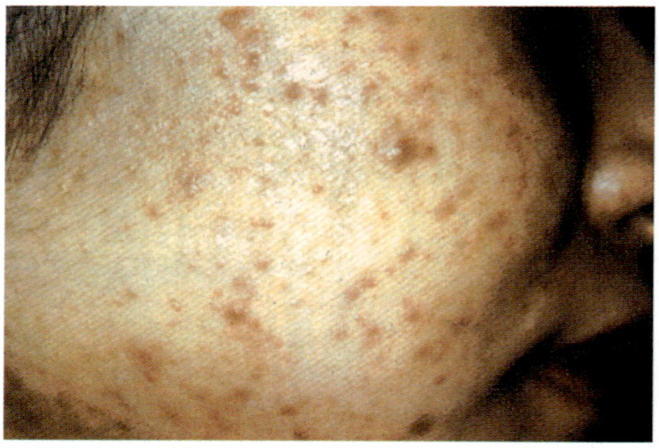

그림 6. 25세 여성. 초진시의 임상증상

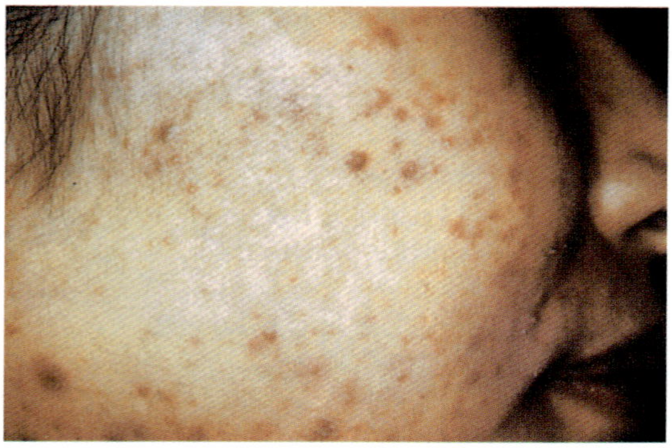

그림 7. 테트라사이클린계 항생제 내복과 아쿠아틴 크림을 병용하여 2개월 후의 임상증상

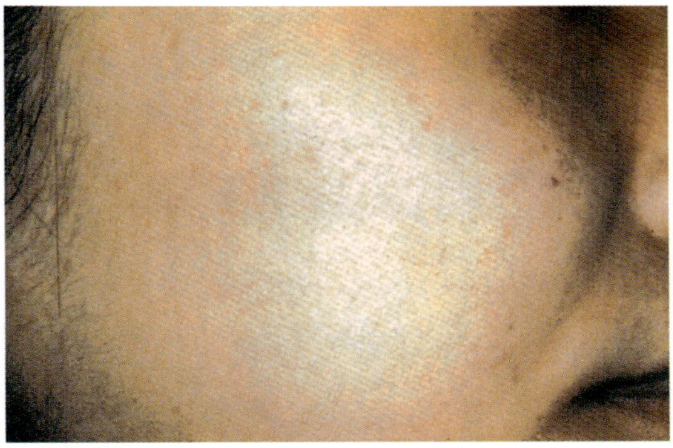

그림 8. 아쿠아팀 크림만 외용하여 유지(그림 7의 6개월 후)

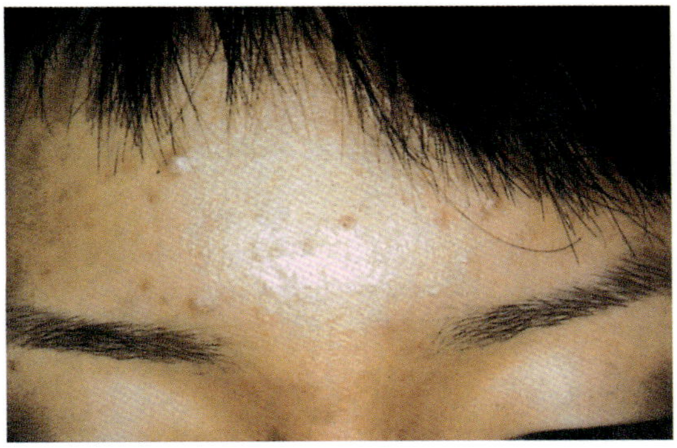

그림 9. 17세 남성. 초진시의 임상증상

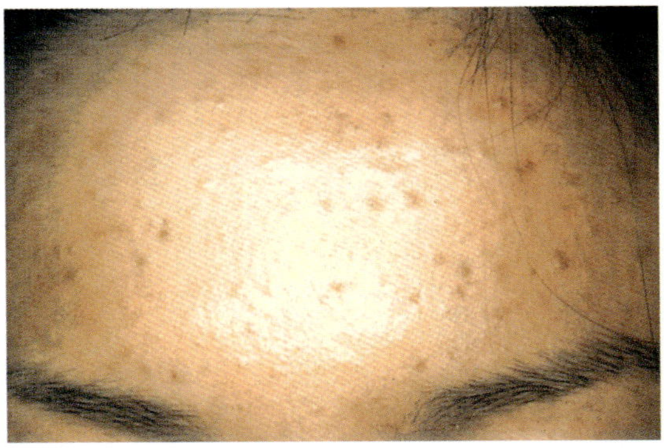

그림 10. 아쿠아팀 로션만 단독 사용하여 5주 후의 임상증상

Memo nadifloxacin의 적응증 병명기재(記載) 변경

이전에는 표 2에 나타낸 바와 같이 nadifloxacin은 크림제의 경우 적응증으로 보통 여드름(다발성 염증성 피부발진이 있는 것), 모낭염, 보통 모창(毛瘡), 로션제의 경우 보통 여드름(다발성 염증성 피부발진이 있는 것), 연고의 경우 모낭염, 보통 모창인 것처럼 동일한 물질임에도 불구하고 적응증에 차이를 보이는 모순이 있었다. 하지만 본래 감염증은 적응균의 종류에 따라 적응증이 정해져야 한다. 또한 같은 균종에 의한 같은 병태인데도 불구하고 적응질환명을 기재하는 데 차이가 있다는 것도 문제점이다. 후생노동성에서도 이를 중요시여겨 2004년 9월 30일부로 항균약의 재평가 및 효능, 효과를 수정하기에 이르렀다. 이와 함께 nadifloxacin도 10월말 현재 적응문서의 개정이 이루어졌다. 개정 후 nadifloxacin 크림의 적응증은 표재성(表在性) 피부감염증, 심재성(深在性) 피부감염증, 여드름(화농성 염증 수반)으로 되었으며, 로션은 여드름(화농성 염증 수반), 연고는 표재성 피부감염증, 심재성 피부감염증이 되었다. 특히 여드름은 이전의 적응증 표기 기재방법이 여드름, 여드름(염증을 수반한 것), 보통 여드름, 보통 여드름(다발성 피부발진이 있는 것), pustular acne, 모낭염(pustular acne)으로 6종류의 기재병명(記載病名)이 있었는데, 여드름(화농성 염증을 수반한 것)으로만 표기하기로 통일되었다. 따라서 어떤 제형(劑型)이든 여드름에 사용할 수 있도록 되었다. 단, 연고는 적응증 표시에 여드름이 명기되어 있지 않으므로 여드름 피부발진 중에서 특히 염증, 화농이 심한 모낭염 부분에 사용하는 것이 올바른 적응이다. 한편 다른 피부감염증의 적응증 기재법도 이전에는 모창, 화농성피부염, 급성 표재성 모낭염, 농가진(impetigo), 전염성 농가진, 모낭염, 모포염(毛包炎) 등으로 복잡했지만, 이들도 일괄적으로 표재성 피부감염증으로 기재하도록 되었다. 마찬가지로 이전에는 큰종기(carbuncle), 절(boil), 종기(furuncle), 생인손(whitlow), 봉와직염(cellulitis), 화농성 paronychia, 귀 종기, 보통 모창, 단독(erysipelas), 손발톱 주위염(paronychia), 코 종기, 봉소염(蜂巢炎), 봉와염(蜂窩炎), 악성 종기 등으로 종류도 많고 복잡한 적응증의 병명을 일괄적으로 심재성 피부감염증으로 통일시켰다. 따라서 적응증에 표재성 피부감염증과 심재성 피부감염증을 가진 연고와 크림제는 실제로 적응질환이 확대되었다고 할 수 있다.

선택하게 된다. 따라서 선택할 수 있는 외용제가 풍부한 것이 바람직하다. 하지만 앞에서도 설명했듯이 유황이 함유된 로션, 나디플록신, 이부프로펜피코놀이 함유된 크림, 인산(燐酸)클린다마이신이 함유된 겔밖에 없는 것이 일본의 현실이다. 그중에서 나디플록신은 3가지 제제를 모두 갖추고 있으므로 이를 잘 구분해서 사용하는 것이 임상적으로 중요하다.

□ 참고문헌

1）朝田康夫ほか：尋常性痤瘡に対する新規合成抗菌剤1% OPC-7251クリームの臨床評価―クリーム基剤を対照とした多施設共同二重盲検群間比較試験―. 西日本皮膚科 52：802-813, 1990
2）朝田康夫ほか：多発性炎症性皮疹を有する尋常性痤瘡に対する1% OPC-7251クリームの有用性の検討―クリーム基剤を対照とした多施設共同二重盲検群間比較試験―. 臨床医薬 8(10)：2453-2465, 1992
3）原田昭太郎ほか：1%にナジフロキサシンローションの多発性炎症性皮疹を有する尋常性痤瘡に対する臨床評価. 西日本皮膚科 60：364-371, 1998
4）大井綱郎ほか：細菌性皮膚感染症に対する1%ナジフロキサシン軟膏の臨床第III相試験. 臨床医薬 19：743-765, 2003
5）赤松浩彦ほか：OPC-7251による痤瘡治療における奏効機序の検討. 皮膚科紀要 85(2)：193-195, 1990
6）朝田康夫ほか：1%ナジフロキサシンクリームの細菌性表在性皮膚感染症に対する臨床評価. 西日本皮膚科 58：296-304, 1996
7）河端繁勝ほか：新規ピリドンカルボン酸系合成抗真菌剤OPC-7251に関する細菌学的評価―第一報 In vitroにおける抗菌作用―. Chemotherapy 37：1160-1178, 1989
8）古川正幸ほか：1% OPC-7251クリームの皮膚一次刺激性, 4週間皮膚累積刺激性, 眼一次刺激性及び光毒性試験. 医薬品研究 21：989-997, 1990
9）大谷道輝ほか：新薬展望2004, 外用抗菌剤. 医薬ジャーナル 40：355-360, 2004

①-2 클린다마이신(Clindamycin)

¤ 이해를 위한 Essence

- 클린다마이신은 여드름의 외용제로서도 유효하다.
- 4주 정도 사용하면 유효성을 보이는데, 4주 넘게 사용해도 안전성에는 특별한 문제가 없다.
- 겔 제제는 로션제보다 바르기가 쉬우며 잘 건조되지 않아서 건조한 피부에 적합하다.
- 겔 제제는 크림제에서 볼 수 있는 알레르기 증상이 적다.

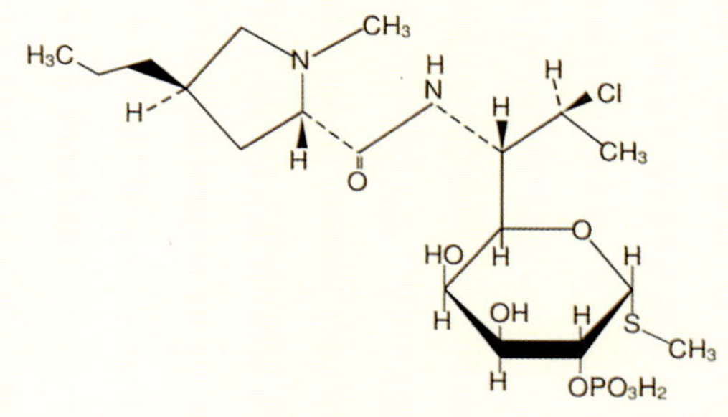

그림 1. 인산클린다마이신의 구조식

서론

클린다마이신 겔(CLDM-T)은 미국의 팔마시아 업존사에서 개발된 항생제인 인산클린다마이신의 외용 겔 제제이다. 클린다마이신의 인산에스테르인 인산클린다마이신(그림 1)은 생체의 포스파타제에 의해 빠르게 가수분해된다. 클린다마이신으로서 세균의 리포좀 50 S-subunit와 결합하여 펩티드 전이효소반응을 저해시켜 Propionibacterium acnes(P. acnes)에 대해 강한 항균작용을 발휘함과 동시에 여드름 병변의 악화에 관여하는 것으로 알려진 유리지방산, 호중구 chemotactic factor 및 활성산소의 생산을 억제하는 것으로 나타났다.

I. 국내 · 국외의 상황

로션제는 이미 미국을 비롯해 독일이나 이탈리아 등의 유럽제국에서 여드름 치료약으로 사용되고 있으며 겔 제제의 임상시험 결과 유효성이 보고되어 시판되고 있다. 일본의 경우도 예전부터 원내제제(院內製劑)로서 클린다마이신 로션이 많이 사용되었는데, 최근에 인산클린다마이신이 함유된 겔(다라신® T겔 1%)이 드디어 발매되었다. 겔 제제는 로션제에 비해 바르기가 쉽고 잘 건조되지 않기 때문에 건조한 피부를 가진 사람에게 더욱 적합하다. 또한 크림제에서 볼 수 있는 알레르기 증상이 적은 등의 이점이 있다.

II. 제1상 임상시험

일본에서는 1993년부터 제I상(相) 임상시험으로서, 성인 남성을 대상으로 피부자극성에 대한 검토와 1회도포시험 및 연속도포시험이 실시되었는데, 특별히 문제가 되는 증상은 없었으며 양호한 내용성(耐容性)이 확인되었다[1].

III. 제2상 임상시험

이어서 제II상 임상시험으로서, 보통 여드름 환자를 대상으로 유효성, 안정성, 최적농도를 검토하기 위해 기제군(基劑群), 1%군, 2%군의 세 그룹으로 나누어 이중맹검시험을 실시했다. 각 그룹 모두 4주 동안 1일 2회 아침저녁 세안 후 피부발진 부위에 1회 도포하여 검토했다. CLDM-T는 기제보다 우수한 유효성을 보여 기제를 포함해 높은 안정성이 확인되었으며 최적농도는 1%로 추정되었다[2].

IV. 제3상 임상시험

1996년부터는 제III상 임상시험으로서, 1% nadifloxacin 크림(NDFX)과 무작위 그룹간의 비교시험이 실시되었다. 그 결과 1% CLDM-T가 1% NDFX에 비해 훨씬 유효성이 뛰어났으며, 안정성에 대해서도 동등한 정도를 보였다. 그림 2에 4주 동안 투여하면서 CLDM-T군과 NDFX군의 염증성 피부발진 개수(평균±SD)의 추이를 비교했다. 표 1에는 이들의 부작용을 나타냈으며, 표 2에는 유용성을 나타냈다[3]. 부작용 증상은 CLDM군에서 8례(6.7%)로 9건, NDFX군에서 5례(4.4%)로 6건이

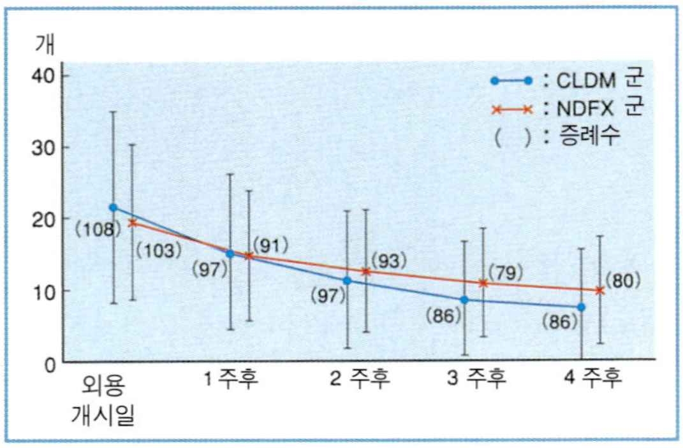

그림 2. CLDM-T군과 NDFX군의 염증성 피부발진 개수의 추이(평균±표준편차)

표 1. 부작용 증상

증상	CLDM군	NDFX군
가려움증(瘙痒感)	7	2
자극감	1	0
발적(發赤) 증강	1	0
발적	0	1
홍반	0	1
따끔거림	0	1
붉은색papule 증가	0	1
발현 건수	9	6
발현 증례수(%)	8(6.7)	5(4.4)

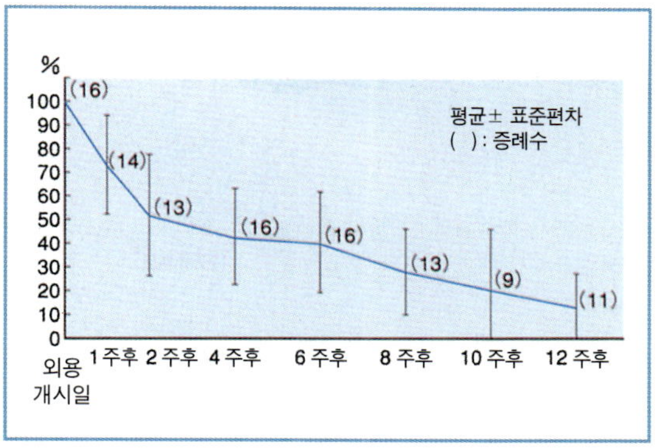

그림 3. 염증성 피부발진 개수의 추이
(외용 개시일을 100으로 함)

표 2. 유용성

약제	매우 유용	유용	약간 유용	유용성 없음	바람직하지 않음	합계	Wilcoxon 순위화검정	유용률(%) ('유용' 이상)	90% 신뢰구간 (%)
CLDM군	15 (14.0)	60 (56.1)	23 (21.5)	6 (5.6)	3 (2.8)	107	p〈0.001*	70.1	62.0~77.3
NDFX군	4 (4.0)	44 (43.6)	28 (27.7)	15 (14.9)	10 (9.9)	101		47.5	39.0~56.2

( ) : %,
* : p〈0.05

발견되었다. CLDM군에서는 가려움증(瘙痒感)이 가장 많았다. 유용률(有用率)은 CLDM군의 경우 70.1%(75/107례), NDFX군의 경우 47.5%(48/101례)였다. 또한 검정에서 약제군 사이에 뚜렷한 차이를 보였다.

V. 장기투여시험

한편 지금까지의 시험기간은 모두 4주 동안이었기 때문에 4주 이후의 유효성과 안정성을 검토하기 위해 외용기간을 12주로 한 오픈시험도 실시되었다. 염증성 피부발진의 개수는 외용 4주간 후까지로 비교하여, 외용 4주 이후부터 12주 후까지 완만하게 개수가 감소되는 것으로 나타났다(그림 3). 염증 정도의 추이에서 본 전반적인 개선도(이후 '개선(改善)' 이라 부름)는 4주 후 37.5%, 12주 후 100.0%였으며 12주 후에는 모든 증례(11/11예)가 '개선' 이상인 것으로 판정되었다(그림 3). 유효성은 특효가 4례, 유효가 8례였으며, 유효율(이후 '유효' 라 부름)은 75.0%, 유용성은 '매우 유용' 이 4례, '유용' 이 8례였고, 유용률(이후 '유용' 이라 부름)은 63.2%였다(표 3).

표 3. 유용성

매우 유용	유용	약간 유용	유용성 없음	바람직하지 않음	합계	유용률[1]	95% 신뢰구간 (%)
4 (21.1)	8 (42.1)	3 (15.8)	2 (10.5)	2 (10.5)	19	12/19 (63.2)	38.4~83.7

( ) : %, [1] : '매우 유용' 및 '유용' 의 비율

표 4. P. acnes 및 CNS에 대한 MIC 분포

〈P. acnes〉

약제명	MICs(μg/ml)10^8cfu/ml			
	범위	50%	80%	90%
클린다마이신	≦0.025~0.1	≦0.025	0.05	0.05
nadifloxacin	≦0.025~0.39	≦0.025	0.2	0.2
미노사이클린	0.1~0.39	0.2	0.2	0.2
에리스로마이신	≦0.025~0.1	0.05	0.1	0.1

〈CNS〉

약제명	MICs(μg/ml)10^8cfu/ml			
	범위	50%	80%	90%
클린다마이신	≦0.025~〉400	≦0.025	〉400	〉400
nadifloxacin	≦0.025	≦0.025	≦0.025	≦0.025
미노사이클린	0.1~1.56	0.1	0.1	0.1
에리스로마이신	≦0.025~〉400	0.1	〉400	〉400

개괄적인 안전도에서는 '안정성에 문제가 없다' 가 18예였으며 안전율('안전에 문제없음')은 78.3%였다. 부작용은 3례(13.0%)로 4건이었다. 증상으로는 '가려움증' 2건, '발적' 1건, '두드러기' 1건이었다. '발적(고도(高度))' , '가려움증(고도)' 으로 발생한 증례는 외용을 계속하면서 악화되어, 중지 및 스테로이드 외용에 의해 사라졌다. '가려움증(중등도)' 의 증례는 외용 시작 1일째에 가려움증이 나타났으며 사용을 중지하자 가려움증이 없어졌다. '두드러기(중등도)' 증례는 외용을 시작하고 1일째부터 두드러기가 나타나 일시적으로 외용을 중지했지만 외용을 재개한 후에 다시 두드러기가 나타나지는 않았다.

시험기간 중에 분리된 P. acnes에 대한 약제감수성을 표 4에 나타냈다. CLDM은 NDFX, minocycline (MINO), EM(erythromycin) 등의 여드름 약제에 비해 P. acnes에 대한 감수성이 뛰어났다[4].

이러한 결과에서 CLDM-T(클린다마이신 겔)의 4주 후의 외용은 충분한 치료효과를 보였고 안정성에도 특별한 문제가 없어서 유용한 것으로 나타났다.

VI. 경험 증례

우리 시설에서 보통 여드름 환자에게 외용을 했던 8례의 경과 및 최종 평가를 표 5에 나타냈다.

증례는 13세부터 22세까지(평균연령 16.6세)의 남녀 8례(남 3례, 여 5례)로, 외용기간은 1주~4주(평균 2.6주)였다. 부작용으로는 '따끔거림 · 발적' 을 보인 예가 8례 중 1례였다. 자극증상의 정도는 가벼웠고 외용을 중지하자 자극증상이 다음날 바로 없어졌다. 유효성을 임상증성의 개선도에서, 특효 · 유효 · 약간 유효 · 무효 · 악화의 5단계로 판정했다. 특효 2례, 유효 6례였으며, 약간 유효 ·

표 5. 보통 여드름에 대한 다라신 T겔의 자가치료 증례 정리

증례번호	성별 • 연령	합병증	병용약	외용기간(주간)	부작용	최종평가		
						유효성	안정성	유용성
1	여성 • 22	없음	없음	3	없음	특효	안전	매우유용
2	남성 • 18	없음	없음	2	없음	유효	안전	유용
3	남성 • 16	아토피성 피부염	알레록정	4	없음	유효	안전	유용
4	남성 • 13	족저사마귀	없음	4	없음	유효	안전	유용
5	여성 • 16	없음	없음	3	없음	유효	안전	유용
6	여성 • 13	레클링 하우젠병	없음	2	없음	특효	안전	매우유용
7	여성 • 13	없음	없음	2	없음	유효	안전	유용
8	여성 • 22	없음	없음	1	있음 (따끔거림, 발적)	유효	약간 문제	약간유용

무효 · 악화를 보인 예는 없었다. 증례 1과 2는 1% CLDM-T를 외용하기 전에 1% NDFX를 사용했었다. 치료효과를 비교하자 1% CLDM-T가 1% NDFX에 비해 효과가 뛰어났다. 부작용 출현과 부작용 정도로 평가한 안정성은 안전이 7례였고 부작용을 보인 1례는 약간 문제가 있는 것으로 판정되었다. 유효성과 안전성을 종합하여 유용성을 매우 유용 · 유용 · 약간 유용 · 유용성 없음 · 바람직하지 않음의 5단계로 평가했다. 그 결과 매우 유용이 2례, 유용이 5례, 약간 유용이 1례였으며, 유용성 없음과 바람직하지 않음으로 판정된 증례는 없었다.

대표적인 증례 세 가지를 제시해보면 다음과 같다.

〈증례 5〉 16세, 여성(그림 4, 5)

초진 : 2004년 9월 15일

현재병력 : 8개월 전부터 얼굴에 발진이 생겼고 특별한 치료는 하지 않았다.

초진시의 임상소견 : 이마와 턱 부위에 붉은 papule과 comedo가 다수 보였다.

치료 및 경과 : 보통 여드름으로 진단하고 1% CLDM-T 외용시작. 2주 후 papule과 comedo가 점차 없어져 임상증상이 개선되었다. 자극감이나 발적 등은 보이지 않았다. 유효 증례로 판정했다.

〈증례 6〉 13세, 여성(그림 6, 7)

초진 : 2004년 7월 28일

합병증 : 레클링하우젠병

현재병력 : 초진을 기점으로 4개월 전부터 이마와 미간, 뺨 부위에 발진이 나타났다.

초진시의 임상소견 : 이마, 미간, 뺨 부위에 모공일치성 붉은색papule과 pustule 및 comedo가 다수 형성되었다.

치료 및 경과 : 보통 여드름으로 진단하고 1%

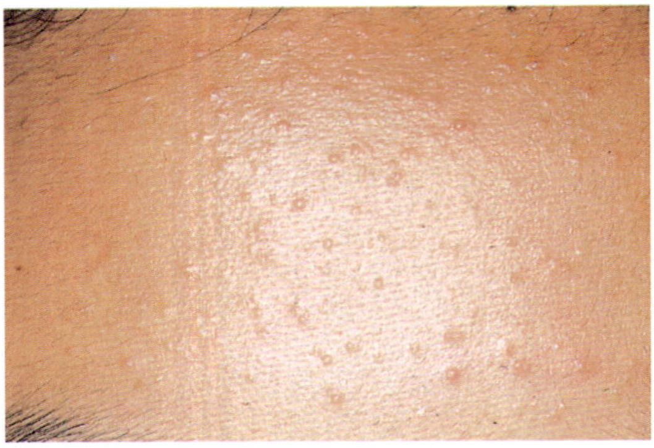

그림 4. 증례 5, 16세 여성
치료를 시작하기 전의 이마부위의 임상소견. 모공일치성 붉은색papule 및 comedo

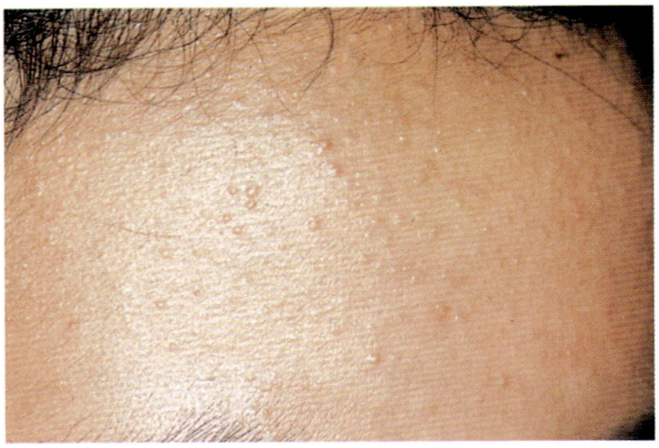

그림 5. 증례 5, 치료 시작 2주 후의 임상소견
papule과 comedo가 감소되었다.

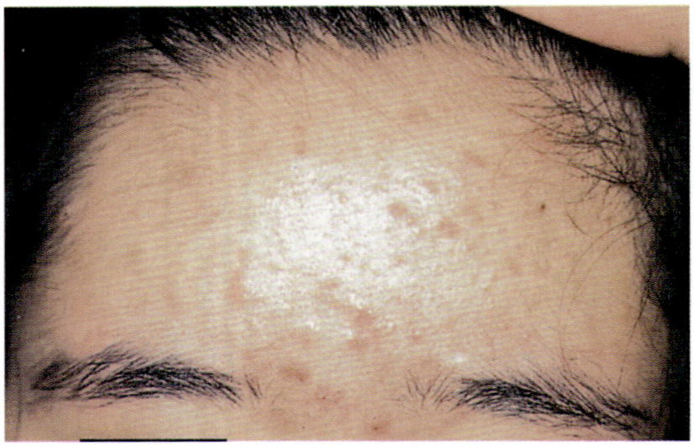

그림 6. 증례 6, 13세 여성
치료를 시작하기 전의 이마부위의 임상소견. 모공일치성 붉은색papule 및 comedo

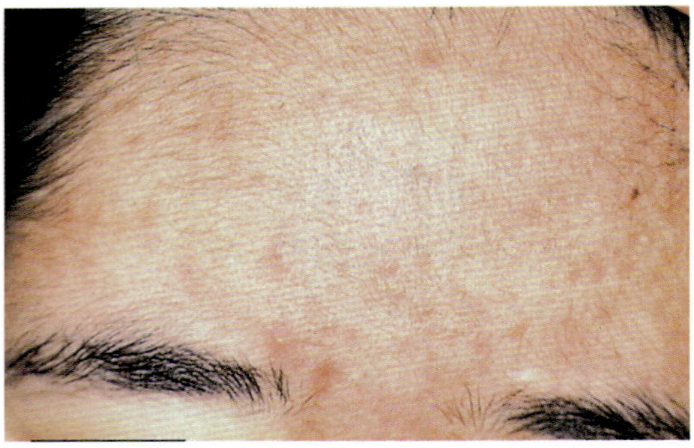

그림 7. 증례 6, 치료 시작 2주 후의 임상소견
papule과 pustule이 감소되었다.

CLDM-T 외용시작. 2주 후 papule과 pustule이 감소되었으며 임상증상이 매우 개선되었다. 자극감이나 발적 등은 보이지 않았다. 특효 증례로 판정했다.

〈증례 7〉 13세, 여성(그림 8, 9)

초진 : 2004년 9월 17일

현재 병력 : 6개월 전부터 얼굴에 발진이 생겼지만 특별한 치료는 하지 않았다.

초진시의 임상소견 : 이마 · 가슴 부위에 붉은색 papule과 pustule이 듬성듬성 나 있었다.

치료 및 경과 : 보통 여드름으로 진단하여 1% CLDM-T 외용시작. 2주 후 papule과 comedo는 점차 없어졌으며 임상증상이 개선되었다. 자극감이나 발적 등은 보이지 않았다. 유효 증례로 판정했다.

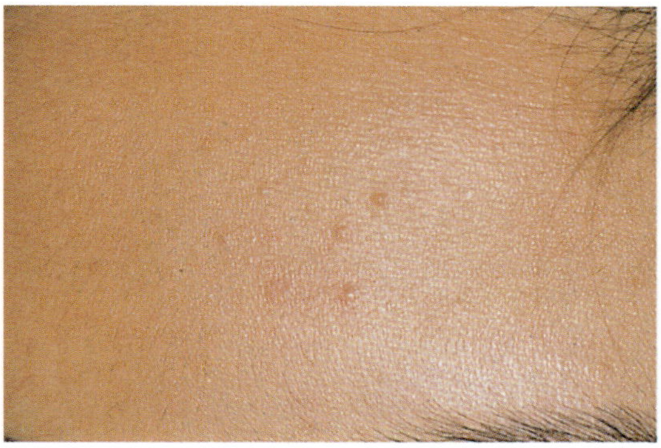

그림 8. 증례 7, 13세 여성
치료를 시작하기 전의 이마부위의 임상소견. 모공일치성 붉은색papule 및 comedo

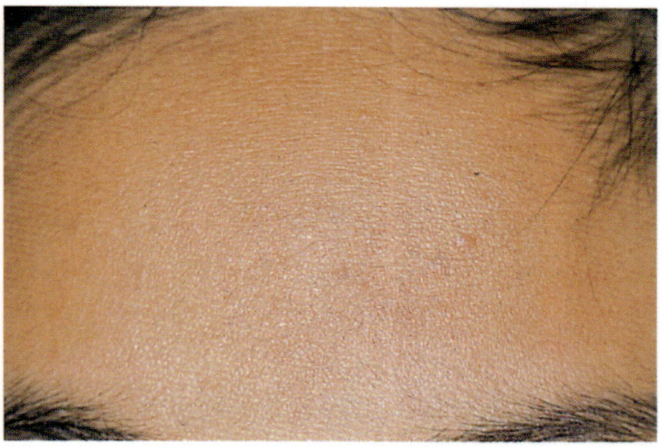

그림 9. 증례 7, 치료 시작 2주 후의 임상소견
papule이 감소되었다.

결론

보통 여드름에 대한 CLDM-T 외용제제가 최근 발매되어 치료의 선택안이 넓어졌다. CLDM-T는 1일 2회 외용으로 충분한 치료효과를 보였으며 안전성에서도 특별한 문제를 보이지 않아 유용한 것으로 나타났다.

□ 참고문헌

1) 原田昭太郎ほか：臨床医薬 15：567-582, 1999
2) CLDM-T 研究会：臨床医薬 15：583-602, 1999
3) CLDM-T 研究会：臨床医薬 15：603-628, 1999
4) CLDM-T 研究会：臨床医薬 15：645-661, 1999

Topics

메트로니다졸 (Metronidazole) 요법

메트로니다졸은 그림 1과 같은 구조식을 가진 이미다졸계 합성항균약으로, 니트로기(基)가 미생물에 의해 환원되어 미생물 DNA의 이중고리절단 등의 기능장해를 일으키면서 분열증식을 억제하는 것으로 알려졌다. 트리코모나스증, 아메바 설사증, 램블 편모충증, 편성(偏性) 혐기성균 감염증 등에 효과가 있으며, 일반적인 치료에 반응하지 않는 필로리균을 제균(除菌)하는 데에도 쓰이는 경우가 있다. 또한 편성 혐기성균이 악취생산과 밀접한 관계를 가진다는 점에서, 치조농루(齒槽膿漏)나 치주병에 따른 구취와 암성 종양에 따른 악취에 효과가 있는 것으로 확인되었다. 표 1에 궤양을 수반한 유방암의 악취제거제로 소개된 메트로니다졸 연고의 조정법(調整法)을 나타낸다[1]. 메트로니다졸은 구강아프타 및 클론병 외에 피부과 분야에서는 딸기코나 여드름에도 효과가 있는 것으로 보고되었다.

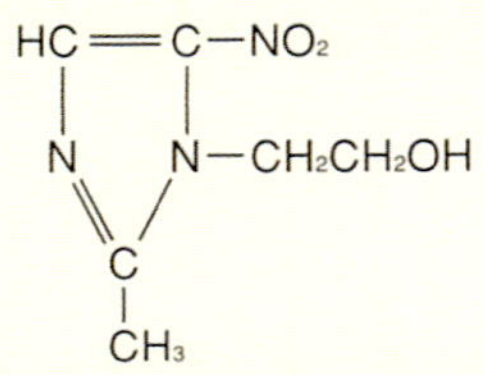

그림 1. 메트로니다졸의 구조식

표 1. (악취를 수반하는 궤양에 대한) 0.8% 메트로니다졸 연고의 처방과 조정법

처방	메트로니다졸	0.8%
	매크로골	30g
	매크로골 연고	69.2g
조정법	메트로니다졸 분말을 막자사발에 넣고 잘게갈아서 미세분말로 만든다. 여기에 매크로골 #400을 서서히 더해 균질(均質)하게 한 후 매크로골 연고를 더해 섞은 후 전체적으로 균등하게 조제한다.	
보존방법	실온 보존	

■ 딸기코나 여드름에 대한 메트로니다졸의 효과

1976년 Pye등은 메트로니다졸 내복이 딸기코에 효과가 있다는 것을 처음으로 보고했다. 일본에서

는 이마무라(今村)[2]등이 15례의 딸기코 환자에게 1일 500~750mg의 메트로니다졸을 투여하여 그 중 9예에서 특효 내지 유효한 결과를 얻었고, papule · pustule · 종류(腫瘤)에 대해서는 모든 예에서 유효 이상이었던 것으로 보고했다. 투여 시작 후 효과가 나타나기까지의 기간은 대부분 2~4주였다고 한다.

한편 Nielsen은 1983년 1% 메트로니다졸 외용약의 딸기코에 대한 유용성을 보고했다. 이마무라(今村)[3]등은 1% 메트로니다졸 외용약을 27례의 딸기코 환자에게 사용했으며 그 중 12례가 특효 내지 유효했고, papule이나 pustule을 가진 제II도(度) 딸기코의 경우 9례 중 6례가 유효 이상이었고, 효과가 발현되기까지는 4~8주를 요한다고 보고했다. 또한 최근 해외의 보고에 의하면 0.75% 메트로니다졸 외용약으로 15주 동안 딸기코 치료를 한 결과 8주째까지는 papule이나 pustule에 대해 어느 정도 치료효과를 보였지만 그 이후부터는 더 이상의 효과를 보이지 않았다고 한다[4].

즉 내복약과 외용약을 비교하면 papule이나 pustule에 잘 반응한다는 점에서는 공통되지만, 유효율과 개선속도라는 점에서는 내복약이 좀더 우수하다는 것을 알 수 있다. 하지만 내복약은 소화관이나 신경 장해, 암적색 오줌 등을 보이는 경우가 있으며, 동물실험에서는 발암성이 있다는 보고도 있다. 또한 알코올이나 알코올을 포함한 시판 드링크제 등과 함께 복용하면 복통이나 구토, 안면홍조 등의 증상을 일으키기 쉬우므로 주의해야 한다. 일반적으로 혈액질환이 있는 환자나 뇌, 척수에 기질적인 질환이 있는 환자, 임신 3개월 이내의 여성에게는 투여를 금해야 한다.

Dahl[5] 등은 테트라사이클린계 항생물질 내복과 1% 메트로니다졸 외용약을 병용하여 딸기코 증상을 감소시킨 후, 1% 메트로니다졸 외용약만 사용하는 방법으로 바꾸어 경감(輕減) 상태를 유지할 수 있었다고 보고했다.

여드름에 대해서는 오구치(尾口)[6]등이 29례의 여드름환자에게 1일 375~500mg의 메트로니다졸 내복 투여를 하여 특효 17례, 유효 7례, 무효 5례라는 결과를 얻었으며 효과가 나타나기까지의 기간은 1~7주(평균 4주)였다고 보고했다. 따라서 cyst형 여드름에 시도해볼만한 가치가 있는 치료라고 생각된다.

메트로니다졸이 딸기코나 여드름에 대해 작용하는 작용기전에 대해서는 미야지(宮地)[7]등은 메트로니다졸이 호중구 유래 활성산소의 생산을 억제하여 항염증작용을 발휘할 가능성이 있다고 제창했다. 또한 아카마츠(赤松)[8]등은 피부 표면에 상재(常在)하는 유리지방산인 팔미톨레산(palmitoleic acid) 존재 하에서 메트로니다졸의 활성산소에 대한 억제작용이 증강되어 P. acnes (Propionibacterium acnes)의 MIC 수치도 현저하게 감소되었다고 말하고 있다.

한편 메트로니다졸 외용약은, 미국의 경우 갈더마회사 등에서 0.75% 메트로니다졸겔(상품명 : 메트로겔)로 발매되고 있는데, 일본에서는 일반 의료기관에서 원내제제로 조정하고 있는 것이 현실이다[9]. 메트로니다졸 내복약에 대해서도 딸기코나 여드름에 대해서는 보험적용을 받지 못한다.

□ 참고문헌

1) 佐川賢一ほか：アドリアマイシン軟膏およびメトロニダゾール軟膏について. 月刊薬事 39：107-111, 1997
2) 今村貞夫ほか：Metronidazoleによる酒皶の治療とその奏効機序. 皮紀要 81：37-43, 1986
3) 今村貞夫ほか：1% Metronidazole外用薬による酒皶の治療. 皮紀要 84：515-519, 1989
4) Elewski, BE et al：A comparison of 15% azelaic acid gel and 0.75% metronidazole gel in the topical treatment of papulopustular rosacea：results of a randomized trial. Arch Dermatol 139：1444-1450, 2003
5) Dahl, MV et al：Topical metronidazol maintains remissions of rosacea. Arch Dermatol 134：679-683, 1998
6) 尾口　基ほか：Metronidazoleによる痤瘡の治療. 皮膚 29：995-999, 1987
7) Miyachi, Y et al：Antioxidant action of metronidazole：a possible mechanism of action in rosacea. Br J Dermatol 114：231-234, 1986
8) Akamatsu, H et al：The inhibition of free radical generation by human neutrophils thorough the synergistic effects of metronidazole with palmitoleic acid：a possible mechanism of action of metronidazole in rosacea and acne. Arch Dermatol Res 282：449-454, 1990
9) 渡辺力夫：酒皶. 皮膚臨床 44：1263-1267, 2002

②-1 테트라사이클린(Tetracycline)

¤ 이해를 위한 Essence

- 테트라사이클린의 염증성 여드름에 대한 작용기전은 P. acnes에 대한 항균작용뿐만 아니라 항리파제 작용, 호중구 emigration 억제작용, 항산화작용, 염증성 사이토카인과 세포성 면역억제작용 등 다양하다.
- 테트라사이클린 내복은 필요 충분량으로 시작하여 증상이 개선됨에 따라 점차 감소해나가는 방법이 바람직하다. 막연한 장기대량투여는 피해야 한다.
- 테트라사이클린 내복요법은 간단한 방법인 반면 장기간의 투여가 필요하기 때문에 부작용에 대해 충분한 지식과 주의가 필요하다.

서론

여드름 치료에 테트라사이클린이 사용되기 시작한 것은 1950년대로 반세기의 역사를 지녔다[1]. 처음에는 왜 테트라사이클린이 여드름에 유효한지 불분명했지만, 이후의 연구에서 발생기전의 몇몇 부위에 대해 작용점이 있는 것으로 밝혀졌다. 여드름 치료약제가 한정적인 일본의 경우는 테트라사이클린과 매크로라이드를 중심으로 한 항균약 내복요법이 지금도 중등증 이상의 염증성 여드름 치료에서 빼놓을 수 없는 중요한 위치를 차지하고 있다. 항균약 내복요법은 비교적 간단한 치료방법인 반면 장기간의 투여가 필요하기 때문에 부작용에 대한 충분한 지식과 주의가 필요하다. 각 환자의 병태를 충분히 파악하여 이 요법에만 편중하지 말고 외용요법, 물리요법, 스킨케어 등 다른 치료와의 조합으로 최선의 치료방침을 구축할 필요가 있다.

I. 테트라사이클린의 염증성 여드름에 대한 작용기전을 알아보자 (그림 1)

[Essence]

- 염산미노사이클린 내성인 P. acnes는 없지만 테트라사이클린에는 내성균주가 약간씩 증가하는 경향이 있다.
- 염산테트라사이클린은 MIC의 1/2양으로 항리파제 작용을 보인다.
- 염산미노사이클린은 1/10 MIC양으로 다핵백혈구 chemotactic factor 생산을 35% 억제했다.
- 테트라사이클린계 항균약은 활성산소의 스카벤저 작용이 있다.
- P. acnes 항원을 특이적으로 인식하는 Th-1 세포가 병변부위에서 증명되어 있어, 테트라사이클린계 항균약에 의한 T세포 기능 억제 효과가 있는 것으로 상정(想定)된다.
- 염산미노사이클린은 병변부위 표피에서 TNF-α의 생산을 억제하는 반면 IL-1α를 증가시킨다.

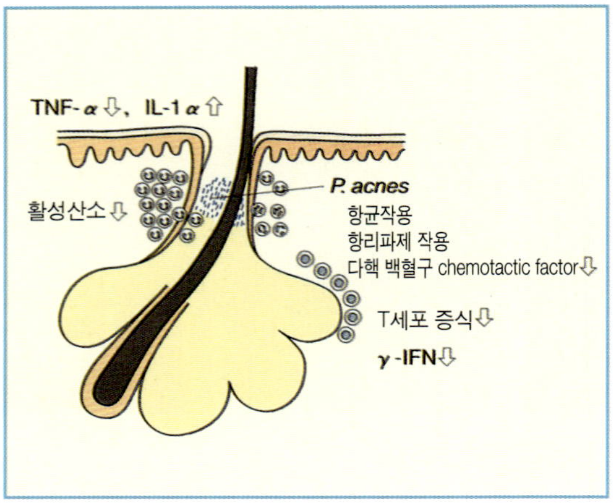

그림 1. 테트라사이클린계 항균약의 염증성 여드름에 대한 작용기전

1. Propionibacterium acnes에 대한 항균작용

테트라사이클린계 항균약은 모낭피지샘으로의 집적이 양호하며, P. acnes에 대해 강한 항균작용을 가진다. 1985년에 46명의 환자를 대상으로 comedo에서 분리한 P. acnes균주에 대해 최소발육저지농도(MIC)를 연구한 결과에 따르면, MIC 80이 가장 낮고 감수성이 가장 높은 것은 암피실린 0.05 μg/ml이며, 이어서 클린다마이신과 염산미노사이클린 0.20 μg/ml, 그 다음으로 에리스로마이신과 염산독시사이클린 0.39 μg/ml 순이었다[2]. 염산테트라사이클린은 매년 감수성(感受性)이 천천히 저하되어, 최근에는 고(高)감수성이라고 말하지 않는다[2]. 내성은 클린다마이신 10%, 에리스로마이신 8%, 염산테트라사이클린 2%로 나타났다[2]. 염산미노사이클린의 내성균주는 볼 수 없었지만 해외에서는 극히 소수가 보고된 바 있다. 감염증 일반에서의 항균약 사용빈도의 증가에 의한 것으로 추정되는데, 1969년의 조사와 비교하면 염산미노사이클린 외에는 P. acnes의 내성주가 약간 증가하는 경향에 있다[3].

2. P. acnes에서 생산된 리파제에 대한 작용

P. acnes에서 생산된 리파제는 피지 내의 triglyceride를 가수분해하여 유리지방산을 생성한다. 유리지방산은 모낭벽을 파괴하여 comedo 내용물

이 진피 내로 유출되기 때문에 이물(異物)염증반응을 일으킨다. 테트라사이클린계 약제는 항리파제 활성을 가진 것으로 알려져 있어 중요한 주효(奏效) 기전의 하나로 생각되고 있다. 환자의 comedo에서 분리한 P. acnes균주를 사용해 에리스로마이신과 염산테트라사이클린의 항리파제 작용을 검토한 연구에서는 후자의 경우만 MIC의 1/2 양으로 항리파제 작용을 나타냈다[4]

3. 다핵백혈구 chemotactic factor의 억제작용

P. acnes 등의 균체외(菌體外) 효소인 세균유래 다핵백혈구 chemotactic factor 생산에 미치는 염산미노사이클린의 억제효과를 검토한 연구에 따르면, 1/10 MIC양으로도 35%의 억제율을 나타냈다[5]. 다른 테트라사이클린계 약제나 에리스로마이신에서도 같은 다핵백혈구 chemotactic factor 억제효과가 있는 것으로 보고되었다. 그 중에서도 염산미노사이클린은 P. acnes의 모든 biotype에서 다핵백혈구 chemotactic factor 생산억제효과를 볼 수 있다[6]. 이에 대해 암피실린은 항균활성은 높지만, 다핵백혈구 chemotactic factor 억제효과는 볼 수 없다.

4. 활성산소에 대한 억제작용

염증성 여드름에서 침윤된 호중구는 슈퍼옥시드어니언, 히드록시라디칼, 과산화수소 등의 활성산소를 생성한다. 환자에게서 채취한 말초혈액 단핵구에서는 superoxide dismutase나 glutathione peroxidase 등의 방어효소 활성이 저하되는 것으로 나타났다[7]. 염산테트라사이클린, 염산미노사이클린, 염산독시사이클린 등의 테트라사이클린계 항균약은 이러한 활성산소의 스카벤저 작용이 있는 것으로 보고되었으며[8], 여드름의 염증을 억제하는 데 일정한 역할을 하고 있는 것으로 생각되고 있다. 염증성 여드름에 디아페닐설폰(DDS)이 유효한 것도 같은 항산화작용에 의한 것으로 추정 관찰되고있다[8].

5. T세포 면역에 대한 억제작용

최근의 여드름 초기병변에 관한 면역병리학적 연구에 따르면, 병변 주위에서 임상적으로 외관은 정상처럼 보이는 부위를 생검해보니 모낭 주위에 이미 임파구 침윤을 보이며 CD 4^+ T세포, CD 45 RO^+ memory/effector T세포, CD 68^+ 대식세포의 뚜렷한 증가와 표피에서의 인테그린의 이상발현과 모세혈관의 HLA-DR 발현 항진이 동반되어 있었다[9]. 이 같은 결과에서 지금까지는 모공의 각질증식이 염증보다 먼저 일어나는 것으로 여겨왔지만, 오히려 면역학적 기전이 먼저 일어나 모공의 각질증식을 일으킬 가능성이 있는 것으로 나타났다[9]. 또한 염증성 여드름 병변에서 P. acnes 항원을 특이적으로 인식하는 Th-1세포가 증명되어 세포성 면역기전의 관여가 주목되고 있다[10]. 테트라사이클린이 염증성 여드름에서의 T세포에 대해 어떤 영향을 미치는지는 분명하지 않지만 관절류머티스에 대해서는 테트라사이클린계 약제의 T세포 면역억제효과가 보고되었다[11]. 즉 염산미노사이클린은 관절류머티스 환자의 활막(滑膜)유래 T세포 클론에서 T세포 리셉터 · CD 3 결합에 의해 유발되는 T세포 증식이나 IL-2, γ-IFN, TNF-α의 생산을 확실하게 억제한다. 염산독시사이클린도 마찬가지로 T세포 증식과 γ-IFN 생산을 억제한다[11]. 또한 테트라사이클린은 정상인의 말초혈액 단핵구에 대한 concanavalin A첨가에 의해 생산되는 chemokine인 migration inhibitory factor(MIF)를 확실하게 억제하는 것으로 보고되었다.

6. 염증성 사이토카인에 대한 조절작용

여드름환자의 대부분의 comedo 내용물에서 IL-1이 검출된다. microdissection에 의해 분리된 사람의 모낭누두부를 in vitro에서 기관(器官)배양하여 IL-α를 첨가하면 comedo에서 볼 수 있는 것처럼 각질 증식을 일으키고 IL-1 리셉터 저해약(沮害藥)에 의해 블록된다는 점에서 IL-1α가 모낭누두부의 각질증식에 관여하는 것으로 생각되고 있다[12]. 염산미노사이클린 투여 환자의 경우는 6례에서 모두, 염산테트라사이클린 투여 환자의 경우도 5례 중 3례에서 투여 전에 비해 IL-1α가 증가된 것으로 보고되었다[13]. 병변부위의 피부를 이용한 면역조직화학과 in situ hybridization을 이용한 연구에서도 표피 IL-1α는 in vitro에서의 염산미노사이클린 첨가에 의해 증가되는 것으로 확인되었다[14]. 이에 반해 표피 TNF-α는 오히려 염산미노사이클린 첨가에 의해 감소된다[14]. 표피 IL-6도 검출되지만 염산미노사이클린 첨가에 의해 영향을 받지 않는다. 이러한 결과에서 염산미노사이클린은 TNF-α의 억제를 매개로 모낭 파괴에 따른 육아종성 염증에 대해 유효성을 발휘하는 것으로 해석되고 있다[14]. 염산미노사이클린 투여에 의해 IL-1α가 증가하는 의의(意義)에 대해서는 명확하지 않으며, comedo 형성에 대한 관여설과 임상효과와는 모순된다. IL-1α가 파괴된 모낭상피의 수복에 관여하는 것으로 보는 견해도 있다[13].

II. 내복 테트라사이클린계 항균약의 효과적인 사용법

항균약을 전신 투여해야 하는 염증성 여드름의 경우는, 처음에는 필요 충분량으로 시작하다가 증상이 개선되면서 양을 줄여나가 필요최소한의 양으로 유지하는 것이 기본방침이다. 충분량을 투여했는데도 효과가 나타나지 않을 경우에는 다른 제제로 바꾸도록 한다. 감량에 의해 악화되는 경우에는 환자의 병태를 재평가한 후 외용요법이나 물리요법 등의 병용요법을 고려할 필요가 있으며, 같은 항균약을 대량으로 장기간에 걸쳐 막연히 투여해서는 안된다.

염산미노사이클린(미노마이신®)에 관해서는 통상 100mg/일(하루1회 또는 하루2회)로 시작하는데, 염증성 피부발진이 심한 경우에는 200mg/일(하루2회)로 시작한다. 초기량을 몇주간 계속하다가 피부발진의 신생, 발적의 정도, pustule의 수 등을 지표로 하여 100mg/일, 50mg/일로 점차 감소해 나간다. 염산독시사이클린(비브라마이신®)은 첨부문서에서는 첫날 200mg/일, 둘째 날부터 100mg/일로 정하고 있으며[15], 100mg/일(하루1회 또는 하루2회)로 시작해 마찬가지로 점차 줄여나가는 방식으로 하는 것이 표준적이다.

III. 테트라사이이클린계 항균약의 부작용[15)]

[Essence]

- 염산미노사이클린은 빈도는 낮지만 여러 장기에 걸쳐 심각한 부작용이 있으므로 정기적인 검사와 사전동의가 필요하다.
- 염산독시사이클린은 심각한 부작용은 적다.

염증성 여드름에 대한 테트라사이클린 요법은 장기간의 내복이 필요하기 때문에 간혹 심각한 부작용을 일으키는 경우가 있으며, 충분한 검사와 사전동의를 받을 필요가 있다.

염산미노사이클린의 경우는 몇몇 심각한 부작용이 있는 것으로 알려졌다. 간혹 SLE유사 증상, SLE나 자기면역성 간염을 유발하기도 하므로, 사용을 시작하기 전에 기왕력이나 가족력에서 collagen disease 등의 자가면역질환이 있는지 조사하며 필요에 따라 자가항체검사를 하는 것이 바람직하다. 중증형 drug eruption으로는 일본의 경우 Stevens- Johnson 증후군과 중독성 표피괴사증, 일본에서는 2례밖에 보고되지 않았지만 약제성 과민증 증후군(DIHS)이 있다. 그 외에 심각한 장기(臟器) 장해로는 투여 초기에 간에 심각한 장해를 일으키기도 하며, 시기는 일정하지 않지만 과립구(顆粒球) 감소와 혈소판 감소 등의 조혈기관(造血器官) 장해, 급성 신부전, 간질성신염, 간질성 폐렴, 췌장염, 두개내압항진, 경련 등이 있다. 정기적인 혈액검사가 필요하며 호흡기 증상이 있는 경우에는 X선 촬영이 필요하다. 임신부의 경우는 태아에게서 뼈 발육부전, 치아 착색을 일으키는 경우가 있으므로 투여하지 않는다. 심각성은 낮지만 빈도가 높은 부작용으로는 오심, 식욕부진 등의 소화기증상과 현기증이 있다. 이들 외에 피부 · 점막의 부작용으로는 드물긴 하지만 광선과민증, 구강점막, 안구결막 등 점막이나 피부의 색소침착이 알려져 있다. 약제상호작용으로는 와파린(warfarin), 술포닐요소(sulfonylurea)계 혈당강하약, 메토트렉세이트(methotrexate), 디고신과 병용할 경우 이들 작용을 증강시키는 경우가 있다. 칼슘, 마그네슘, 철분제와 병용하면 염산미노사이클린의 흡수가 저하되기 때문에 2~4시간 정도의 간격을 두고 내복한다.

염산독시사이클린의 경우 심각한 부작용은 적은 편이며, 중독성 표피괴사증과 쇼크를 들 수 있다. 중대성이 낮은 부작용으로는 소화기증상, 간기능 장해, drug eruption에서는 고정 drug eruption과 광선과민형이 소수 보고되었다. 약제의 상호작용에서는 와파린, 설포닐요소계 혈당강하약, 칼슘, 마그네슘, 철분제가 염산미노사이클린과 동일한 작용을 한다. 시클로스포린(cyclosporine)과의 병용으로 그 혈중농도를 상승시킨다는 점과 카바마제핀, 페니토인, 리팜피신, 바비톨산 유도체와의 병용에 의해 반감기가 짧아지는 경우가 있다.

결론

케미컬 필링의 보급과 가까운 장래의 제3세대 레티노이드 외용제 도입에 의해 염증성 여드름의 치료수단은 더욱 증가될 것이다. 하지만 그렇다고 해서 테트라사이클린계 항균제의 역할이 없어지는 것은 아니다. 앞으로는 몇몇 치료법을 병태에 맞춰 잘 조합시켜나갈 필요가 있는 것으로 고려된다.

□ 참고문헌

1) Fry, L et al : Tetracycline in acne vulgaris. Clinical evaluation and the effect on sebum production. Br J Dermatol 78 : 653-660, 1966
2) Kurokawa, I et al : The antibiotic susceptibility of *Propionibacterium acnes* : A 15-year bacteriological study and retrospective evaluation. J Dermatol 15 : 149-154, 1988
3) 朝田康夫ほか：*Corynebacterium acnes* の抗生物質感受性. 皮膚紀要 64：1-7, 1969
4) 西嶋攝子：尋常性痤瘡病巣より分離した *Propionibacterium acnes* に関する研究 第II報 生物型別抗生物質感受性とテトラサイクリン系薬剤による *Propionibacterium acnes* lipase 活性阻止作用について. 皮膚 24：27-37, 1982
5) 赤松浩彦ほか：塩酸ミノサイクリンの最小発育阻止濃度以下の少量抗菌量(Sub-MIC)による尋常性痤瘡の炎症惹起因子への影響. 皮膚紀要 86：5-7, 1991
6) Akamatsu, H et al : Effects of subminimal inhibitory concentrations of erythromycin, tetracycline, clindamycin, and minocycline on the neutrophil chemotactic factor production in *Propionibacterium acnes* biotypes 1-5. J Dermatol 18 : 247-251, 1991
7) Basak, PY et al : The role of antioxydative defense system in papulopustular acne. J Dermatol 28 : 123-127, 2001
8) Miyachi, Y et al : Effect of antibiotics on the generation of reactive oxygen species. J Invest Dermatol 86 : 449-453, 1986
9) Jeremy, AH et al : Inflammatory events are involved in acne lesion initiation. J Invest Dermatol 121 : 20-27, 2003
10) Mouser, PE et al : *Propionibacterium acnes*-reactive T helper-1 cells in the skin of patients with acne vulgaris. J Invest Dermatol 121 : 1226-1227, 2003
11) Kloppenburg, M et al : The influence of tetracyclines on T cell activation. Clin Exp Immunol 102 : 635-641, 1995
12) Guy, R et al : Modelling the infundibulum in acne. Dermatology 196 : 32-37, 1998
13) Eady, EN et al : Modulation of comedonal levels of interleukin-1 in acne patients treated with tetracyclines. J Invest Dermatol 101 : 86-91, 1993
14) Célérier, P et al : In vitro modulation of epidermal inflammatory cytokines (IL-1 α, IL-6, TNF-α) by minocycline. Arch Dermatol Res 288 : 411-414, 1996
15) 日本医薬情報センター編：日本医薬品集 2003(第26版), じほう, 東京, pp 2149-2154, 1370-1372, 2002

②-2 매크로라이드(Macrolide)

¤ 이해를 위한 Essence

- 14원환(員環) 매크로라이드는 염증성 여드름에 대한 내복약이다.
- Roxithromycin은 P. acnes를 적응균종으로 하며, '여드름(화농성 염증을 수반한 것)' 을 적응증으로 한다.
- 항염증 작용은 호중구에 작용하여 염증 확대를 억제하고 keratinocyte에 작용하여 전염증성 사이토카인 생산을 억제한다.
- 면역조정작용도 있어서 keratinocyte의 사이토카인 · chemokine 생산능력과 슈퍼항원 제시능력 등을 억제한다.
- 항안드로겐 작용, 피부신경계에 대한 작용, 각화에 대한 작용 등도 서로 연관되어 작용하여 치료효과를 발휘한다.

서론

'여드름의 양면성을 알자' 라는 항목에서 자세히 설명했듯이 여드름에는 비염증성 여드름과 염증성 여드름이 있다. 염증성 여드름은 여드름 간균(Propionibacterium acnes, P. acnes)의 증식, 백혈구 emigration, 유리지방산 생산, 면역반응이라는 서로 연관된 일련의 반응에 의해 붉은기 · papule · pustule을 동반하는 임상증상을 만들어 낸다. 중등도 이상의 염증성 여드름을 치료하기 위해서는 항균약 내복을 필요로 하는데, 현재 매크로라이드와 테트라사이클린이 널리 사용되고 있다.

여기서는 염증성 여드름의 각 병태에 대해 14원환 매크로라이드가 얼마나 치료효과를 발휘하는

지에 대해 그 기초적인 작용에 초점을 두어 설명해나가겠다. 더불어 최근 '항균약 재평가에 의한 적응증 다시보기' 가 이루어져, 여드름치료에 있어서의 매크로라이드계 항균약인 roxithromycin의 보험적용상의 중요성이 증가되고 있는 현 상황에 대해서도 설명하겠다.

I. 항균작용 -항균약 재평가에 의한 적응 변경-

[Essence]

- '항균약 재평가에 의한 적응 변경' 에 의해 roxithromycin은 '여드름(화농성 염증을 수반한 것)' 의 적응이 인정된 약제이다.

여드름의 병원미생물은 P. acnes이며, 이를 제거하는 것이 여드름 치료로 직접 이어진다는 것은 이미 잘 알고 있다. 하지만 최근 '항균약 재평가에 의한 적응증 변경' 이 이루어져 보험진료상의 문제로 약간 복잡한 양상을 보이고 있기 때문에 우선 이에 대해 설명하겠다.

이 변경내용에 따르면 P. acnes에 대해 항균작용을 보이는 약은 적응증 병명 '여드름(화농성 염증을 수반한 것)' 의 적응증을 가진 것이 되며, P. acnes에 대한 항균작용이 나타나지 않은 약의 적응증은 '만성농피증' 이 된다. 이런 점에서 대부분의 항균약에서 여드름의 적응증이 삭제되었다. 즉 P. acnes가 적응균종인 약제는 '여드름(화농성 염증을 수반한 것)' 이 적응증이 될 수 있지만, P. acnes가 적응균종이 아닌 약제는 여드름의 적응증

표 1. 여드름에 적응을 가지는 경구항균약

균종 : 여드름균
질환 : 여드름(화농성염증을 수반한 것)

계통	약제(상품명)
매크로라이드	roxithromycin(루리드)
뉴퀴놀론	토스프록사신(토스크사신 · 오젝스) 레보프록사신(크라비트) 스파프록사신(스파라)
β-락탐	파로페넴(파롬)
테트라사이클린	없음

에서 제외시켜 '만성농피증' 이라는 병명으로 처방해야 한다. P. acnes가 적응균종이 되는 것은 roxithromycin, 레보프록사신, 스파프록사신, 토스프록사신, 파로페넴의 다섯 가지 약제뿐이며, 이들은 모두 '여드름(화농성 염증을 수반한 것)' 의 적응증을 가진 것이 되었고, 이들 외에는 가지지 않는 것으로 되었다(표 1). 매크로라이드계에서는 roxithromycin만 적응이 된다.

보험적용에 관한 문제로 일어난 이 같은 변경은 일상 진료현장에도 커다란 변화를 미칠 수 있다. 왜냐하면 여드름에 대해 꽤 높은 빈도로 상용되어 오던 미노사이클린을 비롯한 테트라사이클린이 적응에서 제외되었기 때문이다. 또한 같은 매크로라이드라도 클라리스로마이신은 '여드름(화농성 염증을 수반한 것)' 에 적응증을 갖지 않는다. 앞으로 '만성농피증' 이라는 병명 기재의 필요성에 대해서는 현 단계에서 판단하기 어렵지만 새로운 움직임이라는 것은 분명한 사실이다.

II. 매크로라이드의 다양한 작용

매크로라이드의 주효(奏效)한 기전에서 P. acnes에 대한 항균작용이 가장 중요하다는 것은 말할 것도 없이 당연하다. 하지만 그것만이 치료효과기전은 아니라는 점이 이 약제의 커다란 특징이다. 여드름은 단순한 감염증이 아니다. 그냥 방치해 둔다 해서 감염증이 진행성으로 확대되어 중증화되는 것은 아니다. 일생중 어느 한 시기에 만성 경과를 보이기도 하며 염증을 동반하며 존속한다. 이러한 관점에서 보면 단순히 원인이 되는 균을 억제하면 된다는 식의 생각으로는 대처할 수 없음을 이해할 것이다. 매크로라이드는 바로 여드름의 이러한 특성에 적합한 약제라고 할 수 있다.

그림 1에 나타낸 것처럼 매크로라이드는 항균작용 이외의 것도 함께 있어서 여드름을 개선시킨다. 매크로라이드의 표적(標的)세포는 호중구, keratinocyte, 랑게르한스세포, 피지샘세포, 신경 등 다양하게 걸쳐있으며, 여드름형성의 각 단계에 관여하는 세포에 영향을 준다. 또한 변조시키는 세포기능도 탐식(貪食) · 유주(遊走, emigration), 사이토카인 · chemokine 생산, 표면분자 발현, 각화 등 다양하다. 이러한 작용의 일부에는 신호전달 레벨에서 메카니즘이 판명되었는데, 예를 들면 NFB활성을 억제한다는 등인데. 다음은 각각의 작용에 대해 해설하겠다.

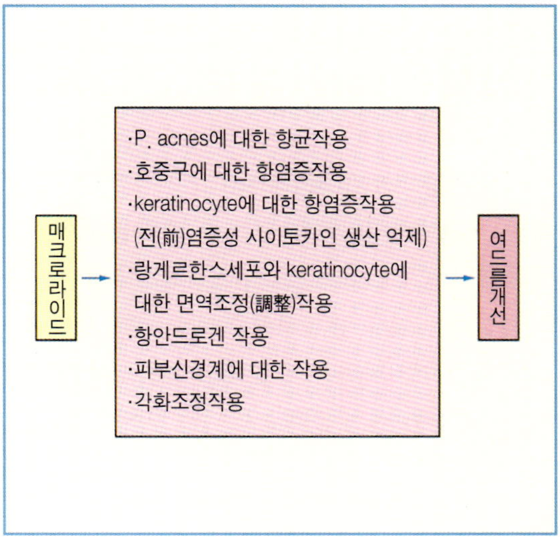

그림 1. 매크로라이드의 여드름 개선 메카니즘

III. 항균작용 이외의 매크로라이드의 여드름개선 작용

[Essence]

- 매크로라이드는 항균작용 이외에도 다양한 여드름 개선 작용을 가지는 것이 특징이다.

표 2에 여드름에 대한 항균작용 이외의 매크로라이드 작용을 나타낸다.

1. 항균작용 이외의 세균 · 호중구에 대한 작용

1) 호중구에 대한 작용

호중구에 대한 조정(調整)을 중심으로 한 항염증작용은 roxithromycin이나 클라리스로마이신에서 분명해져 이들 제제의 임상응용에 새로운 전개

표 2. 여드름에서의 roxithromycin의 신규 작용

1. **항균 외의 세균에 대한 작용**
   1) P. acnes 유래 리파제 및 호중구 chemotactic factor를 억제(아카마츠 외)
   2) 호중구의 바이오필름 파괴작용을 촉진(야마자키 외)

2. **항안드로겐 작용(칸, 이타미)**
   안드로겐 수용체의 co-activator 발현이 높은상태 하에서 안드로겐 작용을 억제

3. **피부신경계에 대한 작용(도요타 외)**
   피지샘 주위에 있는 신경에서의 서브스턴스 P 발현의 저하, 피지샘 소엽의 neural endopeptidase 발현의 증강

4. **각화(角化)에 대한 작용(심, 야마니시)**
   1) 비교적 저농도로 트랜스글루타미나제-1 발현을 항진, 고농도에서 억제
   2) 각화세포의 integrin β-1 유전자 발현을 억제

를 보였다. 이 작용을 바탕으로 호흡기 · 이비인후과 분야에서는 염증성 질환에 널리 사용되고 있다. 매크로라이드의 호중구 기능에 대한 효과는 기능을 항진시킨다는 관찰과 억제시킨다는 관찰로 보고되고 있어 일정치 않다. 이들은 투여량, 투여기간, 숙주의 상태, 균의 종류에 따라 다른 듯하다. 호중구의 탐식능력 · emigration능력 · 활성산소 생산능력 · 미에로 퍼옥시다제 활성 · 접착분자(接着分子) 발현을 거의 모두 억제하면[1-3], 염증의 파급을 막는다는 점에서 치료효과를 높이게 된다. 이는 미만성(彌漫性) 범세기관지염에서 호중구 기능의 억제가 매크로라이드의 중요한 효과기전으로 되어 있는 것과 부합된다.

2) 바이오필름 파괴작용

하지만 황색포도상구균의 실험결과에서는 다른 결과가 나왔다. 바이오필름은 미생물과 그 표면을 덮고 있는 다당체인 glycocalyx와의 복합체이다. 항균약에는 저항성이되기 때문에 약의 효능이 피부병의 원인이 되고 있다. roxithromycin은 이 경우 호중구의 탐식능력을 높여 바이오필름 파괴작용을 촉진한다[1].

3) P. acnes의 리파제 생산억제작용

Roxithromycin은 P. acnes로부터의 세균성 리파제 생산을 억제한다는 내용도 보고되어 있다[2].

2. 항안드로겐 작용

여드름 발생에는 피지분비의 증가 등 안드로겐이 깊이 관련되어 있다.

안드로겐 수용체인 co-activator 발현이 높은상태 하에서 검토한 결과 roxithromycin은 안드로겐 작용을 억제하였다[4]. 즉 매크로라이드는 호르몬의 관점에서도 여드름에 양호한 영향을 미치게 된다.

3. 피부신경계에 대한 작용

도요타(豊田)는 roxithromycin이 피지샘 주위에 있는 신경에서의 서브스턴스 P 발현을 저하시켜 피지샘 소엽의 neural endopeptidase의 발현을 증강시킨다는 것을 관찰하였다(피부 매크로라이드 연구회). 이런 관찰은 스트레스 유발성 여드름을 억제하는 기전도 제공하고 있다는 것이다.

4. 각화에 대한 작용

야마니시(山西) 등은 keratinocyte에서의 roxithromycin이 비교적 저농도로 트랜스글루타미나제-1 발현을 항진시키고, 고농도로 억제한다는 내용을 보고하여(피부 매크로라이드 연구회), 각화에 대한 작용이 있다는 것을 시사했다. 마이크로알레이법에 의해 roxithromycin은 keratinocyte의 인테그린 β-1을 포함한 3개의 유전자 발현에 영향을 준다는 것도 알아냈다[5]. 인테그린 β-1는 각화세포의 증식에 영향을 줄 가능성이 있으며, roxithromycin은 모낭누두부에서 각화세포의 증식에 대해 억제적으로 작용할 가능성이 있는 것으로 예상된다. 이것이 인테그린 β-1의 발현 억제에 의해 이루어지는 것인지는 아직까지 추측만 되고 있을 뿐이다.

IV. 표피면역조정(調整) 작용

[Essence]

- 매크로라이드는 keratinocyte와 랑게르한스세포의 항원 제시(提示)능력과 사이토카인 · chemokine 생산을 억제한다.

매크로라이드의 면역조정작용은 T세포의 사이토카인 생산능력 · 증식능력 등에 대해서 조사되어져 왔으며, 대략 이러한 면역담당세포에 대해 억제적으로 작용한다. 또한 최근 피부면역조정작용에 대한 해석도 진행되어[6], 이 작용을 바탕으로 각종 피부질환에도 임상응용되고 있다. 피부면역에 대한 작용과 그 효과농도를 표 3에 나타낸다. 이러한 작용은 여드름에 대한 치료효과기전과 무관하지 않으며 또한 매크로라이드에 대한 이해를 촉진하는 데에도 필요하다. 다음에 소개할 랑게르한스세포 및 keratinocyte에 대한 roxithromycin의 작용은 최저농도 10~100 μM에서 발현된다. 상용량(常用量)을 복용했을 경우 피부에서의 농도가 13.3 μM이라는 것을 고려하면 피부면역을 과도하게 손상하지 않는 정도이면서 면역조정을 하는 것으로 생각된다.

표 3. Roxithromycin의 피부면역담당세포

세포 및 기능	효과	효과발현 최저농도(μM)
랑게르한스세포		
합텐 제시(提示)능력	억제	10~100
슈퍼항원 제시능력	억제	10~100
IL-1β 생산	억제	10
MHC 클래스 II 발현	억제	100
keratinocyte		
슈퍼항원 제시능력	억제	100 이하
IL-1α 생산	억제	100 이하
Th2 chemokine 생산	억제	100 이하
MHC 클래스 II 발현	억제	1
CD54 발현	항진	100

문헌 2, 3)에서 정리한 것이다. keratinocyte의 사이토카인에 관해서는 IL-1α에 더하여, 코미네(小宮根) · 다마오키(玉置)는 Gro-α, GM-CSF의 생산억제도 보고하고 있다. IL-8, RANTES 억제도 있다.

1. 랑게르한스세포에 대한 작용

1) 합텐 및 슈퍼항원 제시능력 억제작용[7]

랑게르한스세포를 합텐화하여 같은 합텐(hapten)으로 면역된 T세포와 혼합배양하면 T세포의 증식반응이 일어난다. 미리 랑게르한스세포를 roxith-romycin과 함께 배양해두면 랑게르한스세포의 합텐 제시능력이 저하되는 것을 볼 수 있다. 마찬가지로 roxithromycin은 같은 세포의 슈퍼항원 제시능력도 감소 약화시킨다. 따라서 합텐에 있어서나 슈퍼항원에 있어서나 랑게르한스세포의 항원 제시능력은 roxithromycin으로 저하된다[7]. T세포 자체는 더욱 고농도인 roxithromycin으로밖에 증식이 억제되지 않기 때문에 항원제시세포는 T세포보다 roxithromycin에 감수성이 높다.

2) 인터루킨-1β (IL-1β) 생산억제작용[7]

랑게르한스세포를 roxithromycin과 함께 배양하여 IL-1β생산에 대한 영향을 관찰하자 roxithromycin은 IL-1β 생산을 mRNA, 단백, 활성의 모든 면에서 감소 약화시킨다.

3) MHC 클래스 II 분자 및 공자격(共刺激)분자발현 억제작용[7]

랑게르한스세포의 MHC 클래스 II, CD 40, CD 54, CD 80, CD 86 분자의 발현은 roxithromycin에 의해 모두 억제된다.

2. keratinocyte에 대한 작용

1) 사이토카인 · chemokine 생산억제작용

keratinocyte에 IFN-γ를 첨가하여 배양하면 IL-1α의 생산이 상승한다. 이때 roxithromycin을 첨가하면 IL-1α생산은 억제된다[8]. 전염증성 사이토카인이라 불리는 염증성 물질의 방출을 억제하는 것은 염증성 여드름에 대해 좋은 치료효과를 발휘하는 것으로 생각된다. 이러한 억제효과는 Gro-α, GM-CSF에서도 보여지며[9], 고전적인 chemokine인 IL-8, RANTES도 억제한다[9, 10].

keratinocyte는 Th1 chemokine으로서 IP-10, Mig, Th2 chemokine으로서 MDC(HaCaT세포에서는 TARC도)를 생산한다. keratinocyte를 인터페론(IFN)-γ와 TNFα로 자극하여 이들 chemokine 생산이 항진된 상태에서 roxithromycin을 첨가하면 MDC와 TARC의 생산은 농도 의존적으로 억제되지만, IP-10, Mig의 생산에는 영향을 주지 않는다[11]. 즉 keratinocyte의 Th2 chemokine 생산을 억제한다. 한편 chemokine 수용체로서 Th1세포는 CXCR3, Th2세포는 CCR4를 발현한다. IL-2에서 발현항진된 Th2세포의 CCR4는 roxithromycin에 의해 억제되는데, Th1세포의 CXCR3 발현에는 영향을 주지 않는다. 즉 Th2세포의 chemokine 수용체 발현을 억제한다.

이러한 결과는 roxithromycin이 Th2세포로 변조된 질환, 즉 아토피성 피부염, 가려움증, CTCL, 호산구성 pustular 모낭염, 기무라병, Wells 증후군 등에 치료효과를 발휘할 가능성을 시사한다. 한편으로는 염증성 여드름의 반응을 멈추게 하여 가려움에 대해 효과가 있을지도 모른다.

2) MHC 클래스 II 포지티브 KC의 슈퍼항원 제시능력 억제작용

배양된 KC에 IFN-γ를 첨가하여 MHC 클래스 II 분자를 발현시킨다. 여기에 T세포와 슈퍼항원을 더해 T세포 증식반응을 본다. roxithromycin 존재하에서 MHC 클래스 II 포지티브 KC를 먼저 배양하면 KC의 슈퍼항원 제시능력이 억제된다.

3) MHC 클래스 II 및 ICAM-1 표출억제작용

keratinocyte의 IFN-γ에서 유도한 MHC 클래스 II 분자 발현은 roxithromycin 존재 하에서 배양하면 억제된다[8]. 한편 ICAM-1의 발현은 비교적 고농도에서 항진된다.

결론

매크로라이드, 특히 roxithromycin의 염증성 여드름에 대한 적응은 임상 면에서나 보험 면에서나 증가되고 있다. 임상적으로는 항균작용 뿐만 아니라 여러 방면에서 여드름에 의해 일어나는 염증을 억제하며, 보험적인 면에서는 P. acnes가 적응균종이다. 따라서 여드름의 진단명으로 처방할 수 있다.

□ 참고문헌

1) 山崎　修ほか：黄色ブドウ球菌のバイオフィルムに対するロキシスロマイシンの効果. 皮膚の科学 1(suppl 1)：1-7, 2002
2) 赤松浩彦：尋常性痤瘡に対するマクロライド療法. 皮膚の科学 1(suppl 1)：41-45, 2002
3) 戸倉新樹ほか：ロキシスロマイシン投与による末梢血多核白血球ミエロペルオキシダーゼ活性の抑制効果：乾癬および掌蹠膿疱症患者における検討. 炎症 15：461-465, 1995
4) Inui, S et al：Potential anti-androgenic activity of roxithromycin in skin. J Dermatol Sci 27：147-151, 2001
5) 沈　春参ほか：ヒト角化細胞の遺伝子発現に及ぼすロキシスロマイシンの効果. 皮膚の科学 1(suppl 1)：23-26, 2002
6) 戸倉新樹ほか：ロキシスロマイシンの皮膚免疫調整作用. 皮膚の科学 1(suppl 1)：32-35, 2002
7) Ohshima, A et al：Roxithromycin down-modulates antigen-presenting and interrleukin-1 β-producing abilities of murine Langerhans cells. J Dermatol Sci 17：214-222, 1998
8) Wakita, H et al：The macrolide antibiotic, roxithromycin suppresses IFN-γ-mediated immunological functions of cultured normal human keratinocytes. Biol Pharm Bull 19：224-227, 1996
9) 小宮根真弓ほか：皮膚疾患に対するマクロライド療法とその作用機序. 皮膚の科学 1(suppl 1)：50-56, 2002
10) 松永義孝ほか：掌蹠膿疱症に対するマクロライド療法の臨床応用と表皮角化細胞のケモカイン産生に与えるロキシスロマイシンの影響についての検討. 皮膚の科学 1(suppl 1)：46-49, 2002
11) Kobayashi, M et al：Roxithromycin downmodulates Th 2 chemokine production by keratinocytes and chemokine receptor expression on Th 2 cells：its dual inhibitory effects on the ligands and the receptors. Cell Immunol 228：27-33, 2004

Topics

염증성 여드름의 ClearLight™ 에 의한 치료

¤ 이해를 위한 Essence

- ClearLight™는 407~420nm의 빛을 조사(照射)하는 기계로, 여드름의 광선치료에 사용된다.
- P. acnes가 생산한 포르피린에 빛을 비추면 1중항(重項)산소가 발생되어 P. acnes가 사멸한다.
- papule이나 pustule이 주증상인 염증성 여드름에 유효하다.
- 치료 전에 반드시 세균배양을 하여 P. acnes가 존재하는지 확인해야 한다.

서론

최근 여드름에 대한 새로운 치료법인 광선치료가 주목되고 있다. 여기서는 광선치료 중 하나인 ClearLight™에 의한 치료에 대해 설명하겠다.

■ 왜 ClearLight™가 효과가 있는가?

여드름의 주요 원인균인 P. acnes는 포르피린을 생산한다. P. acnes가 생산하는 주요 포르피린은 coproporphyrin III이며, 그 흡수파장은 415nm가 피크이다. 415nm의 빛을 P. acnes에 비추면 포르피린이 광여기(光勵起)되어 1중항산소를 발생하면서 P. acnes가 파괴된다. 이때 415nm의 빛은 청색 가시광이어서 이 광선치료를 blue light therapy라고 부른다. 즉 내인성 포르피린을 이용한 photodynamic therapy(PDT)라고도 부른다. ClearLight™(일본루미너스, 동경)(그림 1)은 400W 메탈할라이드 램프를 이용한 기계로, 407~420nm에서 피크를 이루는 빛(그림 2)을 조사할 수 있다.

우리는 in vitro에서 ClearLight™의 P. acnes에 대

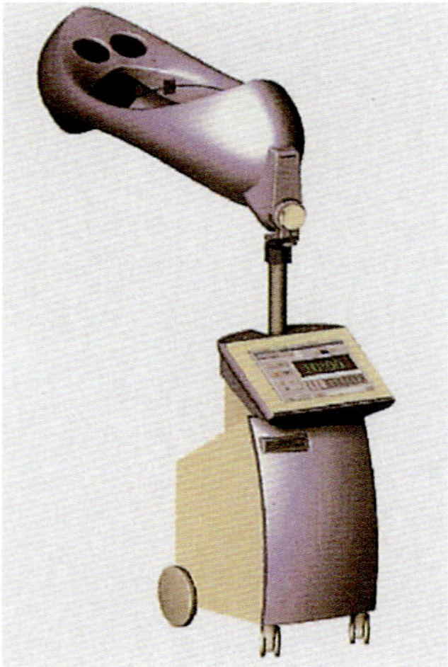

그림 1. ClearLight™의 본체

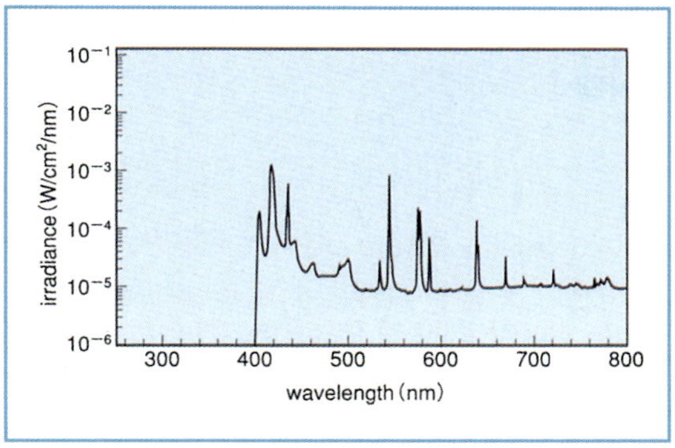

그림 2. ClearLight™의 분광(分光)방사조도(放射照度) (문헌 1)에서 인용

한 살균효과를 검토했다[1]. 여드름환자에게서 배양한 P. acnes와 S. epidermidis에 90mW/cm^{2}의 조사율(照射率)로 60분간 비추었다. 그리고 조사 직후와 60분 후의 세균수를 계측했다. 조사 60분 후에 배양한 P. acnes는 통계학적으로 유의한 감소를 보였으나, S. epidermidis는 보이지 않았다. 따라서 ClearLight™는 in vitro에서 P. acnes에 대해 살균효과가 있는 것으로 나타났다.

■ 실제로 ClearLight™는 어느 정도의 효과가 있는가?

우리는 30례의 경도~중등도 여드름환자(여성 27례, 남성 3례, 평균연령 22세)를 대상으로 ClearLight™의 임상효과를 검토했다[1]. 조사율(照射率)은 90mW/cm^{2}이며, 1회 10분의 조사를 주 2회 5주간 실시했다. 평가는 ① 병변의 수(comedo, papule, pustule), ② 의사에 의한 전반적인 개선도(改善度) 판정에 따라 시행하였다. 5주째의 comedo, papule, pustule, comedo+ papule+pustule의 감소율은 각각 57.8%, 69.3%, 73.3%, 64.0%로 병변수가 확실히 감소된 것을 보여 주었다. 전반적인 개선도는 악화 10%, 불변 10%, 개선 37%, 확실히 개선 30%, 치유 10%로, 개선 이상이 77%였다. 치료 종료 후 1개월 동안 아무 치료를 하지 않고 경과를 지켜본 결과 병변의 총수가 증가된 예는 6%에 지나지 않았으며, 대부분 치료효과가 지속되었다. 유효한 증례의 사진을 그림 3에 나타낸다. 부작용은 2례에서 피부 건조를 보였다.

이상으로 ClearLight™는 경도~중등도의 염증성

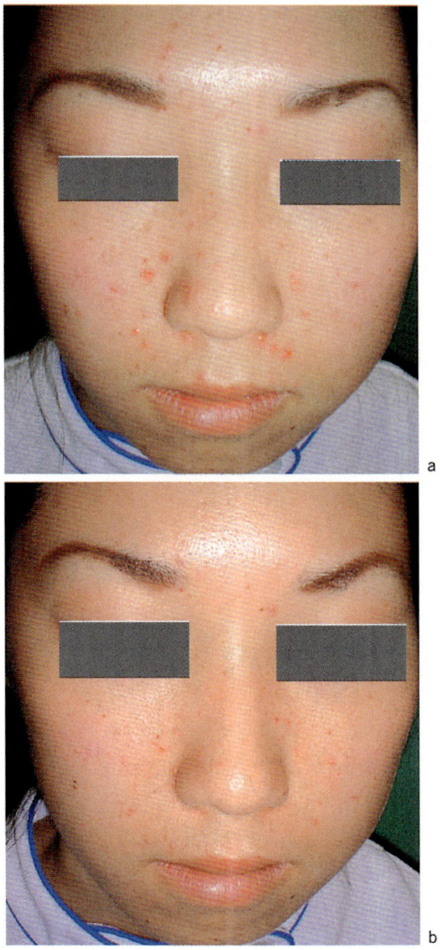

그림 3. ClearLight™에 의한 치료 전후의 모습(22세 여성)
a. 치료 전, b. 치료 5주 후

여드름에 효과가 있으며, 안전성도 높다는 것을 알았다. 특히 papule과 pustule에 유효했다. 오미(尾見)[2]등은 28례의 여드름 환자에게 ClearLight™ 조사를 하여 피부발진의 총 숫자가 64.7%로 개선된 결과를 보였다고 하며 우리가 얻은 데이터와 거의 일치했다. 이 방법은 P. acnes가 존재하지 않는 정상피부에 대한 장해가 거의 없다는 것이 이점이다.

■ 염증성 여드름에 대한 광선치료의 전망

이와 같이 내인성 포르피린을 이용한 blue light therapy에는 ClearLight™ 외에 발광다이오드(LED)를 이용한 OmniLux Blue™(Photo Therapeutics Ltd., UK)가 있다.

한편 5-aminolevulinic acid(ALA) 등의 외인(外因)성 포르피린을 이용하여 보다더 긴 파장인 가시광(IPL : intense pulsed light, LED)을 이용한 PDT도 시도되고 있다. 포르피린의 농도가 좀더 높고 빛도 깊은 부위까지 도달되어서 더 강한 반응이 기대된다. 하지만 정상피부에도 반응을 일으키거나 부작용이 강할 가능성도 있다.

결론

ClearLight™에 의한 광선치료는 병변 부위에 P. acnes가 있어야 한다는 것이 전제조건이다. 따라서 반드시 치료를 시작하기 전에 세균배양을 하여, P. acnes의 유무를 확인해야 한다. 일본의 경우 여드름환자에게서 S. epidermidis만 배양된 적이 종종 있었는데[3], 이런 경우는 당연히 ClearLight™의 적응이 되지 않는다. 또한 comedo보다는 papule이나 pustule에 더욱 효과가 있다. 적절한 환자 선택이 무엇보다도 중요하다.

□ 참고문헌

1) Kawada, A et al : Acne phototherapy with a high-intensity, enhanced, narrow-band, blue light source : an open study and *in vitro* investigation. J Dermatol Sci 30 : 129-135, 2002

2) 尾見徳弥ほか : ClearLight™ を用いた光線治療による新しい痤瘡治療. 日小皮会誌 21 : 155-157, 2002

3) Kawada, A et al : Levofloxacin is effective for inflammatory acne and achieves high levels in the lesions : an open study. Dermatology 204 : 301-302, 2002

1 글리콜산(Glycolic acid)

¤ 이해를 위한 Essence

케미컬 필링은
- 각전융해(角栓融解) 작용
- 항염증 작용
- 항피지샘 작용
- 진피 콜라겐 증식생장에 의해 흉터를 개선하는 작용기전이 있어 여드름 치료에 이용된다.

서론

케미컬 필링은 약품으로 피부를 얇게 벗겨내서 창상 치유를 야기하여 피부의 재생을 촉진시키는 것으로 여러 효과를 기대하는 치료이다(그림 1). 일본피부과학회의 케미컬필링 가이드라인 2001에서는 케미컬 필링 치료의 '높은 적응이 되는 질환' 으로 여드름을 들고 있으며, 얼마 전에 개정된 가이드라인 2004[1]에서도 이 같은 평가를 얻고 있다. 글리콜산은 유산, 사과산, 구연산 등과 함께 α-히드록시산(AHA)이라 불리는 유기산(有機酸) 중 하나이며(그림 2), 글리콜산은 그 중에서 가장 분자량이 적다는 점에서 피부에 대한 침투성을 기대할 수 있다. 케미컬 필링의 역사는 고대 이집트의 유산에서 시작된 데 비해 글리콜산은 그 역사가 짧아 1990년대부터 널리 행해지게 되었다. 또한 현재는 여드름에 대한 효과가 널리 인지되고 있다[2,3]. 도포할 때에는 농도, pH, 도포시간, 도포방법, 도포량, 환자의 피부부위 및 상태가 키포인트가 되며(표 1, 2), 이들은 개인의 기량이나 경험에 의해 크게 좌우된다. 또한 시약(試藥)농도에 대해서도 웨이트/웨이트(W/W)와 웨이트/볼륨(W/V)의 두 가지 표기법이 있으며, 예를 들어 농도표시가

레벨	박리깊이에 따른 분류 명칭	조직학적 박리의 깊이
레벨 I	가장 얇은 층의 필링	각질층
레벨 II	얇은 층의 필링	표피과립층에서 기저층 사이 일부에서 전부까지
레벨 III	중간(깊은)층의 필링	표피와 진피유두층의 일부에서 전부까지
레벨 IV	깊은층 필링	표피와 진피유두층 및 망상층에 이르는 깊이

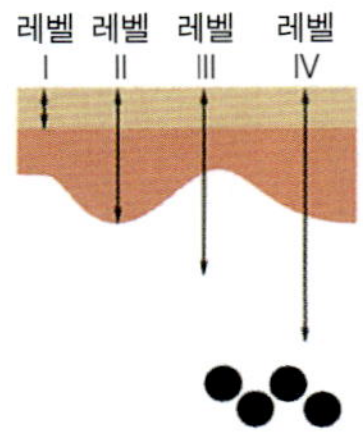

그림 1. 케미컬 필링의 깊이 도달정도에 따른 분류

(문헌 1)에서 인용

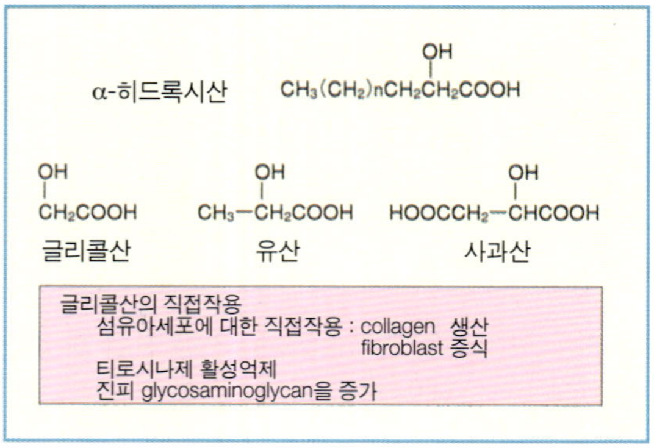

그림 2. 글리콜산의 직접적인 작용

표 1. 필링에 영향을 주는 인자

- 시약의 농도, pH
- 도포시간, 도포방법, 도포량
- 환자의 피부상태와 부위

표 2. 글리콜산의 처방농도와 이론적인 임상효과농도(25℃)

처방농도	20%(pH 1.6)	35%(pH 1.5)	50%(pH 1.2)	70%(pH 0.6)
pH 2.0 용액	20%	35%	50%	69%
pH 3.0 용액	17%	30%	44%	61%
pH 4.0 용액	8.0%	14%	20%	28%
pH 5.0 용액	1.2%	2.1%	3.0%	4.2%

(Yu, RJ et al : Cos Dermatol 9(6) : 54-62, 1996에서 일부 수정)

표 3. 글리콜산의 농도 표시

W/V%	W/W%
20.0	18.8
25.0	23.2
35.0	31.5
50.0	43.3
70.0	57.9

같아도 도포되는 시약의 절대량은 농도가 커짐에 따라 그 차이도 커지므로 주의할 필요가 있다(표 3).

I. 글리콜산을 왜 여드름 치료에 사용하는가?

글리콜산에는 다음과 같이 세 가지 작용이 있다[4].

1. 각전(角栓)융해작용

글리콜산에 의한 각질층세포의 박리 기전은 데

스모솜 단백을 파괴하는 것이 전자현미경에 의해 확인되었다[5]. 따라서 여드름의 시초인 모낭의 막힘, 피지의 저류 상태를 해제할 수 있으며, 특히 모낭 내에 각질과 피지가 고여 있는 comedo에 가장 합리적인 치료법이 될 수 있다.

2. 항염증 작용, 항피지샘 작용

pustule이 배출되면 염증이 진정된다. 또한 모공폐색을 해결함으로써 피지분비가 촉진되어 P. acnes를 감소시킬 수 있는 결과가 된다.

3. 진피 콜라겐 증식생장에 의한 흉터 개선

각질층에 대한 급성 barrier 장해는 표피각화세포에서 여러 사이토카인의 방출을 유도하여 표피 기저층의 분열, 표피비후, 진피비후, 콜라겐 증식생장, 히알루론산 증식생장을 촉진한다(그림 3).

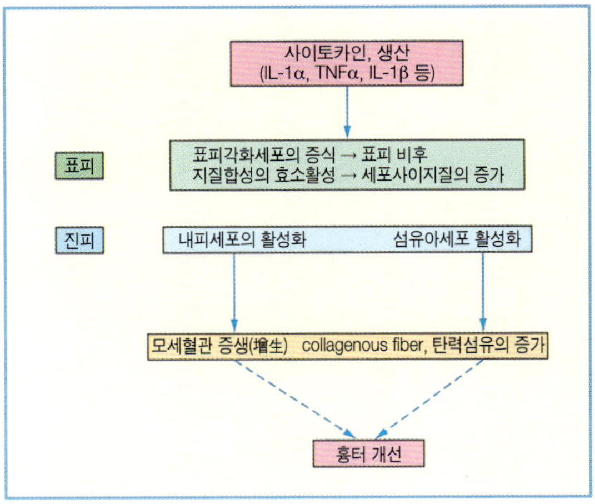

그림 3. 흉터의 개선

또한 글리콜산에는 여러가지 직접적인 작용이 보고 되고 있다(그림 2)[6,7].

II. 글리콜산의 단독 치료로 이렇게까지 좋아진다(증례)

1. 비염증성 여드름(그림 4)

16세, 여성. 20~30% 케이세이, 조르비® 사용

2. 염증성 여드름(그림 5)

16세, 여성. 20~30% 케이세이, 조르비® 사용

3. 여드름 흉터(그림 6)

37세, 남성. 35~50% 노브, 셀뉴® 사용. 큰 흉터는 눈에 띄지 않게 되었다.

III. 치료 대상이 될 수 없는 사람[1]

다음과 같은 사람에게는 케미컬 필링 이외의 치료법을 고려해야 한다.

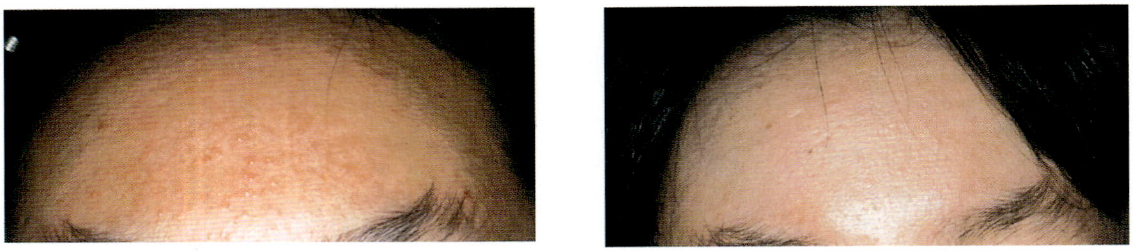

그림 4. 염증이 적은 여드름 a. 치료 전 b. 치료 1년 후

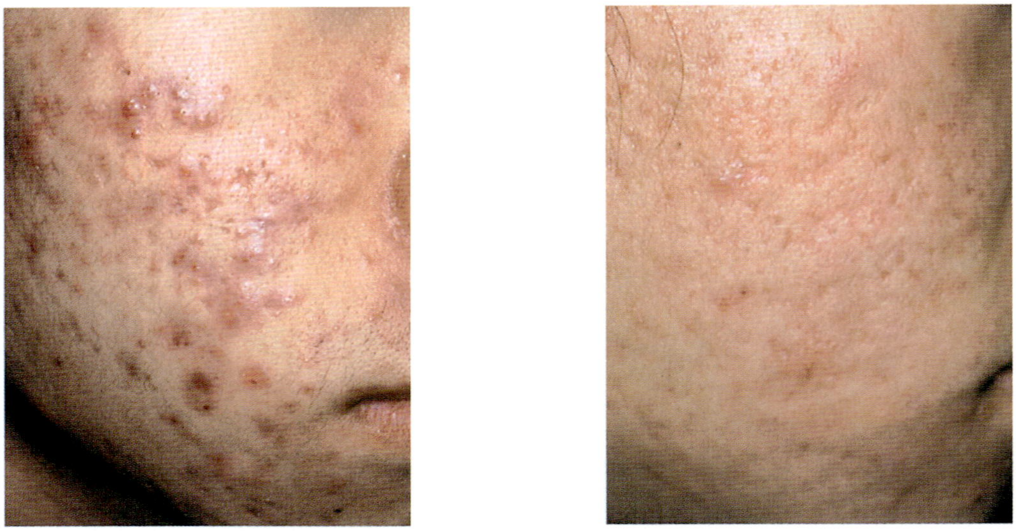

그림 5. 염증이 심한 여드름 a. 치료 전 b. 치료 1년 후

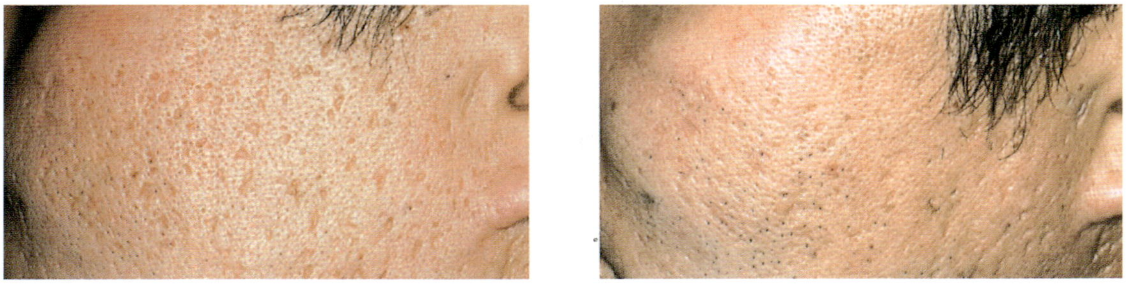

그림 6. 여드름 흉터 a. 치료 전 b. 치료 1년 후

- 빛 차단을 충분히 할 수 없는 사람
- 의사소통이 어려운 사람
- 현재 치료중인 질환이 있으며, 면역부전 증상이 고려되는 사람(치유가 계속 지연되거나 감염 또는 과도한 색소 침착을 일으킬 수 있음)
- 얼굴에 단순헤르페스 등의 바이러스 감염이 있는 경우는 치료시기를 연기한다.

IV. 실제 치료방법(그림 7, 8)

케미컬 필링은 현재 보험진료가 적용되지 않기 때문에 환자에게 이를 잘 설명하는 것이 중요하며, 동의한다는 내용을 문서로 받아 두는 것이 좋다.

1. 도포(塗布)

세안 후 피지가 많이 보일 경우에는 사전처치로서 낮은 농도의 에탄올액 등으로 탈지(脫脂)를 한다. 시약은 신속하고 균일하게 도포한다.

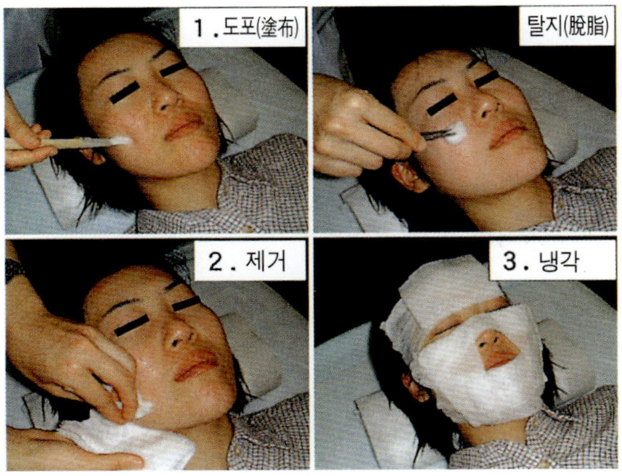

그림 7. 치료방법의 1례

동의서

본인은 당과(當科) 의사로부터 케미컬 필링치료의 내용과 비용(본인부담) 등에 관한 설명을 듣고 충분히 이해한 후, 이 치료를 받는 것에 동의합니다.

和歌山縣立의대 부속병원 피부과
설명의사명

년 월 일

환자 주소
이름
서명

친권자 · 보호자 주소
이름
서명

(환자와의 관계)

그림 8. 우리 과에서 사용하고 있는 동의서(2005.3)

2. 제거

환자의 피부 변화를 놓치지 말고 봐야 한다. 피부가 약간 발적되거나 부종을 보이는 시점을 end point로 본다.

3. 냉각

가능하면 시간을 두고 충분히 냉각한다.

4. 후(後) 처치

자연 배농되는 부위를 가볍게 압박하여 배농시킨다.

5. 환자 지도

치료 후에는 자외선을 피해야 하며, 각질층이 재생될 때까지는 감염되지 않도록 주의해야 한다. 자외선차단제를 바르게 하며 세안, 보습 등의 생활지도를 한다.

V. 치료할때의 요점

1) 피부가 약간 붉게되거나 부종을 보이는 시점을 end point로 본다(그림 9). comedo는 저류물(貯留物)이 스며나온 것처럼 보이며(그림 10), pustule 부위에서는 자연배농을 보일 때까지 시간을 둔다(그림 11). 냉각 후에도 백색 변화가 계속되는 부위는 erosion이 될 가능성이 있으므로 경우에 따라 마지막에 스테로이드를 외용하기도 한다.

2) 도포 순서를 고려한다. 창상치유가 빠른 코 부위나 머리카락으로 가려지는 이마 부위부터 도포하는 것이 안전하다.

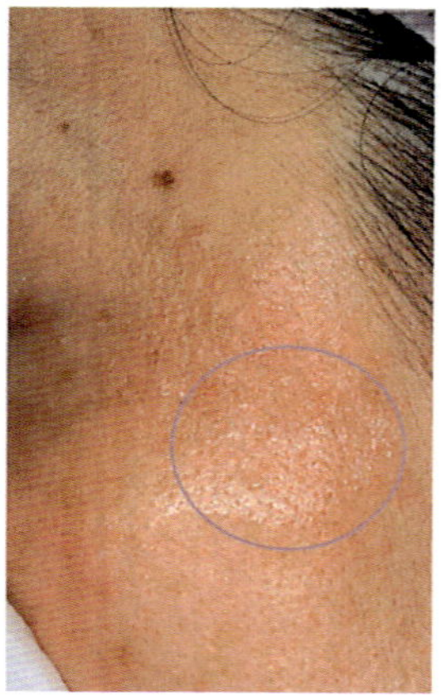

그림 9. 발적(發赤), 부종

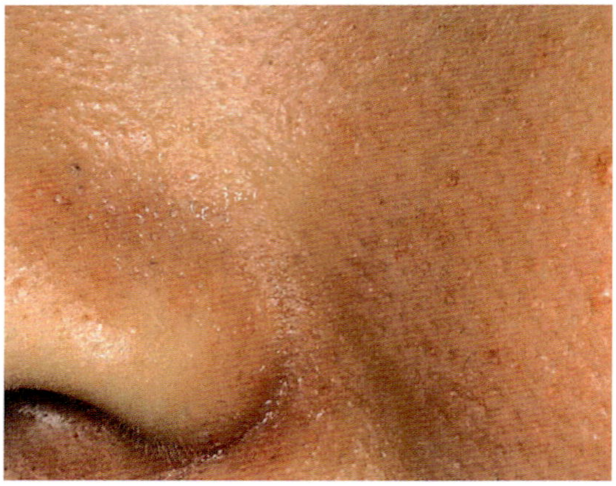

그림 10. 치료 직후의 comedo

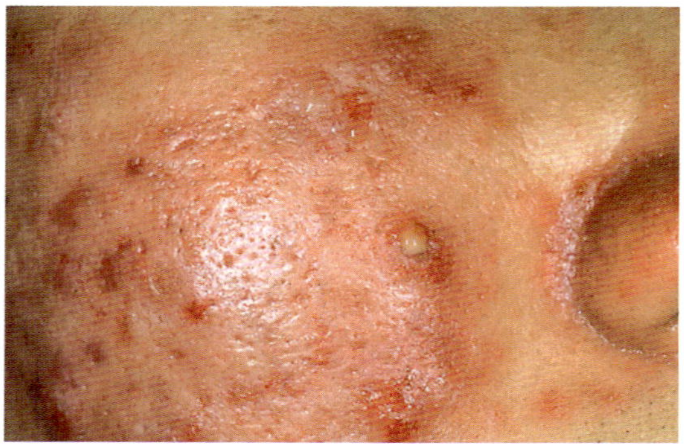

그림 11. 자연 배농(排膿)

VI. 주의사항

치료 후 각질층이 파괴된 상태에서는 1차 자극물질, 합텐이나 항원이 침입할 가능성을 고려하여 그에 대한 대처가 필요하다. 또한 시약에 의한 알레르기성 접촉 피부염 및 접촉 두드러기가 일어날 수 있음을 염두에 두어야 한다.

VII. 문제점 및 효과적인 치료방법(표 4)

글리콜산을 포함한 레벨 I에서의 케미컬 필링은 다음과 같은 결점이 있다.

1. 치료효과가 지속되지 않는다.

케미컬 필링만 단독으로 한 치료효과는 오래 지속되지 않기 때문에 급성기에는 2주마다 치료가 필요하다.

2. 보습에 유의

여드름이 심한 환자의 경우 ceramide가 감소되었다는 보고가 있다[8].

3. 중증인 증례에는 항생제 필요

염증성 여드름은 P. acnes에서 생산되는 세포바깥 염증유발물질에 의해 모낭벽의 파괴, 나아가서는 염증의 진행이라는 악순환이 발생한다. 레벨 I의 케미컬 필링에 의한 효과는 그 악순환을 끊는 작용이 주가 되기 때문에 중증인 증례에는 항생제를 병용하는 것이 바람직하다. 그런데 우리가 실시한 조사에서는, 사전치료로서 항생제 내복에 효과가 없던 증례 41명은 글리콜산에 의한 6회 치료 후의 개선율이 항생제 병용군의 경우 83%, 필링 단독 사용군의 경우 72%로 높은 개선율을 보였다.

표 4. 효과적인 치료

- 급성기에는 2주마다 치료한다.
- 염증성 여드름에는 항생제를 짧은기간 병용한다.
- 충분한 보습을 지도한다.

VIII. 시판되고 있는 글리콜산(표 5)[9]

pH나 농도가 안정된 글리콜산을 스스로 조합하기는 어렵기 때문에 현재는 대부분 시약이 시판되고 있다. 따라서 자신이 어떤 스턴스로 할 것인지에 따라 실제 진료형식에 맞는 시약을 선택하는 것이 중요하다.

표 5. 일본에서 시판되고 있는 글리콜산

회사명	제품명	농도표시(%)	pH	성분	제형
常盤약품공업(주) 노브사업부	셀뉴	35 w/v	1.2	글리콜산	액체
(주)케이세이	조르비	30 w/w	3.2(GA 겔 30) 2.5(GA 겔 300)	글리콜산	겔
		30 w/w	1.8	글리콜산	크림
(주)에스트 · 코뮤	델파마	30 w/w	1.5~1.7	글리콜산	액체
(주)썬솔리트	썬솔리트	30 w/w	1.5~2.5	글리콜산:유산배합 2:1	겔
(주)코스메디코	리셀비타	30 w/w	1.3	글리콜산 유산배합	겔 백색크림
(주)일본로레알	바이오슈티컬즈	30 w/w	1.2~1.5	글리콜산	액체
常盤약품공업(주) 노브사업부	셀뉴	50 w/v	0.9	글리콜산	액체
(주)케이세이	조르비	40 w/w	2.5 3.2	글리콜산	겔
		50 w/w	2.5	글리콜산	겔
(주)에스트 · 코뮤	델파마	40 w/w	1.3~1.5	글리콜산	액체
(주)썬솔리트	썬솔리트	40 w/w	1.0~2.0	글리콜산:유산배합 1:2	크림
(주)코스메디코	리셀비타	40 w/w	1	글리콜산 유산배합	액체
		50 w/w	0.75	글리콜산 유산배합	액체
(주)일본로레알	바이오슈티컬즈	50 w/w	0.4~2.4	글리콜산	액체

(문헌 9)에서 인용)

□ 참고문헌

1) 古川福実ほか：日本皮膚科学会ケミカルピーリングガイドライン 2004. 日皮会誌 114：953-957, 2004

2) 長濱通子ほか：グリコール酸によるケミカルピーリング. 皮膚臨床 41：1889-1894, 1999

3) 梶田尚美ほか：尋常性痤瘡に対する 20% グリコール酸によるケミカルピーリングの有用性について. 皮膚臨床 44：269-271, 2002

4) 船坂陽子：ケミカルピーリングの基礎と臨床. Aesthetic Dermatol 12：57-64, 2002

5) Rawlings, A et al：The effect of glycerol and humidity on desmosome degradation in stratum corneum. Arch Dermatol Res 287：457-464, 1995

6) Usuki, A et al：The inhibitory effect of glycolic acid and lactic acid on melanin synthesis in melanoma cells. Exp Dermatol 12(suppl 2)：43-50, 2003

7) Okano, Y et al：Biological effects of glycolic acid on dermal matrix metabolism mediated by dermal fibroblasts and epidermal keratinocytes. Exp Dermatol 12 (suppl 2)：57-63, 2003

8) Yamamoto, A et al：Impaired water barrier function in acne vulgaris. Arch Dermatol Res 287：214-218, 1995

9) 久野有紀：ケミカルピーリング剤の入手先, および作り方と処方. 日本皮膚科学会ケミカルピーリングガイドライン 2001 準拠ケミカルピーリング—これが私のコツと技—, 古川福実ほか編, 南山堂, 東京, pp 223-229, 2003

5. 케미컬 필링

2 살리실산 매크로골 필링 (Salicylic acid in polyethylene glycol)

¤ 이해를 위한 Essence

- 살리실산 매크로골 필링은 여드름의 모공 폐색 제거에 매우 효과적인 치료법이다.
- 모낭누두부까지 포함한 각질층 전체를 박리함으로써, 규칙바른 각질층이 새롭게 만들어진다.
- 필링에 의한 통증, 붉은기, 색소 침착이 거의 없다.
- 특히 사춘기 이후 여드름 환자의 경우 여드름의 새로운 발생이 현저히 감소한다.

서론

최근 대두된 케미컬 필링은 여드름의 새로운 치료수단으로서 치료효과에 대한 기대도가 높다. 여드름은 모공 폐색에 의해 comedo가 생기며 비염증성 여드름이 발생한다. 또한 모공 폐색으로 인한 모낭누두부의 염증에 의해 염증성 여드름이 발생한다. 염증이 표피로 파급되면 색소 침착의 원인이 되어 진피에 심각한 염증이 일어나고 그 결과 흉터가 형성된다. 여드름의 초기 병변인 모공 폐색을 제거하는 데 살리실산 매크로골 필링은 매우 효과적이다. 대부분의 환자에게 부작용 없이 안전하고 효과적으로 치료할 수 있는 필링이다. 여드름뿐만 아니라 피부의 젊음회복이나 발암방지 등 다양한 치료법으로도 앞으로 크게 기대할 만한 필링법이다.

I. 간단한 수기

[Essence]

- 준비물은 필링제, 바셀린, 거즈, 얼음이면 된다.
- 수기는 연고를 바르는 것과 동일한 방식으로 하면 된다.

1. 특징

살리실산 매크로골(salicylic acid in polyethylene glycol) 필링은 약제의 조제가 어렵다. 하지만 조정(調整)이 된 약제를 사용하면 간단하게 시술할 수 있으며, 시술하는 동안 동통이나 발적, 출혈 등이 없다. 또한 합병증이나 부작용도 없어서 안심하고 필링효과를 얻을 수 있다. 그런데 아무리 간단하고 안전하다 해도 다른 필링제에 비해 효과가 떨어진다면 이용가치가 낮을 것이다. 그러나 효과면에서 볼 때도 부작용 등이 따르는 다른 필링제에 비해 거의 같거나 그 이상의 효과를 얻을 수 있다. 살리실산 매크로골 필링은 시술 전에 준비해야 할 것도 거의 없는데다가 시술방법도 매우 간단하다. 그 논거가 되는 실험결과(다른 제제와의 비교실험 포함)를 나타내면 ① 준비해야 할 것이 거의 없다. ② 시술이 매우 간단하다. ③ 술후 처치도 필요 없다. ④ 부작용이 없다 등을 들 수 있다.

2. 필링 수기

(1) 바셀린 도포 : 눈 주위나 입 주위는 바셀린으로 보호한다.

(2) 필링제 도포 : 고무장갑을 끼고 필링제를 손바닥 위에 덜어 이마→콧등 · 콧망울→뺨→턱 순으로 바른다.

(3) 5분간 방치

*염증성 여드름의 pustule이나 papule 위에 도포하더라도 발적, 홍반, 출혈이 생기지 않는다.

(4) 필링제 닦아내기 : 얼음물로 적신 거즈를 사용하되 문지르듯이 하지 말고 말끔하게 남김없이 주의해서 닦아낸다.

(5) 세안 : 환자 스스로 세안하게 하며 수돗물로 깨끗하게 닦아내도록 한다.

(6) 얼음물에 적신 거즈로 5분간 냉각

(7) 비타민 C 로션 도포

(8) 종료

II. 뛰어난 안전성

[Essence]

- 월 1회 정도의 얼굴부위 필링을 할 경우 살리실산(salicylic acid)의 혈중농도는 소아용 바파린 1/8정(건강 피부)을 1번 내복하는 양에 해당한다.
- 살리실산 매크로골은 각질층과 높은 친화성이 있다.
- 통증이 없다. 붉어지지 않는다(약제의 조직 깊이도달이 각질층에만 머무르기 때문)

1. 특징

살리실산 매크로골(salicylic acid in polyethylene glycol)은 에탄올이나 바셀린 등과 같은 다른 기제와는 달리 살리실산이 피부를 통해 체내에 흡수되지 않기 때문에 매크로골을 기제로 한 살리실산 제제는 배합을 해도 효과가 없는 약제로 여겼었다[1-3]. 이는 살리실산과 매크로골의 친화성이 높기 때문에 살리실산을 다른 곳으로 방출하는 작용이 없다고 여겼기 때문이다.

하지만 필자를 포함한 연구진은 mice를 대상으로 한 실험 연구에서 살리실산 매크로골이 피부의 각질층만을 염증 야기 없이 박리할 수 있다는 것을 증명했으며[4-6], 또한 케미컬 필링제로 안전하게 임상에 응용할 수 있다는 것도 증명했다[7,8].

2. 혈중농도(^{14}C 살리실산 흡수 혈중농도 ; mice)

살리실산은 피지샘에서 흡수되는 것으로 알려져 있다. 살리실산 에탄올은 피지샘에서 살리실산이 흡수된다[1-3]. 도포의 양이나 농도에 따라 살리실산 중독이 우려된다. 한편 살리실산 매크로골의 체내 흡수는, mice에게 ^{14}C를 사용하여 검토한 결과 정상피부에서 혈중으로 살리실산이 거의 흡수되지 않아 안전했다(그림 1)[6].

3. 피부조직 내 농도(^{14}C 살리실산 오토라디오그래피 ; mice)

^{14}C 오토라디오그래피 소견에 의하면 건강한 피부의 경우 각질층에만 높은 친화성을 보이며(그림 2)[6], 피지샘으로부터의 살리실산 흡수는 없다(그림 2)[6]. 손상 피부의 경우도 마찬가지이다[6]. 이 같은 사실은 살리실산 매크로골 필링이 각질층에만 효과적으로 안전하게 적응된다는 것을 나타내며, 임상적으로 부작용이 전혀 없다는 사실을 뒷받침해준다.

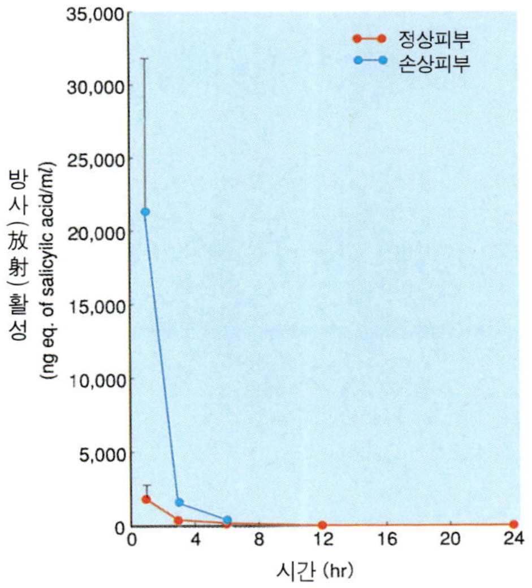

그림 1. 살리실산 매크로골 투여시 건강한 피부와 손상된 피부에서 흡수된 ^{14}C 살리실산의 혈중농도(mice)

4. 피부생리기능(자원봉사자)

18~53세의 자원봉사자 13명에게 필링 이전과 필링 직후부터 4주 동안의 표피수분상실량(TEWL)을 검토했다. 관찰기간중 TEWL에는 변동없이 매우 안전하다(그림 3).

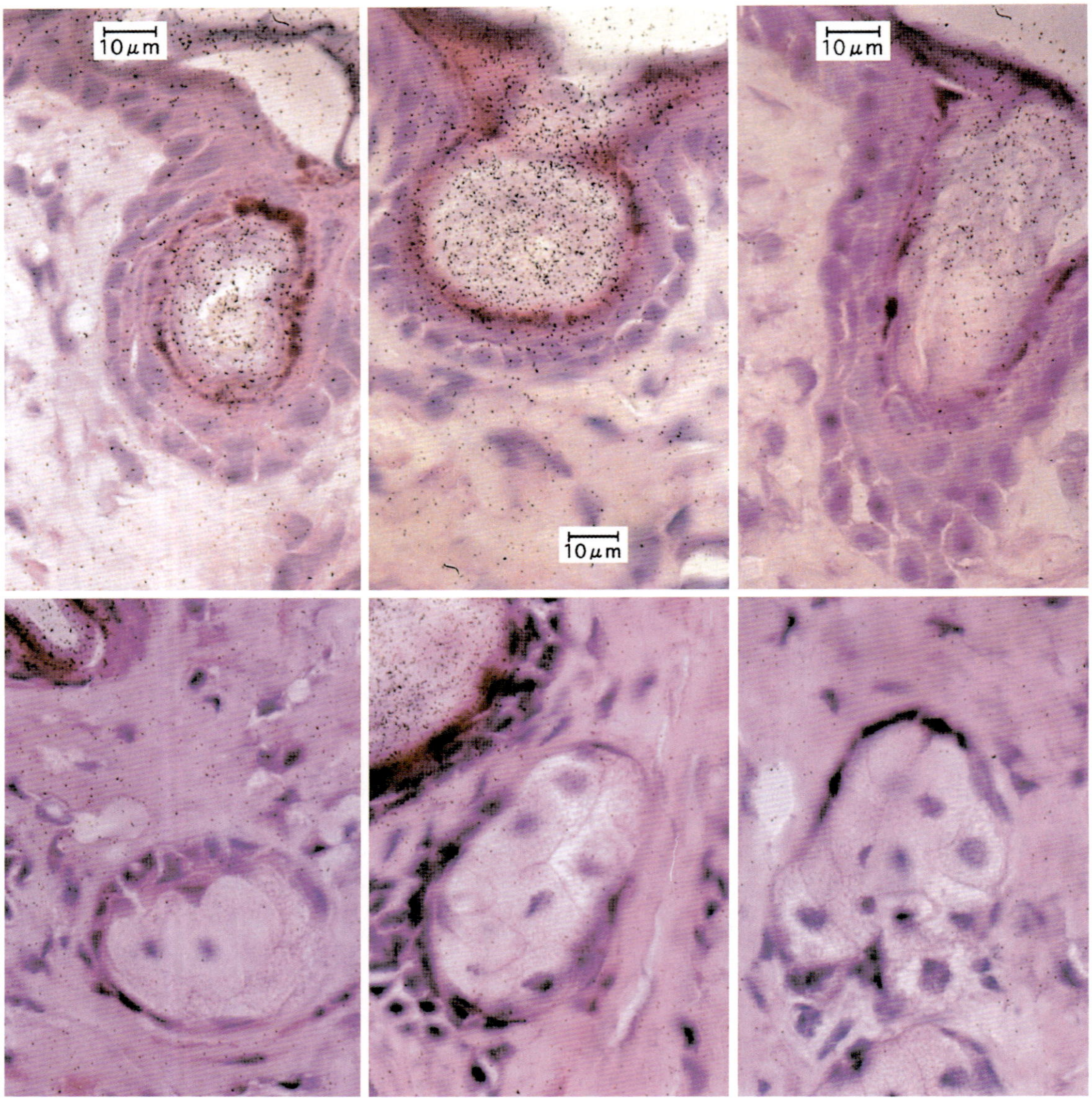

1시간 후 3시간 후 12시간 후

그림 2. ^{14}C 살리실산 오토라디오그래피
상단 : 건강한 피부(표피 각질층)
하단 : 건강한 피부(피지샘 부위)

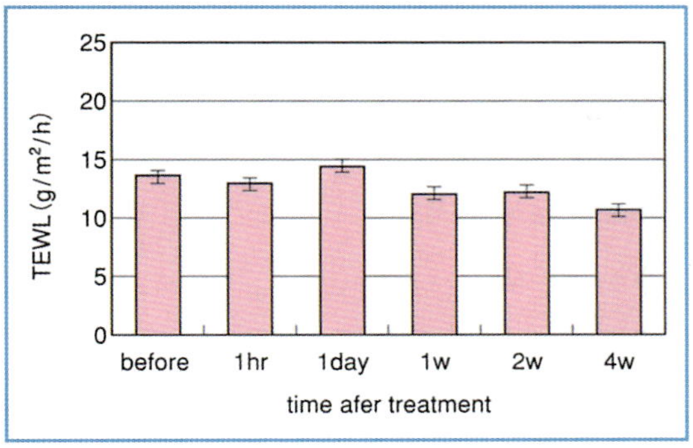

그림 3. 표피수분 상실(喪失)량(필링 후의 시간경과 관찰 : 자원봉사자)

III. 효과적인 필링

[Essence]

- 필링 단독 : 여드름의 새로운 발생 감소. 염증 후의 색소 침착 개선. 피부의 칙칙함이 없어지고 핑크빛의 부드러운 피부톤을 얻게 됨
- 항생제와 필링의 병용 ; 여드름의 comedo · papule · pustule 치료기간을 단축. 흉터 형성도 억제

1. 병리조직학(mice)

살리실산 매크로골 필링(salicylic acid in polyethylene glycol)은 필링 직후부터 표피각질층에서 모낭누두부까지의 각질층이 박리되어(그림 4), 2주 후면 모공 폐색이 제거된다. 각질층의 새로운 발생은 얇고 규칙적으로 배열되어 새롭게 발생된 각질층이 마치 과립층 위로 쑥 올라온 듯한 느낌을 준다(그림 5)[7].

한편 글리콜산 필링은 필링 후 3시간이면 서서히 각질층이 박리된 것을 조금 볼 수 있지만, 12시간, 48시간에서는 아직 두꺼운 각질이 고착된 상태로 보인다. 2주 후에도 아직 고착된 각질층이 존재하고 있다(그림 5). 이 조직사진에서는 글리콜산 필링이 모공 폐색 제거에 크게 관여하고 있다는 것을 알기 어렵다(표 1). 살리실산 매크로골에서는 4주 후의 조직사진에서도 각질층이 규칙적으로 배열되어 있지만, 글리콜산 필링에서는 4주 후의 조직사진을 볼 때 각질층이 균일하지 않다.

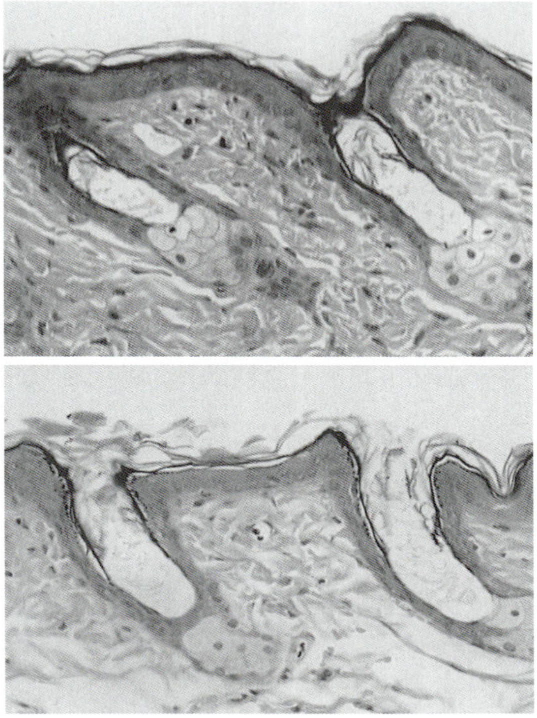

그림 4. 살리실산 매크로골 필링 전후의 조직소견(mice)

최근, 살리실산 매크로골 필링에 의해 자외선상해를 입은 mice의 피부에서 기저층의 불규칙한 배열의 개선과 표피의 비후가 억제되었음이 관찰되었다. 이를테면 피부의 리모델링이 일어난 것으로 추측된다. 하지만 글리콜산은 필링을 하고나서 4

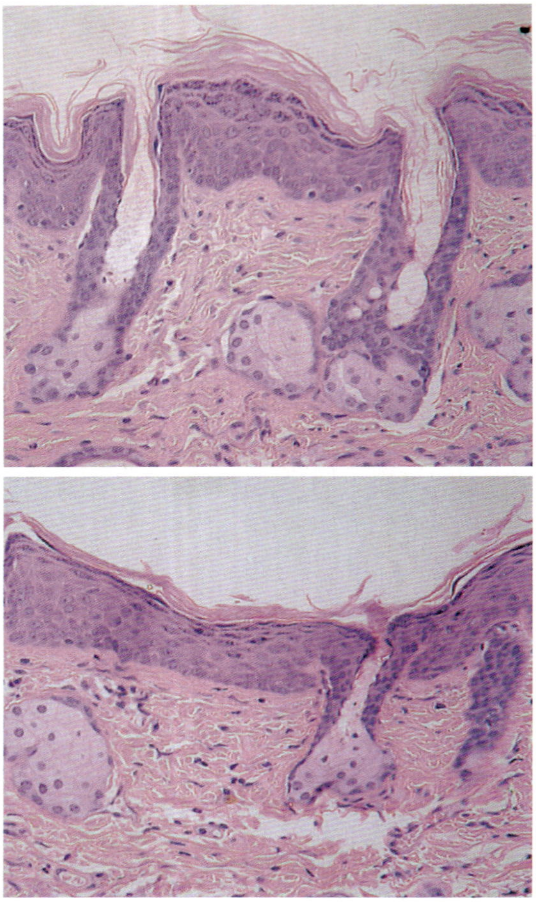

그림 5. 필링 2주 후(살리실산 매크로골 (a)과 글리콜산 (b)의 비교)

주 후에도 피부 기저층의 불규칙한 배열이 개선되지 않았음이 동시에 관찰되었다.

2. 주사(走査) 전자현미경(자원봉사자)

사람의 피부에서 주사 전자현미경사진을 보면 모낭을 포함해 오래된 각질층이 거의 모두 박리되었음을 볼 수 있다[7](그림 6). 이는 모공 폐색이 제

표 1.

	글리콜산		살리실산 매크로골
• 주사(走査) 전자현미경사진			
피부주름골의 명료화	++	=	+++
각질제거효과	+	〈	++++
• 타각(他覺)소견			
발적 · frosting	++	〈〈	-
홍반 · scaling · 색소침착	++	〈〈	-
염증부위에서의 출혈	+	〈〈	-
• 자각(自覺)소견			
도포할때의 동통 (따끔거림, 찌릿찌릿)	++	〈〈〈	±
술후 동통	++	〈〈〈	-
• 시술방법	번거로움	〈〈〈	간단

거됨에 따라 여드름도 개선되고, 나아가서는 광노화에 의해 누런색조의 단단하게 건조되고 뻣뻣해진 피부의 skin texture가 개선된 것으로 생각된다[7,8]. 각질층 탈락의 정체 · 각질층 탈락의 불균일한 지연에 의해 각질층의 유연성이 떨어져 형성된 것으로, 이미 고정되어버린 불규칙한 피부 주름골은 살리실산 매크로 필링에 의해 없어지는 것이다(그림 6). 즉 피부 필드의 불규칙한 배열이 개선된 것이다[7]. 또한 필링 후에는 모공 폐색이 없어지면서 번질번질한 느낌의 피부가 깔끔해지고 여드름의 새로운 발생도 감소된 것으로 생각된다. 그리고 오랫동안 고착되어 있던 각질층이 박리됨으로써 피부의 칙칙함도 없어지고 핑크빛의 부드러운 피부결이 된 것이다.

3. 임상증례

1) 〈증례 1〉 22세, 남성(그림 7) : (4회 치료 후 2

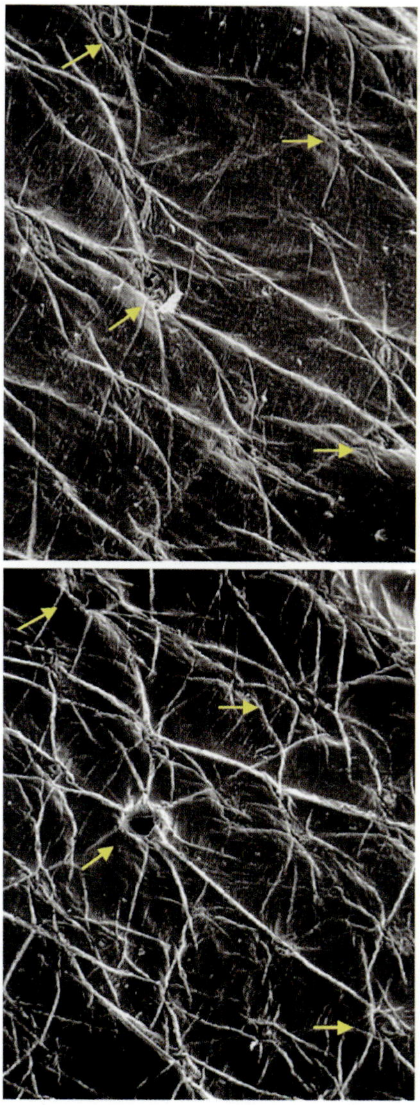

a b

그림 6. 주사(走査) 전자현미경 소견
a. 필링 전,　b. 필링 1주 후(살리실산 매크로골)

주째)

오른쪽만 필링을 하여 경과를 본 증례

모공의 각전은 현저히 감소. 피지 분비도 원활해지고 texture도 개선되었다.

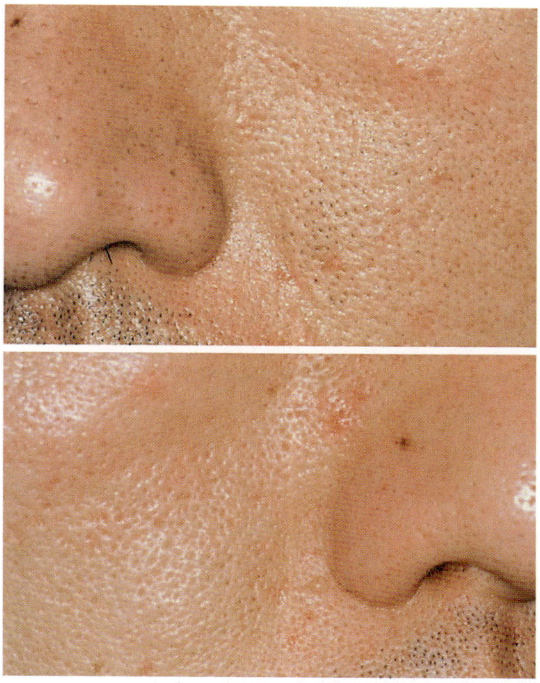

a b

그림 7. 모공각전(毛孔角栓) 제거비교 하프 사이드 테스트
a. 필링 미실시
b. 4회 필링(살리실산 매크로골, 2주 후)

2) 〈증례 2〉 20세, 여성(그림 8) : (1회 치료 후 2주째)

항생제 내복 병용. 왼쪽만 필링을 시술한 증례

papule과 pustule이 감소되었으며 필링시술을 한 쪽이 확실히 양호해졌다.

3) 〈증례 3〉 27세, 여성(그림 9) : (3회 치료 후 1개월)

심한경우. 항생제 내복을 병용하고 3회(1회/월) 필링

comedo · papule · pustule은 없어짐. 여드름의 새로운 발생이 멈춰지고 피부결도 개선되었으며, 염증 후의 색소침착도 없다.

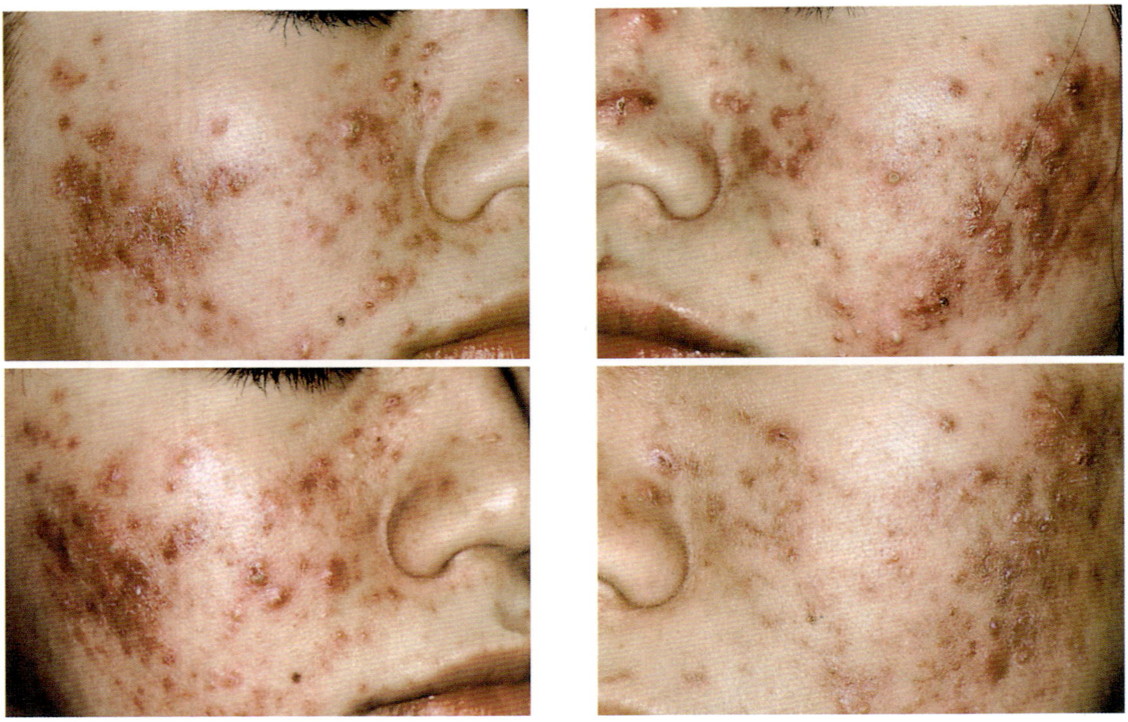

그림 8. 1회 필링(살리실산 매크로골) 유무(有無) 2주 후의 비교(항생물질 내복 병용)
좌단 : 내복 외용만 한 경우　　우단 : 필링(살리실산 매크로골) 병용
상단 : 치료 전　　하단 : 치료 2주 후

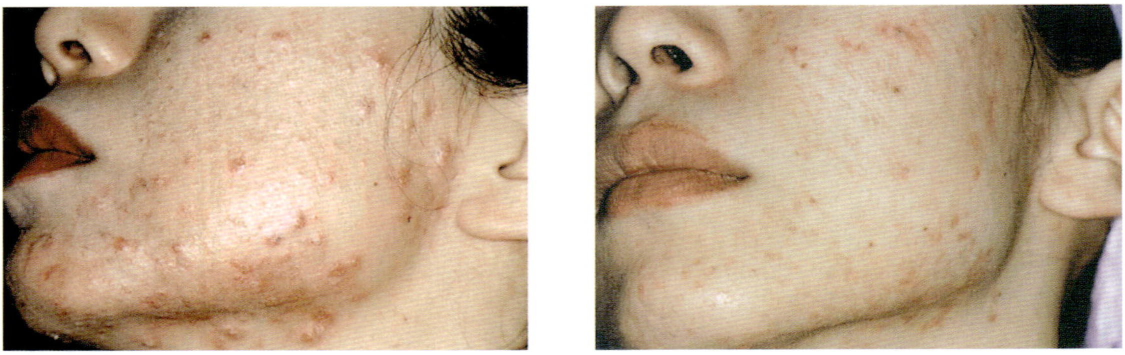

a　b

그림 9. 3회 필링 중증(重症)예 : 항생제 내복 병용
a. 필링(살리실산 매크로골) 전
b. 필링(살리실산 매크로골) 3회 후 1개월

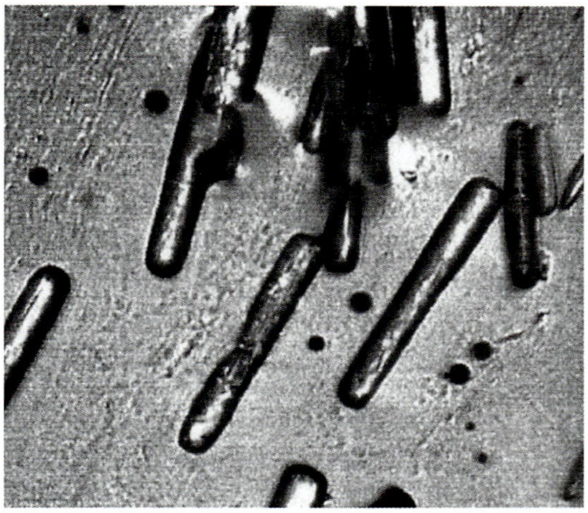

a. 30% 살리실산 매크로골(미조정(未調整) A)

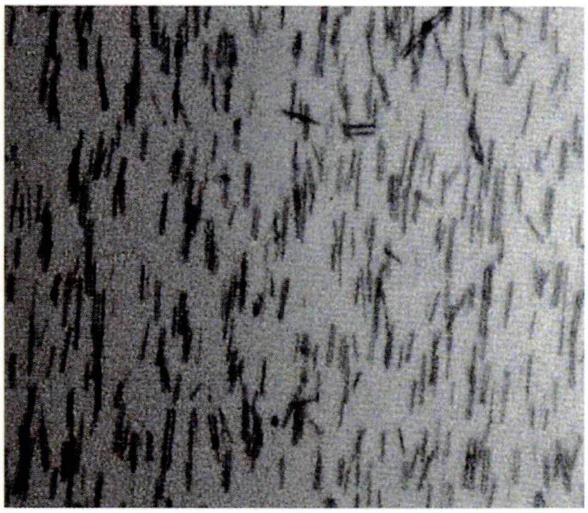

b. 30% 살리실산 매크로골(미조정 B)

c. 30% 살리실산 매크로골(조정제(調整濟, 조정끝남))

그림 10. 30% 살리실산 매크로골 조정끝남과 미조정의 비교

4. 유해증례

필링중이나 또는 필링제를 제거할 때 따끔거리는 느낌이 남아있는 증례에서는 간혹 필링 직후에 홍반(erythema)이 생긴다.

이는 살리실산 매크로골 내의 살리실산 매크로골 약제가 불량하게 조제되어 석출된 살리실산의 자극에 의한 경우가 많다(그림 10).

소파(搔爬, scratch) 부위에도 간혹 이런 상태가 나타나는데, 홍반이나 낙설(scaling)은 2~3일이면 치유되며 색소 침착도 일어나지 않는다.

IV. 정리

30% 살리실산 매크로골(30% salicylic acid in polyethylene glycol) 필링은 매우 안전하고 효과적이다[6-8]. 단순히 각질층만 박리하는 superficial peeling에 의해 모공폐색이 제거되면서 여드름도 개선되고, comedo 제거에 의한 여드름의 새로운 발생을 억제할 수 있게 되었다. 여드름 초기에 보이는 모공 폐색을 제거함으로써 비염증성 여드름을 개선하고, 염증성 여드름으로 파급되는 것을 억제하며 나아가서는 여드름 흉터 형성도 억제하

게 된다. 치료방법은 1달에 1번씩, 약 5분 정도 시술하면 된다. 필링중의 동통, 발적, 홍반이나 술후의 scaling, 색소 침착 등도 보이지 않는다[7]. 여드름 pustule부위의 출혈도 없으며, 시술 직후 피부는 번질번질한 기름기가 없어지고 핑크빛 도는 촉촉한 외관을 보인다[7]. 건조성 피부질환을 가진 환자에게 필링을 했을 경우에도 동통, 발적, 홍반을 보이지 않는다.

이제까지의 여드름 치료는 내복 · 외용요법을 주체로 해왔으나 케미컬 필링이 대두되면서 새로운 국면을 맞이했다. 케미컬 필링을 기존의 여드름치료와 병용함으로써 치유기간을 훨씬 단축할 수 있게 되었으며, 흉터 형성도 상당히 억제할 수 있게 되었다. 하지만 케미컬 필링은 어디까지나 병용요법일 뿐이며, 염증성 여드름인 경우에는 항생제 내복이 반드시 필요하다.

여드름 치유 후의 색소 침착이나 치유 후 남는 홍반을 없애는 데 효과적이긴 하지만, 앞으로의 과제는 자연치유 경과와 꼼꼼히 비교 검토되어야 할 것이다.

Telomere 등의 검토는 아직 시행되지 않았지만 필링에 의한 살리실산의 체내 흡수나 mice를 대상으로 한 병리조직학적 검토 및 피부는 턴오버가 있기 때문에 1달에 1번 정도면 일생동안 필링을 계속해도 안전하다고 생각한다. 오히려 필링을 반복함으로써 광노화로 인한 햇볕각화증을 예방하고 나아가서는 암발생 예방이 가능할 것으로 추측된다[9].

살리실산 매크로골 필링에 의해 여드름의 새로운 발생이 현저히 감소되었으며, 필링을 여러 수십회 이상 반복했을 경우 새하얀 피부가 되며 모공도 눈에 띄지 않게 될 것이다. skin texture가 개선되어, 말 그대로 맨얼굴이 아름다워지게 된다. 하지만 여기에도 한계는 있다. 이를테면 '여름밀감 같은 피부가 온실밀감 같은 피부가 된다. 하지만 복숭아같은 피부는 되지 않을 것' 이다.

살리실산은 체내로 흡수되지 않고 필링시에도 염증을 일으키지 않으며, 각질층만 박리하여 피부를 정상 각질층으로 리모델링할 수 있다는 것은 앞으로의 피부과학에 있어서 중요한 테마가 될 것으로 생각된다.

지금까지 어떻게 해야만 각질층을 투과시킬 수 있을까 하는 것이 큰 과제였던 피부외용약은 염증 없이 각질층을 박리할 수 있게 됨으로써 커다란 전환기를 맞았다고 여겨진다. 각질층이 박리된 시기에 여러 약제를 투여했을 경우, drug delivery system은 당연히 다르므로 효과와 위험성이라는 2가지 면에서 더욱 숙고되어야 할 것이다.

30% 살리실산이라는 의사만이 사용할 수 있는 농도의 약제인 살리실산 매크로골은 앞으로의 피부과 진료에 커다란 전환기를 초래할 것이라 여겨진다.

□ 참고문헌

1) Stolar, ME et al : The effect of various ointment bases on the percutaneous absorption of salicylates I. Effect of type of ointment base. J Am Pharm Assoc Sci 49(3) : 144-147, 1960
2) Nogami, H et al : Studies on percutaneous absorption II. Effect of the incorporated substance. Chem Pharm Bull 6(3) : 249-255, 1958
3) 高野正彦：今日の皮膚外用薬，南山堂，東京，234，1981
4) Imayama, S et al : Histological changes in the skin of hairless mice following peeling with salicylic acid. Arch Dermatol 11 : 1390-1395, 2000
5) Isoda, M et al : New formulation of chemical peeling agent. Histological evaluation in sun-damaged skin model in hairless mice. J Dermatol Sciences 27(suppl 1) : s60-s67, 2001
6) Ueda, S et al : New formulation of chemical peeling agent : 30% salicylic acid in polyethylene glycol : absorption and distribution of ^{14}C-salicylic acid in polyethylene glycol applied topically to skin of hairless mice. J Dermatol Sciences 28 : 211-218, 2002
7) Ueda, S et al : Excellent clinical results with a new preparation for chemical peeling in acne : 30% salicylic acid in polyethylene glycol. 20th world congress of dermatology, Paris
8) Usuki, A et al : The efficacy of 30% salicylic acid in polyethylene glycol for skin rejuvenation : Analysis using newly developed facial imaging system equipped with fluorescent illumination. 20th world congress of dermatology, Paris
9) Dainichi, T et al : Chemical peeling with salicylic acid in polyethylene glycol vehicle suppresses skin tumour development in hairless mice. Br J Dermatol 148 : 906-912, 2003

(共同研究者：古江増隆，古賀哲也，大日輝紀(九州大学)，今山修平(国立九州医療センター)，磯田美登里(西諫早病院)，針谷　毅，平尾哲二，矢内基裕，高橋元次(資生堂リサーチセンター)，天野　聡，松永由紀子，入山俊介，堀井　泉(資生堂リサーチセンター)，吉田賢二，三次孝一，二宮真一(第一化学))

3 레티노인산(Retinoic acid)

¤ 이해를 위한 Essence

- 레티노인산은 비타민 A 유도체 중 하나로, all-trans retinoic acid(트레티노인)이다.
- 미국에서는 1960년대부터 여드름치료약으로 사용되어 왔다.
- 글리콜산과 살리실산은 주로 병원에서 케미컬 필링 약제로 사용되는 경우가 많은데, 레티노인산은 외용제로 처방하여 사용되는 경우가 많다.
- 레티노인산은 표피 각화세포의 증식을 촉진하고 턴오버 작용 및 콜라겐 생산을 촉진한다. 여드름치료뿐만 아니라 광노화치료, facial rejuvenation에도 사용되고 있다.

서론

여드름은 염증성 질환이기 때문에 처음부터 적절한 치료와 스킨케어를 하면 흉터가 형성되지 않게 치유하는 것이 가능하다. 하지만 미용적인 호소로 받아들이는 경우가 많아서인지 일본의 여드름치료는 근 십수년간 크게 진보되지 않았으며 따라서 서양의 치료에 비해 매우 늦은 편이다. 2000년대에 들면서 글리콜산 등에 의한 케미컬 필링이 여드름 치료에 유효하다는 사실이 알려지면서부터는 레이저 치료와 photo dynamic therapy (PDT) 등에 의한 새로운 치료방법, 나아가서는 레티노인산이나 비타민 C 등의 외용제가 유효한 것으로 보고되고 있다.

I. 레티노인산 (retinoic acid)의 작용

표피에서는 각화세포의 증식을 촉진하는 작용을 볼 수 있으며, 표피는 비후되고 턴 오버가 빨라진다. 또한 표피, 모낭 및 피지샘 등에 존재하는 레티노이드 리셉터에 작용하여 각질 박리와 scaling을 유도함으로써 모공의 각전이 제거된다. 그 결과 comedo가 감소되는 등 여드름에 대한 치료효과가 인정되고 있다. 또한 피지샘에 작용하여 피지의 분비를 억제하고 여드름 간균의 발육을 억제함으로써 치유효과를 촉진시키고 있다. 그리고 창상치유 촉진효과도 있어서, 염증성 질환인 여드름의 치유기전을 촉진하여 흉터형성을 억제하는 효과도 있다.

II. 치료방침

치료는 기본적으로 보험진료이지만, 보험적용을 할 수 있는 약제가 적기 때문에 어렵다. 여드름 치료는 우선 환자의 치료이력을 문진하여, 처음에는 내복(항생제, 비타민 B_2, B_6 등)과 외용(유황캠플 로션, 1% nadifloxacin 크림 등) 중에서 보험 적용이 가능한 범위의 치료부터 시작한다. 하지만 이미 보험 치료를 충분히 받았는 경우, 난치성이며 보험치료로는 치유될 전망이 희박한 환자, 다른 병원에서 소개를 받고 오거나 환자가 자비 치료를 원하는 경우 등에는 보험적용 예외라는 사실을 환자에게 설명하고 시작한다(표 1). 여드름의 임상분야에 따라 치료방법을 정하는 것을 기본으로 하는데, 실제로는 comedo, papule, pustule,

표 1. 병기(病期)별 치료방침(보험외 치료)

병기(病期)	치료방법
비염증기 comedo · papule	케미컬 필링 외용제-비타민 C 로션(자가제제) adapalene(Differin®, GALDERMA사 제품, 미국)
염증기 pustule · cyst	케미컬 필링(글리콜산, 살리실산, 제스너액) 외용제 : Benzamaycin®, BenzaClin®(Aventis사 제품, 미국) 비타민 C 로션, 트레티노인 연고(자가제제) Renova®-ORTHO DERMATOLOGICAL사 제품, 미국) Retin A®-ORTHO DERMATOLOGICAL사 제품, 미국) 레이저 : 1,320nm-Nd : YAG 레이저(쿨터치 2™, Laser Aesthetics사 제품, 미국) 1,064nm-Nd : YAG 레이저(XEO™, CUTERA사 제품, 미국)
붉은색흉터기	케미컬 필링(글리콜산) 외용제 : 트레티노인 연고(자가제제), Renova®, Retin A® 레이저 : 1,320nm-Nd : YAG 레이저(쿨터치 2™) 1,064nm-Nd : YAG 레이저(XEO™)
진구성 하얀색흉터기	케미컬 필링(TCA, 글리콜산) 외용제 : 트레티노인 연고(자가제제), Renova®, Retin A® 레이저 : 울트라펄스탄산가스레이저(COHERENT사 제품, 미국)

cyst, 흉터(아급성(亞急性), 진구성(陳旧性)) 등의 각종 상태가 혼재되어 있는 경우가 많아 환자의 성별, 연령, 치료이력, 생활습관, 비용 등을 고려하여 개별적으로 치료계획을 세울 필요가 있다. 또한 환자가 여성일 경우 호르몬 밸런스가 깨지거나 산부인과적 질환이 의심되는 경우는 우선 기초체온을 측정 하는 등 산부인과에 의뢰하는 경우도 있다.

III. 레티노인산(트레티노인) 연고의 제작

트레티노인은 9-cis-retinoic acid(和光純藥社 제품)를 사용하고 있다. 도쿄대학 성형외과에서는 수용성 겔로 만들어 사용하는데, 사용하는 약제의 수도 다양하고 제작에 시간이 많이 걸리기 때문에, 본원에서는 필자가 직접 제작하여 간편하게 플라스티 베이스 기재로 쓰고 있다. 0.1% 트레티노인 연고를 제작할 경우, 우선 레티노인산(1A 5mg)을 막자사발에 넣고 잘게 부순 후 연고판(板) 위에서 프로필렌 글리콜 0.1ml와 연고베라로 더 잘게 부수면서 혼합하고, 플라스티 베이스 연고를 10g 넣고 잘 섞는다. 히드로퀴논연고를 만들 때에도 마찬가지 방식으로 하는데, 반죽이 뭉치지 않도록 입자를 꼼꼼하고 잘게 부숴야 한다. 제작한 연고는 냉장고에 넣어 보존한다. 마찬가지로 0.05%, 0.025% 등도 약의 양을 바꾸어 제작하고 있다.

Memo 0.1% 트레티노인 연고(10g) 레시피

1. 레티노인산(5mg)
2. 프로필렌글리콜(0.1ml)
3. 플라스티 베이스 연고(10g)

IV. 레티노인산 입수방법

자가 제작이 어려운 경우에는 Renova나 Retin A를 사용한다. Renova는 0.02%, 0.05%의 2종류가 있고, Retin A는 0.01%, 0.025%, 0.05%, 0.1%의 4종류가 있다. 이들은 모두 일본에서는 승인되지 않은 약제이기 때문에 의사가 개별적으로 수입해야 한다. 또한 이처럼 개별 수입이 원칙이기 때문에 이런 수고를 대신해주는 대행회사도 있다.

V. 실제 치료방법

여드름 상태에 따라 다르긴 하지만 우리 병원에서 현재 하고 있는 방법은 아침저녁 2회 비타민 C 로션을 바르고, 0.05% 트레티노인 연고를 1일 1회(저녁) 2주간 바르며, 이후 부작용 등의 문제가 없으면 0.1% 트레티노인 연고를 2주 동안 바르게 한다. 그리고 2주마다 병원에 오게 하여 상태에 따라 레티노인산의 농도를 조정한다.

이후 문제가 없으면 다시 0.1% 트레티노인 연고를 4주, 총 8주간 1일 1회 도포하게 한다. 또한 글리콜산이나 살리실산을 사용한 케미컬 필링을 1달에 1번 정도 병용하는 경우도 많다.

〈증례 1〉 24세 여성. comedo와 papule을 보이는 비염증기(期) 여드름(그림 1)

현재병력 : 다른 병원에서 약 3개월간 비타민제 내복과 1% nadifloxacin 크림으로 보험 치료를 했지만 나아지지 않아 우리 병원을 찾아왔다.

치료방법 : 레티노이드 유사물질인 adapalene (Differin®, GALDERMA사 제품, 미국)을 1일 1회 (아침) 0.05~0.1%, 트레티노인 외용약을 1일 1회 (저녁) 8주간 바르며, 글리콜산을 사용한 케미컬 필링을 1달에 1번 시술했다.

〈증례 2〉 : 28세 여성. pustule과 cyst를 보이는 염증성 여드름(그림 2)

현재병력 : 다른 병원에서 약 6개월간 항균제와 비타민제 내복 및 1% nadifloxacin 크림을 바르는 보험치료를 했지만 나아지지 않아 우리 병원을 찾아왔다.

치료방법 ; 0.05% 트레티노인 외용약을 2주 동안 1일 1회(저녁) 바르고, 이후 0.1% 트레티노인을 4주 동안 1일 1회, 그리고 0.05% 트레티노인 외용약을 저녁에 1일 1회 2주간 총 8주 동안 사용했다.

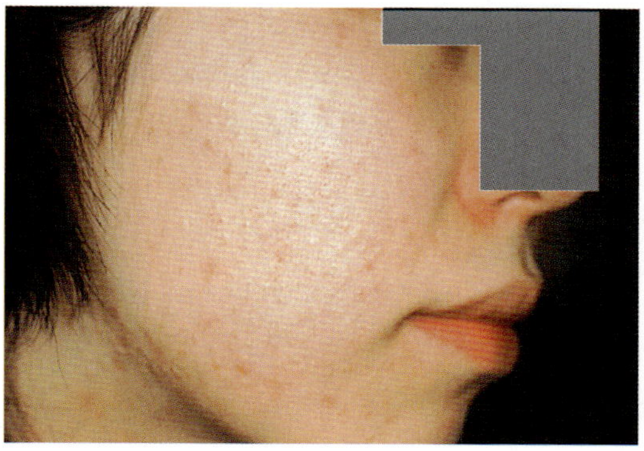

그림 1a. <증례 1> 치료 전

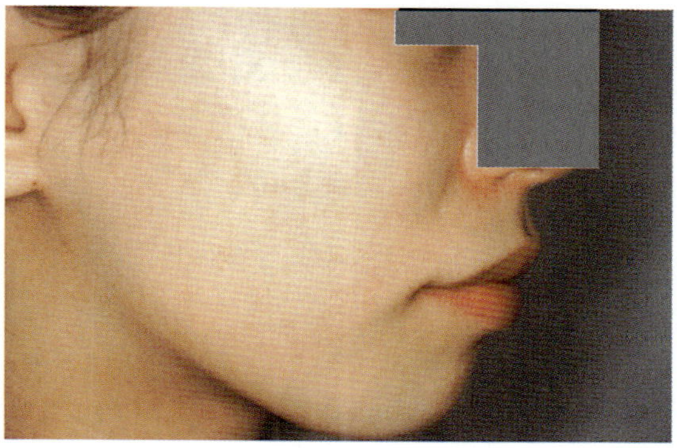

그림 1b. <증례 1> 치료 후 10주

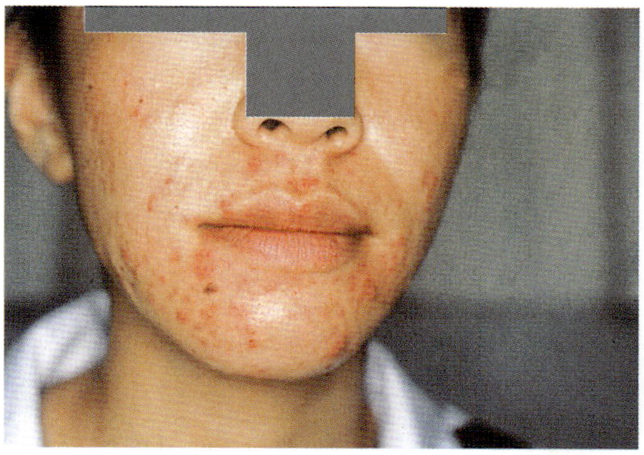

그림 2a. <증례 2> 치료 전

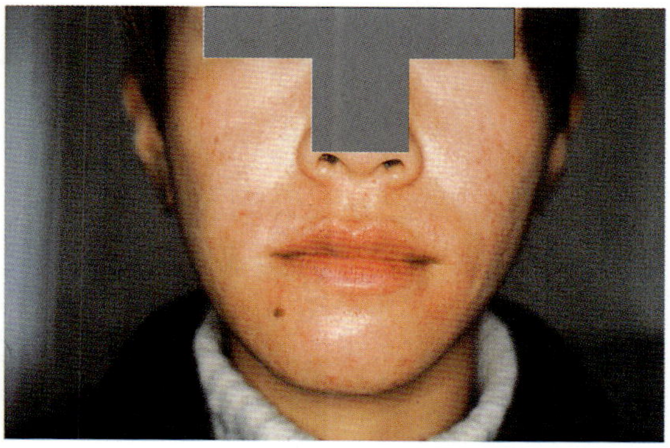

그림 2b. <증례 2> 치료 후 12주

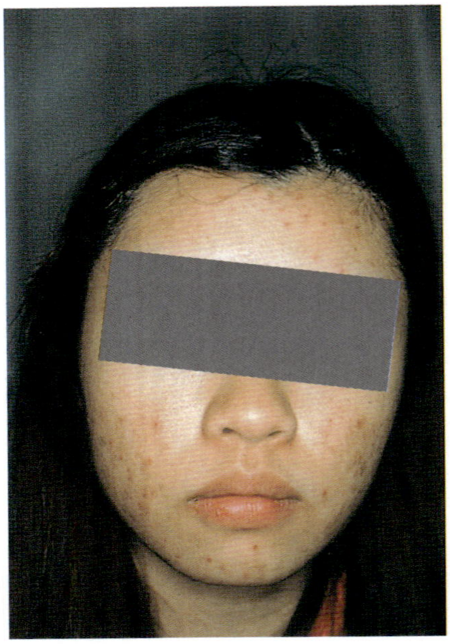

그림 3a. <증례 3> 치료 전

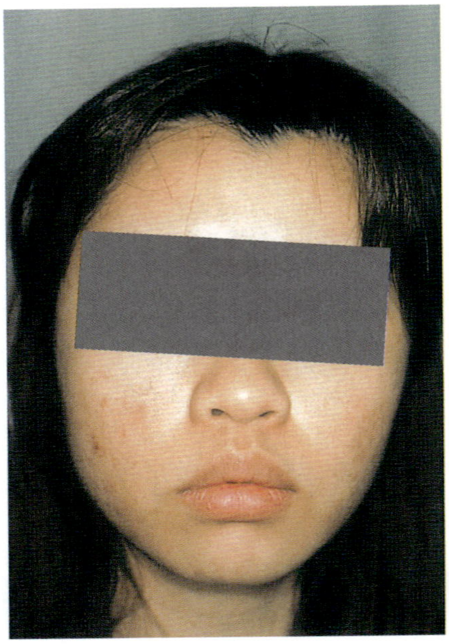

그림 3b. <증례 3> 치료 후 10주

〈증례 3〉 24세 여성. 다른 병원에서 약 3개월간 항균제와 비타민제 내복에 의한 보험치료를 받았지만 나아지지 않아 우리 병원을 찾아왔다(그림 3).

치료방법 : 항균제가 함유된 benzoyl peroxide인 Benzamaycin®을 1일 1회(아침), 0.05% 트레티노인 외용약을 1일 1회(저녁) 2주, 이후 0.05% 트레티노인 외용약만 1일 2회(저녁) 4주, 0.025% 트레티노인 외용약만 1일 2회(저녁) 2주 사용했다.

Memo

여드름에 대한 레티노인산의 농도는 광노화 치료(facial rejuvenation) 보다 낮은 농도에서 효과를 보인다. 또한 치료를 도중에 중지하지 않도록 농도 조정을 적절히 하는 것이 좋다.

VI. 부작용

1. 염증증상

1) 홍반(erythema)

2) 낙설(scaling)

3) 통증

이러한 염증증상은 레티노인산 사용 후 10~14일에 피크를 보이다가 서서히 감소한다. 이 시기는 사전동의를 충분히 한다. 다른 병원을 다니다가 옮겨온 경우도 이 시기에 염증 후 색소침착이 나타나는 경우가 매우 많다. 과도한 염증증상을 일으킨 경우는 사용을 중지하고 스테로이드 연고를 사용한다. 또한 여드름치료는 무리하게 계속하지 말고 글리콜산이나 비타민 C 등의 외용약으로 바꾸도록 한다.

2. 염증 후의 색소침착

본원에서는 높은 농도로 된 것은 사용하지 않기 때문에 경험이 없지만, 치료할때 햇빛차단에 신경을 쓰도록 지도하고 있다.

3. 건조한 피부

각질 박리와 함께 모든 증례에서 생긴다. 보습이 필요하지만 보습제에 의해 새로운 여드름이 생기지 않도록 주의할 필요가 있다.

4. 기형(奇形)유발

미국에서는 레티노인산 외용제만으로는 기형을 유발하지 않는다고 보고하였다. 그래서 본원에서는 피임지도는 하지 않고 있다. 현재 임신의 유무, 임신 가능성이 있는지의 여부는 문진 하고 있다.

Memo

레티노인산은 6~8주 동안 연속사용한다. 그 이후는 비타민 C로션(원내 제제)이나 비타민제를 내복하고 정기적으로 글리콜산을 사용한 케미컬 필링 등을 하여 환자가 정기적으로 할 수 있는 방법을 선택해서 치료해나가는 것이 권장된다.

□ 참고문헌

1) 吉村浩太郎：皮膚診療プラクティス 17. Rejuvenationの実際, 84-89, 2004
2) 鈴木敏彦：皮膚診療プラクティス 17. Rejuvenationの実際, 90-99, 2004
3) 山下理絵：ケミカルピーリングによるにきび治療. 形成外科 46(3)：271-278, 2003

Lecture

케미컬 필링 가이드라인

¤ 이해를 위한 Essence

- 최근, 케미컬 필링이 널리 보급되면서 피부과의 표준적인 치료 중 하나로 자리잡아가고 있다. 한편 미용피부과 분야에서의 부적절한 치료가 문제시되면서 일본피부과학회에서는 조속한 해결책을 내놓아야 하는 입장이 되었다. 이러한 배경에서 일본피부과학회 케미컬 필링 가이드라인 2001이 공표되었는데, 몇몇 곳에서 문제점이 드러나 수정을 가해야 한다는 의견이 나왔고 일본피부과학회 이사회의 승인 하에 본 가이드라인의 개정이 이루어져, 일본피부과학회 케미컬 필링 가이드라인 2004가 공표되었다. 이들 모두 기본이념은 다음과 같은 3가지 점으로 요약된다.
  1) 케미컬 필링의 작용기전은 창상치유 기전에 의한 피부의 재생이 주된 것이기 때문에 피부과학에 입각한 시술이 이루어져야 한다.
  2) 스킨케어, 일반적인 외용요법, 내복요법, 생활지도 등의 종합적인 치료와 처치행위 중에서 최선이라고 판단되는 것부터 단독 또는 병용하여 선택되어야 한다.
  3) 피부과 진료기술을 충분히 습득한 피부과전문의 내지 이와 동등한 기술 · 지식을 가진 의사의 충분한 관리하에서 실시되어야 한다.

서론

21세기 의료의 흐름 중 하나로 quality of life (QOL)의 향상을 들 수 있다. 화장이나 또는 그와 유사한 행위는 이전에는 피부과질환의 의료행위와 구분되는 것이었으나, 최근에는 이들의 경계가 매우 애매해졌다. 그 대표적인 예가 케미컬 필링이다. 케미컬 필링은 주로 여드름, 색소이상, 광노화에 의한 증상 등의 치료와 피부의 젊음회복(rejuvenation), 주름, 칙칙함, 질감 등 피부의 미용적 개선을 목적으로 하고 있다. 그 기본은 창상치유 기전에 의한 피부의 재생이 주된 것이며, 따라서 피부과학에 입각한 시술이 이루어져야 한다. 2000년 6월 9일 후생성 건강정책국 의사과에서는 케미컬 필링의 업무 소속을 의업에 해당하는 것으로 명백히 밝히고 있다(의사(醫事)제59호).

2001년에 일본피부과학회 케미컬 필링 가이드라인 2001이 공표되었는데[1], 몇몇 곳에서 문제점이 드러나 수정을 가해야 한다는 의견이 나와 일본피부과학회 이사회의 승인 하에 검토위원회가 조직되어 가이드라인 개정안이 공표되었다[2]. 이

가이드라인에서는 케미컬 필링이 피부과진료기술을 충분히 습득한 피부과전문의 내지 이와 동등한 기술 · 지식을 가진 의사의 충분한 관리하에 행해져야 한다는 것을 대(大)전제로 하고, 일본피부과학회에서 가장 적절하다고 여기는 기본치료방침을 제시한 것이다.

■ 케미컬 필링 가이드라인의 기본적 이념[2)]

케미컬 필링의 작용기전은 창상치유 기전에 의한 피부의 재생이 주된 것이기 때문에 피부과학에 입각한 시술이 이루어져야 한다. 케미컬 필링 시술은 ① 정확한 진단 또는 상태의 파악, ② 중증도(重症度) 또는 정도(程度)의 판정, ③ 치료 또는 처치행위 등의 순서로 이루어져야 한다. 따라서 케미컬 필링은 스킨케어, 일반적 외용요법, 내복요법, 생활지도 등의 종합적 치료 및 처치행위 중에서 최선으로 판단되는 것부터 단독 또는 병용하여 선택되어야 한다. 즉 피부과 진료기술을 충분히 습득한 피부과전문의 내지 이와 동등한 기술 · 지식을 가진 의사의 충분한 관리하에 실시되어야 한다.

■ 적응(適應) 질환에 대하여

미국에서 발표한 가이드라인[3)]과 관련서적[4)]에서는 적응질환으로서 여러 질환이 기재되어 있다. 하지만 이는 주로 백색인종을 대상으로 하기 때문에 황색인종과는 염증후 색소침착이나 흉터형성, 자극성 피부염이 생기는 방식 등에 차이가 있기 때문에 필링 조건이나 부작용 출현빈도가 다를 것으로 예상되어 이를 그대로 일본의 가이드라인으로 채용할 수는 없다. 일본에서 해온 치료경험과 임상연구결과 등을 고려하여 적응 빈도별로 구분하면 다음과 같다. ① 높은 적응이 되는 질환(여드름), ② 적응이 되는 질환(모공성 태선(苔癬), 염증후 색소침착, 햇볕성 색소얼룩, 간 얼룩, 주근깨), ③ 적응 가능성을 검토해야 할 질환, 상태(지루성 각화증, 햇볕 각화증, 비늘증(ichthyosis), 사마귀, 물 사마귀, acrochordon, 좁쌀종, 주름, 지루(seborrhea), 기타 등등)이다. 일본인의 경우 이들 질환 · 병태(病態)에 대한 구체적인 필링법에 대해서는 이미 관련서적에 상세히 기재되어 있다[5~7)].

■ 박리심도(剝離深度)의 간편화 및 시행기준

미국에서 발표한 가이드라인에는 박리깊이 정도를 ① superficial-depth peeling, ② medium-depth peeling, ③ deep-depth peeling으로 분류하고 있으며, 각각에 사용하는 약제가 상세히 기재되어 있다[3)]. 일본에서는 가이드라인을 작성함에 있어서 우선 박리깊이정도에 대해 단순하고 명확하게 하기 위해 레벨 I~IV의 4단계로 분류했다(표 1). 또한 각 질환에 대한 박리깊이 정도의 기준(표 2), 사용약제의 예(표 3), 그리고 박리깊이 정도와 사용약제의 예(표 4)를 나타냈다.

사용약제의 조직학적 깊이도달 정도는 시약의 농도, pH, 성상(性狀), 시술시간, 시술부위, 피부상태 등 여러 인자에 의해 결정되기 때문에 시술시의 피부 반응을 충분히 진찰하여 치료에 임해야만 한다. 가이드라인의 기재는 어디까지나 기준으로 삼아라는 것이다.

필링 시술에 있어서 피부의 상태를 충분히 파악하기 위해 주의해야 할 기왕력, 현재병력, 유의점이 기재되어 있다. 또한 필링중이나 필링 후에 보이는 피부소견, 필링 후의 유의점에 대해서도 기

표 1. 케미컬 필링의 깊이도달 정도에 따른 분류

레벨	박리깊이에 따른 분류명칭	조직학적 박리의 깊이
레벨 I	가장 얕은층 필링	각질층
레벨 II	얕은층 필링	표피과립층에서 기저층 사이
레벨 III	중간(깊은)층 필링	표피와 진피유두층의 일부에서 전부까지
레벨 IV	깊은층 필링	표피와 진피유두층 및 망상층에 이르는 깊이

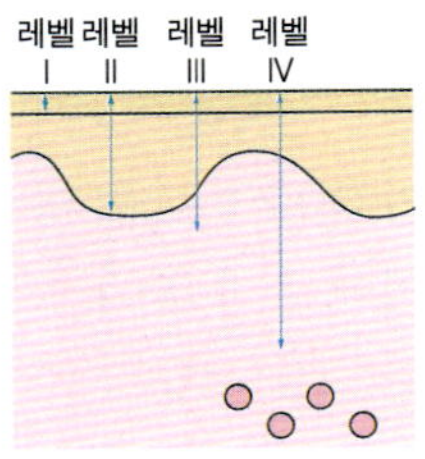

표 2. 질환에 대한 박리깊이정도의 기준

높은 적응이 되는 질환	여드름	레벨 I, II
적응이 되는 질환	모공성 태선(苔癬)	레벨 I, II
	염증후의 색소침착	레벨 I, II
	햇볕성 색소얼룩	레벨 I, II, III
	간 얼룩	레벨 I, II
	주근깨	레벨 I, II

표 3. 케미컬 필링의 사용약제의 예

α-히드록시산
- 글리콜산
- 유산

삼염화아세트산 trichloroacetic acid(TCA)

살리실산
- 에탄올 기제
- 매크로골 기제

제스너액

레티노인산

제스너액+TCA

글리콜산+TCA

살리실산+TCA

베이커 고든액

페놀

재되어 있다. 일본에서 가장 많이 시행되고 있는 레벨 I, II보다는 그보다 좀더 심한 레벨 III. IV의 필링에서 불가역적인 피부 변화가 생길 확률이

표 4. 박리깊이와 사용약제의 예

레벨	사용약제
레벨 I, II	20~30% 글리콜산 20~30% 살리실산 제스너액 10~20% TCA
레벨 I, II, III	50~70% 글리콜산 35~50% TCA
레벨 III, IV	베이커 고든액 페놀(농도 88% 이상)

높다. 즉 필링을 하는 데 있어서 가장 중요한 것은 박리깊이를 오인하지 않는 것이다. 그러기 위해서는 시행시의 피부상태를 충분히 관찰하는 것이 중요하다.

피부의 병적인 상태가 각 부위에 따라 다르며 각각에 있어서 필링시의 반응 및 필링 후의 소견도 다르다는 것을 이해해둘 필요가 있다. 예를 들면 여드름의 경우는 염증이 심한 붉은색 papule은 필링에 의해 배농이 되면서 crust가 형성된다. 즉 레벨 III의 필링이 된다는 것을 이해해 두어야 한다. 또한 이처럼 염증이 심한 부위에서는 모낭부속기의 파괴를 수반하여 진피의 깊은 층에까지 염증이 파급되는 경우가 많으며, 이 부위는 흉터가 생기며 치유될 가능성이 높다는 것을 미리 환자에게 설명해두는 것이 중요하다.

가이드라인 2004에서는 필링 후의 유의점에 대해 더욱 상세히 기재되어 있다. 즉 햇볕차단의 필요성과 필링 후의 스킨케어에 대해 언급되어 있다. 하지만 이들에 대해서도 기초 및 임상연구의 축적에 의해 앞으로 더욱 명확해질 것이다.

■ 필링의 기초연구

이미 서양에서는 케미컬 필링의 임상효과가 오래전부터 확인되어 왔지만 그 작용기전에는 불분명한 점이 많아 치료조건을 명확하게 하기 어렵게 만드는 요인이 되었다. 하지만 최근에는 필링제가 피부세포에 어떤 작용을 하는지에 대해 연구되면서 필링의 피부에 대한 작용기전이 더욱 명확해졌다[8-17]. 레벨 Ⅰ, Ⅱ에 사용되는 글리콜산이나 살리실산이 기저층[15]과 각질층[10]의 세포에 작용하고, 다시 2차적으로 표피와 진피의 피부반응이 유도된다는 점, 기계적으로 각질층을 박리함으로써 기저층의 세포증식 유도시에 보이는 사이토카인의 유도가 글리콜산 도포에서도 보인다는 점[15], 글리콜산에 의한 각질층 박리와 관련된 효소의 유도동태(動態)[17], 등에 대해 밝혀지게 되어 필링할때 및 그 후의 피부세포의 상태를 이해하여 더욱 좋은 필링 및 스킨케어 조건을 확립하는데 중요한 근거를 제공할 것으로 기대된다.

결론

적절한 케미컬 필링에 의해 각종 피부질환과 피부상태가 개선된다는 것은 이미 잘 알려진 사실이다. 기존 치료법으로는 치료하기 어려웠던 병태를 개선시킴으로써 피부과의 치료수단으로 확립되고 있다는 점에도 의문의 여지가 없을 것이다. 그러기 위해서는 작용기전에 관한 근거를 축적하여 단기치료뿐만 아니라 장기치료에서도 피부에 미치는 영향 등을 밝혀 그 장단점을 명확히 해나갈 필요가 있다.

□ 참고문헌

1) 古川福実ほか(日本皮膚科学会ケミカルピーリングに関する検討委員会)：日本皮膚科学会ケミカルピーリングガイドライン 2001. 日皮会誌 111：2081-2085, 2001
2) 古川福実ほか(日本皮膚科学会ケミカルピーリングガイドライン 2001 改訂に関する検討委員会)：日本皮膚科学会ケミカルピーリングガイドライン 2004. 日皮会誌 114：953-957, 2004
3) Drake, LA et al：Guidelines of care for chemical peeling. Guidelines/Outcomes Committee：American Academy of Dermatology. J Am Acad Dermatol 33：497-503, 1995
4) Brody, HJ：Chemical Peeling, 2nd ed, Mosby Year Book, Mosby, St. Louis, 1997
5) 松永佳世子ほか編：ケミカルピーリングとコラーゲン注入のすべて. 皮膚科診療プラクティス 11. 美容皮膚科最前線, 文光堂, 東京, 2001
6) 古川福実ほか編：日本皮膚科学会ケミカルピーリングガイドライン 2001 準拠 ケミカルピーリング. これが私のコツと技, 南山堂, 東京, 2003
7) 宮地良樹ほか編：皮膚科医がはじめる Cosmetic Dermatology, 南江堂, 東京, 2003
8) Imayama, S et al：Histologic changes in the skin of hairless mice following peeling with salicylic acid. Arch Dermatol 136：1390-1395, 2000
9) Isoda, M et al：New formulation of chemical peeling agent：histological evaluation in sun-damaged skin model in hairless mice. J Dermatol Sci suppl 1：S60-S67, 2001

10) Ueda, S et al : New formulation of chemical peeling agent : 30% salicylic acid in polyethylene glycol. Absorption and distribution of 14C-salicylic acid in polyethylene glycol applied topically to skin of hairless mice. J Dermatol Sci 28 : 211-218, 2002
11) Dainichi, T et al : Chemical peeling with salicylic acid in polyethylene glycol vehicle suppresses skin tumour development in hairless mice. Br J Dermatol 148 : 906-912, 2003
12) Yamamoto, Y et al : P-cadherin expression in skin peeled with phenol or trichloroacetic acid (TCA). J Dermatol 30 : 920-923, 2003
13) Yamamoto, Y et al : Effects of phenol peeling on dermal endothelial cells. J Dermatol Sci 35 : 158-161, 2004
14) Funasaka, Y et al : The efficacy of glycolic acid for treating wrinkles : Analysis using newly developed facial imaging systems equipped with fluorescent illumination. J Dermatol Sci suppl 1 : S53-S59, 2001
15) Okano, Y et al : Biological effect of glycolic acid on dermal matrix metabolism through dermal fibroblasts and epidermal keratinocytes. Exp Dermatol suppl 2 : S57-S63, 2003
16) Usuki, A et al : The inhibitory effect of glycolic acid and lactic acid on melanoma cells. Exp Dermatol suppl 2 : S43-S50, 2003
17) Horikoshi, T et al : Effects of glycolic acid on desquamation-regulating proteinases in human stratum corneum. Exp Dermatol, in press

Topics

일본에서 승인되지 않은 여드름치료약 : 레티노이드(Retinoid)

서론

여드름(보통 여드름)은 미국에서도 매우 흔한 질환이어서 사춘기의 90%, 15~44세 여성의 27%, 남성의 34%가 이환된다. 따라서 여드름 치료방침의 가이드라인이 이미 확립되어 있다[1]. 환자의 상태에 따라 다소 차이는 있지만 미국의 가정의나 피부과 의사의 대부분은 그림 1과 같은 알고리즘에 따라 치료한다. 그림을 보면 알 수 있듯이 '여드름 치료의 기본은 레티노이드이며, 레티노이드 없이는 여드름을 치료할 수 없다' 는 것이다. 일본

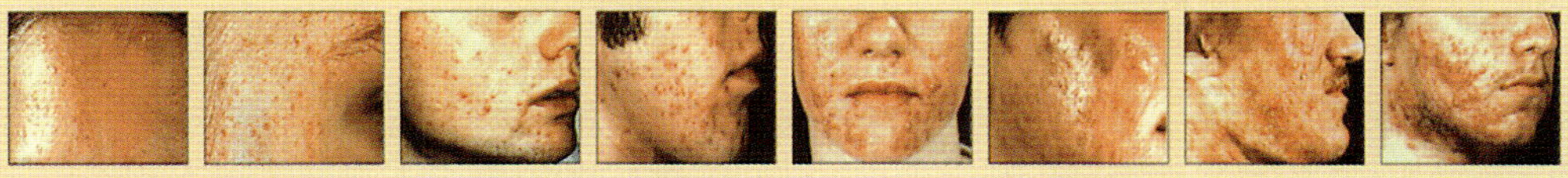

	경증(輕症)		중등증(中等症)		중증(重症)
	Comedonal	Papular/Pustular	Papular/Pustular	Nodular[2]	Nodular/Conglobate
제1선택	외용 레티노이드	외용 레티노이드 +외용항생물질	내복항생물질 +외용 레티노이드 +/-BPO	내복항생물질 +외용 레티노이드 +BPO	내복 레티노이드
제2선택	다른종류의 외용레티노이드 또는 아젤레인산 또는 살리실산	다른종류의 외용레티노이드+다른종류의 외용 항생물질 또는 아젤레인산	다른종류의 내복항생물질+다른종류의 외용 레티노이드 +/-BPO	내복 레티노이드 또는 다른종류의 내복 항생물질+다른종류의 외용레티노이드 +/-BPO/아젤레인산	대량의 내복 항생물질 +외용 레티노이드 +BPO
유지요법	외용 레티노이드		외용 레티노이드+/-BPO		

그림 1. acne treatment algorithm(문헌 2)에서 인용)

에서는 아직 레티노이드의 사용이 승인되지 않았지만(2005년 기준) 앞으로 외용 레티노이드가 승인될 전망이 있어서 바람직하다.

■ 레티노이드[3]란?

원래는 비타민 A(레티놀)의 유연(類緣)화합물을 원래는 레티노이드라고 하는데, 현재는 비타민 A와는 전혀 다른 화학구조를 가지면서 특이적인 수용체와 매우 높은 결합친화성을 보이는 합성화합물을 레티노이드라고 부르게 되었다. 레티노이드는 호르몬처럼 핵 내의 수용체(레티노인산 수용체와 레티노이드 X 수용체)를 매개로 다양한 생물활성을 보인다. 표 1에 나타낸 바와 같이 미국에서는 여러 종류의 레티노이드가 피부질환에 사용될 수 있도록 이미 승인되어 있다. 반면 일본에서는 etretinate(티가손)만 피부질환(psoriasis)에 사용할 수 있도록 승인되었는데, 미국의 경우 이 etretinate(티가손)는 오랜 반감기에 의한 부작용 때문에 1998년에 폐지되었으며, 이를 대신해서 아시트레틴(솔라이아틴)이 사용되고 있다.

표 1. 레티노이드 세대(世代)

제1세대 : 비(非)방향족(芳香族)
- 올트랜스 레티노인산(트레티노인) : 보통여드름 외용제
- cis-isomer
  - 13-cis, isotretinoin : 보통 여드름 내복제
  - 9-cis, 아리트레티노인 : 카포시 육종 외용제

제2세대 : 단환(單環)방향족
- etretinate : 폐지
- 아시트레틴 : psoriasis 내복제

제3세대 : 다환(多環)방향족
- 아다팔렌 : 보통 여드름 외용제
- 타자로텐 : psoriasis외용제, 보통 여드름 외용제
- 벡사로텐 : 피부리포머 내복제

■ 여드름 치료약으로서의 외용(外用) 레티노이드

외용 레티노인산은 피지샘을 위축시켜 피지의 분비를 억제함과 동시에 표피세포에도 작용(각화세포의 증식 촉진, 분화억제, 치밀(緻密)한 각질형성, 표피 각화세포사이랑 각질에 점액성 물질(히알루론산)이 침착)하기 때문에, 여드름의 초기병변인 comedo의 치료 및 예방을 목적으로 여드름 치료에 가장 먼저 선택되는 약으로서 널리 사용되고 있다. 염증을 억제하는 작용은 없거나 약하지만(제3세대 외용 레티노이드는 이 작용이 있는 것으로 알려짐), 염증성 여드름 치료에 대해서는 항생물질과 병용해야 한다. 이 치료의 가장 큰 문제점은 외용(外用)에 의한 피부자극성이다. 이는 개인차이, 외용하는 부위, 염증의 상태 등의 여러 인자가 관여한다. 자극성을 감소시키기 위해 새로운 기제와 새로운 세대의 제품도 개발되고 있다(표 2, 3). 또한 잘못된 외용법에 의해 피부자극성이 높아지기 때문에 적절한 사용법을 지도하는 것도 중요하다(표 3). 기형을 유발하는 성질에 관해서는 외용에 사용되는 양이나 흡수율에서 고려해 볼 때 매우 낮지만 임산부에게는 투여하지 않는 것이 좋다.

표 2. 여드름용 외용 레티노이드

레티노이드	제품
트레티노인	트레티노인(레틴-A) : 크림, 겔, 액(0.025%, 0.05%, 0.1%)
트레티노인 새로운 기제	마이크로스페어 기제(레틴-A 마이크로) : 겔(0.04%, 0.1%) 폴리머 기제(아비타) : 크림, 겔(0.025%)
제3세대 외용 레티노이드	아다팔렌(디파린) : 겔, 크림, 액(0.1%) 다자로텐(다조락) : 겔, 크림, 액(0.1%)

표 3. 외용 레티노이드의 부작용

- **피부자극 : 새로운 기제, 새로운 세대는 자극성이 훨씬 낮다.**
  - 적절한 도포방법 교육이 중요
    - 1일 1회 취침 전에 도포
    - 세안 후 15~30분 정도 기다렸다가 마른 상태에서 도포
    - 부분도포는 하지 않는다. 얼굴부위 한쪽당 누에콩 크기의 외용제를(많으면 효과가 떨어짐) 바른다.
    - 세안은 피부자극성이 낮은 적절한 세안제를 사용하되 박박 문지르지 않는다.
    - 여드름용(논코메도제닉) 보습제를 병용해도 된다.
    - 매일 자외선 차단제를 사용하고, 햇볕에 노출되는 것을 적절히 피한다.
    - 외용방법 가감(加減) : 1일 간격, 단시간 도포(도포 후 씻어낸다.)
- **기형유발성질 : 약제의 태아위험도(度) 분류기준에서 C(트레티노인, 아다팔렌), X(다자로텐)**
  - 1~2%가 피부에서 흡수
  - 실험 결과에서는 유의한 차이가 없음

■ 여드름 치료약으로서의 내복 레티노이드

여드름용 내복 레티노이드 제제는 13-cis-isomer인 isotretinoin(아큐탄)이다. 표 4에 치료방법의 개요를 나타냈다. isotretinoin은 여드름의 병태 생리에 관여하는 네 가지 요인 모두에 작용하며, 중증인 여드름에 대해서는 이를 능가할 치료법이 없다. 또한 중등증인 경우도 다른 치료로 치료되지 않았던 증례나 흉터를 남길 가능성이 높은 경우에는 치료법으로 자주 사용된다. 부작용은 많지만 대개는 어느 정도 컨트롤되기 때문에 환자에게 사전 설명을 잘 하여 경감시키거나 환자의 협력을 얻기 쉬워진다. 여성의 경우는 기형을 유발하는 성질이 가장 문제가 되므로 2종류 이상의 피임법이 필요하다. 피임약을 사용하지 않는 환자에게는 임신 여부를 확인한 후 경구피임약을 1개월 처방하고 다시 병원을 오게 하여 임신하지 않았음을 재확인한 다음, 내복 레티노이드와 경구피임약 치료를 시작한다. 치료 효과는 1~2개월 후부터 나타난다. 20주 동안 치료하여 60~70%의 증례가 완치되었으며, 이후 더 이상의 치료가 필요없게 되었고 나머지 환자들은 2사이클 째의 내복 레티노이드 치료와 기타 내복, 외용치료를 필요로 했다.

표 4. 내복 레티노이드 : isotretinoin(아큐탄)

- 작용기전 : 피지분비 억제, 모낭누두부(漏斗部)의 각화이상(異常)을 정상화, 항염증, Propionibacterium acnes 증식 억제
- 투여량 : 내복 0.5~1mg/kg/일, 간혹 2mg/kg/일까지 투여하는 경우도 있음
- 투여기간 : 20주(4주마다 투여)
- 병용 : (경구)피임약(개시 1개월 전부터 시작해서 종료 후 1개월 후까지 투여, 여성만)
- 부작용 : 구순염, 점막 · 피부의 건조, 피부가려움, 피부의 2차 감염, 두통, 뼈나 관절의 통증, 야맹(夜盲), 탈모, 우울증, 기형유발성질, 간기능 이상, 혈중 TG(트리글리세라이드) 상승
- 혈액 모니터(1개월마다) : 임신테스트(여성), 혈구수, 간기능, 공복시 혈청지질, 신장기능
- 기형유발성질 : 약제의 태아위험도 분류기준의 **X**

결론

레티노이드는 외용과 내복 모두 의사의 올바른 지식과 환자에 대한 적절한 교육 및 이해가 필요하며, 여드름 치료에서 빼놓을 수 없는 뛰어난 약제이다.

□ 참고문헌

1) Strauss, JS et al : Diseases of the sebaceous glands (chapter 73). Fitzpatrick's Dermatology in General Medicine, 5th ed, p 769-784, 1999

2) Gollnick, H et al : Management of acne : a report from a global alliance to improve outcomes in acne. J Am Acad Dermatol 49 : S1-38, 2003

3) Nguyen, EH et al : Systemic retinoids (chapter 13). Comprehensive Dermatologic Drug Therapy by Wolverton, p 269-310, 2001

6 한방제제에 의한 내복요법

¤ 이해를 위한 Essence

- 한방제제 치료는 양약과 병용하거나 단독으로 사용하며, 여드름의 염증성 피부발진에 특히 효과적이다.
- 한방제제의 투여방법은 병명(病名)투여와 수증(隨証)투여의 2종류로 구분된다.
- 한방제제 치료는 염증성 피부발진뿐만 아니라 부정수소(不定愁訴)에도 효과적이다.

서론

매크로라이드계 등의 각종 내복 항균제 외에도 최근에는 각질 박리와 피지분비 억제효과를 지닌 레티노이드 요법, photodynamic therapy 등의 광선요법, 화학물질에 의한 피부의 수복기전을 이용한 케미컬 필링 등 여드름의 치료방법에 대한 선택안이 증가되면서 신약 개발에 대한 연구도 진행되고 있다.

여드름에 대한 한방제제 치료의 비중은 진찰하는 의사 개개인의 판단에 따라 다르지만 일본에서 한방제제가 보험적용이 된 이후부터는 단독요법 또는 각종 약제와의 병용요법으로 폭넓게 사용되고 있다. 특히 한방제제 중 청상방풍탕(淸上防風湯)이나 형개연교탕(荊芥連翹湯) 등은 보험적용이 되어서인지 비교적 많이 사용되고 있는 추세이며, 주로 염증성 피부발진에 대한 임상효과와 부수증상을 개선하는 데 효과를 올리고 있다.

I. 한방의학의 견해와 처방

[Essence]

• 여드름에 대한 한방제제 치료 및 종류를 선택할 때에는 피부발진이나 환자의 상태를 파악할 필요가 있다.

한방제제를 찾게 되는 투여지표 중에서 여드름의 경우는 가역적 변화를 주로 하는 경우와 심신증(心身症) 경향을 수반하는 경우, 서양의학적 치료효과로 불충분한 경우 등 여러 지표와 합치된다. 그래서인지 각종 만성 피부질환 중에서도 여드름은 만성 두드러기, 피부 가려움증, 아토피성 피부염과 마찬가지로 한방제제의 효과가 유감없이 발휘될 수 있는 질환이다.

여드름은 비염증형(comedo가 주체)과 염증형(pustule · 붉은색papule이 주체)으로 나뉘는데, 전자의 경우는 한방제제가 보조적으로, 후자의 경우는 양약과 대등하게 내복제 치료로 활약한다. 소화기계가 허약(위하수 등)하거나 마른 체형인 경우에는 양약보다는 한방제제를 우선하는 것이 좋다고 할 수 있다. 치료 초기에는 양약과의 병용요법으로 효과를 내다가, 점차 한방제제 단독요법으로 전환하는 방법도 있다.

II. 한방제제의 투여방법

[Essence]

• 한방제제의 투여방법에는 2종류가 있다. 주로 병명(病名)투여가 자주 사용되는데, 수증(隨証)투여에서는 환자 개개인의 체질을 중요시하는 특성이 있다.

한방제제를 사용할 때에는 서양의학적 소견을 바탕으로 한 병명투여와 허실(虛實) · 음양(陰陽)에 의해 증상을 판단하는 수증투여가 있다(표 1)[1]. 수증투여는 다른 한방관련 서적을 참고하기 바란다. 병명투여는 수증투여보다 좀더 간단한 편인데, 실제로 2가지 투여방법 모두 자주 사용되어 임상효과를 높이고 있다. 단, 여드름을 포함해 각종 피부질환에서 수증투여의 효과가 좀더 높은 것으로 보고[2]되고 있는데, 2가지 투여방법 사이의 임상효과에 대한 비교는 거의 없는 편이다. 수증투여에서는 얼굴의 혈색, 변비, 하복부 증상 등의 여러 증상이 투여지표가 된다(표 2). 여드름에 대한 보험적용이 되는 한방제제는 불과 몇 종류밖에 안 되지만 임상 현장에서는 대부분의 한방제제가 탄력적으로 운용되고 있다. 한방제제의 효과판정 기간은 현재 처방의사나 질환의 종류에 따라 다양하

표 1. 실증(實証)과 허증(虛証)의 감별 포인트

	실증(實証)	허증(虛証)
체 질	충실하다.	허약하다.
영 양	양호하다.	불량하다.
얼굴색	붉은기가 있다.	창백하다.
피 부	탄력이 있다.	윤기가 없다.
위 장	좋다, 변비 경향	나쁘다, 설사 경향
좋아하는 음식	차가운 것, 쓴 것	뜨거운 것, 단 것

(문헌 1)에서 인용수정

표 2. 여드름에 사용되는 대표적인 한방제제의 투여기준

한방제제명	체력	대표적인 투여지표
가미소요산(加味逍遙散)	허약 경향	변비, 추위에 민감, 생리불순, 빈혈
계지복령환(桂枝茯苓丸)	중간~강한 경향	생리불순, 두통, 하복부 압통
형개연교탕(荊芥連翹湯)	중간~강한 경향	손바닥에 땀이 많음, 안색 불량, 환부의 화농경향
청상방풍탕(清上防風湯)	강한 경향	머리가 무거움, 얼굴이 마름, 눈 충혈, 환부의 화농
십미패독탕(十味敗毒湯)	중간~강한 경향	환부의 화농경향
도핵승기탕(桃核承氣湯)	강한 경향	얼굴의 마름, 변비, 어깨 결림, 생리불순
당귀작약산(當歸芍藥散)	허약 경향	빈혈경향, 냉한 성질, 생리불순

다. 여드름의 경우는 무려 1~2개월 정도를 판정기간으로 여기고 있어 적절히 변경할 필요도 있다.

III. 한방제제 투여의 실제

우리는 여드름에 대한 한방제제 치료를 계속해왔다. 여드름환자 32명을 대상으로 한 검토에서 한방제제 사용군은 비사용군에 비해 유효율이 약 10% 가량 웃돌았다[3]. 그리고 여드름환자 42명을 대상으로 한 한방제제 치료효과는 한방제제를 단독으로 사용하는 경우보다 외용과 병용하는 것이 일반적이며, 투여기간 1개월 이상이 1개월 미만보다 유효율이 높다는 결과를 얻었다[4]. 호리구치(堀口)등은 여드름환자에게 청상방풍탕(清上防風湯)과 외용제를 적극적으로 함께 사용하여 내복항균제 복용량을 감소시키는 데 효과를 거두었다[5]. 고바야시(小林)는 항균제 내복으로 조절하기 어려운 환자에게 청상방풍탕(清上防風湯), 십미패독탕(十味敗毒湯), 계지복령환(桂枝茯苓丸) 등을 처방하여 임상효과를 높임과 동시에 25세 이상의 여성 여드름환자에게서 수족(手足) 냉증과 생리통 등에도 효과를 얻은 것으로 보고했다[6]. 또한 다케이치(武市)는 한방제제 1가지 약제 복용과 2가지 약제 병용의 효과를 비교하였는데, 그 결과 한방제제 2가지 약제 투여가 좀더 임상효과가 높았고 비염증성 피부발진에 대해서도 높은 개선율을 얻었으며 특히 황련해독탕(黃連解毒湯)이나 계지복령환(桂枝茯苓丸)이 뛰어났다고 말했다[7]. 최근 우리 연 papule의 검토에서는 청상방풍탕(清上防風湯), 십미패독탕(十味敗毒湯) 및 당귀작약산(當歸芍藥散)의 한방제제와 항균제 사이의 염증성 피부발진(붉은색 papule과 pustule)에 대한 유효율에 별다른 차이가 없어, 한방제제가 임상적으로 충분히 유효하다는 것을 재확인하였다[8].

다음은 한방제제의 사용예를 나타낸 것이다.

〈증례 1〉 17세 여성. 의사의 진료를 받았음에도 불구하고 증상이 계속해서 다시 반복되었다. 전부터 얼굴의 혈색이 좋지 않고 변비가 있다. 냉한 성질은 없다. 양쪽 빰부위에 퍼져있는 붉은색 papule과 pustule 등이 보인다(그림 1a). 청상방풍탕(清上防風湯)을 약 2개월간 투여한 결과 피부발진이 감소되었으며 얼굴의 혈색도 많이 좋아졌다(그림 1b).

〈증례 2〉 26세 여성. 전부터 피부발진이 화농성 경향을 자주 띄었다. 양쪽 빰부위와 턱 부위에 퍼져있는 붉은색 papule과 pustule 등이 보인다(그

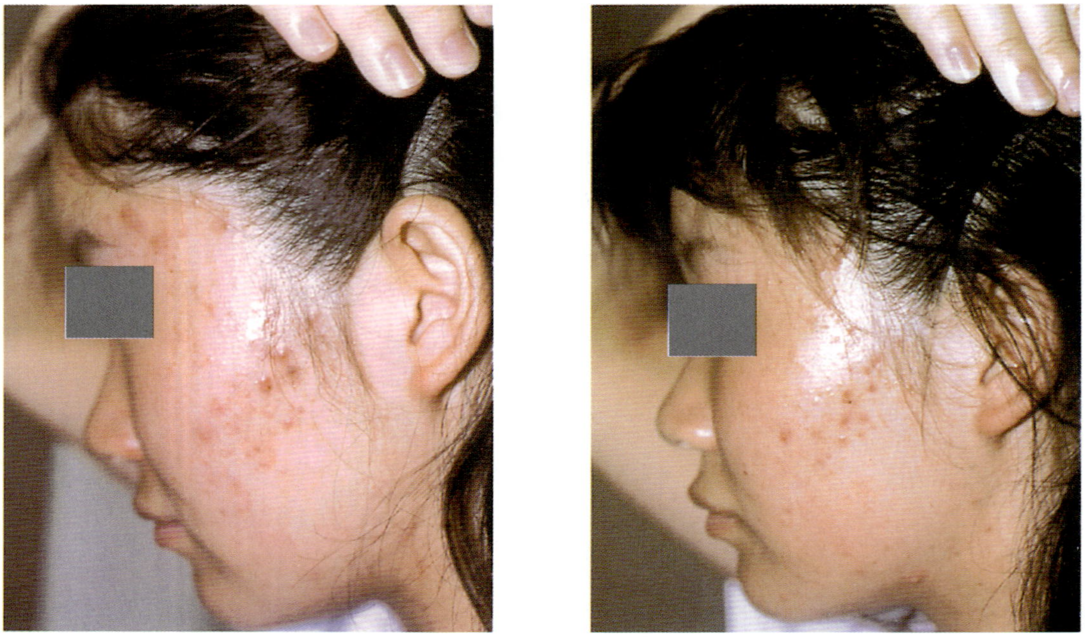

그림 1. <증례 1> 17세 여성
청상방풍탕(淸上防風湯)을 투여하여 붉은색 papule과 pustule 등이 감소되었다.
a. 투여 전, b 투여 후

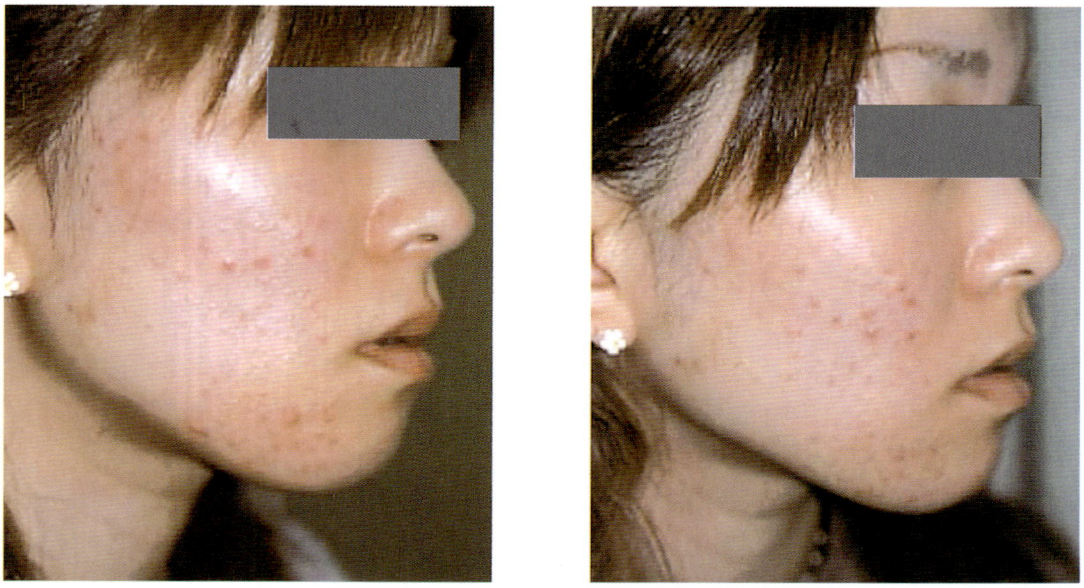

그림 2. <증례 2> 26세 여성
십미패독탕(十味敗毒湯)을 투여하여 붉은색 papule과 pustule 등이 감소되었다.
a. 투여 전, b 투여 후

림 2a). 십미패독탕(十味敗毒湯)을 약 2개월간 투여한 결과 피부발진이 개선되었다(그림 2b).

IV. 부수(附隨)증상에 대한 효과

[Essence]

- 부수증상도 한방제제의 투여지표이지만 투여 후 간과되기 쉽다. QOL 관점에서 볼 때도 이를 개선하는 데 착안되어야 한다.

한방제제에 의한 여드름의 효과적인 대상은 염증성 피부발진이다. 여드름 부수증상의 개선도 보이지만 대부분은 소수 증례의 보고에 지나지 않는다. 따라서 항균제와 한방제제를 대비시킨 부수증상의 보고는 전무에 가깝다. 이러한 관점에서 우리는 한방제제에서 3가지 약제[(청상방풍탕(清上防風湯), 십미패독탕(十味敗毒湯), 당귀작약산(當歸芍藥散))]와 항균제를 대비시켜 환자가 기재하는 문진표 항목에서 붉은 얼굴, 생리불순, 변비, 수족 냉증 및 얼굴색 불량에 대해 각 시험약제의 개선율(改善率)을 조사했다. 그 결과 모든 부수증상에서 한방제제가 항균제보다 유효율이 높았다(표 3)[8]. 그 중에서도 청상방풍탕(清上防風湯)의 얼굴 홍조에 대한 개선도와 당귀작약산(當歸芍藥散)의 얼굴색 불량의 개선도가 80% 이상의 높은 효과를 보였다. 앞으로 전신적인 효과와 이와 관련된 종합적인 판단으로 부수증상의 더욱 높은 개선이 기대된다.

표 3. 한방제제와 항균제에 의한 여드름 부수증상의 개선율

부수증상/약제	청상방풍탕(清上防風湯) (n=17*)	십미패독탕(十味敗毒湯) (n=18)	당귀작약산(當歸芍藥散) (n=11)	항균제 (n=25)
붉은 얼굴	100% (9**/9***)	67% (6/9)	44% (4/9)	33% (4/12)
생리불순	56% (5/9)	60% (6/10)	75% (6/8)	0% (0/7)
변비	33% (3/9)	20% (2/10)	67% (6/9)	15% (2/13)
수족냉증	70% (7/10)	50% (5/10)	44% (4/9)	0% (0/15)
얼굴색 불량	29% (2/7)	50% (3/6)	80% (8/10)	11% (2/19)

* 환자수, ** 부수증상 개선 환자수, ***부수증상 환자수
(문헌 8)에서 인용 수정)

결론

여드름에 대한 한방제제의 효과는 염증성 피부발진과 부수증상의 두 가지 면에서 보는 것이 바람직하다. 하지만 한방요법이 옛 고전에 근거를 두고 있다는 비판이 계속되어 기초분야의 충실함이 요구된다. 이런 점에서 최근 여드름 주 원인균인 Propionibacterium acnes 유전자에 대한 정보가 해명되었다[9]. 앞으로는 유전자 연구의 응용에 의한 P. acnes 생물형, P. acnes 효소활성 및 여드름 피부발진의 중증도와 관련된 한방제제 연구가 기대된다.

□ 참고문헌

1) 諸橋正昭：皮膚疾患と漢方療法―総論―. Monthly Book Derma 11：1-8, 1998
2) 山口全一ほか：各種皮膚疾患に対する医療用漢方剤の使用経験―証によらない投与と随証投与の比較検討を中心として―. 医学と薬学 10：299, 1983
3) 檜垣修一ほか：当科における痤瘡治療の検討―特に漢方方剤の現況―. 皮紀要 86：369, 1991
4) 檜垣修一ほか：当科における和漢外来の現況(第 11 報)―最近の痤瘡患者の治療成績について その 3―. 和漢医薬学会誌 13：392-393, 1996
5) 堀口裕治ほか：尋常性痤瘡に対する清上防風湯エキス顆粒・多剤併用療法の治療効果. 皮紀要 92：407-412, 1997
6) 小林衣子：尋常性痤瘡における漢方薬の使用経験. 日本東洋医学雑誌 47：425, 1996
7) 武市牧子：痤瘡に対する漢方方剤の単独投与と 2 剤併用の効果比較. 漢方医学 27：225-229, 2003
8) Higaki, S et al：*Seijyo-bofu-to, Jumi-haidoku-to* and *Toki-shakuyaku-san* suppress rashes and incidental symptoms in acne patients. Drug Exp Cli Res 28：193-196, 2002
9) Holger, B et al：The complete genome sequence of *Propionibacterium acnes*, a commensal of human skin. Science 305：671-673, 2004

Lecture

호르몬 내복요법이 효과가 있는가?

¤ 이해를 위한 Essence

- 여성의 여드름, 특히 사춘기 이후의 여드름은 안드로겐 상승이 크게 관여한다.
- 안드로겐은 피지 생산, 모낭의 과잉각화를 일으킨다.
- 여드름의 주요 호르몬 요법에는 안드로겐 리셉터를 막는 방법과 안드로겐 생산을 억제하는 방법이 있다.
- 일본에서 사용되는 호르몬 약제로는 pregnandiol만 보험적용이 되고 있지만, 메살몬 F®도 자주 사용되고 있다.

서론

여드름 치료에 호르몬 내복요법으로 효과가 있는지의 여부는 여드름에 호르몬이 어떻게 관여하고 있는지가 포인트가 된다. 그 중에서도 안드로겐의 상승은 여드름, 특히 comedo(비염증성 여드름)의 발생 병리에 매우 중요하므로[1], 거기서 호르몬 요법의 의의를 찾아낼 수 있다.

■ 여드름과 호르몬의 관계(그림 1)

여드름에 가장 관련이 깊은 호르몬은 안드로겐이다. 안드로겐은 안드로겐 리셉터를 통해서 작용을 나타내며, 피지샘의 성장과 분화 즉 피지의 생산을 촉진하여 피지샘성 모낭에 과잉각화를 일으켜[2] 여드름을 발생시킨다. 안드로겐 리셉터는 피지샘의 기저층과 모낭바깥 모근초(毛根鞘)의 keratinocyte에 국소적으로 존재하며[3], 그 리셉터에 작용하는 주요 안드로겐은 testosterone(T)와 dihydrotestosterone(DHT)이다. DHT는 안드로겐 리셉터와의 상호작용에 있어서 T의 약 5~10배의 효과를 가진다[4].

여드름에 관여하는 호르몬에는 그 밖에도 에스트로겐과 성장호르몬 등이 있다.

■ 여성에게서 볼 수 있는 여드름의 특징

남성은 본래 혈중 남성호르몬의 레벨이 높고 그렇기 때문에 여드름의 증상도 일반적으로 여성보다 심한 편이다. 통상 25세 정도면 자연치유되는데 반해, 여성에 있어서 사춘기 이후의 여드름이 난치성 여드름으로 최근 주목받고 있다. 이런 환자는 사춘기에는 증상이 없다가 사춘기가 지나고

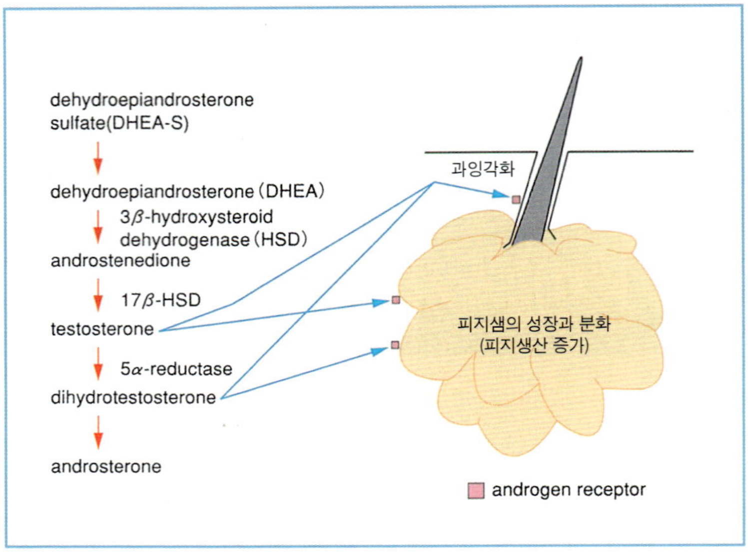

그림 1. 안드로겐의 주요 대사경로와 피지샘성 모낭에 대한 작용

나서 발생하는 경향이 많다[5]. 일반적인 여드름의 경우 혈청안드로겐이 정상 범위에 있는 경우가 대부분이지만, 사춘기 이후의 여드름환자는 내분비적 배경으로 난소 및 부신 유래 고안드로겐혈증, 특히 free testosterone(FT)이 높은 수치를 보이는 경우가 많으며, 병태에 깊이 관여하고 있다[6]. 혈청안드로겐이 정상 범위에 있더라도 여드름이 발생하고 있는 국소적인 피지샘 내에서 안드로겐이 증가할 가능성도 있으며, 안드로겐에 대한 감수성이 높아질 가능성도 부정할 수 없다. 따라서 항안드로겐작용을 기전으로 하는 호르몬 요법은 여드름, 특히 여성 환자의 사춘기 이후 여드름에 이로운 요법이며 실제로도 만족할만한 효과를 거둘 수 있다.

■ 호르몬 요법의 선택

서양에서는 여드름 치료에 대한 호르몬 요법이 꽤 보편적으로 이루어지고 있긴 하지만 부작용도 있기 때문에 아직까지 일본에서는 그다지 일반적이지 못하다. 호르몬 요법의 선택안으로는 안드로겐 리셉터 blocker 또는 항안드로겐제를 사용하여 피지샘이나 모낭누두부에서 안드로겐 효과를 차단하는 방법과, 난소와 부신에서의 안드로겐 생산을 억제하는 두 가지 방법이 실제적이다. 안드로겐 리셉터 blocker로는 ① spironolactone(SL), ② 초산 사이프로테론 cyproterone acetate(CA), ③ flutamide의 세 가지를 들 수 있다. 미국에서는 SL이 가장 많이 사용되고 있다[4]. CA는 낮은 용량을 경구피임약과 병용하거나 높은 용량을 생리 주기에 맞춰 복용한다. flutamide는 전립선암 치료약이기도 한데, 여드름이나 다모증, 안드로겐성 탈모증에도 사용되고 있다. 안드로겐 생산 blocker로는 부신안드로겐의 생산을 억제하는 글루코 코티코이드, 난소에서의 안드로겐 생산을 억제하는 경구피임약 등이 있다.

■ 일본에서 사용 가능한 호르몬 요법

다음은 일본에서 처방할 수 있는 호르몬제에 대해 설명한다.

1) Pregnandiol(디올®) : 황체호르몬 대사산물

progesterone의 오줌속 대사산물이며, 호르몬 작용은 없는 것으로 알려져 있지만 대량 투여에 의해 기초체온의 상승, 생리주기 불순, 부정(不正) 출혈을 보이거나 혈중안드로겐 저하를 보인다[7]. 여드름에 대한 보험적용이 된다.

2) 메살몬 F® : 종합대사성 호르몬제

Memo 메살몬 F®의 조성(組成)(1정당)

progesterone(황체호르몬계 중간대사산물) 1.0mg
androstenedione(남성호르몬계 중간대사산물) 1.0mg
androstenediol(남성호르몬계 중간대사산물) 0.5mg
testosterone(남성호르몬) 0.1mg
estrone(여성호르몬) 0.005mg
건조(乾燥)갑상선(갑상선호르몬) 7.5mg

갱년기 장애와 난소결락(缺落) 증상이 보험적용이 되는데, 이전까지 여성 여드름환자에게도 투여되어 왔다. 이 제제는 precursor의 혈중안드로겐을 저하시켜 comedo를 감소시키는 작용이 있다. 대량투여를 하면 SHBG의 상승에 의한 FT의 감소를 보이며 그 결과 혈중 DHT의 생성이 억제되어 여드름의 개선을 가져올 수 있는 가능성이 시사되고 있다[8].

3) 스피로노락톤(알닥톤 A®)

일본에서는 고혈압에 대한 약이다. 항 알도스테론제이지만 혈중안드로겐의 저하는 적다. 부작용이 많아 쉽게 사용할 수 없다.

4) 풀타미드(오다인®)

일본에서는 전립선암에 사용된다.

5) 다나졸(danazol, 본졸®)

자궁내막증 치료약이다. 뇌하수체 gonadotropin을 억제함으로써 총 T와 FT의 두 레벨을 감소시켜 여성의 난치성 여드름에 특히 효과적이다. 에스트로겐 효과는 매우 적어서 무시할 수 있을 정도이므로 남성의 난치성 여드름 치료에도 사용이 가능하다[9].

표 1. 여드름에 대한 호르몬 요법

A. 안드로겐 리셉터 blocker
- i) 스피로노락톤(알닥톤 A®)
- ii) 초산 시프로테론
- iii) 풀타미드(오다인®)

B. 안드로겐 생산 blocker
- i) 글루코 코티코이드 : 부신 안드로겐의 생산 억제
- ii) 경구피임약 : 난소 안드로겐의 생산 억제

C. 기타
- i) pregnandiol(디올®) : 황체호르몬 대사산물
- ii) 메살몬 F® : 종합대사성 호르몬제
- iii) 다나졸(본졸®) : gonadotropin 억제제

□ 참고문헌

1) Thiboutot, D et al : Androgen metabolism in sebaceous glands from subjects with and without acne. Arch Dermatol 135 : 1041-1045, 1999

2) Lookingbill, D et al : Inocoterone and acne. The effect of a topical antiandrogen : results of a multicenter clinical trial. Arch Dermatol 128 : 1197-1200, 1992

3) Liang, T et al : Immunocytochemical localization of androgen receptors in human skin using monoclonal antibodies against the androgen receptor. J Invest Dermatol 100 : 663-666, 1993

4) Thiboutot, D et al : Update and future of hormonal therapy in acne. Dermatology 206 : 57-67, 2003

5) Kligman, AM : Postadolescent acne in women. Cutis 48 : 75-77, 1991

6) Lookingbill, DP et al : Tissue production of androgens in women with acne. J Am Acad Dermatol 12 : 481-487, 1985

7) 相澤　浩ほか：思春期後発症女性痤瘡患者の血中アンドロゲン動態．臨皮 56：103-105，2002

8) 相澤　浩ほか：女性痤瘡患者の血中ホルモン動態：メサルモン-F® 投与の影響．皮膚 33：513-519，1991

9) Check, JH : Improvement of intractable acne in a man following testosterone suppression using danazol. Cutis 26 : 393-394, 1980

7 여드름 흉터 치료

¤ 이해를 위한 Essence

- 여드름의 흉터에는 함몰성 흉터과 켈로이드모양 흉터가 있다[1).
- 여드름의 흉터는 난치성이며, 예방을 능가하는 치료법은 없다[2)].

서론

여드름의 흉터에는 ice pick모양 또는 크레이터모양이라 불리는 함몰성 흉터(이하, 함몰성 흉터)(그림 1)과 턱부위, 목부위, 앞가슴부위, 어깨부위 등에 생기는 켈로이드모양 흉터(이하, 비후성 흉터)(그림 2)이 있다.

현 시점에서 이 같은 여드름의 흉터에 대한 치료방법은 '일단 생긴 흉터는 치료하기 어렵다' 라고 말하는 것이 옳은 표현이라 할 수 있을 정도로 난치성이다. 따라서 예방을 능가할 만한 치료방법이 없으므로, 피부과의사 입장에서는 조기에 여드

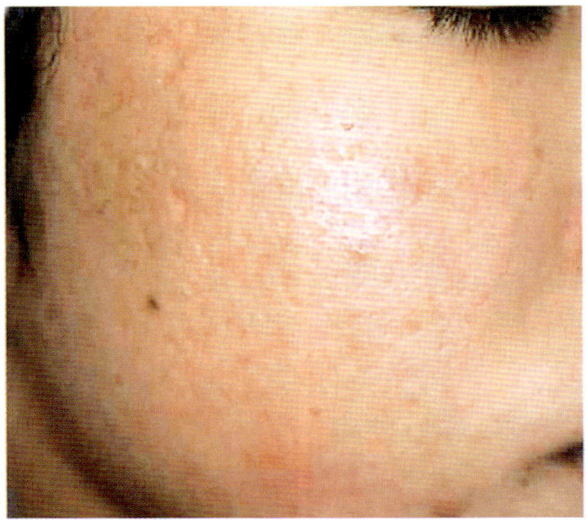

그림 1. ice pick모양 및 크레이터모양의 함몰성 흉터가 섞여있다

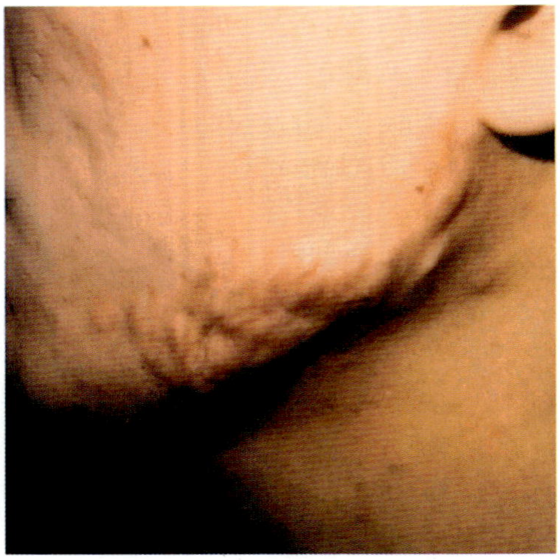

그림 2. 표면이 위축된 후 판모양처럼 된 비후성 흉터

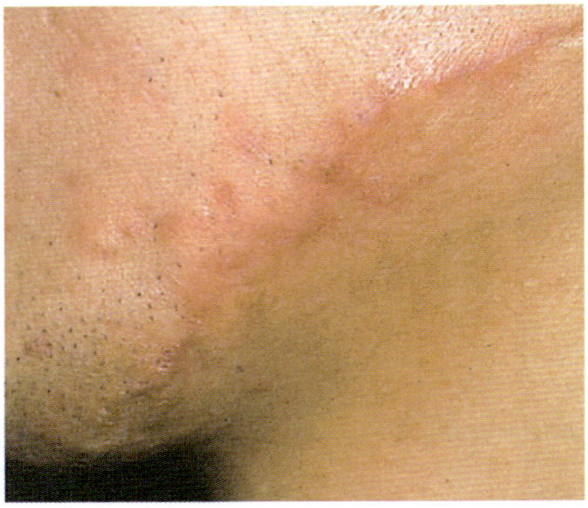

그림 3. 그림 2 증례의 절제봉합축소 수술 후 4개월 경과

름을 치료하는 것이 얼마나 중요한지에 대해 충분히 인식하고 진료에 임해야 한다. 행여 '나이를 먹으니 여드름이 생기는 게 당연' 하다거나 '그냥 놔둬도 죽지는 않는다' 는 식의 농담을 해서는 안 된다.

I. 비후성 흉터의 치료에 대해

[Essence]

- 임상적으로 여드름의 비후성 흉터는 발생으로부터의 시기에 따라 '진성(眞性) 켈로이드' 와 '흉터 켈로이드' 의 성격을 가지는 경우가 있다.
- 치료 포인트는 염증성 여드름 부위에 생긴 작은 nodule의 증대 · 확대를 억제하는 것이다.

장기간 방치한 염증성 여드름 부위에 마치 돔처럼 불룩하게 솟은 작은nodule이 생기는데, 바로 여드름의 비후성 흉터 발생 초기이다. 여드름으로서의 염증은 끝났지만 붉은 빛을 띠고 있다. 이를 그대로 방치하면 경우에 따라 원래 여드름 부위를 넘어 건강한 피부에까지 서서히 확대 · 증대되어 여드름의 비후성 흉터가 형성된다. 이렇게 확대 · 증대되는 시기에 부신피질스테로이드를 국소적으로 주사하면 커지는 것을 최소한으로 억제할 수 있다.

치료하지 않고 방치하여 확대 · 증대되더라도 일정 기간이 지나면 붉은 기가 서서히 없어짐과 동시에 증대되는 경향이 나아지면서 표면이 위축된 모양으로 된다. 이 시기에 치료를 원하면 수술(절제하고 봉합축소함) 대상이 될 수 있는데, 수술이 잘 되어서 선 모양의 흉터으로 바꿀 수 있다 해도 꽤 긴 선모양이 되기 때문에 미용상 별로 만족할 만하지는 않다(그림 3).

Memo 여드름의 비후성 흉터 치료 포인트

- 우리 병원에서는 부신피질 스테로이드 현탁액(懸濁液)과 1% Xylocain®을 1:1 비율로 혼합한 것을 인슐린 주입용 주사기에 넣어 1달에 1번꼴로 3~6회 정도 주사한다. 확대되는 경향이 없어지고 평탄화를 보이면 경과를 관찰한다.
- 스테로이드 국소주사를 할 때의 주의점 중 하나는, 주사부위 주변에 여드름이 재발하거나 기존의 여드름이 악화되지 않도록 하는 것이다.
- 비후성 흉터의 발생 초기에 수술을 하면 수술 흉터가 켈로이드모양 흉터가 되기 쉬워 오히려 흉해지는 경우가 있다.

II. 함몰성 흉터에 대해

[Essence]

- 함몰성 흉터는 표피에서 진피아래 지방조직까지 세로방향과 수평방향으로 흉터 수축된 결과 생기는 것으로 의외로 깊다.
- 치료에 의한 영향은 건강한 피부까지 미치는 경우가 있다[1].

1. 함몰성 흉터 형성의 메카니즘

피지샘성 모낭누두부의 이상각화에 의해 모공이 막혀서 모낭누두부의 가장 아래에 있는 모낭내의 피지샘이 열리는 부위 주변에서 Propionibacterium acnes (P. acnes)가 증식한다. 이는 P. acnes는 혐기성(嫌氣性)·호지성(好脂性)이어서 증식에 가장 적합한 환경이 생기기 때문이다.

이어서 증식한 P. acnes가 생산하는 다핵백혈구 chemotactic factor에 의해 유인된 다핵백혈구가 모낭벽에 이르러 라이소좀 효소를 방출하며 모낭벽을 파괴한다. 이 현상은 모낭관을 따라 세로방향으로 파급되며, 그 깊이는 진피아래 지방층의 지방엽 사이까지 미친다. 모낭벽에 둘러싸여 증식된 P. acnes는 진피에 노출되면, 다핵백혈구가 쉽게 탐식하게 되어 염증의 종말을 맞는다. 그 결과 모관을 따라 가늘고 긴 통 모양의 흉터가 생긴다. 표피의 함몰은 수직방향으로 흉터가 수축된 결과 생긴 것으로 생각된다.

Memo 함몰성 흉터의 조직학적 소견(그림 4)

뺨 부위에 있는 직경 3mm 정도의 함몰성 흉터에 3mm 펀치로 조직을 채취했다. 조직학적 소견은 표피의 경우 평탄하고 약간 얇아지면서 표피돌기는 없어지고 있다. 진피의 경우는 본래 피지샘 등과 같은 피부부속기가 많은 부위이지만 매우 감소되어 있었다. collagenous fiber는 진피 윗층에서는 짧으며 물결치듯이 수평방향으로 배열되어 있고, 진피 중간층부터 아랫층에 걸쳐서는 굵고 hyalin처럼 보이며, 이것이 지방체(corpus adiposus)사이의 결합조직 격벽(隔壁)으로 보이는 부위까지 존재한다. Elastica Van Gieson 염색에서(그림 5) 검푸른색(靑黑色)으로 염색되는 탄력섬유는 함몰 중앙부위의 진피 아랫층에는 존재하지만 진피 윗층에서는 소실되어 있다.
이상의 소견에서 표피는 재생된 표피에 가까운 것으로 생각되며, 또한 진피에서는 세로로 가늘고 길게 건강한 조직을 남기며 diffuse하게 흉터조직으로 바뀌는 것 같은 소견으로 생각된다.

2. 함몰성 흉터의 치료방법

다음은 필자가 경험한 함몰성 흉터의 치료방법에 대해 설명한다.

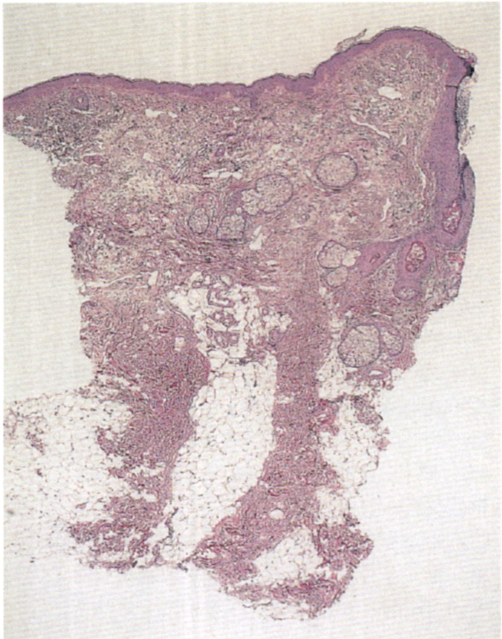

그림 4. 함몰성 흉터의 HE(Hematoxylin-Eosin) 염색소견

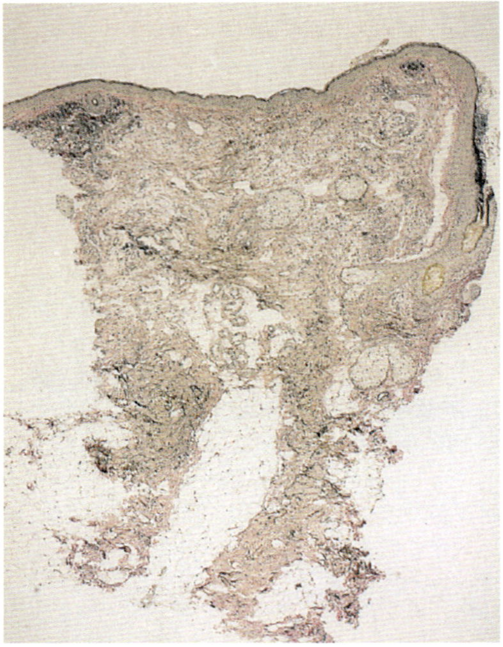

그림 5. 함몰성 흉터의 Elastica Van Gieson 염색소견

1) 피부박피술, surgical peeling

이 2가지 방법은 거의 동일한 치료기전과 효과를 보인다. 치료기전은 건강한 부위의 피부를 함몰된 부분의 높이까지 깎아내서 모두 흉터화하여 높이를 맞추는 것이다. 흉터를 남길 수 있는 깊이까지 깎지 않으면 효과가 없다. 25mm^2 정도의 면적을 가진 크레이터모양 함몰 흉터가 대상이 된다. 주요 결점으로는 깎은 부분의 피부색이 안정되는 데 6개월~2년 정도가 걸린다는 점과 건강한 피부와의 경계가 눈에 띈다는 것이다. 이론적으로 보면 효과가 좋을 것 같지만 위험부담률이 커서 여드름의 함몰성 흉터 치료에는 거의 적용되지 않는 치료법이다.

2) CO_2 레이저, 전기응고

이들 모두 ice pick처럼 생긴 직경 2mm 정도의 작은 함몰성 흉터가 대상이 된다. CO_2 레이저는 focused beam으로, 전기응고는 탈모용 바늘처럼 가는 것을 사용하여 함몰부위 하나하나를 소작(燒灼)한다. 소작된 부분은 일정 기간(약 1주일) 동안 wet한 환경을 유지시키면 바닥면이 부풀어 올라와 함몰을 눈에 띄지 않게 할 수 있다. 그대로 건조시키면 빠르게 치유되는데 다시 함몰되는 경우도 있다. 시술자와 환자 모두 노력을 요하는 치료방법이긴 하지만 옵션 치료로 선택되고 있다.

3) 콜라겐 주입(그림 6, 7)

여드름 흉터에 대한 설명에서 자주 볼 수 있는 치료방법인데, 필자의 기술에 문제가 있어서인지

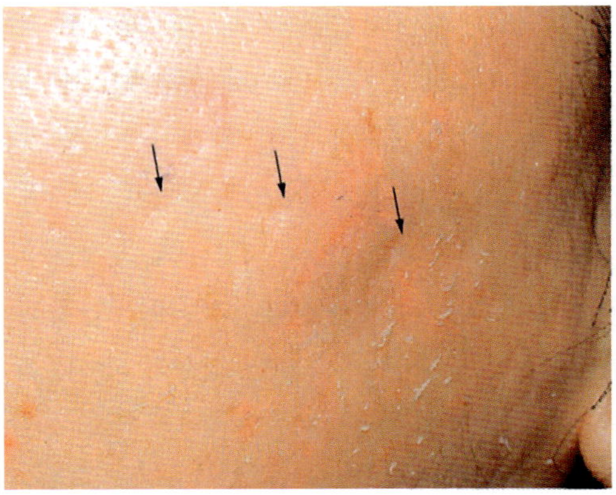

그림 6. 함몰성 흉터의 콜라겐 주입 전(화살표 부위)

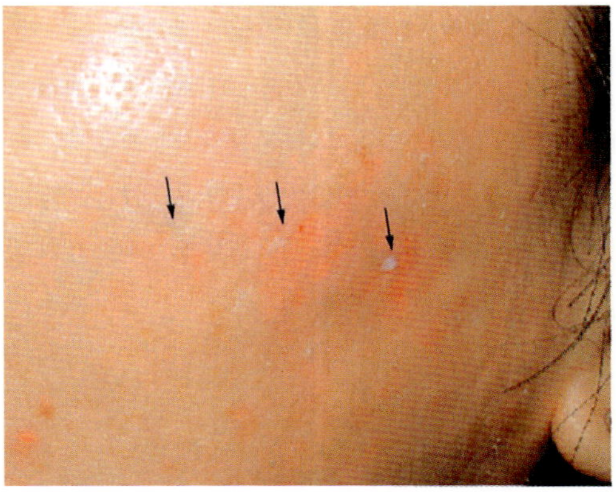

그림 7. 함몰성 흉터의 콜라겐 주입 후(화살표 부위)

함몰을 제대로 수정하지 못했다. 다음은 필자가 했던 방법과 그 결과를 나타낸다.

〈주입방법〉

함몰 부위 하나하나에 Zyplast®(콜라겐社)를 30G 바늘로 주입한다. 함몰 부위에 수직으로 찌르면 바늘구멍에서 주입액이 흘러나온다. 측면에서 함몰부위 피부의 망상층 중간층 부위에 바늘 끝이 오도록 찌르고 천천히 주입하는 것이 핵심이다. 피부의 얕은 곳에 주입액이 들어가거나 너무 빨리 주입하면 위축된 피부면에서 흘러나오는(그림 7, 중앙부와 귀쪽의 화살표 부분) 경우가 있다. 주입에 의해 함몰의 중심부분은 부풀어 올라와 눈에 잘 띄지 않게(그림 7, 코쪽의 화살표 부분) 되는데, 샤프한 함몰 주변부위는 도너츠 모양으로 올라온다. 이렇게 올라온 부분을 수정하기는 매우 어렵다.

장점은 함몰 부위의 부풀어 올라옴이 적으면 언제든 추가주입을 할 수 있다는 것과 다운타임이 없다는 것이다.

단점은 주입액이 매우 비싸고, 주입할때에 테크닉이 필요하다는 점을 들 수 있으며, 주입액이 흡수되어 효과가 계속 지속되지 않는다는 점이다.

어느 정도 면적이 있는 크레이터모양 함몰 흉터를 적응대상이라 할 수 있는데, 필자의 경우는 옵션 치료방법에 넣지 않았다.

4) 케미컬 필링[3]

a) 트리클로르초산(이하 TCA)

함몰성 흉터 치료를 원하는 경우 현재 우리병원에서는 TCA에 의한 케미컬 필링을 첫 번째로 선택하고 있다. 다운타임은 있지만 그 사이에 표시나지 않을 정도로 몇 개씩 시행하면 된다. 1~2년에 걸쳐 조금씩 치료하면 미용상으로 어느 정도 만족할 만큼은 된다.

Memo TCA에 의한 케미컬 필링 치료방법에 대하여

> TCA는 정제수로 녹여 40%와 60% 농도로 만든 것을 작용시키려는 부위에만 바른다. 이 농도는 건강한 피부의 경우 진피망상층 주위까지 박리할 수 있다. 바른 부분의 바닥면이 부풀어 올라오며, 또한 샤프한 주변둘레의 각(角)이 깎여져 완만한 주변둘레가 된다. 그 결과 함몰부위가 눈에 띄지 않게 되는 것이 기전이다.

〈사용되는 약액(藥液)을 만드는 방법〉

자가조정(調整)방법 : 60% TCA의 경우 60g의 TCA(和光純藥공업주식회사)를 정제수로 녹여 총 100㎖가 되게 한다. 빛을 차단할 수 있는 병에 넣고 냉암소에서 보존한다. 3~4주 후면 폐기처분하고 새로운 것으로 교환한다.

〈처치방법〉

① 전 처치

TCA를 바를 부위에 아세톤이나 알코올로 닦아낸다.

② TCA 도포

대나무 면봉에 TCA를 적신다. 환부가 아닌 곳에 떨어지지 않도록 넘치는 약액은 티슈나 거즈로 흡수시킨다. 시술 부위에 살짝 압박을 가하며 바른다. 몇 십초 정도 지나면 도포 부위가 하얗게 된다(프로스팅)(그림 8).

③ 후 처치

염증을 진행시키지 않게 하기 위한 목적으로 도포 부위에 스테로이드 크림을 1~2일 동안 하루에 2번 바르도록 한다.

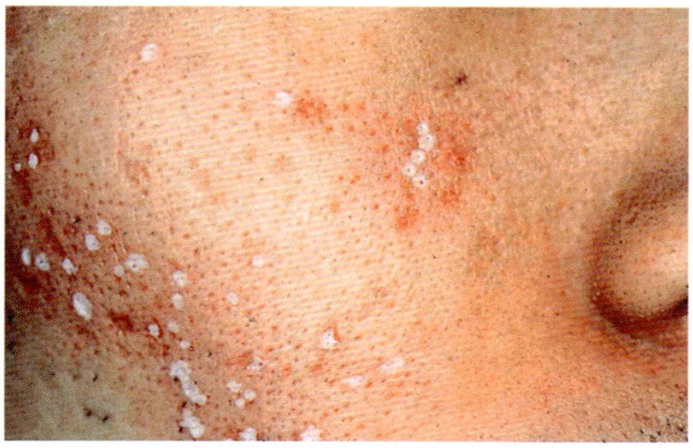

그림 8. TCA에 의한 프로스팅 상태

〈시술 후의 경과에 대해〉

시술 다음날부터 도포 부위에 옅은 갈색의 딱지(crust)가 생긴다. 색이 점점 진해지다가 4~10일 후면 crust가 떨어진다. crust가 떨어지고 나면 피부는 약간 붉거나 핑크빛이 되고, 3개월 정도 지나면 붉은 기가 점차 옅어진다. 그중에는 염증 후의 색소침착이 장기간 계속되는 경우도 있다. 같은 부위의 시술간격 기준은 붉은 기나 색소 침착이 없어지는 3~6개월 정도로 한다.

b) 글리콜산 낮은농도(이하 GA)[4]

GA는 원래 여드름 자체를 치료하는 데 사용되는데, 반복해서 사용함으로써 함몰성 흉터를 눈에 띄지 않게 할 수 있다. 신속한 결과나 극적인 효과를 원하는 것이 아니면 다운 타임이 없기 때문에 옵션 치료방법으로 추가될 수 있다.

III. 앞으로의 전망

여드름의 비후성 흉터 치료는 아마 앞으로도 성형외과적 치료 외에는 없을 것으로 여겨진다. 그러나 여드름의 함몰성 흉터는 앞으로 피부과적 치료가 중심이 될 것이다. 이론상으로는 함몰 부위 진피의 용량이 늘어나 표피의 연속성을 유지할 수 있는 치료방법이면 된다. 또한 리스크나 치유기간(다운 타임)이 없거나 적은 편이 좋다. 그러면 IPL, 포토 RF(광선 에너지와 고주파 에너지의 조합) 등과 같이 non-abrative로 다운타임이 없는 치료방법이 선택된다. 단, 지금의 치료기기로는 함몰성 흉터에 대한 효과가 충분하다고 말할 수 없다. 앞으로는 같은 컨셉으로 더욱 효과 있는 치료기기의 개발이 요구된다.

결론

반복해서 말하지만 일단 생긴 여드름의 흉터를 치료하기는 매우 어려운 일이다. 여드름에 대해 경솔한 처치로 진료하는 것은 돌이키기 어려운 결과를 초래한다는 것을 염두에 두고 진료에 임하기 바란다.

□ 참고문헌

1) 宮崎孝夫：痤瘡瘢痕. 皮膚科診療プラクティス 4. Day Surgeryの実際, 大原國章ほか編, 文光堂, 259-261, 1998
2) 宮崎孝夫：にきび. 皮膚科診療プラクティス 11. ケミカルピーリングとコラーゲン注入のすべて, 文光堂, 107-111, 2001
3) 宮崎孝夫：痤瘡・痤瘡瘢痕の治療(1)ケミカルピーリング, 美容皮膚科・美容皮膚外科実践マニュアル, 宮地良樹ほか編, MB Derma 67：71-76, 2002
4) 宮崎孝夫：痤瘡, ケミカルピーリングこれが私のコツと技, 古川福実ほか編, 南山堂, 31-34, 2003

Topics

레이저 치료

최근 wrinkle reduction이나 skin tightening 등 피부의 젊음회복을 목적으로 한 미용 레이저 개발이 눈에 띠고 있다. 대부분 피부 표면을 냉각하여 표피 열상(熱傷)을 막으면서, 진피층에 열자극을 주어 콜라겐 변성과 그 생성 · 증식을 촉진하는 것이 주요한 작용기전이다.

본원에서는 주름제거 목적으로 개발된 일본산 다이오드레이저 'Terabyte 2000 type B' (표 1 참조)를 여드름 치료에 응용하여 양호한 결과를 얻을 수 있었다. 그림 1, 2에 나타낸 것처럼 염증성 여드름 papule을 각각 타겟으로 하여 1~2주 정도 레이저를 조사한 후 조사된 papule과 조사안된 papule을 비교한 결과, 조사된 papule군(群)의 치유(붉은 기 소멸, 건조화(乾燥化))가 확실히 촉진된다는 것을 알았다. 업체측의 데이터에서는 35 J/cm², 650ms로 1회 조사시 hot spot(가장 온열자극이 높은 영역 : 깊이 0.3~1.5mm)의 온도는 38~39℃였는데, 우리는 papule 하나에 대해 3~5회 연속해서 조사하여 더 높은 온도의 온열자극을 주었다고 생각하고 있다. 따라서 이 효과는 온열자극에 의한 살균작용을 첫 번째로 고려할 수 있다. 또한 소위 '하얀 여드름' 보다 염증성인 '붉은 여드름'에 더 효과가 높았는데, 이는 다이오드의 980nm라는 파장이 콜라겐과 동시에 물에도 잘 흡수된다는 점에서 팽윤화(膨潤化)한 pustule에 더욱 고온의 열자극이 가해진 것으로 고려된다.

적절한 열자극을 적절한 깊이로 가할 수 있으면 Terabyte 2000 type B가 아니어도 여드름 치료효과를 기대할 수 있으며, 실제로 다른 기종을 사용한 보고도 몇몇 볼 수 있다[1~4]. 표 1에 진피에 대한 온열자극을 가진 주요 레이저치료기를 정리해 보았다(RF : 라디오고주파 포함). 이들은 모두 냉각장치를 갖추고 있어, 적절히 사용하면 표피 열상의 위험은 적지만 어느 정도(기종에 따라 다름)는 통증을 수반하기 때문에 마취를 해야 하는 것도 있다.

성형외과에는 여드름이 치유되고 난 후의 함몰성 흉터 때문에 고민하는 환자가 많이 찾아오지만, '여드름 흉터' 에 대한 치료법은 아직까지 결정적인 수단이 없는 것이 현실이다. 그 주요 원인은 염증이 만연하여 pustule이 오래 존재하기 때문인데, 표피를 보호하면서 깊은부위의 염증을 조기에 없애는 작용을 가진 레이저치료는 여드름 흉터를 예방하고 원활하게 치료시키는 효과를 기대

표 1. 주요 온열효과를 가진 레이저치료기(냉각장치 부착, RF 포함)

선원(線源)	기종명칭	파장(nm)	fluence = 에너지 밀도 (J/cm^2)	hot spot* (mm)	spot size	회사명
다이오드	Terabyte 2000 type B BuffLight™ Smoothbeam Curia	980 810 1,450 810	20~50 0.6~5.5 8~25 10~200	0.3~1.0 불분명 0.1~0.4 ~3.0	φ 5mm 정방형 φ 1.5cm 원형 φ 4mm/6mm 원형 φ 4mm/5mm spot 장방형, 정방형 외	테라바이트(일본) Y-Beam Technology(미국) CANDELA(미국) NIDEK(일본)
다이오드 +RF(바이폴라)	POLARIS	900 (다이오드)	다이오드 : ~50 RF : ~100	1.5~2.0	7×12mm^2	Syneron(이스라엘)
RF(모노폴라)	Therma cool TC	-	200	2.5~3.0	φ 1cm 정방형	Thermage(미국)
RF(바이폴라) +펄스광선 (=IPL)	FOTO RF (Aurora)	펄스광선 : 580~980	RF : 5~25 펄스광선 : 10~30	1.0~1.5	12×25mm^2	Syneron(이스라엘)
Pulsed Dye	V beam C beam V-star	595 595 595	~25(3×10mm) ~15(7mm) ~16(7mm) ~40	0.6~0.8	φ 5, 7, 10mm 원형 φ 3×10mm 타원 φ 7, 10mm 원형 3×10mm^2	CANDELA(미국) CANDELA(미국) Cynosure(미국)
Nd : YAG	Cool Touch II Aura-i Versa PulseC	1,320 532 532 755, 1,064	10~24 ~240	불분명	φ 10mm 원형 φ 1~5mm φ 2~10mm φ 2~6mm	Cool Touch(미국) Laser Scope(미국) Coherent(미국)
Erbium glass	Aramis	1,540	8~80	불분명	φ 4mm	

* hot spot : 가장 온열효과가 높은 영역(피부 표면 부터의 깊이)

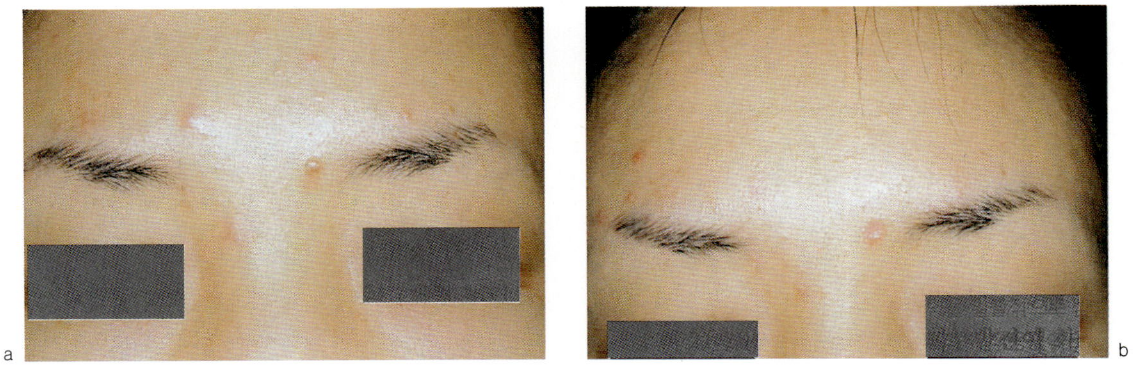

그림 1. a. 레이저 조사 전. 표시한 papule에만 조사
b. 조사 후 2주 경과. 조사된 papule은 발적도 거의 남기지 않고 치유된 것에 반해, 조사되지 않은 papule은 염증이 만연한 상태이다. 여드름 흉터를 남길 가능성이 있다.

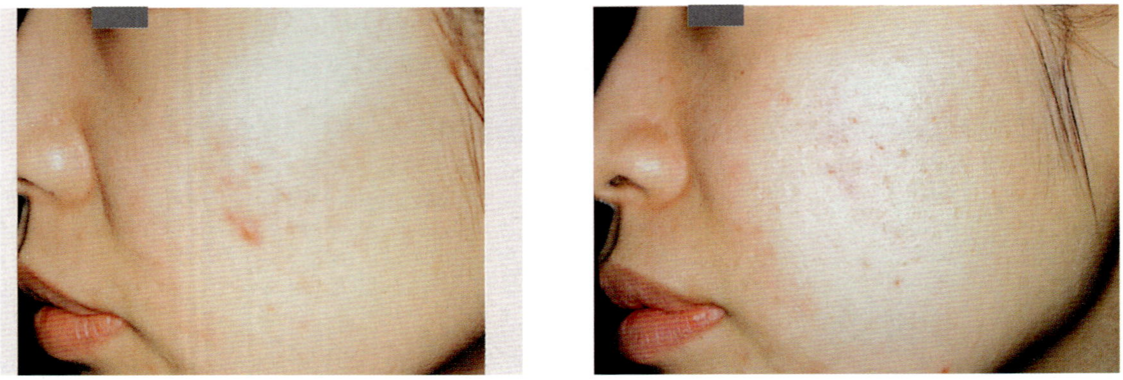

a b

그림 2. a. 레이저 조사 전
붉은 염증을 수반하는 여드름 papule에 조사
b. 레이저 조사 후 1주 경과
염증이 신속히 없어지고 있다.

할 수 있어서 다른 치료와 잘 조합시키면 앞으로 여드름 치료의 새로운 제1선택안이 될 것이다.

□ 참고문헌

1) 八木宏明ほか：半導体レーザー装置による nonablative なしわ治療. 日本美容皮膚科学会雑誌 13(3)：166-170, 2003
2) Javier, RE et al：Nonablative radiofrequency for active acne vulgaris：The use of deep dermal heat in the treatment of moderate to severe active acne vulgalis (Thermotherapy)：a report of 22 patients. American Society for Dermatlogic Surgery 29：333-339, 2003
3) 利根川　均ほか：BuffLight による尋常生痤瘡治療効果の検討. 日本美容外科学会会報 26(3)：31(125)-36(130), 2004
4) 宮田成章：1,450 nm ダイオードレーザーによる痤瘡治療の経験. 日本美容外科学会会報 26(2)：33(71)-39(77), 2004

Topics

피지샘 전기소각(燒却)법

¤ 이해를 위한 Essence

- 여드름의 준비단계인 '피지분비 항진'을 장기간 감소시키기 위해 피지샘을 전기소각한다.
- 여드름과 지루(번들거림)를 장기간(현시점 관찰에서는 최종치료 후 2년) 개선시킬 수 있다.

서론

피지샘 전기소각법은 필자가 오랫동안 실천해 온 모낭, 진피내 혈관, 땀샘 등의 선택적 전기소각법(Kobayashi Method) 중 하나로 자리잡았다. 피지샘을 전기소각으로 파괴하여 피지분비를 감소시킴으로써 지루, 여드름의 장기적인 개선을 꾀한다.

■ 치료방법

그림 1은 지루, 여드름 치료방법을 나타낸 것이다. 마취는 하지 않아도 된다. 치료 전에 피지와 여드름 구성분을 최대한 배출시켜 둔다. 치료바늘은 모공에서 피지샘 아래부위까지 약 1mm 정도 찔러 넣는다. 피부에 접하는 부위(표피, 진피 윗층)는 피부면의 열상(熱傷), 이후의 흉터, 색소 침착을 미연에 방지하기 위해 전기적으로 절연되어 있다. 치료조건은 치료기 IME-HR 5000의 경우 통전(通電)출력 40W, 통전시간 1/4초이다. 30분 정도 치료하면 통전횟수는 300회 정도가 된다. 치료 후에는 약 1주일 동안 발적이 계속되는데 치료 직후부터 화장이 가능하여 발적을 커버할 수 있다. 치료 다음날 소각된 피지샘조직은 피지처럼 되어 피부내에 저류되어 있으므로 이 피지모양 액을 배출시키는 것이 중요하다. 여드름의 경우 평균 1~2개월 간격으로 2~3회 치료하고, 이후 경과를 관찰한다. 지루의 경우 3~5회 정도 치료하고 경과를 관찰한다. 〈코 부위의 지루환자 8명, 평균 5회 치료, 1년 후의 시점에서 서브미터 측정으로 코의 피부면에서 피지 감소율이 43% 임〉이라는 데이터가 얻어졌다. 대표적인 증례를 그림 2~4에 나타낸다.

피지샘 전기소각법에 대해서는 HP www.aoyama-kobayashi.com.을 참조하기 바란다.

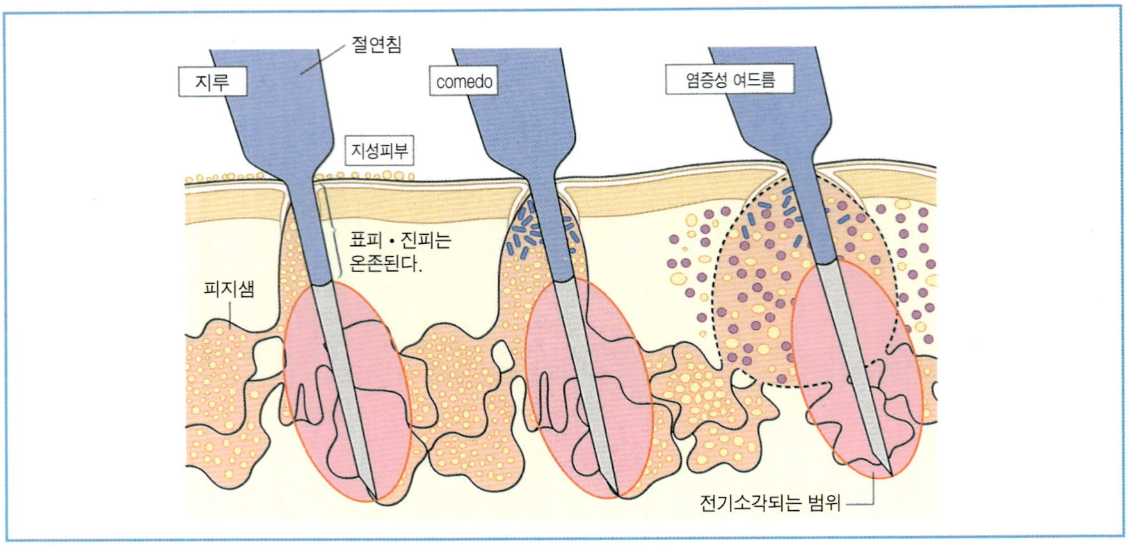

그림 1. 지루, 여드름의 치료
피지샘 전기소각법은 지루, 비염증성 여드름, 염증성 여드름 모두에 대해 피지샘을 소각할 수 있다. 치료바늘은 피하 1mm로 매우 짧다. 그 중 윗부분의 절연부위는 0.3mm로 더 짧다.

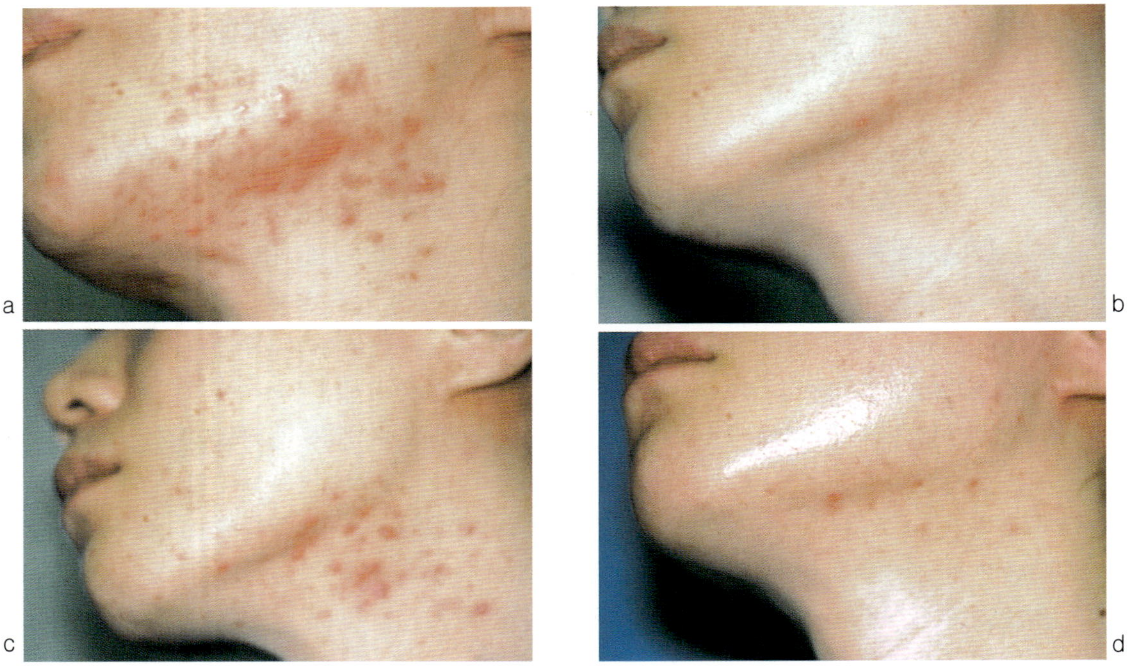

그림 2. 여드름의 증례
a. 27세 여성, 치료 전(2002년 10월).
b. 2회 치료 후 8개월, 거의 모두 다시 생기지 않았다(2003년 7월).
c. 2회 치료 후 1년, 일부 다시 생김, 턱 아랫부분에 새롭게 생긴 여드름이 보인다. 3회째 치료 전(2003년 11월).
d. 3회째 치료 후 9개월(2004년 8월), 극히 일부분에 여드름이 보이긴 하지만 양호한 상태이다.

a b c

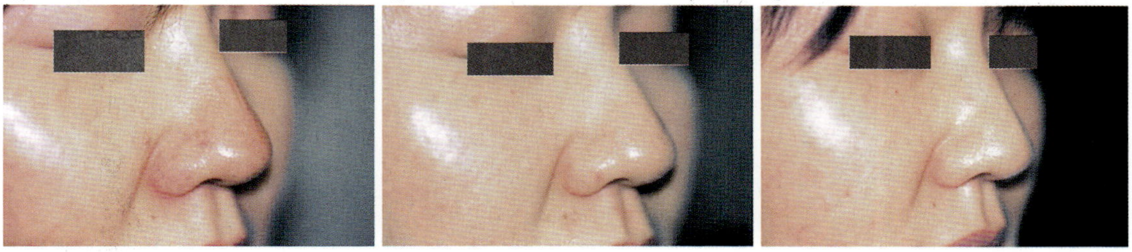

그림 3. 코의 번들거림 증례
a. 33세 여성, 치료 전(2002년 7월),
b. 4회 치료 후 3개월 경과(2003년 3월),
c. 4회 치료 후 1년 8개월 경과(2004년 8월)
지루상태가 개선되어 붉었던 피부색도 나아지고 깔끔한 코가 되었다.

a b c

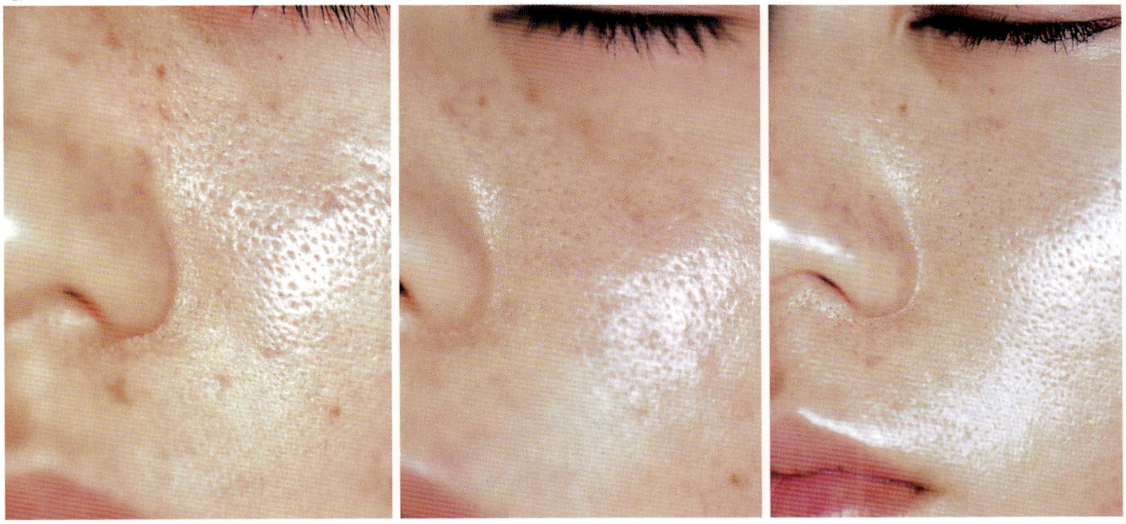

그림 4. 코 옆의 번들거림 증례
a. 29세 여성, 치료 전(2002년 12월),
b. 3회 치료 후 1개월 경과(2003년 3월)
c. 3회 치료 후 1년 6개월 경과(2004년 8월)
지성피부의 개선, 모공 축소, skin tightening 효과 등이 계속되고 있다.

□ 참고문헌

1) 小林敏男：選択的電気焼却術による痤瘡治療の経過報告. 日本美容皮膚科学会雑誌 14：47-54, 2004

Lecture

광선요법은 효과가 있는가?

¤ 이해를 위한 Essence

- 여드름에 대한 새로운 광선요법으로서 광선역학요법(photodynamic therapy, PDT)과 청색광선요법(blue light phototherapy)이 등장했다.
- 광선역학요법은 광감수(光感受)성 물질에 아미노레블린산(aminolevulinic acid, ALA) 외용을 이용하는 것이며, 청색광선요법은 여드름내에 존재하는 포르피린(porphyrin)을 이용한다.
- 아미노레블린산 외용을 이용한 광선역학요법은 cyst성 여드름에 유효성이 있다.
- 한편 청색광선요법은 염증이나 pustule을 수반하는 경증에서 부터 중등증에 유효성을 보인다.

서론

여드름은 피부과 진료에서 자주 접하게 되는 질환이자 대부분의 사람들이 거의 한번쯤은 경험하는 질환이다. 여드름은 피지샘 오픈부위가 막히면서 피지가 축적되어 주로 Propionibacterium acnes(P. acnes) 등의 세균이 이상증식을 일으키고, 통증을 수반하는 염증성 pustule로 나타난다.

여드름에 대한 치료로는 항생물질을 비롯한 여러 효과적인 치료가 있고, 해외에서는 경구로 복용하는 레티노이드가 사용되고 있는데, 일본에서는 기형유발성 때문에 인가되지 않고 있으며 미노사이클린을 대표로 하는 항생물질 내복 · 외용이 여드름 치료의 주체가 되고 있다. 하지만 미노사이클린 내복에 의한 현기증, 간 장애 등의 부작용 때문에 치료를 중단할 수밖에 없는 증례나, 항생물질에 반응하지 않는 증례가 있기도 하며, 효과를 보이더라도 복용하는 몇 개월 동안만 반짝 나타나는 등의 문제점 때문에 항생물질 외의 효과적인 치료법 개발이 필요하게 되었다. 새로운 옵션으로 케미컬 필링은 유효성과 안전성이 확립되어져 왔다. 또한 광선역학요법(photodynamic therapy, PDT)이 도입되어 아미노레블린산의 외용을 이용하거나 광감수성 물질을 이용하지 않고 내재성 포르피린을 타겟으로 한 청색광선 치료가 기기 개발과 함께 또 하나의 선택안으로 인식되게 되었다. 청색광선요법은 염증성이 심한 타입에 유효하며, 한편 아미노레블린산 외용을 이용한 광선역학요법은 cyst성인 것에도 유효성을 보이고 있다. 여기서는 여드름에 대한 새로운 광선역학요법과 청색광선요법에 대해 설명한다.

■ 광선역학요법(photodynamic therapy)

포르피린 전구체(前驅體)인 아미노레불린산(aminolevulinic acid, ALA)은 선택적으로 모낭 피지샘계로 들어가서 heme 합성경로에 의해 프로토포르피린(protoporphyrin) IX 으로 대사된다. 프로토포르피린 IX 는 대부분 피지샘에 축적되며 표피에는 별로 축적되지 않는다. 또한 프로토포르피린 IX 는 P. acnes에도 들어가는 것으로 알려졌다. 프로토포르피린 IX 의 여기(勵起)파장은 410nm, 510nm, 545nm, 580nm, 630nm의 5곳에서 피크를 보인다. 광원으로 자주 사용되는 파장은 적색빛이며, 엑시머 색소레이저빛이나 발광다이오드 등과 같은 파장폭이 짧은 것을 사용하는 경우도 있지만, 파장폭이 어느 정도 있는 할로겐램프를 사용하는 경우도 있다. 이러한 빛에 의해 포르피린이 1중항 상태가 된 결과 생기는 활성산소에 의한 P. acnes와 피지샘에 대한 광선 파괴작용을 이용한 치료법이다. 통상 20% 아미노레블린산 크림제제를 3~4시간 밀봉 외용하여 위에서 언급한 광선을 조사한다. 22명의 여드름환자를 대상으로 한 실험결과에 의하면, 4회 치료를 마친 후 20주까지의 관찰에서 임상적인 개선 외에도 피지분비의 저하, P. acnes수의 저하(형광감소) 등을 보였으며, 또한 효과가 빨리 나타나는 것도 분명해졌다[1]. 단, 광선을 조사하는 중에 자극감이나 통증을 수반하거나 치료 후의 홍반, crust 형성, 색소침착 등의 부작용을 고려해야 한다. 아미노레블린산 외의 광감수성 물질과 빛의 파장, 그리고 여드름치료로 사용하기 쉬운 치료기기의 개발이 앞으로도 더욱 요구된다.

■ 청색광선요법(blue light phototherapy)

P. acnes가 정상적인 대사 사이클 속에서 포르피린(주로 coproporphyrin III)을 생산한다[2]. coproporphyrin III은 가시광선 영역인 415nm 부근에서 가장 잘 흡수되며 따라서 청색빛이 치료로 이용된다. 이 치료는 P. acnes 내의 coproporphyrin III에 청색빛이 흡수되고 1중항산소가 발생하여 살균되는 것을 이용한다[3,4](그림 1). 이처럼 P. acnes의 내재성 포르피린을 이용하기 때문에 아미노레블린산과 같은 약제를 필요로 하지 않아 매우 간편하다. 실제 피부과 진료에서도 최근 407~420nm에서 파장의 피크를 보이는 할로겐 램프를 광원으로 하는 고출력 narrow-band 청색빛 조사에 의한 여드름치료예가 자주 보고되어 지면서 그 유용성이 인지되고 있다(표 1)[5-8]. 내재성 포르피린을 이용하기 때문에 어떤 의미에서는 광선역학요법이다. cyst나 nodule을 형성하는 타입보다는 염증이나 pustule을 동반하는 경증부터 중등증에 효과적이다. 또한 외용이나 내복 항생물질 치료에 비해

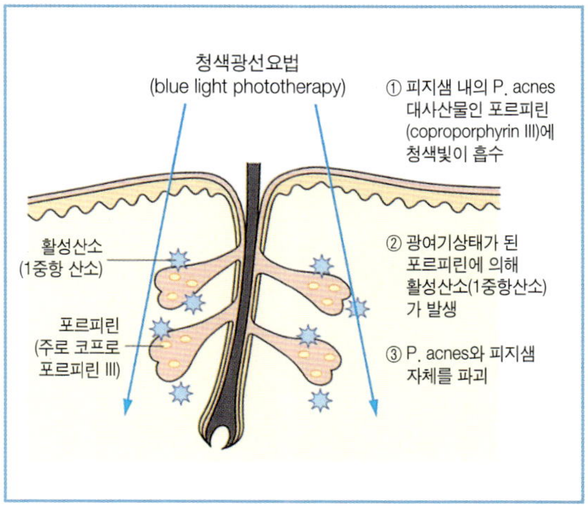

그림 1. 청색광선요법(blue light phototherapy)의 작용기전

표 1. 여드름에 대한 청색광선 치료 보고예(例)

보고자	증례수	조사(照射)율 (mW/cm²)	조사시간 (min)	1회조사량 (J/cm²)	조사간격	조사횟수	개선율	사용기기
Papageorgiou[5]	30	4.23	15	3.8	매일	84	63%	ND
Kawada[6]	30	90	ND	ND	주2회	10	77%	ClearLight
Elman[7]	13	90	15	81	주2회	8	81%	ClearLight
Tzung[8]	21	ND	ND	40	주2회	8	52%	Waldmann

ND :

효과가 빠르다는 것도 밝혀졌다[9]. 광역학요법과 같은 부작용도 적어 피부의 건조감을 일으키는 정도이다. 광원, 치료기기의 개발이 진행되어 클리닉 차원에서 용이하게 여드름에 대한 청색빛 치료를 하는 것이 가능해지고 있다. 단, 일본에서는 아직 일반적으로 보급되지 않았기 때문에 아직 보험적용은 되지 않는다.

□ 참고문헌

1) Hongcharu, W et al : Topical ALA-photodynamic therapy for the treatment of acne vulgaris. J Invest Dermatol 115 : 183-192, 2000
2) Wei-Li, SL et al : Comparative studies of porphyrin production in *Propionibacterium acnes* and *Propionibacterium granulosum*. J Bacter 133 : 811-815, 1978
3) Arakane, K et al : Singlet oxygen generation from coproporphyrin in *Propionibacterium acnes* on irradiation. Biochem Biophys Res Commun 223 : 578-582, 1996
4) Ashkenazi, H et al : Eradication of *Propionibacterium acnes* by its endogenic porphyrins after illumination with high intensity blue light. FEMS Immunol Med Microbiol 35 : 17-24, 2003
5) Papageorgiou, P et al : Phototherapy with blue (415nm) and red (660nm) light in the treatment of acne vulgaris. Br J Dermatol 142 : 973-978, 2000
6) Kawada, A et al : Acne phototherapy with a high-intensity, enhanced, narrow-band, blue light source : an open study and in vitro investigation. J Derm Sci 30 : 129-135, 2002
7) Elman, M et al : The effective treatment of acne vulgaris by a high-intensity, narrow band 405-420nm light source. J Cosmetic & Laser Ther 5 : 111-116, 2003
8) Tzung, T-Y et al : Blue light phototherapy in the treatment of acne. Photoderm Photoimmunol Photomed 20 : 266-269, 2004
9) Elman, M et al : Light therapy in the treatment of acne vulgaris. Derm Surg 30 : 140-146, 2004

V 특수한 여드름과 주변 질환

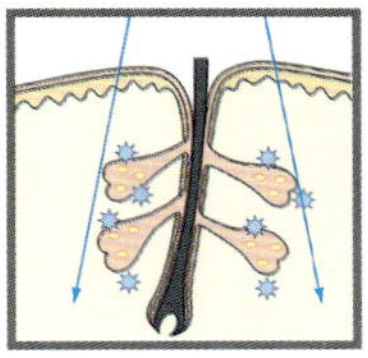

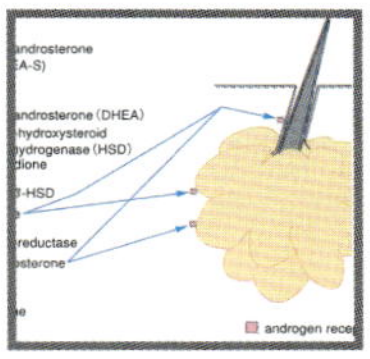

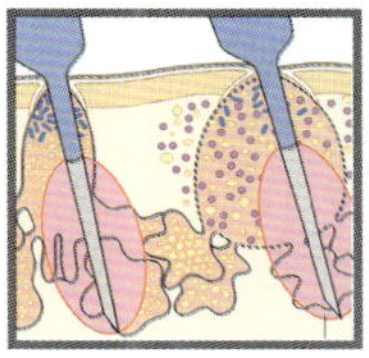

1. 특수한 여드름

2. 주변질환

1 뭉친 여드름 (Acne conglobata)

¤ 이해를 위한 Essence

- 보통 여드름(acne vulgaris)의 중증형
- 얼굴뿐만 아니라 가슴, 등, 어깨 등에도 생긴다.
- 농양(膿瘍)화, 누공(瘺孔) 형성, 흉터화, 중복comedo
- 만성 농피증의 측면을 가진다.
- 스테로이드제나 레티노이드제가 적용된다.

서론

염증 반응이 심해서 치유 후에 흉터를 남기는 여드름이 있다. 바로 전격성 여드름(acne fulminans)과 뭉친 여드름이다. 전격성 여드름은 P. acnes에 대한 과잉면역반응으로, 발열, 관절통, nodule성 홍반 등을 수반하는 것이 특징이다. 한편 뭉친 여드름은 전신적인 증상을 수반하지는 않지만 국소적인 염증이 심한 난치성이며 농양화되어 짓무르면 누공을 형성하거나 흉터를 남기게 된다. 항생제만으로는 컨트롤하기 어렵기 때문에 대부분 전신적인 방법인 부신피질호르몬제(스테로이드제)나 레티노이드제 투여를 요한다. 일반적인 여드름 치료를 하더라도 얼굴 이외의 상반신에 여드름모양 모낭염이 만성적으로 많이 발생하는 경우에는 뭉친 여드름을 염두에 두어야 한다.

I. 뭉친 여드름이란?

1. 개념

뭉친 여드름은 acne conglobata를 번역한 것으로, conglobata란 집괴(集塊), 응괴(凝塊)를 의미

한다. 뭉친 여드름에서 자주 볼 수 있는 부풀어 올라와 농양(abscess)화 되어 서로 교통하는 nodular 병변을 가리켜 지어진 이름이다. 여드름 중에서 가장 중증형이라고 할 수 있는데, 특히 중년 남자에게서 자주 발생하며, 흉터를 남기면서 만성적으로 경과되기 때문에 보통 여드름(acne vulgaris)과는 구별된다.

뭉친 여드름, 화농성 한선(汗腺)염, 농양성 천굴(穿屈)성 머리부위 모낭주위염 및 pilonidal sinus(毛巢洞)은 모낭 오픈부위 주위의 각화항진과 모공 폐색을 공통적으로 악화시킨다는 점에서 follicular occlusion tetrad 또는 acne inversa[1,2]와 일괄적으로 취급되듯이, 본증은 만성농피증의 측면을 다분히 가진 여드름이라 할 수 있다. acne inversa란 보통 여드름이 생기는 얼굴의 노출부위가 아닌 감춰지는 부위에서 생긴다는 의미이다.

2. 원인

모낭 피지샘계 기능의 항진과 P. acnes의 지방분해효소 작용에 의한 보통 여드름과 함께 coagulase 양성 포도상구균(병원성 포도상구균), β용혈성 렌사구균이 관여하여 염증의 만성화를 일으킨다. 하지만 이들 세균에 대한 호중구의 기능 저하를 비롯한 면역부전은 증명되지 않았다. 표피의 증식성 경향이나 진피의 켈로이드 체질 등 생체 쪽의 요인에 의한 부분이 많은 것으로 생각된다[3]. 각질물질 또는 피지샘 분비물에 대한 만연한 이물반응도 원인 중 하나일 것이다.

3. 임상증상(그림 1)

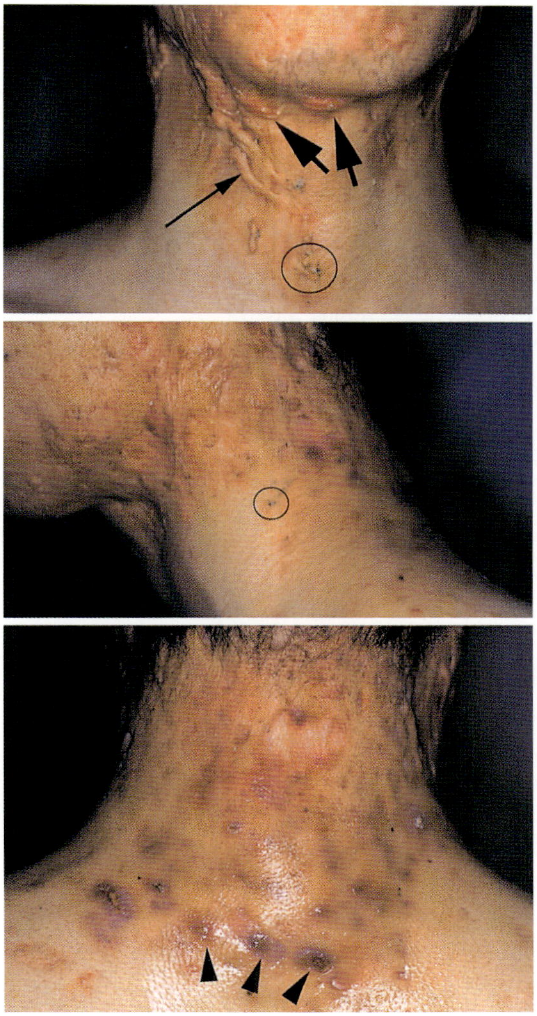

a

b

c

그림 1. a. 22세 남성. 턱 아래에 부풀어 오른 농양(굵은 화살표부분)과 목앞 부위에서 피부가 띠모양으로 연결되는 bridging(가는 화살표)과 중복comedo(동그라미 표시부분)가 보인다.
b. 왼쪽 목 윗부위에 불규칙적으로 흉터가 퍼져 있으며, 정상처럼 보이는 부분에도 중복comedo가 보인다(동그라미 표시부분).
c. 목부터 등쪽으로 내려오면서 누공(瘻孔)과 함몰된 흉터가 보인다. 화살표 끝부분으로 표시된 누공은 깊은부위에서 연결되어 있을 가능성이 높다.

보통 여드름이 주로 발생하는 부위보다는 말초방향 즉 목부위, 등부위, 견갑골부위, 팔부위 등에 생기기 쉽다. 처음엔 보통 여드름처럼 붉은색 papule로부터 시작하지만 침윤을 보이면서 확대되어 농양이 되고 짓무르면서 배농(排膿)이 된다. 배농 후에는 작은 누공에서 삼출액이 배출되면서 만성적으로 염증이 계속되어 주위에 생긴 병변과 깊은 부위에서 연결되어 복잡한 천굴성 피하누공을 형성한다. 염증이 없어진 후에는 불규칙적으로 흉터가 남으며, 함몰부위에는 검은comedo가 보인다. comedo부위를 짜내면 serosity한 삼출액과 purulent한 삼출액이 분류(粉瘤) 내용물 같은 물질과 함께 배출된다. 튀어오른 켈로이드모양 흉터부위에는 몇몇 곳에 comedo가 보이는데, 이를 중복comedo(double, triple comedo)라고 한다. 또한 복잡하게 이어진 누공과 켈로이드가 서로 융합되면 마치 피부가 교량(橋梁)모양처럼 올라오면서 불거진다(bridging). 간혹 유극(有棘)세포암이 발생하는 경우도 있다.

II. 뭉친 여드름이 의심된다면

만성농피증이나 그와 유사한 증세가 합병되는 경우가 있으므로 농양성 천굴성 머리부위 모낭주위염, 화농성 한선염, pilonidal sinus, 엉덩이부위 만성 농피증 등의 합병증과 기왕력이 있는지 묻는다. 보통 여드름에서 이행되는 경우가 있으므로 그에 선행되는 보통 여드름의 유무를 묻는다.

III. 뭉친 여드름의 치료법

1. 전신요법

우선 보통 여드름에 준한 치료를 하는데 대부분 반응이 더디다. 중증예인 경우는 스테로이드제(프레드닌 환산으로 20mg 정도)를 병용한다. 장기간 사용해야 할 필요가 있는데 가급적 염증이 심한 시기에 사용하며 remission된 후에는 일단 중단한다. DDS(렉티졸)도 하루에 50~75mg씩 시도한다. 흉터가 생기는 것을 억제하기 위해 트라니라스트를 병용한다.

청상방풍탕(淸上防風湯)이나 형개연교탕(荊芥連翹湯)을 병용해본다. 13-cis 레티노이드산을 내복(표피의 분화를 제어하여 각전 형성을 억제)하면 유효하긴 하지만 일본에서는 이 제제를 구할 수 없다. 남성호르몬과 깊은 관련이 있으므로 가급적 스트레스를 피하도록 한다.

2. 국소요법

경증인 부위에는 케미컬 필링을 한다. 농양이 형성되면 절개 배농과 세정에 신경을 쓴다. all-trans 레티노인산(tretinoin) 외용제를 조제해서 사용해본다[4]. 흉터에는 케나코트 A를 국소주사하며, 아주 심한 경우에는 흉터제거술을 시술한다.

□ 참고문헌

1) Plewig, G et al : Acne and Rosacea, 3rd ed, Springer-Verlag, Berlin, 300-341, 2000
2) Scheinfeld, NS : A case of dissecting cellulitis and a review of the literature. Dermatol Online J 9 : 8, 2003
3) 西嶋攝子ほか：慢性侵蝕性膿瘍性膿皮症(加藤)を主病像とした全身広汎性慢性膿皮症の１例. 臨床皮膚科 39：705-709, 1985
4) Kligman, AM : How to use topical tretinoin in treating acne. Cutis 56 : 83-84, 1995

2 신생아 여드름

¤ **이해를 위한 Essence**

- 생후 27일 이내에 발생하는 여드름이다.
- 모체와 신생아에게서 유래하는 안드로겐이 과잉 분비되어 유발된다.
- 시간이 지나면 자연히 사라지며 특별한 치료는 필요로 하지 않는다.

I. 신생아 여드름이란?

1. 개념

신생아 여드름(neonatal acne)이란 1913년 Kraus에 의해 처음 기록된 질환으로[1], 생후 27일까지의 신생아(WHO의 정의)에게 발생하는 여드름을 가리키며, 그 이후의 여드름은 유아 여드름(infantile acne)으로 분류된다[2]. 생후 2~3주경 뺨 부위에 이어서 이마, 머리 부위 등에 발생하는 경우가 많다(그림 1, 2). 발생빈도는 외국의 문헌에 따르면 신생아의 약 20%에서 발생된다고 나와 있지만[2], 일본에서의 빈도는 명확치 않다.

2. 원인

병인은 아직 명확하게 밝혀지지 않았지만 모체로부터 신생아에게 이행된 안드로겐과 신생아 자신의 안드로겐이 과다하게 분비되어 피지샘 분비가 활발해진 것을 원인의 하나로 보는 의견이 있으며, 태반을 통과한 안드로겐에 대해서는 부정적인 견해도 있다[2]. 전자에 의하면 신생아기에는 모

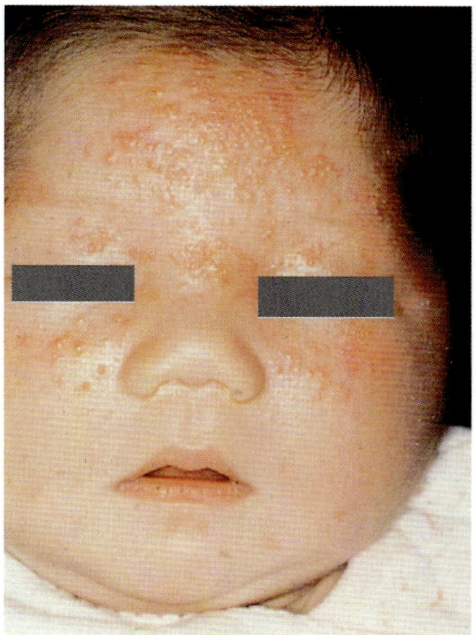

그림 1. 생후 3주된 여자아이. 뺨과 이마 부위에 뭉쳐서 나타나는 여드름

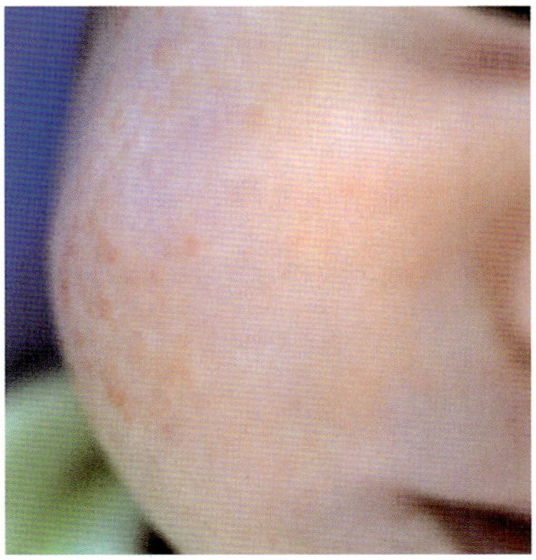

그림 2. 생후 4주된 남자아이. 뺨에 생긴 papule성 여드름

체로부터의 태반을 통과한 안드로겐에 의해 신생아의 피지샘이 자극된다[2]. 신생아기의 부신은 활성화되어 β-히드록시 스테로이드 생산이 높아지고 그 결과 피지샘이 자극되어 비대화된다. 정소(精巣)에서의 안드로겐 특히 테스토스테론 생산은 생후 1개월 동안 증가되어 피지샘을 더욱 자극한다[2]. 남자아이의 경우 이러한 점을 가장 큰 발생원인으로 본다[3]. 이처럼 안드로겐 특히 테스토스테론 분비의 변화에 의해 일반적으로 생후 3일째에 피지샘분비가 비교적 많아지며, 이후 3개월 동안 분비항진 상태가 이어지다가 6개월 후에는 감소된다[4]. 이처럼 신생아 여드름의 발생기전은 보통 여드름의 병태와 함께 호르몬 동태의 변화를 배경으로 하여, 일과성으로 여드름증상을 보이는 것으로 본다.

3. 병태

신생아 여드름의 피부발진은 주로 작은 폐쇄 comedo이다[5,6]. 염증을 수반한 papule, 개방 comedo, pustule, 경결(硬結) 등을 보이는 경우도 있지만 그런 빈도는 낮다[2,7]. 생후 2~3주 된 신생아의 약 20%에게서 나타나며 뺨 부위에 이어서 이마와 머리에도 발생하는 경우가 많다[2](그림 1, 2). 성별을 보면 남:여=5:1의 비율로 남자아이에게 많으며[8,9], 보통 며칠에서 몇 주 정도 경과되다가 흉터를 남기지 않고 자연히 치유되는데, 특별히 여드름으로서의 치료는 하지 않아도 된다[2]. 다른 질환과의 관련도 없다.

II. 신생아 여드름이 의심된다면

생후 4주 이내인 신생아의 뺨, 이마 부위에서 papule, comedo, pustule이 보인다면 신생아 여드름을 염두에 두면서 다음에 설명하는 질환과 감별한다(표 1).

1. neonatal cephalic pustulosis

신생아의 얼굴부위나 머리부위에 pustule이 발생하는 원인은 Malassezia이다 라고 1991년 Aractingi가 처음 보고하였다[10]. 이후 1996년에 Rapelanoro는 그동안 신생아의 pustular acne모양 피부증상을 neonatal acne로 진단해 온 것은 부적절하며, Malassezia furfur이 원인인 pustule은 neonatal malassezia furfur pustulosis로 진단되어야 한다고 제언(提言)했다[11]. 그는 신생아의 얼굴이나 목 부위에서 pustule을 보인 예 중 62%에서 M. furfur을 동정하고 케토코나졸 외용이 효과적이라고 보고하였다. 이후 Niamba는 1998년 Malassezia가 원인인 머리 부위의 pustule을 neonatal cephalic pustulosis라는 질환명으로 보고하여[12] 이 병명이 알려지게 되었다. neonatal cephalic pustulosis와 neonatal acne를 같은 용어로 취급하는 경우도 있지만 폐쇄comedo나 염증을 수반한 papule이 중심인 경우도 있어서 아직까지 이 둘의 진단명에 대해 같은 것으로 봐야 하는지 아닌지에 대한 논의가 필요하다[13].

표 1. 신생아 여드름과 감별이 필요한 질환

	발생연령	남녀비	병인
신생아 여드름	신생아기	남:여 =5:1	모체와 신생아의 안드로겐
neonatal cephalic pustulosis	신생아기	남>여	Malassezia furfur 감염증
신생아 좁쌀종	신생아기	불분명	불분명
신생아 중독성 홍반	신생아기	남=여	불분명
fetal hydantoin syndrome	신생아기	남=여	모체의 히단토인 섭취
androluteoma syndrome of pregnancy	신생아기	여	안드로겐 생산성질의 황체
acne venenata infantum	3개월 이후	남=여	스킨케어 크림 등의 오용
유아 여드름	3개월 이후	남>여	생리적으로 안드로겐 생산 과다

2. 신생아 피지샘 비대 neonatal sebaceous gland hyperplasia

생후 1주까지의 신생아에게서 가장 많이 볼 수 있다. 코끝, 뺨, 이마, 윗입술 등에 황색의 작은 papule이 여러 개 보이며 발생기전은 신생아 여드름과 동일하다.

3. 신생아 좁쌀종 neonatal milium

신생아의 약 40%에게서 나타나는 황백색 또는 백색의 반구(半球)모양의 papule로 대부분 코 부위에서 발생하는데, 비순구, 윗입술, 뺨, 이마에서도 보이는 경우가 있다. 생후 1개월 정도 되면 자연히 없어진다.

4. 유아 여드름 infantile acne(그림 3)

WHO의 정의에 따르면 신생아는 생후 27일까지로 보고 있다. 그 이후에 발생한 여드름은 '유아 여드름' 으로 분류된다[2]. 유아 여드름의 임상증상은 폐쇄comedo, 개방comedo, papule, pustule, nodule, cyst모양 등 신생아 여드름에 비해 다양하다. 임상경과도 다양하고 1~2년 계속되다가 흉터를 남기는 경우도 있다. 4~5주 정도 지나면 치유되는데 사춘기에 보통 여드름에 이환될 확률이 높다는 보고도 있다[14]. 부모에게서 심한 여드름을 보이는 경우가 있다[2].

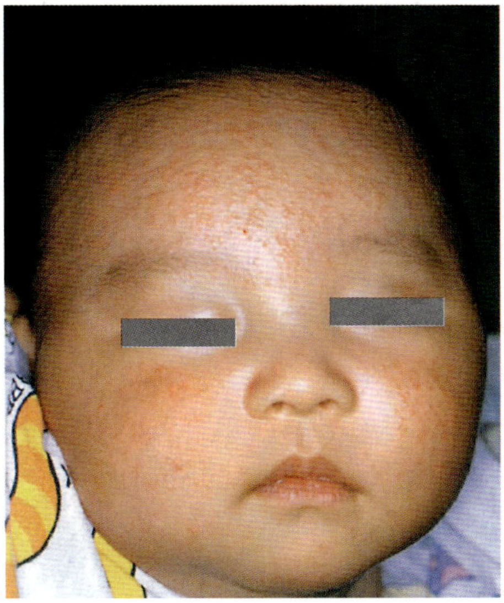

그림 3. 생후 2개월 된 남자아이. 유아 여드름

5. 기타

그 밖에 드물긴 하지만 신생아 중독성 홍반(erythema toxicum neonatorum), fetal hydantoin syndrome, androluteoma syndrome of pregnancy, acne venenata infantum 등을 감별질환으로 들 수 있다.

III. 치료가 필요한가?

1~3개월 후면 흉터를 남기지 않고 자연히 치유되기 때문에 특별히 치료를 해야 할 필요가 없다는 것을 보호자에게 잘 설명하고 경과를 관찰한다. 한편 nadifloxacin이나 인산클린다마이신을 함유한 외용제를 신생아에게 사용하는 것에 대해서는 안전성이 확립되어 있지 않다[15,16].

□ 참고문헌

1) Kraus, A : Über Akne neonatorum. Arch Dermat Syph 116 : 704, 1913
2) Jansen, T et al : Pathogenesis and treatment of acne in childhood. Pediat Dermatol 14 : 17-21, 1997
3) Forest, MG et al : Evidence of testicular activity in early infancy. J Clin Endocrinol Metab 37 : 148-151, 1973
4) Agache, P et al : Sebum levels during the first years of life. Br J Dermatol 103 : 643-649, 1980
5) Kaminer, MS et al : The many faces of acne. J Am Acad Dermatol 32 : S6-14, 1995
6) Zaenglein, AL et al : Acne vulgaris. Dermatology, Bolognia, JL et al eds, Elsevier, London, pp. 531-544, 2003
7) Giknis, F et al : Acne neonatorum. Arch Dermatol Syph : 66 : 717-721, 1952
8) Yonkosky, DM et al : Acne vulgaris in childhood. Pathôgenesis and management. Dermatol Clin 4 : 127-136, 1986

9) Katsambas, AD et al : Acne neonatorum : a study of 22 cases. Int J Dermatol 38 : 128-130, 1999
10) Aractingi, S et al : Pustulose neonatale induite par Malassezia furfur. Ann Dermatol Venereol 118 : 856-858, 1991
11) Rapelanoro, R et al : Neonatal malassezia furufr pustulosis. Arch Dermatol 132 : 190-193, 1996
12) Niamba, P et al : Is common neonatal cephalic pustulosis (neonatal acne) triggered by Malassezia sympodialis? Arch Dermatol 134 : 995-998, 1998
13) Pauporte, M et al : Vesiculobullous and erosive disease in the newborn. Dermatology, Bolognia, JL et al eds, Elsevier, London, pp. 509-522, 2003
14) Chew, EW et al : Incidence of acne vulgaris in patients with infantile acne. Clin Exp Dermatol 15 : 376-377, 1990
15) 大塚製薬株式会社アクアチム®添付文書 2004 年 10 月改訂版
16) 佐藤製薬株式会社ダラシン®T ゲル添付文書 2004 年 10 月改訂版

1. 특수한 여드름

3 전격성 여드름(Acne fulminans)

¤ 이해를 위한 Essence

- 전신적으로 염증증상을 수반하며 갑자기 발생하는 여드름의 중증형이다.
- P. acnes에 의한 이상면역반응을 바탕으로 한 일종의 neutrophilic dermatosis로 생각된다.
- 부신피질 스테로이드제의 전신투여가 유효하다.

I. 전격성 여드름 (acne fulminans)이란?

[Essence]

- 젊은 남성에게서 자주 발생하고, 발열이나 관절염 등의 전신증상을 수반하며 갑자기 발생하는 여드름의 심한 타입으로 보는데, 본질적으로는 neutrophilic dermatosis의 범주로 인식되어야 한다.

1. 개념

Kelly와 Burns[1]는 다발성 관절염을 수반하는 뭉친 여드름을 보고했으며, Plewig와 Kligman[2]는 전격성 여드름(acne fulminans)으로 명명했다. 젊은 성인 남성에게서 자주 발생하며 갑자기 발생하는 궤양 및 crust를 수반한 여드름으로 발열, 체중감소, 관절염, 근육염 등과 같은 전신성 염증을 합병하는 특수한 병형이다.

2. 원인

병인은 아직 분명하게 밝혀지지 않았지만 Propionibacterium acnes에 대한 이상면역반응이 있는 것으로 추정된다[3]. 가족성이라는 보고도 있어

Memo 안드로겐과 전격성 여드름

> delayed 발생인 선천성 부신과형성(過形成) 환자에게서 전격성 여드름이 나타난 예가 보고되어 있다 (Placzek et al : Lancet 354:739 1999). 이 15세 소년은 여드름이 악화되던 중에 발열과 관절통이 갑자기 나타났는데 테스토스테론, 황체호르몬, 여포자극호르몬(FSH)의 혈중농도는 정상이었지만 안드로겐이 비정상적으로 생산된다는 것을 알았다. 피부발진 및 전신증상은 스테로이드와 isotretinoin을 전신 투여함으로써 개선되었다. 테스토스테론뿐만 아니라 안드로겐 과다도 전격성 여드름의 발생원인이 될 수 있다는 점에 주의해야 한다.

유전자와 관련이 있을 것으로 시사된다. 테스토스테론의 높은 수치와도 관련이 있다[4].

3. 병태

갑자기 열이 나면서 발생하는 여드름모양 pustule로 얼굴이나 몸통에 많다(그림 1). 각각 pustule, 궤양, crust 등을 보이며 동통이 심하고 일반 여드름에 비해 격렬하다. 관절염이 수반될 확률이 높으며, 과반수 이상에서 뼈 용해소견을 보인다[5]. 비종(脾腫)이나 nodule성 홍반을 수반하는 예와 괴저성 농피증(pyoderma gangrenosum)으로 이행되는 예도 있다. 높은 열과 백혈구 증가(유사백혈병 반응), CRP 상승 등의 심한 감염증을 의심케 하는 염증소견을 보인다. 병의 원인적으로는 여드름의 한 형태로 보기 보다는 괴저성 농피증, 스위트병, SAPHO 증후군 등의 neutrophilic dermatosis의 병태와 가까운 것으로 생각된다.

Memo 전격성 여드름, 괴저성 농피증과 골수 이형성 증후군

> 전격성 여드름으로 진단한 상태에서 경과를 관찰하던 중 괴저성 농피증(pyoderma gangrenosum)으로 이행되어 골수 이형성증후군이 합병된 것으로 판명된 2 증례를 경험했다. 이를 통해 알 수 있게 된 것은 괴저성 농피증이 P. acnes에 의한 순수한 여드름의 일종인 pathergy로서 전격성 여드름과 유사한 임상증상을 보인다는 가능성이다. 우리가 경험한 증례의 전형적인 전격성 여드름과는 다른 공통된 임상적 특징으로, 몸통부위에는 피부발진이 적었으며 일반적으로 여드름이 잘 발생하지 않는 양쪽 눈꺼풀부위에 피부발진이 심했다는 점을 들 수 있다. 이러한 임상증상을 가진 환자에 대해서는 혈액질환 정밀검사가 필요한 것으로 생각된다.

II. 전격성 여드름(acne fulminans)이 의심된다면

[Essence]

- 심한 세균감염증 및 다른 병형인 딸기코나 여드름을 감별한다. 피부발진 부위와 혈액, 소변 등을 이용한 세균배양, 일반검사에 의한 염증증상, 합병되는 뼈 · 관절 병변, 비종 등을 검색한다.

앞서 설명한 전신증상과 함께 갑자기 pustule이 나타나는 경우는 전격성 여드름을 염두에 두고서 임상적으로 유사한 질환 및 심한 세균감염증을 제외한다. 피부발진 부위의 농, 혈액, 오줌배양에 의한 병원체 검색, 일반 혈액 및 생화학검사를 한다. 전격성 딸기코(rosacea fulminans 또는 pyoderma faciale)나 뭉친 여드름은 전격성 여드름과 유사하지만, 전신증상을 수반하지 않는다. 농의 배양검

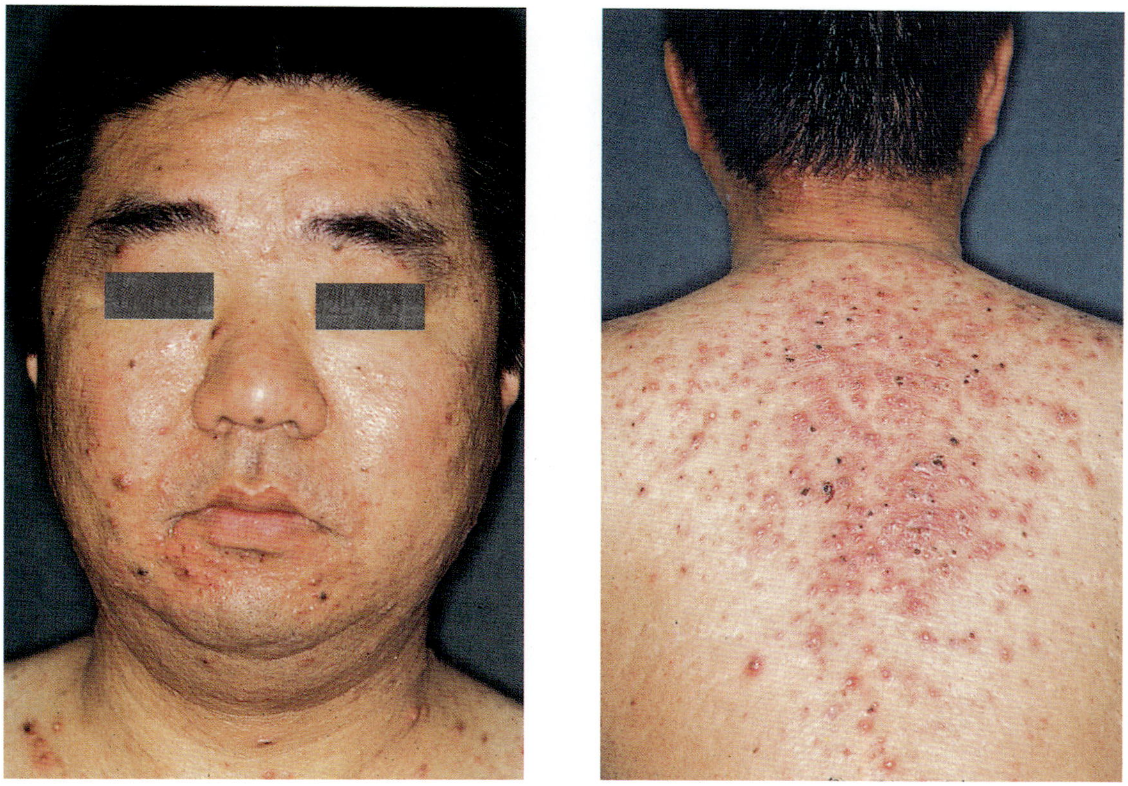

그림 1. 전격성 여드름의 임상증상
얼굴(왼쪽) 및 등(오른쪽)에 다발하는 통증이 있는 papule, 홍반, pustule.
일부는 검은색 괴사를 일으키며 궤양 병변을 형성하고 있다.

사에 의한 P. acnes 외의 세균감염증의 부정, CRP 상승과 백혈구 증가(유사백혈병 반응), hematocrit 수치의 증가 등의 염증소견 증명, 뼈 · 골수염 등의 파괴성 병변의 유무를 화상학(畵像學)적으로 검색한다. 피부 생검에서는 보통 여드름에서 보이는 모낭누두부의 확대와 세균이 혼합된 각전 형성(그림 2, inset) 외에 호중구와 림프구가 주체인 염증성 세포침윤이 진피의 모든층에서 보이며, 간혹 collagenous fiber의 변성이나 농양을 보인다(그림 2). 혈관염이나 혈전은 보이지 않는다.

III. 전격성 여드름(acne fulminans)의 치료법

[Essence]

- 스테로이드를 내복한다. 병용요법으로는 미노사이클린(minocycline), 에리스로마이신(erythromycin), etretinate 등이 있다. 이러한 치료를 할 수 없는 경우에는 DDS 내복요법도 고려된다.

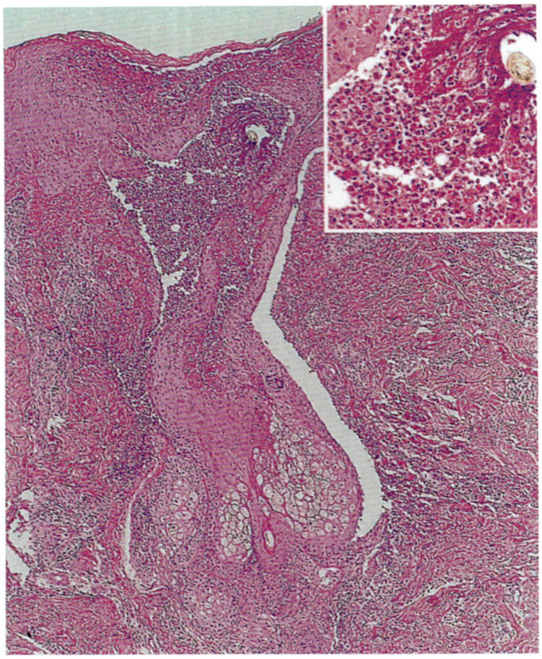

그림 2. 피부발진 부위의 생검조직소견
모공이 확대되고 모낭 내에서 각전과 다수의 호중구성 농양을 볼 수 있으며(inset), 같은 부위에서 표피세포의 괴사를 볼 수 있다. 모낭을 중심으로 다수의 호중구 및 림프구가 진피의 모든 층에 걸쳐 침윤되어 있다.

1. 전신적인 요법

1) 부신피질 스테로이드제

스테로이드제를 내복하면 본 질환의 염증을 진정시키고 특히 발열, 근육통, 관절통에 가장 효과적이다[6]. prednisolone 환산으로 0.5~1mg/kg/day부터 투여하기 시작해서 염증의 진전에 따라 6개월 이상의 기간을 두고 천천히 감량한다.

2) 미노사이클린/에리스로마이신

미노사이클린 내복요법만 단독으로 해도 경감되는 예가 많지만 치료효과가 더디어서 호전되기까지는 장기간을 요한다. 이 효과는 본 약제가 가진 항균작용보다는 호중구 emigration억제 등의 면역학적 기전에 의한 것으로 생각된다. 부신피질 스테로이드제와 테트라사이클린계 항생물질(미노사이클린 200/mg/day)의 전신투여는 미노사이클린 내복만 단독으로 하는 경우보다 치료기간을 훨씬 단축시킨다[7]. 미노사이클린 대신 에리스로마이신도 사용된다.

3) 내복 스테로이드 + isotretinoin

외국에서는 isotretinoin 내복과 스테로이드제를 조합시킨 치료가 다른 치료에 비해 훨씬 많고 호전되기까지의 기간과 피부발진의 개선율에도 효과가 있는 것으로 밝혀졌지만, 단독으로 사용했을 경우에는 전격 여드름을 유발시켰다는 보고도 많다[8].

4) DDS(diaphenylsulfone)

DDS 단독요법(100mg/day)이 유효하다는 예도 몇몇 보고 되어 있다[8].

5) 비스테로이드계 소염진통제

근육증상이나 관절증상을 완화시키기 위해 비스테로이드 소염진통제를 적절히 사용한다.

2. 국소적인 요법

세정을 부드럽게 잘 하고 crust 및 농을 제거하고 난 후 스테로이드 외용제 또는 항균제 외용 등을 시행한다.

□ 참고문헌

1) Kelly, AP, Burns, RE : Acute febrile ulcerative conglobate acne with polyarthralgia. Arch Dermatol 104 : 182-187, 1971
2) Plewig, G, Kligman, AM : *Acne fulminans*, Springer-Verlag, Berlin, 1975
3) Karvonen, SL et al : Delayed hypersensitivity to *Propionibacterium acnes* in patients with severe nodular acne and acne fulminans. Dermatology 189 : 344-349, 1994
4) Heydenreich, G : Testosterone and anabolic steroids and acne fulminans. Arch Dermatol 125 : 571-572, 1989
5) Knitzer, RH, Needleman, BW : Musculoskeletal syndromes associated with acne. Semin Arthritis Rheum 20 : 247-255, 1991
6) Karvonen, SL : Acne fulminans : report of clinical findings and treatment of twenty-four patients. J Am Acad Dermatol 28 : 572-579, 1993
7) Seukeran, DC, Cunliffe, WJ : The treatment of acne fulminans : a review of 25 cases. Br J Dermatol 141 : 307-309, 1999
8) Kaminsky, A : Less common methods to treat acne. Dermatology 206 : 68-73, 2003

4 내복약제에 의한 여드름모양 피부발진(Acneiform eruption)

¤ 이해를 위한 Essence

- 내복약제에 의한 여드름모양 피부발진은 drug eruption의 한 형태이다.
- Gefitinib(Iressa®)에 의한 여드름모양 피부발진 보고가 증가되고 있다.
- 가장 효과적인 치료법은 내복약제의 사용을 중지하는 것이다.

서론

최근 약물사용빈도의 증가, 여러 약제의 병용, 대량 · 장기투여 등에 의해 drug eruption 등과 같은 부작용이 증가하고 있다. 내복약제에 기인하는 여드름모양 피부발진은 그리 심각한 부작용은 아니지만 이것을 일으키기 쉬운 내복약제(표 1)[1]를

표 1. 여드름을 유발하는 내복약제

분류	일반명	상품명
부신피질 호르몬	prednisolone 베타메타존 덱사메타존	프레드닌 린데론 데카드론
단백동화 호르몬 테스토스테론 유도체 남성 호르몬	메테노론 다나졸 메탈테스토스테론	프리모보란 본졸 에날몬
항 결핵약	isoniazid	이스코틴 isoniazid
항 간질약 조증(躁症) 치료약	페니토인 페노바비탈 트리메타디온 탄산리튬	아레비아틴 페노발 미노 · 아레비아틴 리마스
요오드제	요오드레시틴	요레틴
비타민 B_{12}	메코파라민	메티코발
티로신키나제 저해약	게피티니브	이레사

파악하여 대응해 나가는 것이 피부과의사로서 해야 할 일이다.

I. 내복약제에 의한 여드름모양 피부발진의 임상소견

내복약제에 의한 여드름모양 피부발진의 임상소견은 일반적으로 보통 여드름과 유사한데 모공일치성(一致性)으로 붉은 papule이 주로 발생하며, 피부발진은 거의 동일한 발전단계를 보인다. 간혹 pustule을 보이는 경우도 있다. 보통 여드름이 자주 발생하는 부위인 얼굴이나 앞가슴뿐만 아니라 등 부위와 팔에도 피부발진이 생긴다.

II. 원인 약제

1. 부신피질 호르몬

부신피질 호르몬은 여드름모양 피부발진의 주요 원인약제로, 대량으로 내복하면 3~5주 경부터 피부발진이 생기는 경우가 많다. 일정한 크기의 모공일치성 붉은 papule이 급격히 발생하며 투여를 중단하면 신속히 없어진다. 일반적으로 가슴이나 등 부위에 자주 발생한다. 스테로이드 여드름의 경우 말라세지아가 높은 비율로 검출되기 때문에 본증(本症)과 말라세지아 모낭염을 중복된 질환으로 보기도 한다[2].

2. 단백동화(同化) 호르몬, 테스토스테론 유도체, 남성 호르몬

이들 약제를 투여하면 피지 분비가 촉진되어 여드름모양 피부발진이 유발된다.

3. 항 결핵약

isoniazid가 여드름모양 피부발진을 일으키는 것으로 알려졌다[3]. 구조식이 니코틴산과 유사하기 때문에 경합저해(競合沮害)를 일으키고, 니코틴산 결핍을 초래하여 모낭의 각전을 일으키며 여드름모양 피부발진을 유발하기 때문이다. 또한 isoniazid는 비타민 B_6와도 길항작용이 있기 때문에 비타민 B_6 결핍은 지루성 피부염과 피지샘 기능부전을 초래하여 여드름모양 피부발진을 생기기 쉽게 한다.

4. 항 간질약, 조증(躁症) 치료약

항 간질약 중에는 히단토인계 약제가 여드름모양 피부발진을 유발하는 것으로 알려져 있다. 장기간 내복하면 여드름모양 피부발진을 일으키기 쉬우며, 또한 기존의 여드름도 악화시키는 경우가 있다. 페노바비탈, 트리메타디온, 탄산리튬도 여드름모양 피부발진을 일으키는 것으로 알려져 있다.

5. 요오드(iodine)제

할로겐화합물인 요오드제는 피지샘에서 모낭을 매개로 분비되거나 또는 배설된다. 따라서 장기간 투약하면 모낭 피지샘계를 중심으로 염증반응을 일으켜 여드름모양 피부발진을 생기게 하는 것으로 알려졌다.

6. 비타민 B_{12}

비타민 B_{12}를 내복하는 도중에 여드름모양 피부발진이 생기는 것으로 알려져 있다. 비타민 B_6와 병용하면 여드름이 악화되거나 새로 발생되는 경우가 있다. 이들 모두 투여를 중지하면 피부발진은 바로 없어진다.

7. 티로신(tyrosine) 키나제 저해약에 의한 여드름모양 피부발진(그림 1)

Gefitinib(Iressa®)가 비(非)소세포(小細胞)폐암 치료약으로 승인된 이래 그 부작용으로서 여드름모양 피부발진이 계속 보고되고 있다[4,5]. 대부분 내복시작 후 2주 정도에서 증상이 나타난다. 피부발진의 발현은 용량에 따라 다르게 나타나는 것으로 지적되고 있으며 게피티니브를 감량하면 피부발진이 없어지거나 감소된다. 상피 성장인자수용체의 기능을 저해함으로써 표피의 각화이상, 특히 모낭누두부의 각화장애를 초래하여 그 결과 여드름모양 피부발진 등과 같은 피부 부작용을 일으키

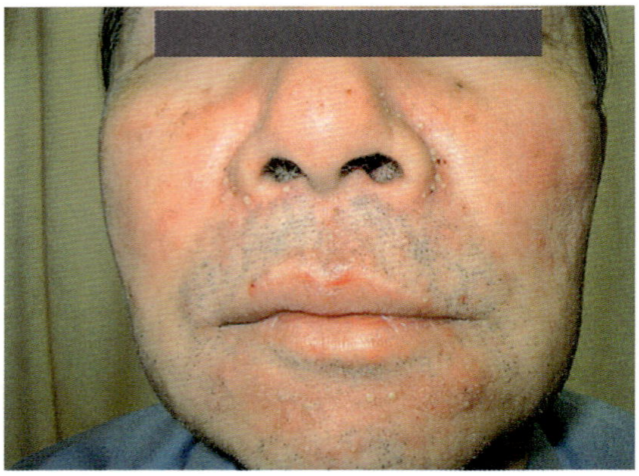

그림 1. 게피티니브에 의한 여드름모양 피부발진(縣立廣島병원 피부과 高路선생 제공)
지루성 피부염이 합병된 것을 볼 수 있다.

는 것으로 생각된다.

III. 치료

내복약제에 의한 여드름모양 피부발진의 첫 번째 치료방법은 원인약제의 사용을 중지하는 것인데, 기초질환을 치료하는 약제이어서 중지할 수 없는 경우에는 보통 여드름의 치료에 준하여 대증(對症)적으로 치료할 수밖에 없다.

결론

최근 drug eruption으로서의 여드름모양 피부발진 보고는 감소되고 있다[6]. 본증의 발생 자체가 감소된 것인지, 단순히 보고되지 않은 것인지는 분

Memo Gefitinib(Iressa®)

2002년 7월 일본에서 비소세포폐암 치료약으로 승인된 티로신 키나제를 표적으로 하는 분자표적 치료제 중 하나이다. 부작용으로 급성 폐장해와 간질성 폐렴이 문제되고 있다.

명하지 않으나, 스테로이드 여드름 등은 지금도 일상진료에서 비교적 자주 접하는 피부발진이다. 게피티니브는 앞으로 사용량이 증가될 것으로 예상되며, 그에 따라 여드름모양 피부발진 증례도 증가될 것으로 예상된다. 일상진료에서 난치성 여드름을 접했을 경우 합병증이나 내복약제에 대해 상세하게 문진하는 것이 중요하다.

□ 참고문헌

1） 早川律子：皮膚臨床 38：1227-1231，1996
2） 河合修三：MB Derma 49：26-33，2001
3） 朝田康夫：新臨床医学文庫 307：88-93，1983
4） 古林郁乃ほか：日皮会誌 114：1107-1113，2004
5） 佐藤八千代ほか：臨皮 58：28-32，2004
6） 福田英三：皮膚病診療 25：1042-1045，2003

1. 특수한 여드름

5 외용제나 화장품에 의한 여드름모양 피부발진

이해를 위한 Essence

- 스테로이드 여드름은 사용하는 스테로이드의 항염증작용이 강하고 농도가 높을수록 빨리 발생하며 증상도 더욱 심해진다.
- 화장품에 의한 여드름은 대부분 입 주위에 생긴다. 함유된 유지성분의 화학반응에 의한 것이기 때문에 기름성분이 많은 화장품은 피한다.
- 직업성 여드름은 할로겐 화합물, 유지, 타르 등과 접촉함으로써 그 노출부위에 생긴다.
- 치료는 원인이 되는 것들의 사용을 중지하거나 그 환경에서 이탈해야만 한다. 여드름모양 피부발진의 치료는 일반 여드름에 준한다.

서론

여드름[1]에는 여러 질환이 포함되며 그 원인도 매우 다양하다. 외용제나 화장품에 의한 여드름모양 피부발진에는 스테로이드 여드름, 화장품 여드름, 직업성 여드름 등이 있다. 외용제나 화장품에 의한 여드름모양 피부발진은 일반적으로 사용한 부위에만 국한해서 생긴다.

I. 스테로이드 여드름 (steroid acne[2])

[Essence]

- 사용한 스테로이드의 항염증작용이 강하고 농도가 높을수록 여드름모양 피부발진이 생기기 쉽다.
- 모공일치성으로 갈색기미의 붉은 papule이 생기며, 같은 형태와 같은 크기인 것이 특징이다.
- 여드름모양 변화 외에 홍반, 모세혈관 확장 등을 수반하는 경우가 많다.

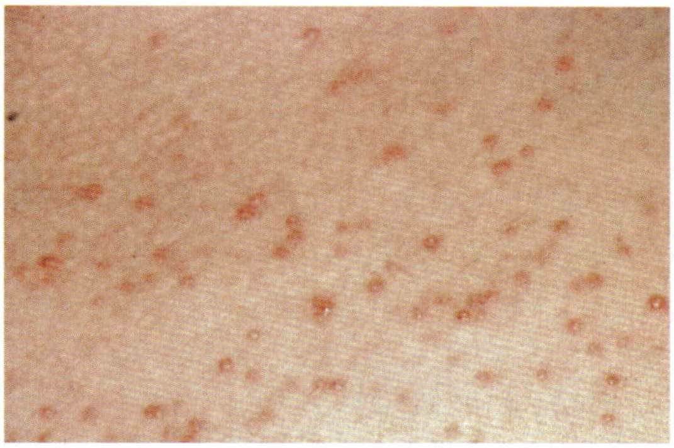

그림 1. 스테로이드 여드름
스테로이드 외용제 사용에 의해 앞가슴 부위에 생겼다.

스테로이드 외용제에 의한 여드름모양 발진을 스테로이드 여드름이라 한다(그림 1). 일반적으로 사춘기 이후 장년층까지 잘 생기며 유아나 노인에게서는 드문 편이다. 일반 여드름과 달리 유성 피부를 보이지 않는다. 스테로이드 외용제 사용 후 1~2주면 나타나기 시작하는데, 발생부위는 가슴, 등, 어깨부터 팔에 이르기까지 보이며 얼굴에는 별로 나타나지 않는다. 스테로이드 외용제의 사용기간보다는 사용한 스테로이드의 강도에 따라 다르며, 항염증작용이 강하고 농도가 높을수록 발생까지의 기간도 짧고 피부발진도 심하다.

각 피부발진은 좁쌀크기보다 작으며 갈색을 띤 모공일치성의 붉은 반구모양의 papule이며 pustule이 섞이기도 한다. 전체적으로 약간 촘촘히 퍼져 있으며 같은 크기와 같은 형태를 가지는 특징이 있다. 낮은농도의 항염증작용이 강한 스테로이드를 장기간 외용할 경우는 염증성 변화가 모낭 피지샘계에 생기지 않고 comedo가 형성된다. 한편 고농도의 스테로이드를 도포하면 단기간에 붉은 papule이나 pustule이 형성되며 병리조직 소견으로 모낭이 파괴된 것을 볼 수 있다[3]. 일반적으로 피지샘 자체에 대한 스테로이드 작용은 없으며, 피지샘의 증대를 보이지 않고 피지샘 분비가 거의 정상이다. 스테로이드 여드름의 경우는 흉터를 남기는 경우가 별로 없다. 또한 여드름모양 변화 외에 스테로이드 홍반, 스테로이드 딸기코, 모세혈관 확장 등을 합병하는 경우가 많다.

Memo 스테로이드 외용제의 Rank

> 스테로이드 외용제는 스테로이드의 강도에 따라 strongest, very strong, strong, medium, weak의 5단계로 분류된다.

감별진단으로는 딸기코성 여드름, 입주위 피부염, 보통 여드름, 모낭충성 여드름 등이 있다.

치료는 스테로이드 외용제 사용을 중지하는 것이다. 치료는 일반 여드름에 준한다. 여드름이 없어지고 나면 색소침착을 남긴다. 스테로이드 외용제를 장기간 사용했을 경우에는 처음 나타나는 증상으로서 홍반(erythema)을 볼 수 있다. 이때 스테로이드 외용제 사용을 중지하는 것이 스테로이드 여드름 발생의 예방이 된다.

또한 스테로이드 여드름은 내용물을 직접 현미경으로 검사했을 때 매우 다량의 malassezia가 발견된다고 한다[4]. 스테로이드 여드름과 말라세지아 모낭염은 중복된 질환으로 보며 치료에 항진균제 내복이 유효하다고 한다.

II. 화장품 여드름 (acne cosmetica[5])

[Essence]

- 화장품 내에 함유된 유지(油脂)에는 comedo형성능력이 있다.
- 입 주위에 comedo를 지닌 작고 단단한 papule이 많이 발생한다.
- 기름성분이 많은 화장품 사용을 피한다.

Memo 식물기름에 의한 comedo형성능력

> Kligman 등[6]은 토끼의 외이도에 7종류의 식물기름을 연속적으로 도포한 결과, 대부분의 식물기름에서 약하긴 하지만 comedo형성능력이 있다는 것을 보고했다. 하지만 광물기름의 경우 25%로 농도를 연하게 하면 이 작용은 없어진다고 한다.

화장품을 사용해서 나타나는 여드름을 acne cosmetica라고 한다. 20~50대까지의 여성에게서 많이 볼 수 있다. 입 주위에 작은 comedo를 가진 모공에 일치하는 단단하고 하얀 papule이 많이 생기는 것을 볼 수 있다. papulopustule도 간혹 볼 수 있다. 치료 후 흉터를 남기지 않는다. 조직학적으로는 일반 여드름과 구별되지 않는다.

Acne cosmetica는 화장품에 함유된 유지의 comedo형성작용에 의한 것으로 본다. 치료는 유성 화장품의 사용을 중지하는 것이 좋다. 유분이 많은 화장품(콜드크림, 유액, 파운데이션 등)은 피하고 화장수 등의 유분 함유량이 적은 화장품을 사용한다. 또한 비누 세안을 권장한다. 화장품만으로 여드름을 치유시킨다는 견해가 아니라 피부가 건조할 때에는 그만큼 유분을 보급하여, 화장에 의해 여드름을 적어도 악화시키지 않도록 한다는 것이다. 여드름용 화장품은 탈지, 건조, 각질융해작용을 가지는 것이 좋다.

III. 직업성 여드름 (occupational acne[7])

[Essence]

- 원인 물질에 따라 할로겐 여드름(브롬 여드름, 염소 여드름 등), 유성 여드름, 타르 여드름이라고 부른다.
- 염소 여드름은 가장 발생빈도가 높고 심각한 증상을 보인다. 특징적인 호발부위는 귀 및 그 주위이다.
- 병리조직의 기본은 comedo 형성과 모공성 각화이다.
- 여드름은 원인물질이 있는 환경으로부터 이탈하는 것이 중요하다.

직업상 다루는 할로겐 화합물, 기계기름, 광물기름 등의 각종 화학물질이 직접 피부에 접촉되어 발생한다. 주된 원인 물질은 요오드(iodine), 브롬(취소(臭素)), 염소 등을 포함한 할로겐화합물, 유지, 타르 등이며 각각 할로겐여드름(브롬 여드름, 염소 여드름 등), 유성 여드름, 타르 여드름이라 부른다. 병리조직학적으로는 기본적으로 comedo 형성과 모공성 각화를 보인다.

1. 할로겐 여드름

1) 요오드나 브롬에 의한 여드름(그림 2)

comedo는 적고 붉은 papule과 pustule이 중심이 된다.

2) 염소 여드름(chlor acne)

염소화된 방향족(芳香族) 탄화수소에 의한 여드름모양 피부발진을 말한다. chlorona-phthalene에 의한 화학적 피부증상으로 생각되어진다. 직업성 여드름 중 염소 여드름은 가장 발생빈도가 높고 심각한 증상을 보인다. 발생기간은 접촉 후 1년 이내에 56%, 7년 이상인 경우는 100%이다. 호발부위는 얼굴, 머리부위, 팔,다리 인데 귀 및 그 주위에도 피부발진이 보이는 것이 특징이며, 본증을 진단하는 데 유력한 근거가 된다. 임상증상은 초기에는 모공성 각화, 검은색 comedo 형성, 이어서 뭉친 여드름모양 피부발진을 보이며 피하농양 형성, 흉터 형성 등의 다양한 병의 소견을 보인다.

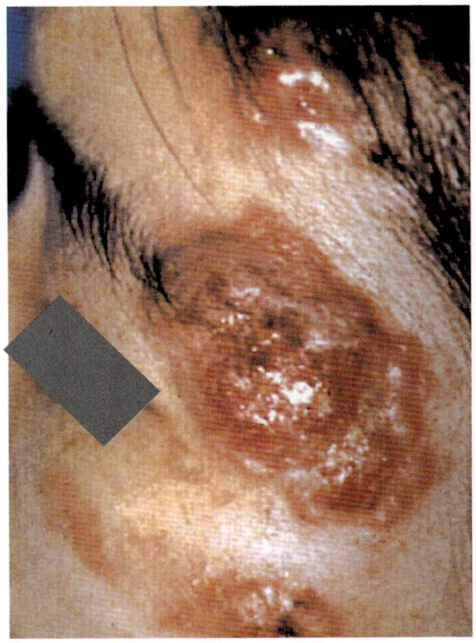

그림 2. 브롬여드름
(關西의과대학 명예교수 아사다(朝田康夫) 선생의 원래 그림을 후지타(藤田)보건위생대학의 아카마츠(赤松) 선생 도움으로 제공)

염소를 함유한 기름에 의해 여드름을 일으켰던 '카네미유증(油症)' (폴리클로르바이페닐(PCB) 중독)이 유명하다.

치료는 원인물질이 존재하는 환경으로부터 벗어나는 것이다. 그 외의 치료는 일반 여드름에 준한다. 예방으로는 직장 환경의 개선, 예방기구 사용, 작업 후의 피부 세정이 중요하다.

2. 유성 여드름(oil acne) (그림 3)

원인이 되는 유지에는 기계기름, 절삭기름, 구리스 등의 광물기름 종류와 식물기름 종류 등이 있다. 호발부위는 유지가 부착되기 쉬운 팔,다리와 엉덩이 부위이며, 손등과 팔에서 시작되는 것이 특징이다. 피부발진의 초기는 모공성 각화성 papule 또는 검은색comedo이며 모공성 태선(苔癬)과 유사한 소견을 보인다.

3. 타르 여드름(tar acne)

콜타르를 사용하는 직장에서 장기간 종사하는 사람의 노출부위에 여드름모양 피부발진이 생긴다.

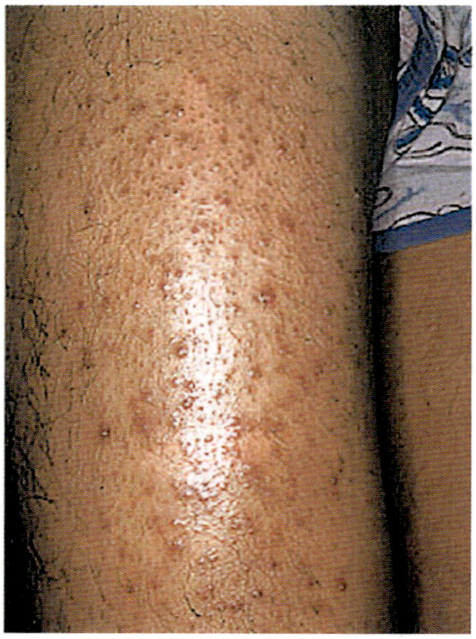

그림 3. 유성 여드름(關西의과대학 명예교수 朝田康夫 선생, 후지타(藤田)보건위생대학의 赤松 선생 도움으로 제공)

□ 참고문헌

1) 赤松浩彦：痤瘡. 皮膚臨床 45(11)特：43；1371-1376, 2003
2) 小嶋理一：ステロイド痤瘡. 皮膚臨床 23(6)特：21；587-591, 1981
3) Plewig, G et al：Treatment of comedos in the Favre-Racouchot disease and acne venenata with vitamin A acid. Hautarzt 22：341-345, 1971
4) Hee-Joon, Y et al：Steroid acne vs. *Pityrosporum* folliculitis. the incidence of *Pityrosporum ovale* and the effect of antifungal drugs in steroid acne. Int J Dermatol 37：772-777, 1998
5) 上田　宏：痤瘡と化粧品. 皮膚臨床 23(6)特：21；567-573, 1981
6) Kligman, AM et al：Acne cosmetica. Arch Dermatol 106：843-850, 1972
7) 末永義則ほか：職業性痤瘡. 皮膚臨床 23(6)特：21；575-578, 1981

Topics

프로토픽(tacrolimus hydrate) 연고 사용할때의 얼굴부위 여드름 치료

■ 프로토픽 연고 사용중에 여드름이 생기는 빈도

프로토픽 연고를 처방한 환자에게서 여드름이 생기는 경우를 종종 볼 수 있다(그림 1, 2). 프로토픽 연고 사용중에 발생하는 부작용 중 여드름이 생기는 비율에 대해 필자가 했던 retrospective한 조사[1)]에 의하면 16세 이상의 아토피성 피부염 대상 환자 344명(남성176명, 여성 165명, 그 외 3명, 평균연령 27세) 중 모낭염은 31예(9.0%)이었는데, 여드름은 1예(약 0.3%) 뿐이었다(표 1).

한편 FK 506연고 연구회의 조사[2)]에 의하면 성인 타클로림스 연고 0.1%를 장기간 사용을 관찰한 시험에서는 1년 동안 7.4%가 여드름을 보여, 필자가 했던 조사에 비해 높은 결과가 나왔다. 하지만 이 조사는 대상 환자의 과반수가 10대 전반~20대 연령이어서, 프로토픽 연고와는 무관하게 생긴 보통 여드름도 다수 포함되었을 가능성이 있다. 어느 보고든 프로토픽 연고 사용을 시작하고 나서 여드름이 생기기까지의 기간에 대해서는 일정한 경향을 보이지 않았다. 프로토픽 연고의 첨부 설명서를 보면 부작용으로 여드름이 생길 확률이 0.1~5% 미만이라고 기재되어 있다. 이에 비해 예를 들면 아르메타연고나 킨더베이트 연고는

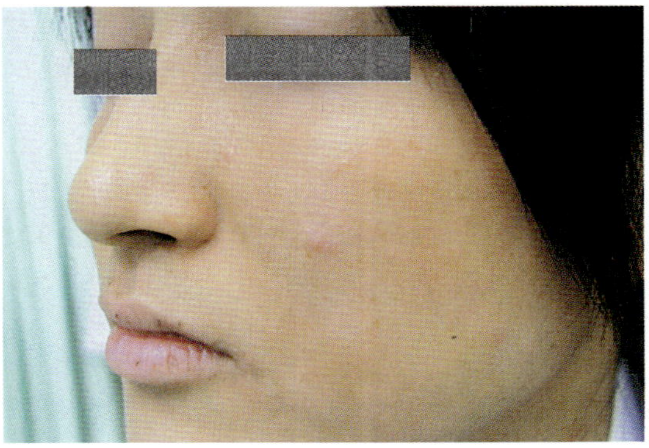

그림 1. 프로토픽 연고 외용중인 아토피성 피부염환자(18세, 여성)에게서 보인 여드름
여드름이 생긴 부위에는 프로토픽 연고의 외용을 일단 중지하고 타라신 T겔을 외용했더니 빨리 치유되었다.

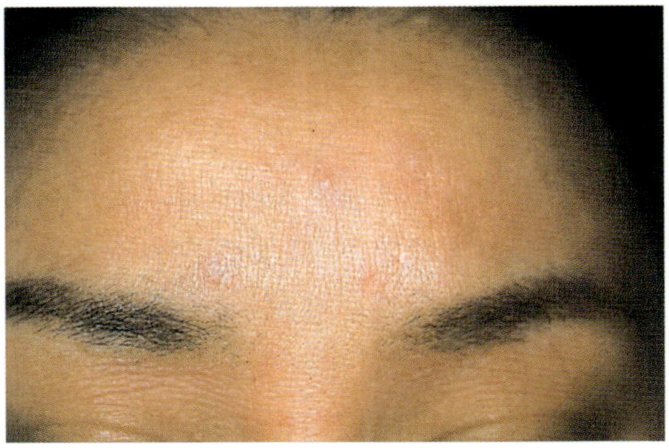

그림 2. 프로토픽 연고 외용중인 아토피성 피부염환자(22세, 여성)에게서 보인 여드름
프로토픽 연고의 외용을 일단 중지하고 타라신 로션을 외용했더니 빨리 치유되었다.

표 1. 프로토픽 연고 사용중에 생긴 부작용(n=344)

부작용의 종류	환자수(%)
자극감	229(67)
Kaposi 수두모양 발진증	21(6)
단순 헤르페스	17(5)
모낭염	31(9)
여드름	1(0.29)

(문헌 1)에서 인용)

0.06~0.08%로 프로토픽 연고보다 약간 낮은 빈도이어서 약한 스테로이드 외용제보다 프로토픽 연고가 좀더 여드름을 일으키기 쉽다는 것을 알 수 있다.

■ 프로토픽 연고는 여드름을 만드는가?

프로토픽 연고에 의해 여드름이 생기는 메카니즘은 면역억제작용에 의한 것이라는 인상이 강하다. 하지만 여드름은 피지샘의 기능항진과 모낭누두부 · 피지샘 배출관의 이상각화 항진을 기본으로, 우선 comedo 형성으로 시작되고 이어서 2차적으로 Propionibacterium acnes나 표피 포도구균 등이 작용하여 염증이 일어나는 것이다. 따라서 comedo 형성과는 무관한 것으로 여겨지는 면역억제작용이 직접 여드름 발생으로 이어진다고는 말할 수 없다. 스테로이드 여드름에 대해서도 마찬가지이며 교과서에도 스테로이드 여드름은 comedo가 없어서 오히려 모낭염이라 불려야 한다고 되어 있어 발생기전도 불분명하다. 결국 프로토픽 연고를 사용하던 중에 여드름이 생기더라도 그 발생에 프로토픽 연고가 정말로 관여하는지는 아직 확증되지 않았다. FK506 연구회의 조사에 따르면 프로토픽 연고를 1년 이상 사용한 418예 중 1년 이후에 여드름이 생긴 예는 9예(2.2%)를 보여, 1년 이내의 발현빈도 7.4%와 비교하면 확실히 저하되어 있었다[3]. 따라서 프로토픽 연고 사용에 의해 아토피성 피부염을 양호하게 컨트롤하는 것이 여드름 발생을 더욱 억제한다는 것을 알 수 있다.

■ 프로토픽 연고 사용중에 생긴 여드름의 대처방법

프로토픽 연고를 사용하던 중에 생긴 여드름은 보통 여드름과 비교할 때 병의 소견이 다르지 않으며, 실제로 여드름이 생겼을 경우의 대처방법은 보통 여드름에 준해서 하면 된다. 구체적으로는 아쿠아팀 등과 같은 항균제를 외용하는 것이 바람직하다. 여드름이 생긴 부위에는 프로토픽 연고 사용을 일시적으로 중지해야 한다. 여드름이 생겼더라도 프로토픽 연고를 계속 외용하거나 아무 처치를 하지 않아도 경감된 보고가 있지만 이미 생긴 여드름의 병태에서는 Propionibacterium acnes나 피부표면 포도상구균 등이 감염을 일으키므로 역시 프로토픽 연고 외용은 피해야 한다. 즉 여드름이 생기는 과정에서 프로토픽 연고가 관여되어 있지 않을 가능성도 충분히 있는 것으로 여겨지지만, 이미 여드름이 생겼을 경우 프로토픽 연고 외용은 바람직하지 않다. 하지만 그렇다고 해서 프로토픽 연고를 완전히 끊을 필요는 없으며 계속해서 외용하여 아토피성 피부염을 안정시키는 것이 여드름 발생률도 저하시키므로, 여드름이 생긴 부위 외에는 계속해서 프로토픽 연고를 외용해도 좋을 것이다.

□ 참고문헌

1) 津嶋友央ほか：タクロリムス軟膏によるアトピー性皮膚炎の治療 長期使用のレトロスペクティブ調査結果. 臨床皮膚科 57：1033-1038, 2003
2) FK 506 軟膏研究会：アトピー性皮膚炎におけるタクロリムス軟膏 0.1% および 0.03% の使用ガイダンス. 臨床皮膚科 57：1217-1234, 2003
3) FK 506 軟膏研究会：アトピー性皮膚炎に対する FK 506(タクロリムス)軟膏の長期観察試験—2 年間の成績— 臨床医薬 17：705-726, 2001

6 털집진드기 여드름 (Acne demodecica)

¤ **이해를 위한 Essence**

- 털집진드기 여드름(acne demodecica)은 털집진드기의 기생에 의해 발생되는 것으로 알려져 있다. 하지만 그 병원성에 대해서는 찬반양론이 있다.
- 발생인자로는 스테로이드 외용제의 사용과 부적절한 스킨케어를 들 수 있다.
- 나이든 사람에 생긴 경우 comedo는 없고 인설(鱗屑)pustule이 있는 여드름이 생겼을 경우 수산화칼륨을 사용하여 직접 현미경검사를 해본다. 다수의 털집진드기가 검출되면 진단적 가치가 있다.
- 치료는 발생인자를 제거하고 비누세안을 지도하며 습진피부염 치료를 중지한다. 일반적인 보통 여드름 치료와 함께 진드기 살균제를 사용하는 경우가 있다.

I. 털집진드기 여드름이란?

[Essence]

- 털집진드기는 평생 사람을 숙주로 하는 기생충으로 정상인에게서도 검출된다. 그 병원성에 대해서는 명확히 밝혀지지 않았지만 현미경으로 검사하여 다수의 털집진드기가 검출되었을 경우는 무엇인가의 피부병변과 관여되어 있다고 생각하자.

1. 개념

털집진드기증에 대해서는 1930년 Ayres에 의해 보고되었으며[1], 외국의 문헌에서는 3가지 형태(pityriasis folliculorum, rosasea-like demodicosis, so-called demodicosis gravis)로 분류하고 있다.

일본에서는 安藤二平이 1921년에 기존의 보고

된 증례를 바탕으로 9가지의 병형으로 분류했으며 지금도 그것이 답습되고 있다[2]. 여드름형은 '특히 얼굴부위에서 코 부위를 중심으로 한 삼각형 부위에서 자주 발생하는' '여드름모양 증상'이고, 본 type을 '모낭충성 여드름'이라 부르고 있다[3]. 현재까지도 논의중에 있는 털집진드기증과 딸기코의 동일 여부에 대해서는 '본래 딸기코가 모세혈관 확장 및 새로운 발생에 기인하는 것과는 달리 본 type은 여드름모양 증상이 수년~십수년에 걸쳐 오랫동안 낫지 않고 생겼다 없어졌다하는 염증성 미만(瀰漫)성 조홍(潮紅)'이라고 스테로이드가 출현되기 이전에 기록되어 있다.

2. 원인

사람에게만 고유하게 있는 털집진드기는 Demodex folliculorum(일본이름: 털집진드기)과 Demodex brevis(일본이름: 짧은털집진드기)의 2종류가 있으며[4], 전자는 피부모낭 내에서, 후자는 피지샘 내에서 서식하는 상재기생충이다. 털집진드기의 병원성에 대해서는 이전부터 논의되어 왔는데, '기생충-숙주'라는 관계에서 볼 때 기생밀도와 과잉기생에 이르는 숙주측 요인과의 관계로 파악하는 것이 적절할 것이다[5].

기생밀도에 대해서는 털집진드기가 3개체 이상이 같은 피지샘에 기생하고 있는 경우 과잉기생으로 판단한다[4]. 털집진드기에 대해서는 보고에 따라 컷오프 수치가 달라서 5마리/cm^2이면 양성[6], 모낭당 10~12마리[7]라는 설들이 있다. 이는 채취방법이나 부위에 따라서도 다르므로 자각 · 타각증상을 고려하여 검토해야 할 필요가 있다.

과잉기생을 초래하는 인체의 생리상태에 대해서는 HIV 환자[8,9]나 백혈병 환자[10] 등의 질병상태, 스테로이드 외용이나 타클로림스 연고 등의 치료와 관련이 있다는[11,12] 보고가 있다. 또한 Ayres, S Jr는 1930년에 털집진드기증은 올바르지 못한 세안과 화장품 사용에 의해 일어난다고 기록했다[1].

3. 증상

피지샘이 발달한 얼굴 특히 비순구, 이마, 뺨, 턱부위 등에 발적과 함께 인설(鱗屑, scale)을 수반한 comedo 없는 papule, 모공에 일치하는 작은 pustule이 생긴다(그림 1). 얼굴 이외에는 머리부위, 외이도, 가슴부위, 이마, 외음부에도 기생하는 것으로 알려졌다. 가려움증은 별로 없지만 다소의 작열감(灼熱感)이 따른다. 자주 발생하는 연령은

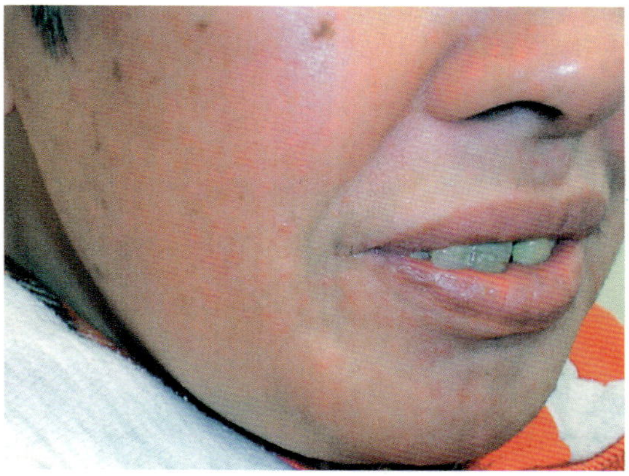

그림 1. 46세 여성. 1개월간 로코이드 연고를 바른 후 프로토픽 연고를 2개월 가까이 사용했다. 얼굴 전체에 미만(瀰漫)성 조홍(潮紅)과 comedo 없는 papule이 많이 생겼다. 가려움증은 없으며 비누사용을 하고 있지 않다. 현미경검사에서 털집진드기가 다수 발견되었다.

보통 여드름보다는 나이가 많은 중년여성에게서 많이 보인다.

4. 병리조직

털집진드기는 모낭 내에 존재하며 여러 마리가 깊은 곳을 향해서 꼬리 쪽을 바깥으로 두고 존재한다(그림 2). 모낭 · 피지샘 주위에서 비특이 염증소견을 보인다. 정상 피부조직에서 피지샘 내에 털집진드기를 보이는 경우도 있다(그림 3).

모낭이 파괴되어 진피 내[13], 다핵자이언트세포 내[14]에서 털집진드기를 검출한 보고가 있다. 털집진드기의 면역반응에 대해서는, 털집진드기는 국소적으로 aphthosis를 유도하여 국소면역 저하를 야기하는 것으로 보고되어있다[15].

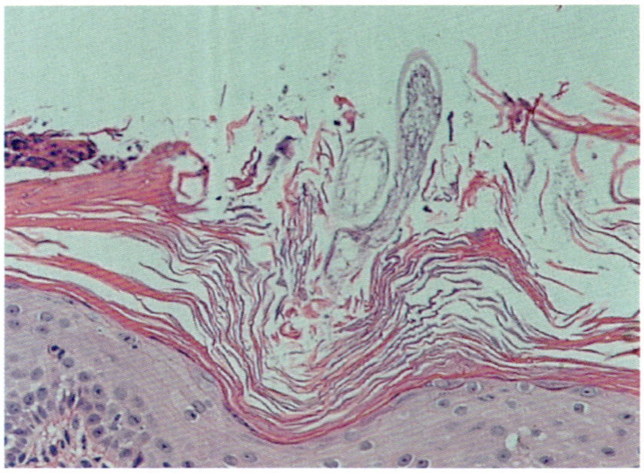

그림 2. HE표본(91세 남성. 스테로이드 외용 2개월 후의 얼굴부위 홍반)
모공 입구에서 털집진드기의 종단면과 횡단면을 볼 수 있다. 주변의 각질층에는 진균균사가 있다. (Candida albicans로 동정(同定))

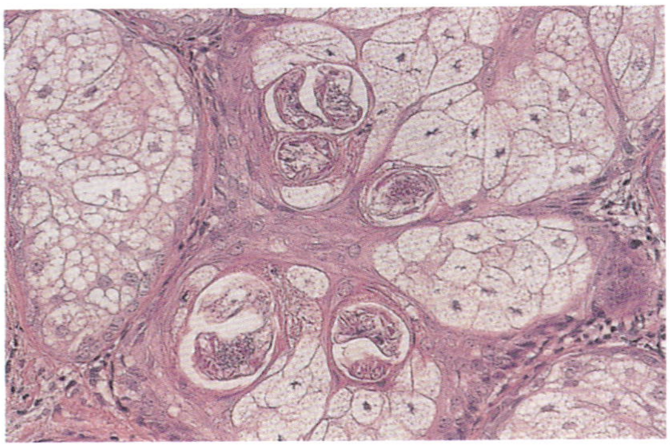

그림 3. 67세 남성. 얼굴부위의 지루성 각화증 적출표본에서 우연히 발견한 피지샘 내의 털집진드기

II. 털집진드기 여드름이 의심된다면 직접 확대경 검사를!

[Essence]

- 보통 여드름이 주로 생기는 연령보다는 좀더 연장자에게서 얼굴에 인설(鱗屑,scale)이나 pustule을 수반한 comedo가 없는 붉은 papule이 많이 생겼을 경우 털집진드기의 존재를 의심하여 직접 확대경검사를 해봐야 한다. 털집진드기가 다수 존재하는 경우는 스킨케어나 외용약 등을 바꿀 필요가 있으며 임상적으로 간과하면 안된다.

1. 진단

우선 보통 여드름과 달리 comedo를 수반하지 않는 모공성 papule이 생겼을 경우 습진반응으로 오인하지 말고 털집진드기 여드름을 의심해봐야 한다. 이어서 털집진드기증을 진단하는 데 중요한

것이 직접 현미경검사이다. 직접 현미경검사는 선입관을 가지지 않고 하면 의외로 해결책을 찾기 쉬워지며 진단력 향상으로 이어지는 경우가 있다. 털집진드기뿐만 아니라 직접 현미경검사는 피부과의사로서 해야 할 기본적인 일이기도 하다.

주의할 점으로 털집진드기는 상재기생충이며, 앞에서도 설명했듯이 다수의 충체(虫体)가 발견되었을 경우에 진단적 가치가 있다.

2. 검사법

검사물의 채취는 작은 pustule에서 얻은 고름이나 칼끝을 무디게한 메스로 scale을 긁어내면 검출하기 쉽다. 우선 커버 글라스를 강하게 누르지 말고 수산화칼륨을 사용하여 직접 현미경검사를 하면 모공 입구에 다발로 존재하는 다수의 털집진드기를 볼 수 있다(그림 4). 20% 수산화칼륨 액에서는 털집진드기가 사멸하는데 생리식염수나 글리세린을 떨어뜨려 직접 검사하면 다리를 움직이며 살아있는 모습을 볼 수 있다[4].

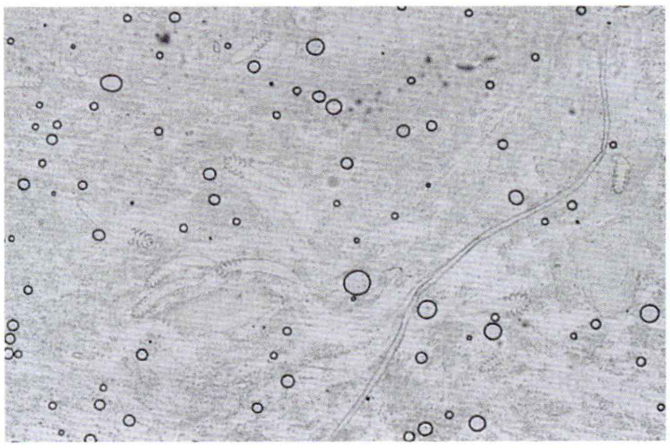

그림 4. 61세 여성. 리도멕스 연고를 1개월간 바른 후에 생긴 얼굴부위의 erythematous papule을 직접 현미경으로 검사한 모습

Memo 피부접착제를 사용한 털집진드기의 직접현미경 검사법

털집진드기의 검출방법에 대해 cyanoacrylate surface(더마본드, J&J)를 사용한다는 보고가 최근에 나왔다. 이 방법은 10mm의 네모난 슬라이드 글라스를 준비하고 cyanoacrylate surface를 그 네모난 틀 안에서 안쪽에 1방울 떨어뜨린 후 얼굴부위 피부에 접착시켜 1분간 방치한다. 이어서 조심스럽게 슬라이드글라스를 피부에서 떼내어 2~3방울의 침출액기름을 넣고 커버글라스를 덮어 현미경 검사에 들어간다[19]. 이 방법은 털집진드기증을 진단하는데 유용하며, 5마리/cm^2이면 양성으로 판단한다[6].

Memo 모낭충? 털집진드기?

절족(節足)동물 중에서 사람을 고유 숙주로 하며 평생 기생생활을 하는 외부기생충은 곤충강(綱)에 속하는 2종류의 이와 주형강(蛛形綱) 진드기류에 속하는 옴진드기 및 털집진드기가 있다. 털집진드기는 분류학상으로는 절족동물문(門) 중에서도 평생 기생성인 종류가 많은 손톱진드기 상과(上科)에 속한다. 피부과에서는 흔히 털집진드기를 '모낭충' 이라 부르는데 이는 분류학상의 용어는 아니다. '충(虫,벌레)' 이라고 하면 듣기에는 좋지만 분류학상으로나 생태면에서나 털집진드기라고 부르는 것이 적절하다.

기생하는 밀도를 비교 연구하기 위한 검사물의 채취방법으로는 탈모, 피부 생검, 접착테이프, 접착제 등이 사용된다.

III. 털집진드기 여드름을 치료하려면 제일 먼저 비누세안

[Essence]

- 털집진드기 치료는 올바른 스킨케어가 시작이며, 사용하는 약제는 보통 여드름 약제와 함께 진드기 살균제가 유효하다.

털집진드기가 검출된 경우는 스킨케어방법을 재검토하는 것이 의미가 있다고 여겨 필자는 약물을 포함해 환자가 사용중인 향수나 화장품 등을 조사하고 비누세안을 하고 있는지의 여부도 확인한다. 어떤 이유로 비누를 사용하고 있지않은 예와 자가로 만든 화장수, 민간요법, 깨끗하지 않은 향수사용 등 올바르지 못한 스킨케어를 하고 있음이 드러나게 되면 일단 그에 대한 적절한 지도에서부터 치료가 시작된다. 스테로이드 외용약을 사용중이라면 그 약을 감소시키거나 중지시킨다(그림 5).

사용 약제는 쿰멜펠드액과 3~10% 유황연고가 효과적이다. 안식향산 벤질로션(6~10%), 클로타미톤 10%, 펄메트린 5%(ELIMITE CREAM(일본에서는 수입 불가) : 주 1회 도포)[16], 1% γ-BHC 연고(시약으로 자가조제) 등의 진드기 살균제가 유효하다는 것이 보통 여드름 치료와 다른 점이다. 하지만 이들 약제의 얼굴부위에 대한 도포는 접촉피부염 가능성이 있으므로 사용 전에 환자에게 잘 설명하고 동의를 얻어야 하며 정기적으로 진찰을 해야 한다.

내복약제로는 메트로니다졸[17], 테트라사이클린계 약제 등이 사용된다.

최근 발표된 보고에서는 이벨멕틴(200㎍/kg)을 2

a b c

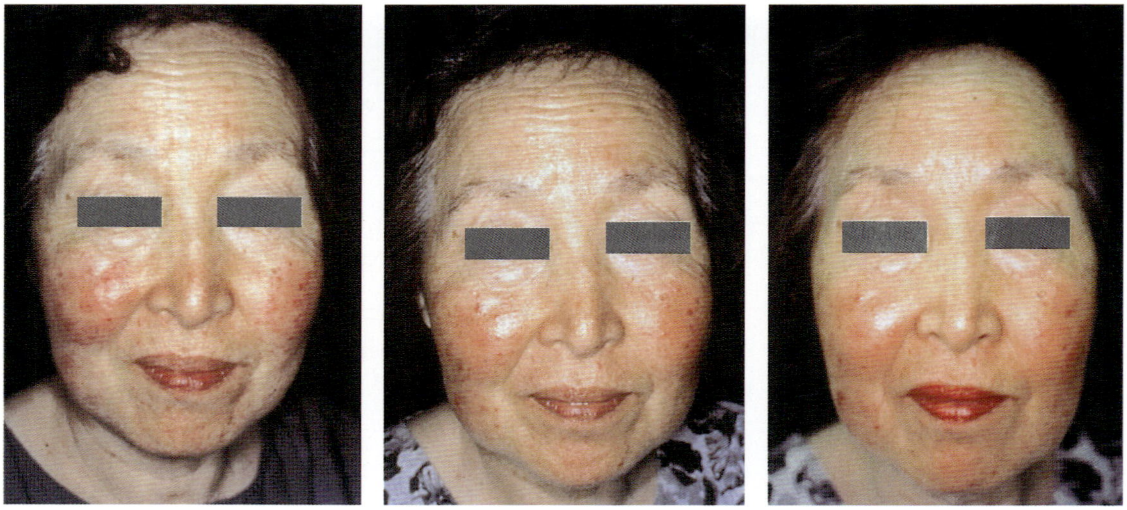

그림 5. [그림 4] 환자의 임상경과
습진 치료를 중지하고, 여드름치료를 하면서 경쾌하게 되었다.
a. 초진시(미노마이신 2정 내복, 쿰멜펠드액 외용), b. 1주 후, c. 4주 후

주 간격으로 2회 내복한 후에 퍼메트린(permethrin) 크림을 주 1회 바르는 방법도 있다[18].

IV. 예후

문헌상의 치료기간은 6주~3개월로 되어 있는데, 경우에 따라 몇 개월을 요하기도 한다.

□ 참고문헌

1) Ayres, S : Pityriasis folliculorum (Demodex). Arch Derm Syph 21 : 19-24, 1930
2) 大滝倫子：皮膚毛包虫症一毛包虫性痤瘡一. 皮膚臨床 23(6)特：21；617-624, 1981
3) 安藤二平：毛嚢虫に因する皮膚疾患に就て. 皮性誌 22：193-194, 1921
4) 加納六郎：ニキビダニ類とニキビダニ症(demodicidosis). 節足動物と皮膚疾患, 加納六郎編, 東海大学出版, 177-183, 1999
5) 内川公人：ニキビダニ類について一寄生虫学の立場から一. 皮膚臨床 23(6)特：21；601-608, 1981
6) Forton, F et al : Density of Demodex folliculorum in rosacea : a case-control study using standardized skin-surface biopsy. Br J Dermatol 128 : 650-659, 1993
7) Ayres, S Jr : Demodectic eruption (Demodicidosis) in the human. Arch Dermatol 83 : 816-827, 1961
8) Dominey, A et al : Papulonodular demodicidosis associated with acquired immunodeficiency syndrome. J Am Acad Dermatol 20 : 197-201, 1989
9) Jansen, T et al : Rosacea-like demodicidosis associated with acquired immunodeficiency syndrome. Br J Dermatol 144 : 139-142, 2001
10) Ivy, SP et al : Demodicidosis in childhood acute lymphoblastic leukemia : an opportunistic infection occurring with immunosuppression. J Pediatr 127 : 751-754, 1995
11) Antille, C et al : Induction of rosaceliform dermatitis during treatment of facial inflammatory dermatoses with tacrolimus ointment. Arch Dermatol 140 : 457-460, 2004
12) 角田孝彦ほか：中年女性の顔面にタクロリムス軟膏を長期間外用し, 出現した毛包虫性痤瘡. 皮膚臨床 45：1545-1546, 2003
13) Aroni, K et al : Rosacea : A clinicopathological approach. Dermatol 209 : 177-182, 2004
14) Pena, GP et al : Is demodex really non-pathogenic? Rev Inst Med Trop Sao Paulo 42(3) : 171-173, 2000
15) Akilov, OE et al : Immune response in demodicosis. J Eur Acad Dermatol Venereol 18(4) : 440-444, 2004
16) Forton, F et al : Demodex folliculorum and topical treatment : acaricidal action evaluated by standardized skin surface biopsy. Br J Dermatol 138 : 461-466, 1998
17) Schaller, M et al : Demodex abscesses : Clinical and therapeutic challenges. J Am Acad Dermatol 49 : S272-274, 2003
18) Forstinger, C et al : Treatment of rosacea-like demodicidosis with oral ivermectin and topical permethrin cream. . J Am Acad Dermatol 41 : 775-777, 1999
19) Akdeniz, S et al : Is demodex folliculorum larger in diabetic patients? J Eur Acad Dermatol Venereol 16 : 539-541, 2002

7 괴사성 여드름(Acne necrotica)

¤ 이해를 위한 Essence

- 괴사성 여드름(천연두모양 여드름)은 주로 머리부위를 침범하여 천연두모양 흉터를 남기는 조직파괴성이 있는 심재성(深在性) 모낭염이다.
- 좁쌀크기의 괴사성 여드름은 천연두모양 여드름의 경증형으로 생각된다.
- 조직학적으로는 necrotizing lymphocytic folliculitis의 소견을 보인다.

I. 괴사성 여드름 (acne necrotica)이란?

1. 개념

주로 성인의 이마~머리부위에 생기는 조직파괴성이 있는 심재성(深在性) 모낭염으로, 처음에는 직경 2~5mm의 papule이 생기다가 점차 중앙부분이 괴사화되고 배꼽처럼 구멍이 형성되면서 천연두모양 흉터를 남겨 천연두모양 여드름(acne necrotica varioliformis)이라고도 부른다[1](그림 1). 좁쌀 크기의 괴사성 여드름(acne necrotica miliaris)은 두피부위에서 모공을 중심으로 한 pustule이 손톱등을 이용한 긁음에 의해 파괴되어 갈색 crust가 생기고 이후에 crust가 떨어지지만 흉터나 탈모반(脫毛斑)은 남기지 않는다[1](그림 2). 천연두모양 여드름의 가벼운 형태로 알려져 있으며 Propionibacterium acnes(P. acnes)에 의한 머리부위 모낭염으로 보는 견해도 있다[2]. 괴사성 여드름은 오래전부터 이와 함께 acne frontalis, acne atrophica, pustular perifolliculitis 등의 병명으로 부르고 있다. 하지만 이 질환은 여드름의 특

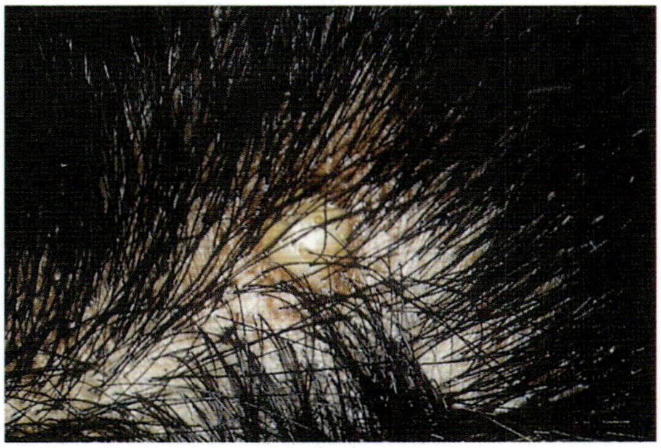

그림 1. 천연두모양 여드름
전두부에 콩알 크기의 함몰을 수반한 흉터성 병변

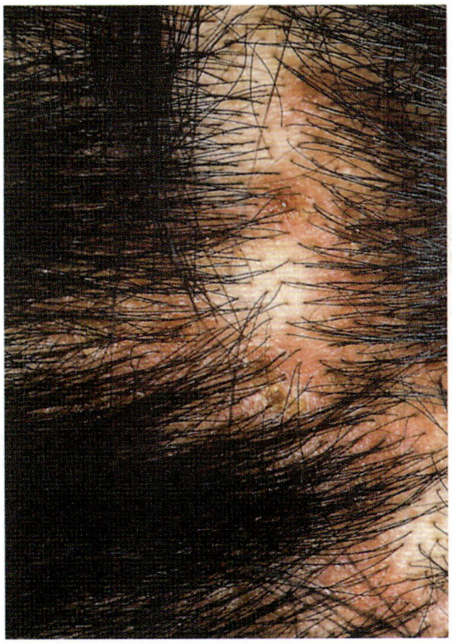

그림 2. 좁쌀 크기의 괴사성 여드름
두정부(頭頂部)에 모공을 중심으로 한 좁쌀 크기의 pustule과 갈색의 crust

수형태가 아니라 단순히 여드름모양 발진이기 때문에 여드름이라는 병명은 적절하지 않으며, 병리조직학적 견지에서도 necrotizing lymphocytic folliculitis라는 병명이 제창되어 지지를 받고 있다[3,4].

2. 원인

사춘기 이후의 30~50대에서 많으며 남성이 좀 더 많은 편이다. 황색포도상구균이나 P. acnes가 검출되지만 이를 원인으로 보지는 않는다. 이러한 미생물에 대한 숙주측의 과잉반응으로 모낭주위성 괴사를 일으키는 것으로 기록되어 있다[1]. Kossard등에 의한 P. acnes가 유인(誘因)이 되는 necrotizing lymphocytic folliculitis가 원인이라는 설[4]에 대하여, Fisher등은 배양결과를 근거로 처음에는 모낭염이지만 문지르거나 긁는다든지 하는 행위에 의해 crust화, 괴사화, 흉터화된다는 정신적 요인에 의한 수식이 관여하고 있다고 지적했다[5].

3. 병리[4,6]

초기에는 림프구성 모낭염이다. 바깥 모근초 세포와 주위 표피세포에서 각각 세포괴사를 수반한다. 호중구 침윤은 없다. 점차 모낭, 표피, 진피로 괴사가 확대된다. necrotizing lymphocytic folliculitis라는 조직학적으로 특징적인 소견을 보인다. 말기에는 모낭부위와 표피의 괴사가 확대된다. 이후 호중구 침윤이 보인다. 임상적으로 진단이 되었어도 2차적으로 scratch, 괴사에 의해 조직은 호중구가 주체인 세포침윤인 경우도 많다.

Memo 모낭염과 granulysin

> granulysin은 T세포, NK세포에서 방출되는 단백으로 세균, 진균에 대해 강력한 항균활성을 가짐과 동시에 세포장해성 T세포의 지표로도 생각되어진다. Oono[7] 등은 천재성(淺在性,superficial) 모낭염에서 침윤되는 림프구(CD 4^+ T세포)에 granulysin이 나타나며 이 단백이 모낭염의 방어기전과 병태 형성에 중요한 역할을 하고 있다고 기록했다.

4. 임상증상

전형적인 발진은 직경 2~5mm의 모공에 일치하는 붉은색 papule이며, 간혹 중심에 배꼽처럼 생긴 구멍을 가지고 있으며 달라붙는 crust와 피딱지가 빠르게 형성되어 괴사를 일으킨다. 3~4주 정도 지나면 crust가 떨어지는데 이후 천연두모양 흉터가 되어 작은 탈모반이 생긴다. 작열감과 가려움을 수반한다. 자주 발생하는 부위는 머리 정수리 부분에서 앞머리 부분인데(그림 3), 간혹 앞가슴, 등, 뺨, 코 부위에서도 볼 수 있다. 각 병변은 급성이지만 재발을 반복하면서 만성 경과를 거친다.

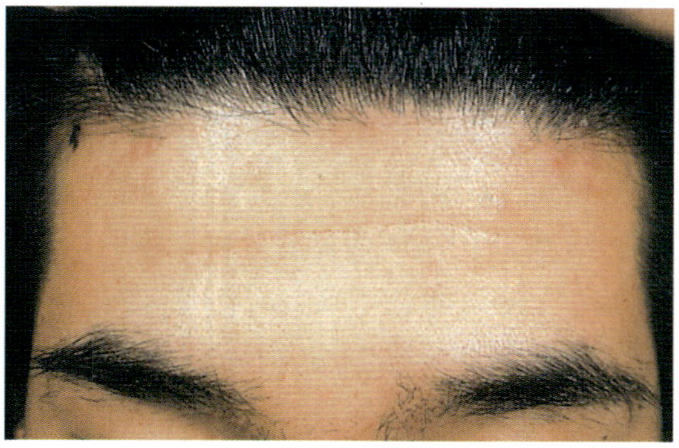

그림 3. 좁쌀 크기의 괴사성 여드름
전두부~머리털이난 언저리 부위에서 붉은색 papule, pustule이 산재되어 있다.

그러나 한번만 발생이 되고 다시 재발되지 않는 예도 있다.

II. 감별 질환

• 구진괴사 결핵발진 papulonecrotic tuberculid

결핵발진의 드문 병의 형태임. papule에서 pustule화되어 괴사성 crust가 생기며 특유의 함몰성 흉터를 남기기 때문에 임상적으로는 유사하지만 팔,다리와 몸통에도 많이 생긴다.

• 매독 2기 발진

papule성 매독이나 pustular 매독도 중앙부위에 crust가 생겨 유사한 증상을 보이는데, 점막발진의 유무와 세포진단, 혈청반응으로 감별한다.

• 범발 얼굴좁쌀루푸스
(lupus miliaris disseminated faciei)

눈꺼풀, 뺨, 겨드랑이 등에 자주 발생하며 초기에는 황갈색 papule이다. 조직은 sarcoidal-tuberculoid pattern의 육아종이 된다.

• 머리부위 만성농피증

탈모모낭염, 머리부위 papillary dermatitis, 농양성(膿瘍性)천굴성(穿屈性) 머리부위 모낭주위염(周囲炎)도 감별대상이 되며 초기에는 감별하기 어려운 경우가 있다. 완성되어진 피부발진에서는 각각의 호발부위와 피부발진의 성질과 모양으로부터 감별이 용이하게 된다. 아라다(荒田)등에 의하면 만성적인 경과에서 괴사성 여드름도 만성농피증으로 분류되고 있다[8](그림 4).

- 단순헤르페스, pustular acne, tinea capitis, 그람음성 모낭염, 호산구성pustular 모낭염, pustular erosive dermatosis of the scalp

서양의 교과서에서는 pustule이 강조되어 있어, pustule을 주체적으로 생각하면 상기 질환도 염두에 두어야 한다. 피부발진의 분포, 진균검사, 세포발진, 세균배양, 조직검사 등으로 감별한다.

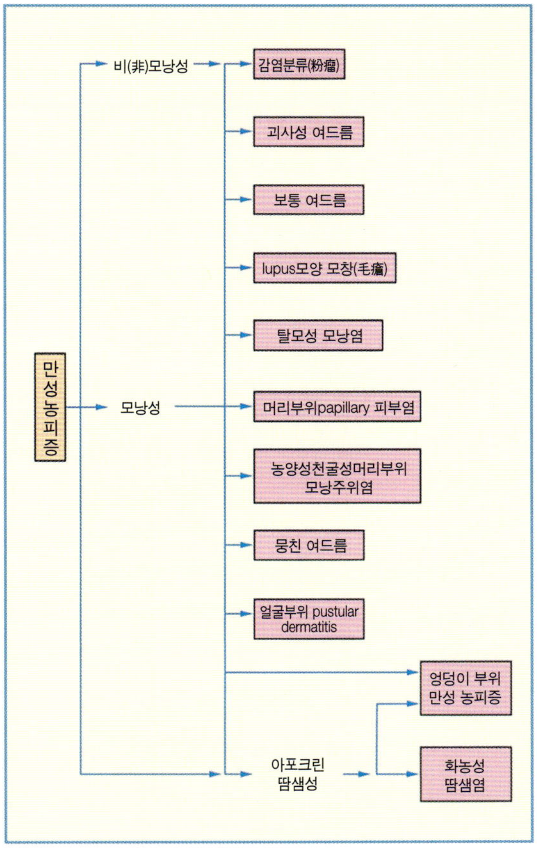

그림 4. 만성농피증의 분류(문헌 8)에서 인용)

Memo 만성농피증(pustular dermatitis)

> 대부분 모낭 폐색으로 시작되며 이후 cyst 병변이 생긴다. 내용물에 대한 반응이 일어나 cyst가 파괴되고 다시 강한 염증반응이 야기된다. 모낭염, 농양 등의 화농병소(化膿病巢)를 반복하다가 여러 조직반응을 일으켜 만성으로 경과되는 질환을 총칭하여 만성농피증이라 한다.

III. 괴사성 여드름의 치료

항균약이 투여되지만 효과가 없거나 일시적인 효과에 지나지 않는다. 테트라사이클린이나 매크로라이드계의 장기 투여와 클린다마이신 외용제[5]가 권장되고 있다. 가려움증을 진정시키기 위해 항우울제를 투여하면 효과적이라는 보고[5]도 있다. 난치증례에서는 isotretinoin이 효과적이라는 보고[9]도 있다.

□ 참고문헌

1) Hay, RJ et al : Acne ncrotica (varioliformis). Textbook of Dermatology, 7th ed, Blackwell Scientific Publications, Oxford, London, Edinburgh, Melbourne, 26-27, 2004
2) Maibach, HI : Scalp pustules due to Corynebacterium acnes. Arch Dermatol 96 : 453-455, 1967
3) Plewig, G et al : Necrotizing lymphocytic folliculitis (acne necrotica). Acne and Rosacea, 3rd ed, Springer-Verlag, Berlin, Hydelberg, 525-530, 2000
4) Kossard, S et al : Necrotizing lymphocytic folliculitis : the early lesion of acne necrotica (varioliformis). J Am Acad Dermatol 16 : 1007-1014, 1987
5) Fisher, DA : Acne necroticans (varioliformis) and *Staphylococcus aureus*. J Am Acad Dermatol 18 : 1136-1138, 1988

6) 荒瀬誠治：壊死性痤瘡. 皮膚科 MOOK 19 毛包脂腺系疾患, 高安　進編, 金原出版, 東京, 184-187, 1990
7) Oono, T et al : Involvement of granulysin-producing T cells in the development of superficial microbial folliculitis. Br J Dermatol 150 : 904-909, 2004
8) 荒田次郎：慢性膿皮症. 図解皮膚細菌感染症, 荒田次郎編, 田辺製薬, 東京, 38-44, 1997
9) Maibach, HI : Acne necroticans (varioliformis) versus Propionibacterium acnes folliculitis. J Am Acad Dermatol 21 : 323, 1989

8 여름철 여드름(Acne aestivalis)

¤ 이해를 위한 Essence

- 주로 더운 여름철에 발생하는 여드름모양 피부발진이다.
- 20~30대의 젊은이에게서 팔, 앞가슴, 어깨, 등 부위에 좌우대칭적으로 발생한다.
- 여드름 내에서 Corynebacterium acnes를 증명할 수 없다.
- 보통 여드름(acne vulgaris) 치료법으로는 좋아지지 않으며 가을이 되면 자연스럽게 좋아진다.

I. 개념

여름철 여드름은 주로 더운 여름철에 발생하는 여드름모양 피부발진으로, 1972년 Hjorth, N 등[1)]에 의해 제창된 질환이다. 특징[1,2)]으로는 ① 피부발진은 계절성으로 발생한다. 즉 여름철에 생겼다가 가을철이 되면 나아진다. ② 20~30대의 여성에게 많다. ③ comedo가 없고 피부발진은 작은크기의 단단하고 옅은 붉은색의 돔처럼 생긴 papule이다. 4) 보통 여드름 치료법으로 치료해도 나아지지 않는다.

II. 임상증상

1. 성(性)과 연령

북유럽에서는 여성에게 많이 발생하는 것으로 알려져 있지만 일본에서 보고된 33례[3~7)]에서는 성별에 따른 차이가 보이지 않는다(남성 17례, 여성

16례). 주로 발생하는 연령은 20~30대[1]이다. 일본에서 보고된 바에 의하면 20대 초반의 청년이 많다.

2. 발생시기

7~8월에 발생하며 특히 무더운 여름에 많다[3,4].

3. 임상소견

팔, 앞가슴(그림 1), 어깨, 등, 특히 등 윗부분에 많이 생기며 그 외 얼굴, 목, 허리, 다리에 생기는 예도 있다. 좌우대칭성을 보이며 생기는 경우가 많다.

증상은 1~3mm의 단단하고 돔처럼 생긴 또는 편평하게 융기된 붉은색 papule이며, 좁은 붉은기를 동반한다(그림 2). pustule은 드물며 찔러도 고름이 나오지 않는다. 폐쇄comedo를 형성한다[4]. papule은 무리를 이루어 존재하며 햇볕을 받고 나면 가려움증이 동반되는 경우가 있다[1].

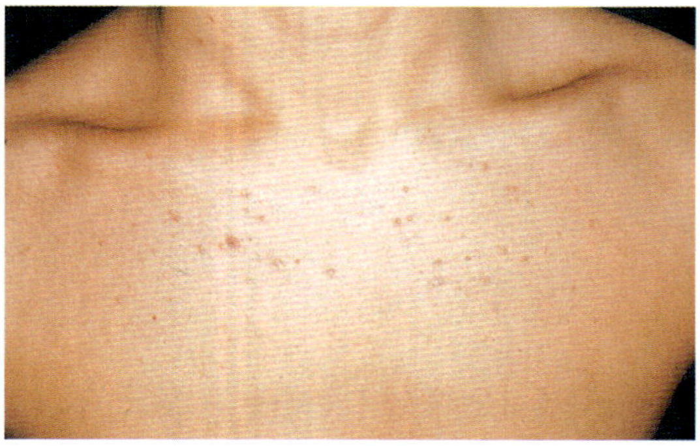

그림 1. 앞가슴 부위에 생긴 피부발진
고립성 붉은색 papule이 앞가슴 부위에 뭉쳐 있으며, 목 부위에도 산재되어 있다.

III. 조직소견

모낭은 오픈부위가 막힘으로 인해 cyst모양으로 확대되며, 피지샘은 위축되어 있다(그림 3). 염증성 반응은 적으며 중등도의 혈관주위성 림프구 침윤을 보인다. 모낭이 천공된 증례에서는 케라틴은 진피로 침입하고, 섬유화와 조직구 침윤을 보이는 예가 많다. 초기의 papule에서는 모낭이 일부 파괴되어 그 부분에만 호중구 침윤을 보

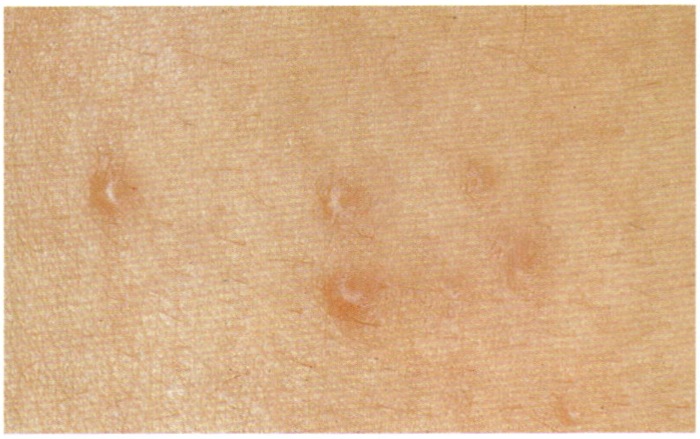

그림 2. papule의 확대소견
papule 가장자리 둘레의 일부가 함몰되어 있으며, 이 부위에 폐쇄comedo가 존재한다.

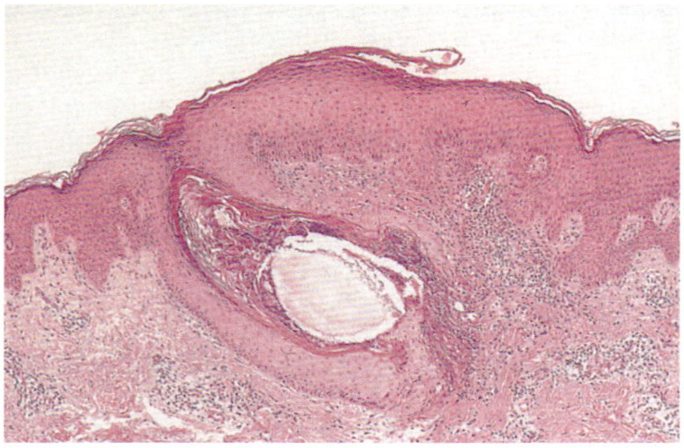

그림 3. 조직소견. 모낭누두부는 cyst모양으로 확대되고, 모낭벽의 천공을 볼 수 있다.

인다[2].

IV. 세균학적 소견

Corynebacterium acnes를 증명할 수 없다[2]. coagulase 음성균이 적은수가 존재한다[2].

V. 원인

일본에서는 9예 중 5예가 해수욕을 한 후에 생겼으며, 2예는 T셔츠를 입고 조깅, 캠프, 럭비, 카누, 바다낚시 등을 한 후에 발생되었는데 고온 환경에서 강한 햇볕을 받고[4], 여름철 무더위와 많은 땀 흘림[3] 등의 원인 외에도 여러 가지 인자[5]가 관여될 가능성이 있다고 생각되어진다. Hjorth[1]는 강한 자외선 조사, 화장품 특히 자외선차단 화장품을 원인으로 생각하고 있다.

VI. 치료

1. 전신요법

일반적인 보통 여드름에 준한 치료를 해도 효과가 없다.

2. 국소요법

일반적으로 효과가 없는 경우가 많다. 필자는 아직 경험이 없지만 comedo 여드름이나 follicular keratosis of the chin에 유효한 비타민 D 외용약이 효과가 있을 수 있다.

VII. 경과

가을이 되면 자연히 좋아 진다[1,3,6].

VIII. 감별진단

1. actinic superficial folliculitis

햇볕에 노출되고 24~36시간 후에 어깨, 상반신, 팔 부위에 발생되어 생겼다 없어졌다를 반복한다. 단순하게 모낭 표면에 생긴 pustular 모낭염이다. 피부발진이 생기려면 높은온도와 UVA 쬐임이 필요하다[8]. 흉터를 남기지 않으며 5~7일이면 자연히 치유된다[9].

2. pityrosporum folliculitis

모낭과 일치하는 papule과 pustule을 형성하며,

pityrosporum을 모낭에서 검출한다. 여름철에 악화되는 경향이 있다[10].

□ 참고문헌

1) Hjorth, N et al : Acne aestivalis-Mallorca acne. Acta Dermatovener (Stockholm) 52 : 61-63, 1972
2) Mills, OH et al : Acne aestivalis. Arch Dermatol 111 : 891-892, 1975
3) 加藤吉策ほか : Acne aestivalis. 日皮会誌 91 : 639, 1981
4) 柳原　誠ほか : Acne aestivalis. 臨皮 40 : 15-20, 1986
5) 辻岡　馨ほか : Acne aestivalis の 5 例. 皮膚紀要 82 : 187-191, 1987
6) 吉岡　晃ほか : Acne aestivalis の 2 例. 皮膚臨床 29 : 501-504, 1987
7) 山本典子ほか : 夏期痤瘡. Visual Dermatology 2 : 244-245, 2003
8) Nieboer, C : Actinic superficial folliculitis ; a new entity? Br J Dermatol 112 : 603-606, 1985
9) Labandeira, J et al : Actinic superficial folliculitis. Br J Dermatol 138 : 1070-1074, 1998
10) Potter, BS et al : Pityrosporum folliculitis. Arch Dermatol 107 : 388-391, 1973

1. 특수한 여드름

9 사춘기후 여드름

¤ 이해를 위한 Essence

- 사춘기 이후에 발생되는 여드름의 병태는 고(高)안드로겐혈증을 보이는 경우가 많으며 남성화 징후의 한 증상이다.
- 다모증이나 생리불순이 합병되는 예의 배경에 다낭포성 난소증후군이 있는 경우가 있으며, 그 피부증상으로 여드름이 생기는 경우가 있으므로 산부인과 진료를 받게 하여 정밀검사를 할 필요가 있다.
- 사춘기 여드름과는 달리 치료에 저항성이 있어서 호르몬 치료가 유효한 경우가 많다.

I. 사춘기후 여드름이란?

[Essence]

- 20~30대의 직장여성에게서 많이 볼 수 있으며, 주로 목이나 턱 부위에 병변이 분포되어 있고, 고안드로겐혈증이 합병되었을 확률이 높다.

서론

여드름은 '청춘의 상징' 이라고도 일컬어져 주로 사춘기에 발생하는데, 여성의 경우는 사춘기가 지나도 치유되지 않는 경우나 사춘기 이후에 처음 발생하는 난치성 여드름환자가 증가하고 있다. ① 20~30대의 직장여성 중 하루 종일 컴퓨터 업무를 하는 여성에게서 많다. ② 턱 부위의 폐쇄comedo가 주요증상이다. ③ 생리 전에 특히 심해지는 것이 특징이다. ④ 사춘기에는 아무렇지도 않다가 사춘기가 지나고 나서 발생하는 케이스가 많다. ⑤ 내분비적 배경으로 고안드로겐혈증이 합병되었을 가능성이 높다.

치료에 애를 먹는 이유는 사춘기에 발생하는 일반적인 여드름과 사춘기 이후에 발생하는 고안드로겐혈증이 동반된 여드름을 동등하게 여기고 치료에 들어가는데서 문제가 생기는 것으로 생각된다.

1. 원인과 병태

임상증상은 아래턱목부위와 뺨부위 바깥쪽에 큰 papule, pustule, comedo(그림 1)가 생겨서 사춘기 여드름(그림 2)과는 그 분포가 확실히 다르다.

생리는 정상인 경우가 많다. 다모증이 합병된 경우도 매우 적다.

Memo 다모증(多毛症)

신체를 11부위로 나누고 0부터 4까지의 5단계로 다모(多毛) 상태를 스코어링(scoring)하여 8 이상이면 다모증으로 진단한다.

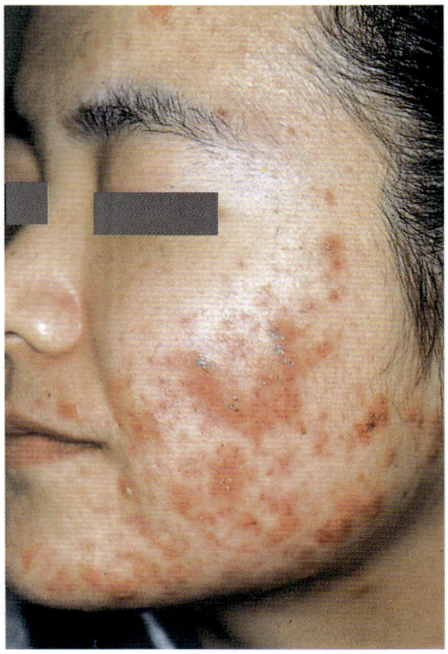

그림 1. 사춘기후 여드름의 임상소견

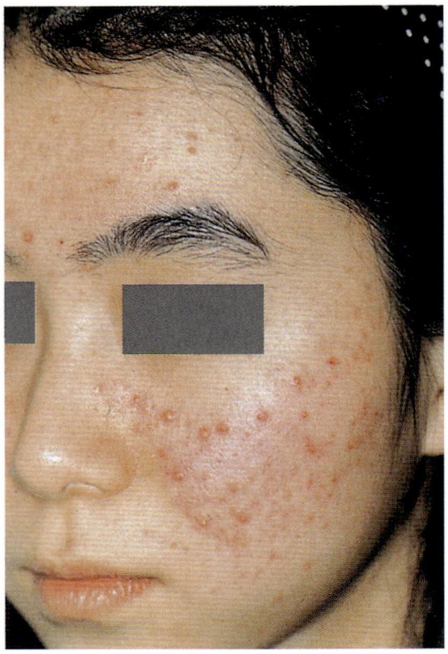

그림 2. 사춘기 여드름의 임상소견

II. 사춘기후 여드름의 내분비 동태

[Essence]

• 고안드로겐혈증의 원인은 생리불순 등의 난소기능 부전과 기능성 부신기능의 항진에 의한 것으로 나뉜다.

Memo dexamethasone 억제시험

고안드로겐혈증이 난소에서 유래된 것인지 부신에서 유래된 것인지를 조사하기 위한 시험으로, 부신피질기능을 억제하여 부신으로부터의 안드로겐 분비를 억제할 목적으로 dexamethasone 1mg을 14일간 내복시켜서, 그 안드로겐이 어느 곳에서 유래된 것인지를 판정하는 시험이다.

1. 정상주기인 여드름 환자의 혈중안드로겐 동태

그림 3에 나타낸 것처럼 사춘기 여드름군에서는 혈중 testosterone(T), free testosterone(FT), dihydrotestosterone(DHT)이 정상군과 비교하여 이상을 보이지 않으며, 부신에서 유래되는 안드로겐 활성이 낮은 dehydroepiandrosterone sulfate (DHEA-S)만이 환자의 20%에게서 비정상적으로 높은 수치를 보이고 있다. 하지만 사춘기후 여드름군에서는 DHEA-S가 41%, T가 20%, FT가 48%, DHT가 59%로 높은 수치를 보인다.

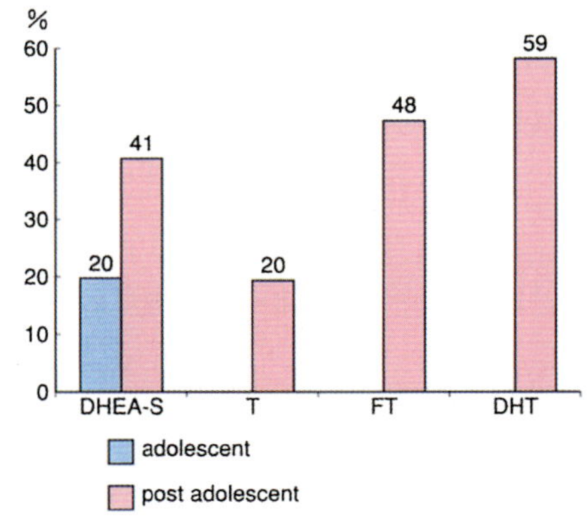

그림 3. 혈중안드로겐의 이상 고 수치율(문헌 1)에서 인용)
DHEA-S : dehydroepiandrosterone sulfate
T : testosterone
FT : free testosterone
DHT : dihydrotestosterone

사춘기 후에 발생되는 여드름의 병태는 혈중안드로겐의 동태가 중요한데, 사춘기 후의 난치성 여드름은 남성화 징후의 한 증상으로 사춘기 여드름의 내분비환경과는 전혀 다르다. 또한 dexamethasone 억제시험 결과에 의하면 고안드로겐혈증의 원인은 주로 부신피질에서 유래하는 안드로겐 증가에 있다.

2. 생리 이상을 동반한 사춘기후 여드름 환자의 안드로겐 동태

생리주기에 이상을 보이는 여드름 환자는 그 병태와 다낭포성 난소증후군(PCO)과의 관련을 검토하는 것이 중요하다. 우리가 조사한 데이터에서는 gonadotropin인 LH가 높은 수치를 보였으며, 초음파 검사에서 5예 중 3예가 양쪽 난소내에 다수의 cyst모양 변화(그림 4)를 보였다. 즉 생리불순을 가진 난치성 여드름 병태는 다낭포성 난소증

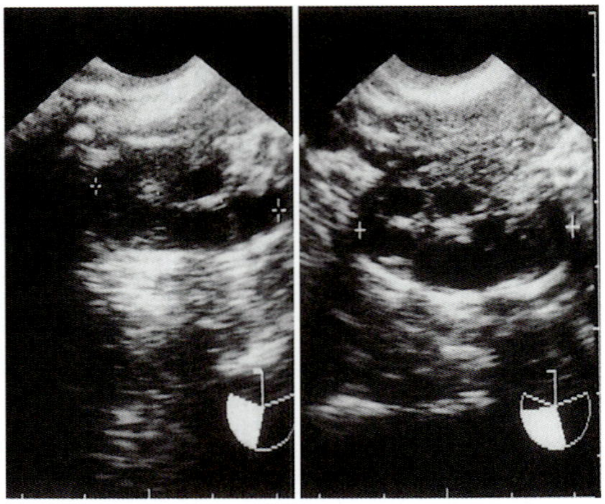

그림 4. 초음파 에코소견에서 양쪽 난소 내에 다수의 낭포(囊胞)가 존재함을 볼 수 있다.

Memo PCO

혈중 LH가 높은 수치를 보이고, 난소의 백막(白膜)비후를 동반한 양측성 낭포성 증대와 무(無)생리, 불임, 다모증과 같은 남성화 징후를 특징으로 하는 질환

Memo

여드름과 PCO 등의 난소질환이 관련되어 있다는 보고가 있다. Bunker[2]등은 82증례의 여드름 환자에게 초음파 단층검사를 시행했는데 그 중 83%가 PCO였으며, Peserico[3]등도 생리불순과 비만, 다모증을 동반하지 않은 119증례의 여드름환자 중 45%가 PCO 소견을 보였다고 보고했다. 하지만 우리가 조사한 통계에서는 생리 이상을 보인 여드름 환자는 약 18%에 지나지 않아 생리불순과 난소기능부전과의 관련성은 의외로 낮았다.

후군(PCO) 병태와 밀접한 관계가 있음을 알 수 있다. 따라서 생리불순을 동반한 난치성 여드름을 진찰할 때에는 초음파 단층검사를 포함한 산부인과적 진찰을 고려할 필요가 있다. 왜냐하면 여드름이 다낭포성 난소증후군(PCO)의 피부증상 중 하나로 나타나는 경우가 있기 때문이며, 특히 초경부터 생리불순이 계속된 경우는 PCO일 가능성이 많다.

III. 호르몬요법

[Essence]

- 피부과의사가 비교적 안심하고 호르몬요법에 사용할 수 있는 약제는 디올®, 메살몬-F®, 알닥톤(aldactone) A®이다.

심각한 생리이상이 합병되지 않고 일반 치료와 스킨케어, 생활지도를 해도 치료에 저항을 보이지 않는 경우 호르몬치료를 시도해본다. 호르몬치료에는 황체호르몬대사산물인 디올®과 종합대사성호르몬인 메살몬-F®가 있으며, 부작용으로 항안드로겐 작용을 가지는 스피로노락톤(spironolactone)이 사용된다.

1. 황체호르몬 대사산물(디올®)

디올®(pregnandiol)은 장기간 투여하면 혈중안드로겐의 저하를 보이기 때문에 혈중안드로겐을 감소시켜서 여드름에 효과를 나타낸다. 투여량은 1일 2~3정으로 투여한다.

2. 종합대사성 호르몬제(메살몬-F®)

메살몬-F®는 혈중안드로겐을 저하시켜서 comedo를 감소시키는 작용이 있다. 투여량은 1일 2~3정이 좋다.

3. 스피로노락톤(알닥톤 A®)

스피로노락톤은 항알도스테론제로 고혈압 치료약인데, 안드로겐 수용체에 경합적으로 결합하여 항안드로겐작용을 보인다. 혈중안드로겐의 저하는 적다. 알닥톤 A®의 초기투여량은 50mg/day로 소량부터 시작하며 점차 감량해서 25mg/day로 유지한다.

□ 참고문헌

1) 相澤　浩：内分泌よりみた痤瘡の病態とその治療. 日皮会誌 106：1724-1725, 1996

2) Bunker, CB et al：Most women with acne have polycystic ovaries. Br J Dermatol 121：675-680, 1989

3) Peserico, A et al：Prevalence of polycystic ovaries in women with acne. Arch Dermatol Res 281：502-503, 1989

2. 주변질환

1 딸기코(Acne rosasea)

¤ 이해를 위한 Essence

- 딸기코 환자의 얼굴부위 피부는 1차 자극성피부염이나 접촉피부염을 일으키기 쉬운 소위 '민감성 피부'이다. 또한 햇볕노출에 의해 급격히 악화되는 경우가 자주 있다.
- 딸기코 환자는 스테로이드 외용제 사용에 의해 스테로이드성 딸기코(이른바 얼굴부위피부의 스테로이드 의존증)에 빠지기 쉽다.
- 딸기코 증상이 만성적으로 경과될 경우 정신적 스트레스가 커진다.

I. 개념

20세 미만의 젊은층에게서 자주 반복되는 얼굴의 달아오름이나 붉은기를 띠는 것으로 발생하다가, 30~40대가 되면 코나 뺨을 중심으로 계속해서 붉은 기를 띠는 얼굴, 즉 딸기코가 형성된다.

II. 병의 원인, 병태

딸기코의 병의 원인은 아직 명확히 밝혀져 있지 않다. 딸기코의 병의 소견을 형성하는데 관여하는 것으로 여겨지는 여러 가지 요인이 추측되고 있을 뿐이다[1].

1. 외적 인자에 대한 감수성의 항진

위장 장해, 설사, 변비, 털집진드기 감염, 정신적

긴장, 햇볕, 열 등이 악화인자가 되며 모니터 화면을 장시간 보는 작업도 딸기코를 악화시킨다는 보고가 있다.

2. 말초혈관확장에 관한 기능적 이상

딸기코 환자의 안면홍조에는 내인성인 엔케파린이나 엔돌핀, 또는 아드레날린 분비에 의해 방출되는 브라디키닌 자극 등이 관여하고 있는 것으로 생각된다. 혈관 기능의 이상으로는 편두통이 생기는 비율이 딸기코 환자의 경우 정상인에 비해 2~3배라는 점에서 전신적인 혈관성 병태가 추측되고 있다. 여성의 경우 딸기코환자의 대부분이 폐경 전후에 생기는 것은 에스트로겐 분비 저하에 의한 시상하부의 opioid 저하와 카테콜라민 증가, 혈관운동신경 이상이 폐경기에 일어나기 때문으로 생각된다.

III. 임상증상

딸기코는 얼굴 중앙부위에 생기며 주로 코(그림 1), 뺨, 턱, 이마, 미간에 국소적으로 존재한다. 간혹 놓치기 쉬운 부분은 귀 뒷부분이나 가슴위쪽부위의 V형 부분, 목, 등, 머리부위이다(얼굴부위 바깥쪽 딸기코). 얼굴이 붉게 달아오르는 증세로 먼저 시작되다가 papule이나 papulopustule, 선명한 홍반, 혈관확장이 있으면 딸기코로 진단할 수 있다. 심한 경우에서는 papule이 매우 많아져 서로 뭉쳐지는 경우가 있다. 어느 정도 진행된 상태에서는 육아종성 변화를 보이게 된다(그림 2). 딸기코는 연속적으로 나타나는 병기(病期)로 분류된다.

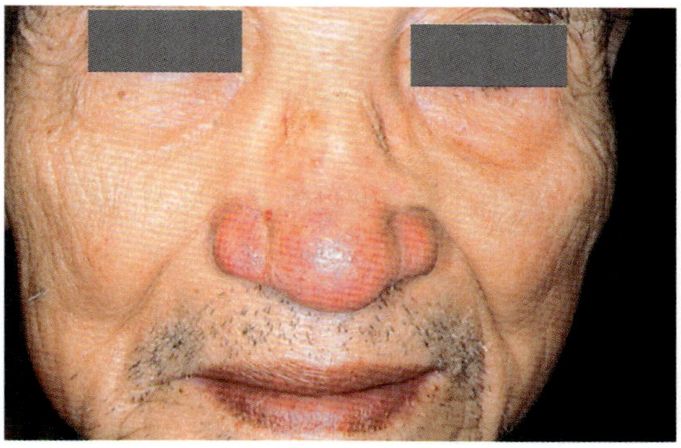

그림 1. 코 부위의 딸기코
(그림 1~5는 모두 和歌山현립의과대학 피부과 中村智之 선생이 자료 제공)

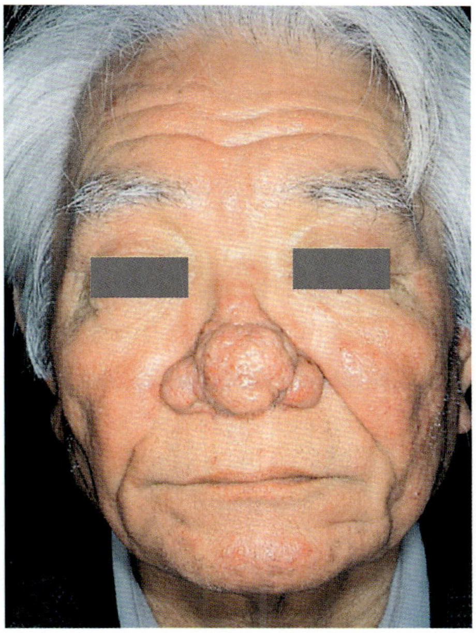

그림 2. 딸기코가 진행된 예

1. 홍반 에피소드기(期)(딸기코 소인(素因))

딸기코 환자는 얼굴 중앙에 홍반이 생기는 것이 특징이다. 간혹 목이나 가슴위쪽부위의 V자 부위에도 생긴다. 딸기코 환자는 자외선, 열, 추위, 화학자극, 격정(激情), 알코올 음료, 뜨거운 음료나 향신료 등의 각종 비특이적 자극에 의해 소인적으로 얼굴부위의 달아오름이나 붉은 기를 띠는 것을 일으키기 쉬운 경향을 가지고 있다. 딸기코 환자에게서 보이는 얼굴의 달아오름이나 붉은 기를 띠는 것은 예를 들어 어떤 일로 당황했을 때 생기는 붉은 기보다 더 강하고 오래 간다. 그러다가 이러한 달아오름이나 붉은 기를 띠는 것은 지속적인 안면홍조가 된다.

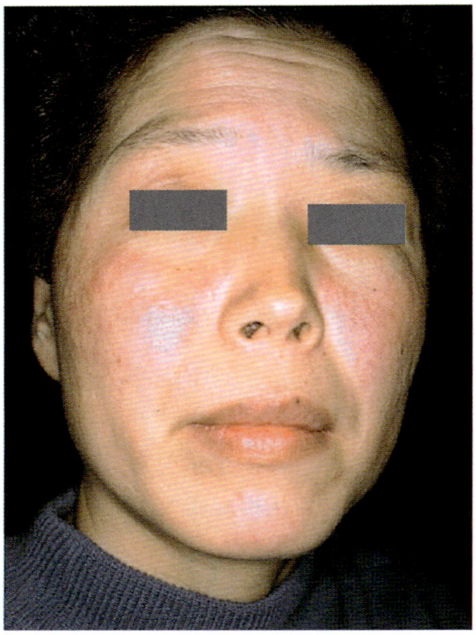

그림 3. 딸기코의 제 I 병기(病期)

2. 제 I 병기

안면홍조는 몇 시간 또는 며칠 동안 지속된다(그림 3). 혈관확장은 더욱 심해져 코 부위에서부터 방사상(放射狀)으로 넓어지며, 비순구, 뺨, 미간까지 확대된다. 대다수의 딸기코 환자는 각종 화장품이나 향료, 또는 일종의 햇빛차단제 사용에 의해 얼굴이 얼얼해지거나 타는 듯한 자극감이 생기는 민감성 피부임을 호소한다. 피부표면을 박리시키는 약품을 장기간 계속 사용할 경우 안면홍조를 일으키기 쉽다.

3. 제 II 병기

염증성 papule이나 pustule이 갑자기 나타나 몇 주에 걸쳐 지속된다. 몇몇 papule은 정점에 이르면 pustule이 된다(그림 4). 병변은 항상 모낭을 기원으로 하며 피지샘을 주체로 한 모낭에서는 치즈 같은 모낭섬유가 포함된다. 깊은부위의 염증성 병변에서는 흉터를 남기며 치유되는 경우도 있지만 이때의 흉터는 작고 얕은 경우가 많다. 오랫동안 햇볕을 받으면 탄성섬유 변성이나 햇볕에 의한 comedo 등 광선에 의한 피부장해증상이 합병되기도 한다. 정상 세균무리 또는 무균성 papulopustule의 급격한 출현도 더 자주 생긴다.

4. 제 III 병기

극소수의 환자가 제III병기까지 도달한다. 큰 염증성 nodule이나 부스럼처럼 보이는 침윤, 그리고 조직의 과(過)형성을 일으킨다. 이러한 변화는 매우 서서히 진행되며 특히 뺨이나 코에서 자주 나타난다(그림 2).

IV. 병리소견

병리소견은 병기에 따라 변화되는데, 병리소견에 의해 주사비의 확정진단이 얻어질 정도로 특이적인 것은 아니며, 딸기코의 진단은 어디까지나 임상진단에 힘입은 바가 크다. 광선에 의한 장해로 생기는 탄성섬유 변성은 일괄적으로 보이는 변화이며, 딸기코가 될 소지를 만들 가능성이 높다. 혈관이나 림프관의 확장, 가벼운 부종, 소수의 림프구 혈관 주위에 대한 침윤이 주된 소견이다. 탄성섬유의 비대나 비틀림 증가를 동반한 탄성조직의 과형성을 볼 수 있다.

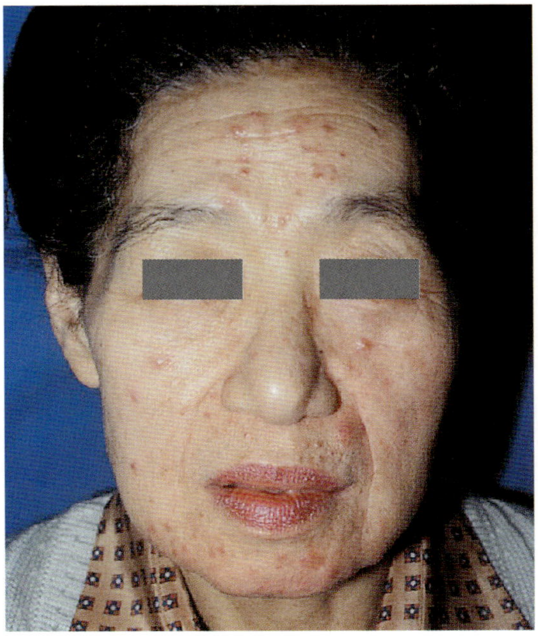

그림 4. 딸기코의 제 II 병기

V. 진단, 감별진단

유색 인종의 경우 발생 초기에는 딸기코라는 진단을 내리기 어렵다. 또한 초기에는 대부분의 딸기코 소인이 있는 환자에게서 종종 합병되는 민감성 피부나 성인기 아토피성 피부염인 안면홍조를 띠며 병원을 찾는 경우가 적지 않다[2]. 따라서 비누나 샴푸 · 린스, 화장품으로 트러블을 일으키는 젊은 여성이나 안면홍반을 가진 아토피성 피부염 환자가 진찰을 받으러 왔을 때에는 병태의 기초로 딸기코 소인이 숨어 있지 않은지 충분히 검토해야 한다. 이러한 점을 의식적으로 문진 · 진찰하지 않으면 딸기코 소인이 숨어있는 환자로 오인하여, 스테로이드 호르몬제를 장기간 외용시킬 가능성이 잠재되어 있다. 딸기코 소인이 있는 민감성 피부나 아토피성 피부염 환자의 1차 자극성피부염 또는 접촉피부염을 계기로 스테로이드 외용제를 장기간 연용하여 스테로이드성 딸기코(스테로이드 의존증)를 일으키는 일이 없도록 충분히 주의할 필요가 있다(그림 5).

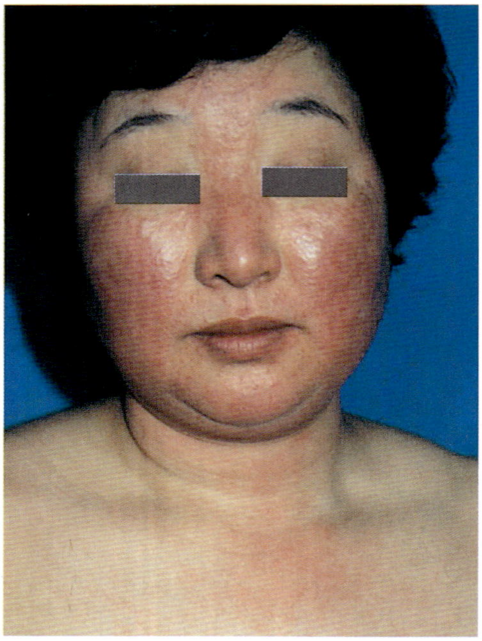

그림 5. 스테로이드성 딸기코

VI. 치료

현재로서는 딸기코가 난치증이지만 딸기코의 병태에 정통한 의사에게 맡겨지면 좀더 나은 컨트롤을 할 수 있다. 딸기코 환자는 여러 자극에 의해 쉽게 악화되는 얼굴부위의 병변이 만성적으로 경과되어져, 좀처럼 생각만큼 치유가 되지않아 신경질적으로 되기 쉬운 경향이 있다. 따라서 의사에 대한 신뢰도 떨어지기 십상이다. 딸기코 환자를 치료할 때에는 의사의 강한 자신감과 헌신적인 노력이 환자의 신뢰감을 얻는 데 불가결한 요소이다.

1. 국소요법

딸기코 환자의 피부는 화학적 · 물리적 자극에 매우 민감하다. 비누, 알코올성 세정제, 안료, 케미컬 필링(피부박리)에 사용되는 약제 등 각종 국소적 자극이 되는 것은 피해야 한다. 자극성이 낮은 비누나 적절히 희석한 세제를 사용하는 것이 권장된다. 특히 햇볕에 대한 방어의 중요성을 강조해 둘 필요가 있다. 자외선차단제가 필수품인데, 일부 환자들의 경우 작열감이나 자극감을 일으키지 않는 자외선차단제를 가려내는 것이 어려운 경우도 있다. 최근 마이크로입자화한 산화아연이나 산화티탄을 캡슐에 넣어 피부에 대한 자극을 줄인 새로운 자외선차단제가 시판되고 있으며, UVA나 UVB에 대한 광범위하게 자외선을 방어하는 SPF 50 정도의 자외선차단제가 권장되고 있다. 여드름 치료에 사용되는 국소외용 항생물질도 유효하다.

2. 경구약제

가장 기대할 수 있는 딸기코 치료는 항생물질의 경구투여이다. 염산 테트라사이클린, 미노사이클린 등이 유효하다. 딸기코의 홍반에 대해서도 좋아지게 할 수 있다. 딸기코 증상은 개선되거나 악화되거나 한다. 활동성이 낮은 시기에는 외용제만으로도 컨트롤이 가능하므로 그때그때의 증상 정도를 올바르게 파악해야 한다.

3. 메트로니다졸

이 약은 딸기코 치료에 가장 먼저 선택되는 약제가 아니라 다른 약으로 치료를 했지만 효과가 없을 경우에 선택된다. 기형유발 성분이 있고 보험적용이 되지 않는다는 점 등을 고려한 후에 사용해야 할 약제이다.

VII. 경과, 예후

대부분의 환자가 10년 넘게 경과를 보이면서 일과성인 급성으로 악화되는 빈도가 낮아지고, 중증도도 저하되며, 지속적인 붉은 기도 서서히 눈에 띄지 않게 된다.

□ 참고문헌

1) 杉浦久嗣：酒さ．最新皮膚科学大系 17 巻，付属器・口腔粘膜の疾患，玉置邦彦ほか編，中山書店，東京，p 139-142，2002

2) 杉浦久嗣：酒さ様皮膚炎．最新皮膚科学大系 17 巻，付属器・口腔粘膜の疾患，玉置邦彦ほか編，中山書店，東京，p 144-146，2002

2 지루(Seborrhea)

¤ 이해를 위한 Essence

- 지루(seborrhea)는 남성호르몬 안드로겐의 영향을 강하게 받는다.
- 남성의 경우는 60대까지 그 분비량이 비교적 높게 유지된다.
- 피지의 성분 중 트리글리세라이드는 분해되어 유리지방산으로 변하고 squalene은 과산화지질이 된다. 이들은 자극성 피부염을 일으키는 원인이 될 수 있다.

서론

피지는 피지샘이 분비하는 지질(트리글리세라이드 · 유리지방산 · squalene · wax esters 등)과 세포막에서 유래되는 지질(phospholipid · 콜레스테롤 종류 등) 및 각질세포사이지질(ceramide를 중심으로 한 sphingolipid 등)로 구성되어 있다[1]. 이들 중 피지(지루)의 주성분은 피지샘의 분비물이다.

I. 피지샘

피지를 분비하는 피지샘은 주로 피지샘모낭이며, 여드름은 이 피지샘에 생긴다. 피지샘은 부위에 따라 크기 · 분포밀도 · 형태가 다르다. 얼굴이나 머리부위는 수도 많고 형태도 큰데 비해, 팔 · 다리의 경우는 크기가 작고 수도 적다. 피지샘이 특히 많은 부위를 지루부위라고 하며, 머리부위(머리카락으로 덮이는 부분) · 얼굴 · 앞가슴 · 등 중앙부위 · 겨드랑이 · 서혜부 등이 이에 해당된다[2].

II. 지루(seborrhea)에 영향을 주는 인자

a. 지루는 주로 부신에서 생산되는 안드로겐이 모체로부터 이행받아 다량으로 존재하는 신생아와, 제2차 성징기에 다량으로 생산되는 사춘기 이후의 성인에게서 많이 볼 수 있다.

b. 지루는 일종의 신경성 질환으로 특히 파킨슨 증후군에서 자주 볼 수 있는 것으로 알려져 있다. L-dopa는 파킨슨 증후군에서 피지의 양을 감소시키는데 비해 정상인의 지루에는 영향을 주지 않는다. 이는 파킨슨 증후군에서 볼 수 있는 지루가 melanocyte stimulation hormone(MSH)의 생산이 증가된 결과이기 때문이다[3].

III. 임상증상

유성(油性) 분비물이 많으며 광택이 있는 황갈색 crust와 scale로 덮여 있다. 염증이 더해지면 지루성 피부염(seborrheic dermatitis)이 된다. 지루는 모로하시(諸橋)[1]등의 기록에 따르면 ① seborrhea oleosa, ② seborrhea crustosa, ③ seborrhea pityrodes로 분류된다.

1. 유성형(油性型) 지루 seborrhea oleosa

얼굴 및 머리부위에 주로 발생하며 특히 신생아나 사춘기 이후의 성인에게서 많이 볼 수 있다. 유성 광택이 있는 홍반으로 나타나는데, 염증증상이 없기 때문에 침윤은 없다. 얼굴 중 특히 비순구, 뺨, 전두부에서 주로 보인다. 모공은 크게 벌어져 있고 압박하면 희고 부드러운 피지가 배출된다. seborrhea oleosa에서 자주 발생하는 질환으로는 보통 여드름, 지루성 피부염, comedo, 딸기코 등이 있다(그림 1).

2. 결가형(結痂型) 지루 seborrhea crustosa

유아의 이마나 눈썹 부위에 생기는 crust가 대표

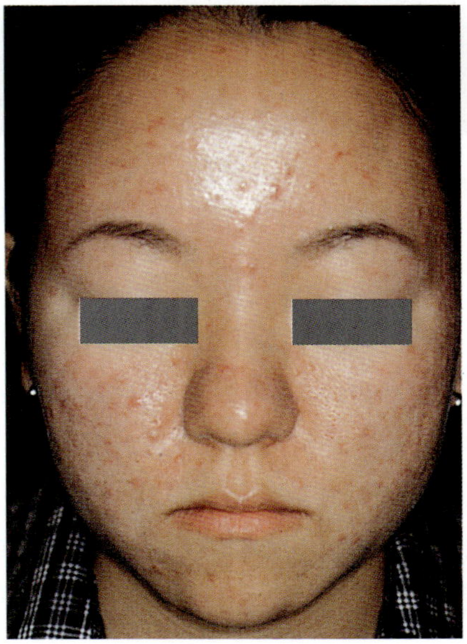

그림 1. 21세, 여성에게 나타난 seborrhea oleosa
보통 여드름이 동반되어 있다.

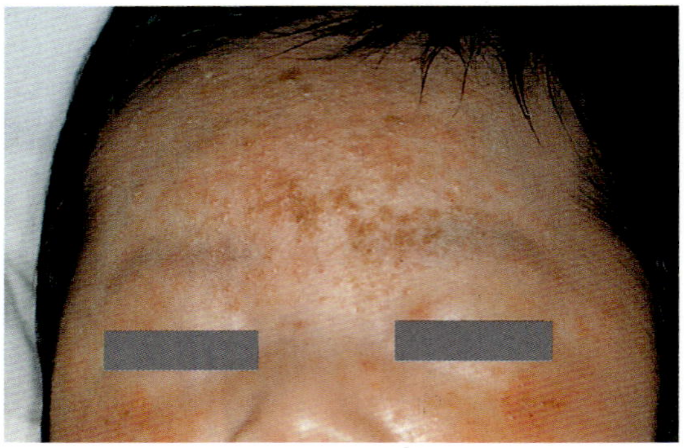

그림 2. 유아에게 나타난 seborrhea crustosa
미간부위에서 황갈색 crust가 보인다.

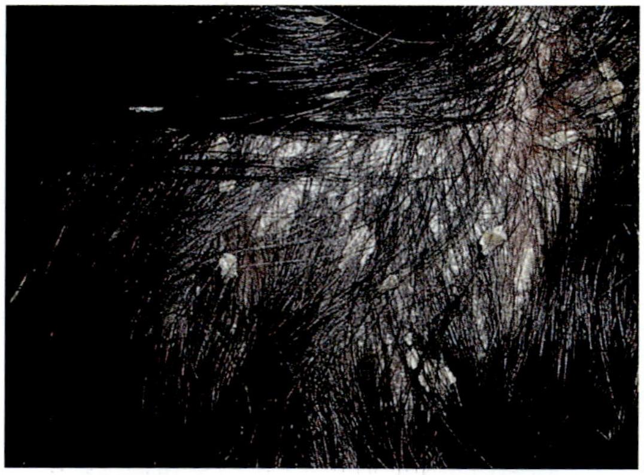

그림 3. 28세, 여성에게 나타난 crust가 달라붙어서 탈모를 일으킨 지루성 피부염

적인 임상증상이다(그림 2). crust는 비교적 건조하며 황색 내지 황갈색을 띤다. 머리부위에는 유성이며 황색인 crust가 두껍게 쌓이며 머리털이 서로 융합하는 경우도 있다. 그대로 방치하면 crust가 점점 두꺼워지거나 단단해져 탈모에 이르기도 한다(그림 3).

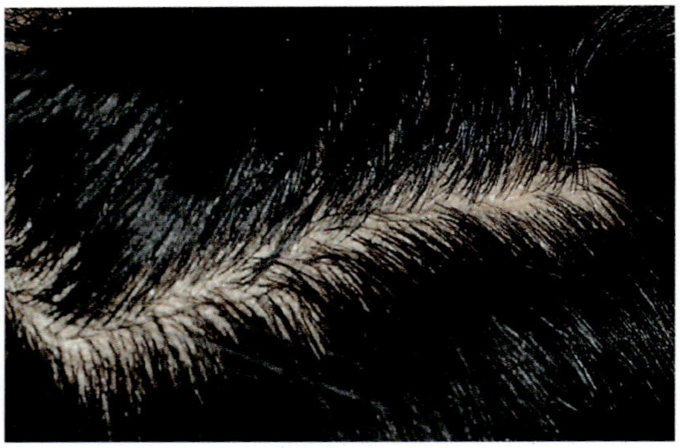

그림 4. 25세, 여성에게 나타난 seborrhea pityrodes

3. 비강형(粃糠型) 지루 seborrhea pityrodes

비강형 지루는 머리부위 비강진(잔비늘증, pityriasis)과는 달리 성인이나 유아의 머리부위, 머리털이난 언저리부위에서 볼 수 있다. 인설(鱗屑,scale)은 비강(粃糠)처럼 보이지만 건조하지 않으며, 회색황색 내지 회색갈색으로 유성이다(그림 4).

IV. 치료

피지의 성분 중 트리글리세라이드(triglyceride)는 자외선이나 리파아제에 의해 분해되어 유리지방산으로 변한다. 또한 squalene은 산화되어 과산화지질이 된다. 이들은 자극성 피부염을 일으키는 원인이 될 수 있다. 따라서 세정제를 사용하여 여분의 피지와 오염을 깨끗이 씻어내는 것이 기본적인 대처법이다. 지루부위는 세정 후 3시간 정도면 피지량이 다시 회복되는데, 강하게 세정하면 세포 사이의 지질까지 감소되어 회복하는데 24시간 이상을 요한다. 하지만 너무 과격한 세정은 오히려 피부를 거칠게 만들기 때문에 자극이 없는 세정제로 부드럽게 충분히 씻어내는 것이 중요하다. 피지는 이른바 T존에 많으므로 이 부분을 중점적으로 세정하면 된다. 유성이며 황색인 crust가 달라붙어 있는 경우는 올리브 오일이나 아연화 연고로 crust를 부드럽게 한다음 제거할 필요가 있다. 증례에 따라서는 살리실산을 함유한 비듬용 샴푸 등을 사용해서 세정하면 좋은 결과를 얻을 수 있는 경우도 있다. Finasteride는 II형 5α-환원효소 저해제로 테스토스테론에서 dihydrotestosterone (DHT)로 변환되는 것을 저해한다. 미국에서의 남성형 탈모증 치료경험에 따르면 하루에 1mg 투여하면 혈중 DHT가 평균 70% 낮아진다는 보고가 있다[4]. 본 약제는 일본에서도 곧 남성형 탈모증 치료약으로 발매될 예정이며, 그 작용기전으로 볼 때 지루에도 효과가 있을 것으로 생각된다. 비타민 B_6 내복은 피지생산에 억제적으로 작용하며 실제로 하루에 30~60mg을 처방한다[5]. 적절한 스킨케어를 하지 않으면 염증을 일으켜 지루성 피부염으로 이행되기 때문에 피지가 많은 사람은 피부에 맞는 스킨케어를 하는 것이 중요하다.

Memo 세안

> 남성의 경우는 60대까지 머리나 얼굴부위의 지루가 지속되는 경우가 많기 때문에 주 1~2회의 세안횟수로는 불충분하며 1일 간격의 세안이 권장된다. 여성의 경우는 40대부터 점차 지루가 감소된다.

Memo 환경과 지루

> 겨울철의 저온 · 저습도 · 난방을 가한 실내 등과 같은 환경인자가 지루를 악화시킨다. 수면부족이나 과다한 음주, 스트레스 등도 악화인자가 된다[5~7].

□ 참고문헌

1) 諸橋正昭：脂漏. 現代皮膚科学大系 15. 色素異常症, 皮膚付属器疾患, 久木田 淳ほか編, 中山書店, 東京, p 289-291, 1983
2) Marples, MJ : The sebaceous gland. The Ecology of the Human Skin, Marples, MJ et al. eds, Thomas, Splingfield, p71-81, 1965
3) Burton, JL et al : Effect of L-Dopa on seborrhea of Parkinsonism. Lancet ii : 19-20, 1970
4) Farquhar, C et al : Spironolactone versus placebo or in combination with steroids for hirsutism and/or acne. Cochrane Database Syst Rev, CD 000194, 2003
5) 山本綾子：皮表脂質をはかる. MB Derma 15 : 29-33, 1998
6) 山本綾子ほか：オイリースキン—防ぎかた. 皮膚科診療プラクティス 5. スキンケアの実際, 田上八郎ほか編, 文光堂, 東京, p 80-85, 1999
7) 豊田雅彦ほか：ストレスと皮膚疾患—最近の知見—. 皮膚病診療 22 : 13-20, 1999

3 말라세지아 모낭염 (Malassezia folliculitis)

¤ 이해를 위한 Essence

- 말라세지아 모낭염은 온열의 영향으로 상재진균인 말라세지아가 모낭 내에서 증식되어 발생하는 질환이다.
- 말라세지아 모낭염의 임상적 특징은 피부발진이 동일하며, comedo가 없고 등이나 가슴 부위를 중심으로 팔 · 얼굴에 주로 생긴다는 점이다.

서론

말라세지아(어루러기균, genus Malassezia)는 피부의 상재진균으로 머리 · 얼굴 · 가슴 · 등 부위에 많이 분포되어 있다. 말라세지아에 의해 생기는 질환으로는 어루러기 · 말라세지아 모낭염 · 말라세지아 패혈증이 있다[1]. 말라세지아 모낭염에 관해서는 1968년 Graham[2]이 난치성 여드름 또는 모낭염에서 Pityrosporum ovale와 일치하는 효모(酵母)모양 진균을 검출하여 Pityrosporum 모낭염이라는 질환의 개념을 제시했다. 1973년 Potter[3]등은 이 질환은 간과되기 쉽지만 드문 질환이 아니라는 점을 강조하였고 이후 여러 보고가 계속되고 있다.

I. 역학

싱가포르의 제1병원에서 말라세지아 모낭염으로 진단된 증례가 연간 48례였다[1]는 점과 피부과 수진 환자 중 16%가 말라세지아 모낭염이었다는 필리핀에서의 보고에서 알 수 있듯이 열대지방에서는 발생 빈도가 꽤 높은 질환이다[1]. 일본에서는 1997년 일본의사 진균학회 역학조사위원회 보고에서는 5곳의 시설에서 14례가 있었다는 보고가 있었고, 여름철에 특히 많이 발생하는 것으로 나타났다[4].

II. 기전

말라세지아 모낭염은 고온다습하고 땀이 많으며, 옷으로 덮이는 부위에서 말라세지아가 모낭내에서 증식되어 발생한다.

III. 말라세지아 모낭염이 의심된다면

말라세지아 모낭염의 진단은 모낭 내의 균성분을 검출하여 진단한다. 검출방법에는 직접 현미경 검사와 배양법이 있다.

1. 직접 현미경검사법

필자는 채취한 검체(檢體)에 산성 메틸렌블루 염색액[5]이나 줌블루 염색액®(에스에스제약)을 떨어뜨려 현미경을 통하여 검사하고 있다. 현미경 검사를 할 때에는 현미경의 콘덴서를 맨 위까지 올리고 조리개를 열어서 검사하는 것이 포자를 관찰하는 핵심포인트이다. 포자가 1모낭 중에 10개

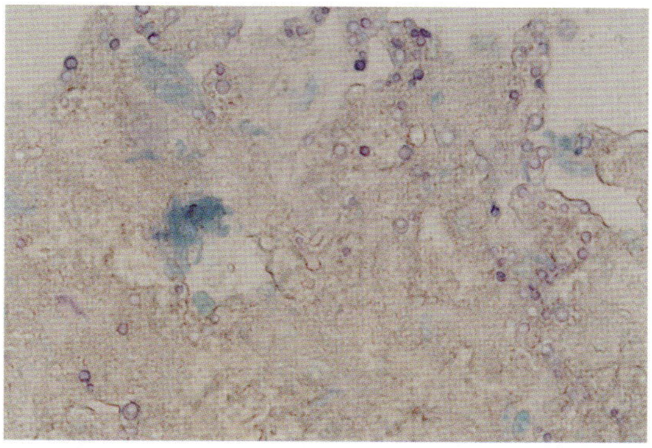

그림 1. 말라세지아 모낭염의 papule 내에서 보이는 포자(胞子)(×250 산성메틸렌블루 염색)

이상 검출되면 양성으로 판정한다.

말라세지아는 모낭 내에서는 orbiculare형 포자(공모양)가 대부분이다. 이 포자를 검출할 때에 수산화 칼륨액이나 줌액 만으로는 찾을 수 없으며, Parker KOH 염색이나 산성 메틸렌블루 염색(그림 1), PAS 염색, 줌블루 염색 등의 염색을 해야 한다. Parker KOH 염색액은 Parker Blue Black Ink가 조성(組成)변경이 되었기 때문에 현재 시판되고 있는 잉크로는 균이 염색되지 않는다.

2. 배양법

배양에 사용되는 배지로는 宗(Sou)의 배지나 딕슨배지 등이 있는데, 균의 종류에 따라 발육이 불량한 것도 있다. 작년에 chromo-agar 말라세지아/캔디다 배지(關東化學)가 발매되어 말라세지아속을 잘 배양할 수 있게 되었다. 이 배지에 말라세지아 모낭염의 내용물을 접종해서 얻은 붉은색 colony를 그림 2에 나타낸다.

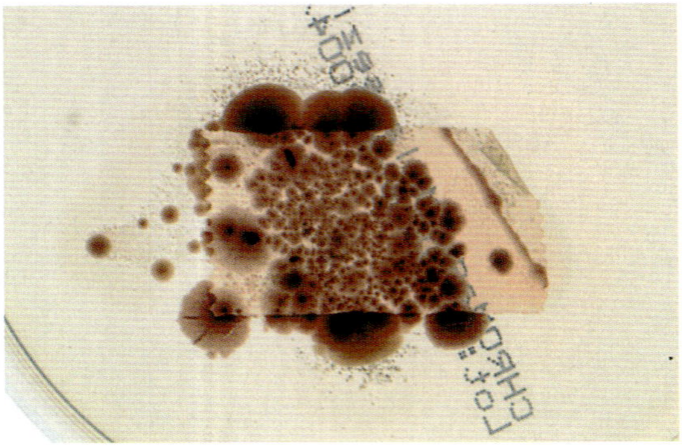

그림 2. 말라세지아 모낭염의 papule을 chromo-agar 말라세지아/캔디다 배지에 접종하여 배양시킨 colony

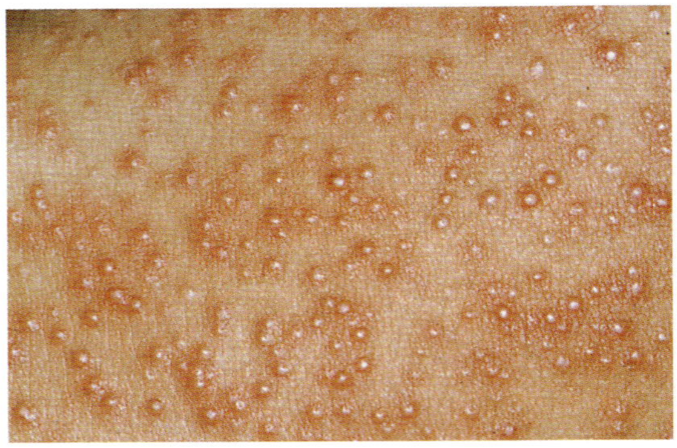

그림 3. 가슴부위에서 보이는 말라세지아 모낭염
25세 남성. 2002년 6월 25일 초진. 붉은 색의 균일한 papule이 다발로 보여진다.

IV. 임상증상

말라세지아 모낭염의 피부발진은 가슴부위 · 등부위 · 어깨 · 팔 윗부분 extensor쪽에 많이 분포한다. 각각의 발진은 돔 모양의 단일한 붉은색 papule이 특징이며(그림 3), pustule화되는 경우도 있는데 보통 여드름과 달리 comedo는 거의 보이지 않는다.

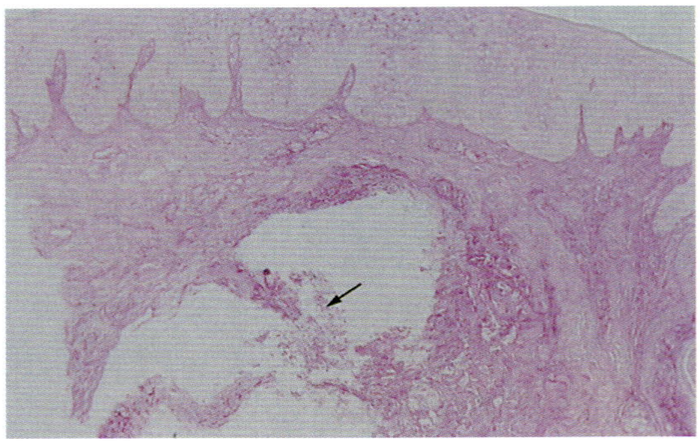

그림 4. 말라세지아 모낭염의 병리조직소견(×25 PAS 염색), 화살표로 표시한 부분에 포자가 떼지어 모여 있다.

V. 병리조직 소견

모낭은 확대되어 있고 각전, 모낭내 농양, 변성된 상피성분을 볼 수 있으며 모낭벽을 파괴시키는 모낭주위염에서는 호중구를 동반하는 작은 원형세포 침윤을 보인다. 확장된 모낭누두부의 각전과 모낭속의 농양에서 말라세지아 포자가 다수 보인다(그림 4, 5).

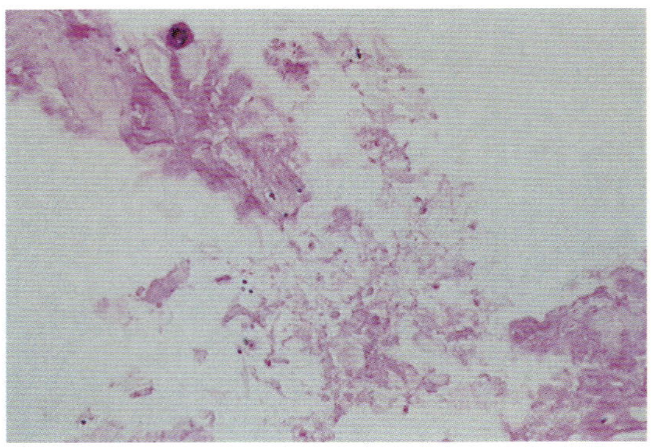

그림 5. 말라세지아 모낭염에서 파괴된 모낭 주위에 나타난 말라세지아 포자(화살표 부분)(그림 4의 확대소견)(×100 PAS 염색)

VI. 치료

말라세지아 모낭염의 치료에 관해서는 외용 항진균약 또는 내복 항진균약에 의한 치료가 보고되어 있다. Abdel-Razek는 각종 치료를 조합해서 비교한 결과 케토코나졸 내복과 샴푸 병용요법이 가장 뛰어났다고 보고했으며[6], Rhie는 풀코나졸을 3주간 복용시킨 치료 결과가 뛰어났다고 보고했다[7]. 필자가 지금까지 경험한 약 30증례 중 과반수는 항진균약 외용만으로도 거의 치료되었다. 따라서 필자는 말라세지아 모낭염으로 진단된 증례에는 우선 외용 항진균약을 먼저 처방하고 그것으로 효과가 없을 경우에 이토라코나졸 내복치료를 선택하고 있다.

Memo 의심의 눈

여드름모양 발진이 생겼을 경우 말라세지아 모낭염을 의심하는 것이 중요하다. 어떤 증례를 말라세지아 모낭염으로 의심해야 하는지는 피부발진의 분포가 일반 여드름과 달리 몸통에 주로 보이는 경우와 가려움증이 있는 경우이다. 또한 일반 여드름 치료에 반응하지 않는 경우도 말라세지아 모낭염을 의심하여 말라세지아 검출을 고려할 필요가 있다.

Memo 균학(菌學)

말라세지아속(屬)에는 Malassezia furfur · M. pachydermatis의 2종류가 이전부터 인정되어 왔다. 1990년에 Simons & Guého[8]가 M. sympodialis를 분류하고, 1996년에 Guého 등에 의해 M. globosa, M. obtusa, M. restrica와 M. slooffiae의 4균종이 다시 분류되어 7종이 되었다[9,10]. 또한 스기타(杉田)에 의해 M. dermatitis, japonica, yamatoensis가 사람에게서 분리되었으며[11], 히라이(平井)에 의해 M. nana가 동물에게서 분리되어[12] 현재 11균종이 되었다. 따라서 말라세지아속 진균에 의해 생기는 모낭염이라는 점에서 병명은 말라세지아 모낭염으로 하는 것이 옳다고 할 수 있다.

▫ 참고문헌

1) Roberts, SOB et al : Mycology, Textbook of Dermatology, Blackwell Scientific, 1992
2) Graham, JH : Pityrosporum ovale —in the discussion—. Arch Dermatol 98 : 421, 1968
3) Potter, BS et al : Pityrosporum folliculitis. Arch Dermatol 107 : 388-391, 1973
4) 笠井達也 : 1997 年次皮膚真菌症疫学調査成績. 日本医真菌学会疫学調査委員会真菌誌 42 : 11-18, 2001
5) Hendrickson, DA : Reagents and stains, Manual of clinical microbiology American society for microbiology 1985
6) Abdel-Razek, M et al : Pityrosporum (malassezia) folliculitis in Saudi Arabia-diagnosis and therapeutic trials. Clin Exp Dermatol 20(5) : 406-409, 1995
7) Rhie, S et al : Clinical features and treatment of malassezia folliculitis with fluconazole in orthotopic heart transplant recipients. J Heart Lung Transplant 19(2) : 215-219, 2000
8) Simons, RB et al : A new species of Malassezia. Mycol Res 94 : 1146-1149, 1990
9) Guého, E et al : The genus Malassezia with description of four new species. Antonie van Leeuwenhoek 69 : 337-355 1996. © 1996 Kluwer Academic Publishers
10) Guillot, J et al : The diversity of Malassezia yeasts confirmed by rDNA sequence and nuclear DNA comparisons. Antonie van Leeuwenhoek 67 : 297-314 1995.© 1995 Kluwer Academic Publishers
11) Sugita, T et al : A new yeast, Malassezia yamatoensis, Isolated from a patient with seborrheic dermatitis, and its distribution in patients and healthy subjects. Microbiol Immunol 48(8) : 579-583, 2004
12) Hirai, A et al : Malassezia nana sp. nov., a novel lipid-dependent yeast species isolated from animals. Int J Syst Evol Microbiol 54 : 623-627, 2004

2. 주변질환

4 범발 얼굴좁쌀루푸스 (Lupus miliaris disseminatus faciei, LMDF)

¤ 이해를 위한 Essence

- 임상적으로는 얼굴부위에 많이발생하는 papule이며, 병리조직학적으로는 진피 내의 유상피(類上皮)세포육아종을 특징으로 한다.
- 이전에는 결핵발진으로 취급했지만 현재는 결핵과의 관련이 없는 것으로 알려졌으며, 모낭 또는 모낭 분해산물(産物)에 대한 조직반응으로 생각되어지고 있다.
- 치료시 가장 먼저 선택되는 것은 테트라사이클린계 항생물질의 내복(內服)이다.

I. 개념

아래 눈꺼풀에서 부터 뺨과 이마에 작은 papule이 많이 발생하여 흉터를 남기며 치유되는 질환으로, 병리조직학적으로 caseous necrosis를 동반하는 유상피세포육아종을 특징으로 한다.

II. 원인

이전에는 결핵발진으로 취급했지만 근래에 LMDF의 조직 내에서 결핵균을 발견한 보고가 없어 결핵균과의 관련은 부정적이다. 피지 등의 모낭 성분, 모낭충 또는 모낭cyst 분해산물에 대한 조직반응으로 생각되고 있다. 서양에서는 딸기코성 여드름의 일종으로 acne agminata라는 명칭으로 다뤄지는 경우도 있다[1]. 최근에는 facial idiopathic granulomas with regressive evoultion (FIGURE)라는 명칭도 제창(提唱)되고 있다[2].

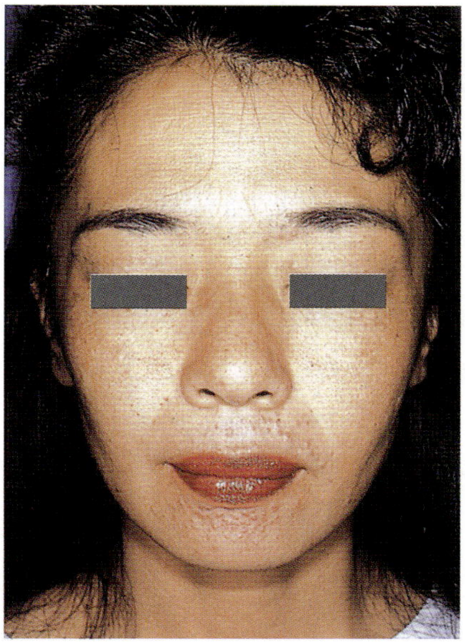

그림 1. 임상증상(39세, 여성)
눈꺼풀 주위, 뺨, 입 주위에 좌우대칭성으로 붉은 papule이 많이 나있다.

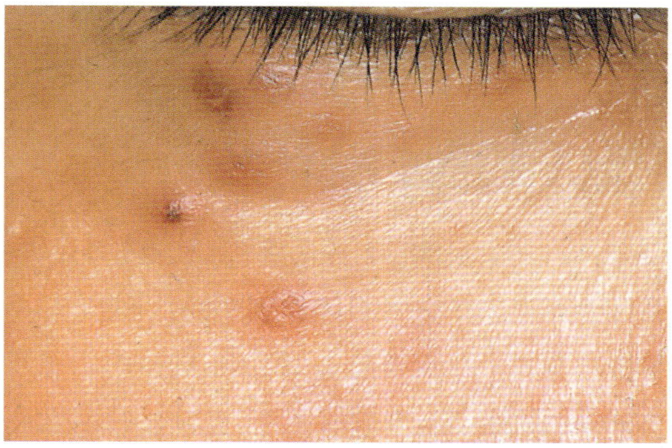

그림 2. 하안검의 papule(37세, 남성)
아래눈꺼풀에 papule이 뭉쳐 몰려서 나는 것이 특징이다. 중앙에 황색을 띠는 경우도 있다.

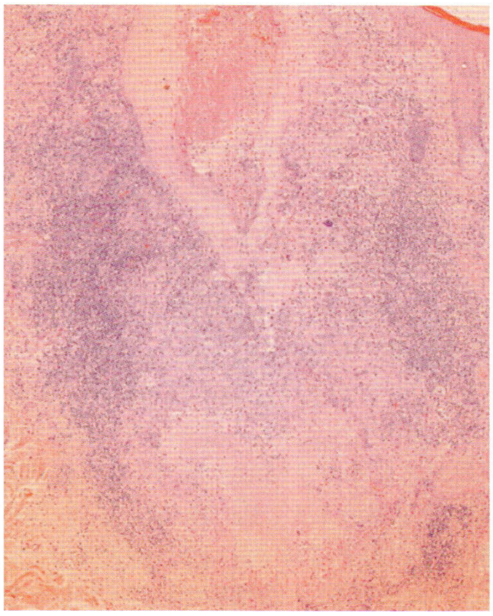

그림 3. 피부발진부위 생검조직소견(HE 염색)
파괴된 모낭벽에 인접하여 caseous necrosis를 수반하는 유상피세포육아종이 보인다. 주위에는 림프구의 빽빽한 침윤과 Langhans형 giant세포를 볼 수 있다.

III. 증상

유아에서부터 노인까지 여러 연령층에서 볼 수 있는데 특히 20~30대에 많다. 얼굴에 좌우대칭성으로 옅은 붉은색부터 어두운 붉은색까지 쌀알 크기의 papule과 작은nodule이 많이 발생한다. papule은 종종 서로 융합되기도 한다. 중심부에는 초자압법(硝子壓法)으로 황색을 띤 nodule이 관찰되는 경우가 있다(apple-jelly like appearance). 보통 여드름의 피부발진은 눈꺼풀을 제외한 얼굴 전체에 나타나는 것에 반해, LMDF는 눈꺼풀 주위에 특히 아래눈꺼풀에 papule이 떼지어 모여 생기는 것이 특징이다. 비순구, 이마, 뺨, 윗눈꺼풀, 입 주위도 자주 발생하는 부위이며, 그 외에 귀, 목, 팔다리에서 나타난 보고도 있다. 2~3년이면 흉터를 남기며 자연히 치유되는데 간혹 더 걸리는 경우도 있다.

IV. 병리조직학적 소견

전형적인 소견은 진피 윗층부터 중간층에 caseous necrosis와 그 주위에 giant세포가 섞인 유상피(類上皮)세포육아종을 보인다. 또한 그 주위에는 림프구가 빽빽이 침윤된다. 대부분의 증례에서 육아종은 모낭과 관련되어 있다[3]. 진균 성분은 보이지 않으며 항산균 염색도 음성이다. 그 외에 중심괴사를 동반하지 않는 유상피세포육아종, 이물육아종, 농양을 수반한 것 등도 볼 수 있다[3].

Memo 조직학적 분류

Darouti & Zaher는 25례의 조직 소견을 피부발진의 성숙도에 따라 분류했다[4]. 조기에는 진피윗층의 혈관, 부속기 주위의 염증세포 침윤만 보이다가 성숙기가 되면 모낭벽 파괴와 그 주위에 유상피세포육아종을 보인다. 또한 성숙기의 조직은 ① 사르코이드 nodule만 있는 것, ② 농양을 동반한 것, ③ 중심에 caseous necrosis를 동반한 것, ④ 사르코이드nodule과 결핵nodule이 서로 섞여 존재하는 네 가지로 분류된다. 8개월 이상 경과된 오래된 병변은 모낭 주위의 섬유화와 림프구, 조직구, 호중구의 미소한 침윤이 보인다고 한다. Shitara도 81건의 증례에서 91회의 생검을 통하여 LMDF의 조직을 네 가지 형태로 분류하고 있다[3]. 즉 LMDF의 조직 소견은 시기에 따라 변화되어 caseous necrosis가 특징적인 소견이긴 하지만 나타나지 않는 경우도 많다. 조직 소견이 전형적이지 않은 경우라도 다른 부위부터 생검을 하거나 시기를 늦춰 생검을 하면 전형적인 소견을 얻을 가능성이 있다.

V. 치료

테트라사이클린계 항생물질(미노사이클린 200mg/day)을 가장 먼저 선택하는데 치유되려면 몇 개월이 필요한 경우도 많다. 그 외에 DDS 내복, 메트로니다졸 내복과 오프록사신 안연고 외용, 레티노인산 외용이 효과적인 것으로 보고되고 있다. 중증예인 경우는 prednisolone 내복이 시도된 예도 있다. 외국에서는 retinoid나 clofazimine이 효과적이라고 보고된 바 있다. comedo압출기를 사용한 압출과 절개, 외과적 적출도 시술되긴 하지만 아직까지는 확실한 치료법이라 할 수 없다. 일반적으로 1~2년이면 자연히 치유되는데 치유 후 흉터를 남기는 경우가 많다.

□ 참고문헌

1) Rook, A et al : Textbook of Dermatology, 6th ed, Blackwell Science Ltd, 2108, 1998
2) Skowron, F et al : FIGURE : facial idiopathic granulomas with regressive evolution. Is 'lupus militaries disseminates faciei' still an acceptable diagnosis in the third millennium? Dermatology 201 : 287-289, 2000
3) Shitara, A : Clinicopathological and immunological studies of lupus miliaris disseminatus faciei. J Dermatol 9 : 383-395, 1982
4) Darouti, ME et al : Lupus miliaris disseminatus faciei-pathologic study of early, fully developed, and late lesions. Int J Dermatol 32 : 508-511, 1993

찾아보기

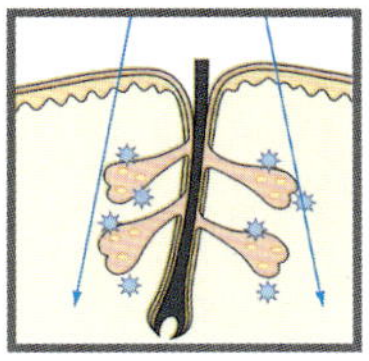

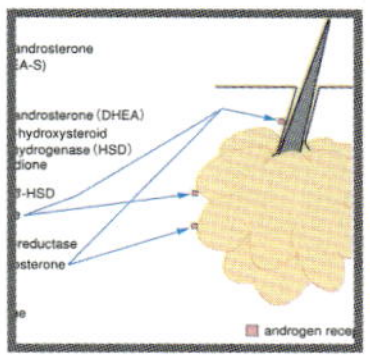

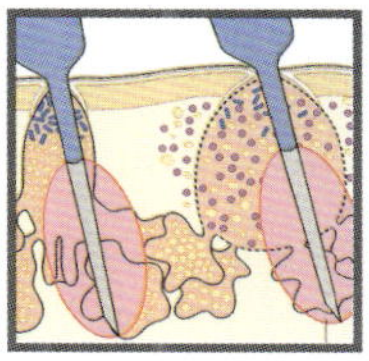

ㄱ

ㄴ

ㄷ

ㄹ

ㅁ

ㅂ

ㅅ

ㅇ

ㅈ

A

B

C

D

E

F

G

H

I

L

M

N

O

P

Q

R

S

T

W

기타